李宗恩先生编年事辑

A Chronical of Mr. Chung-Un Lee

虞云国 李维华 编著

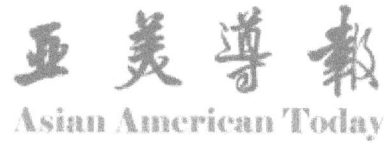

纪念李宗恩先生诞辰 125 周年

《民国医学教育家李宗恩》 李维华编著

《李宗恩先生编年事辑》 虞云国 李维华编著

《李宗恩先生文存》 李宗恩著 李维华编

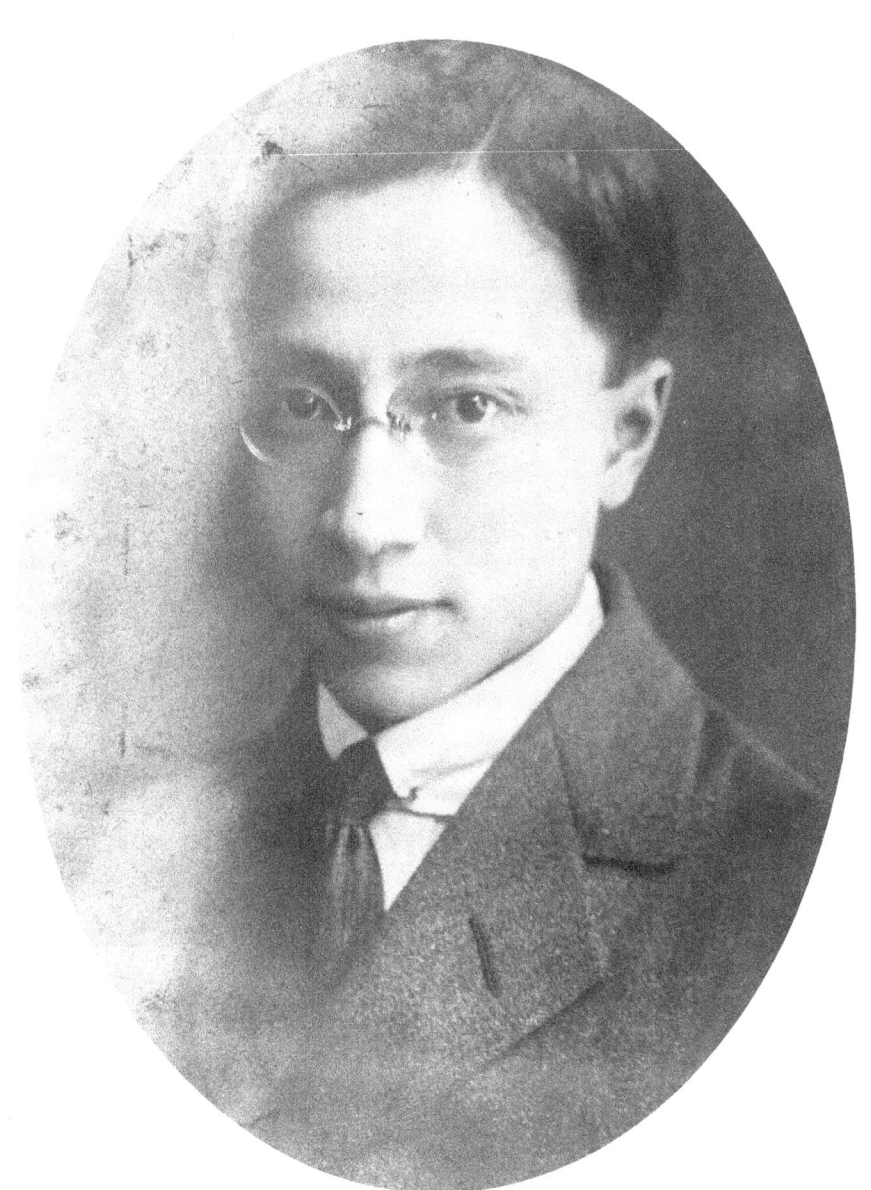

格拉斯哥大学医学院时代的李宗恩

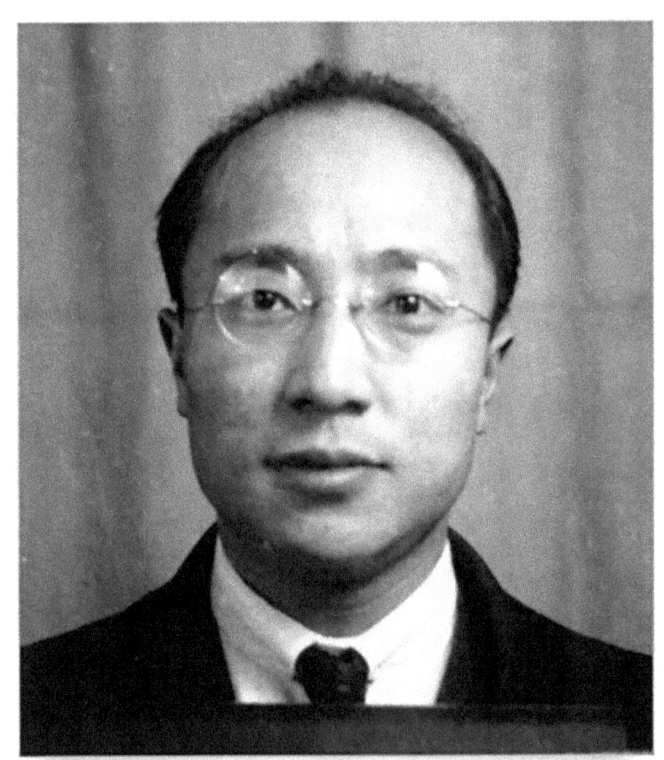

李宗恩1923年开始在协和医学院工作

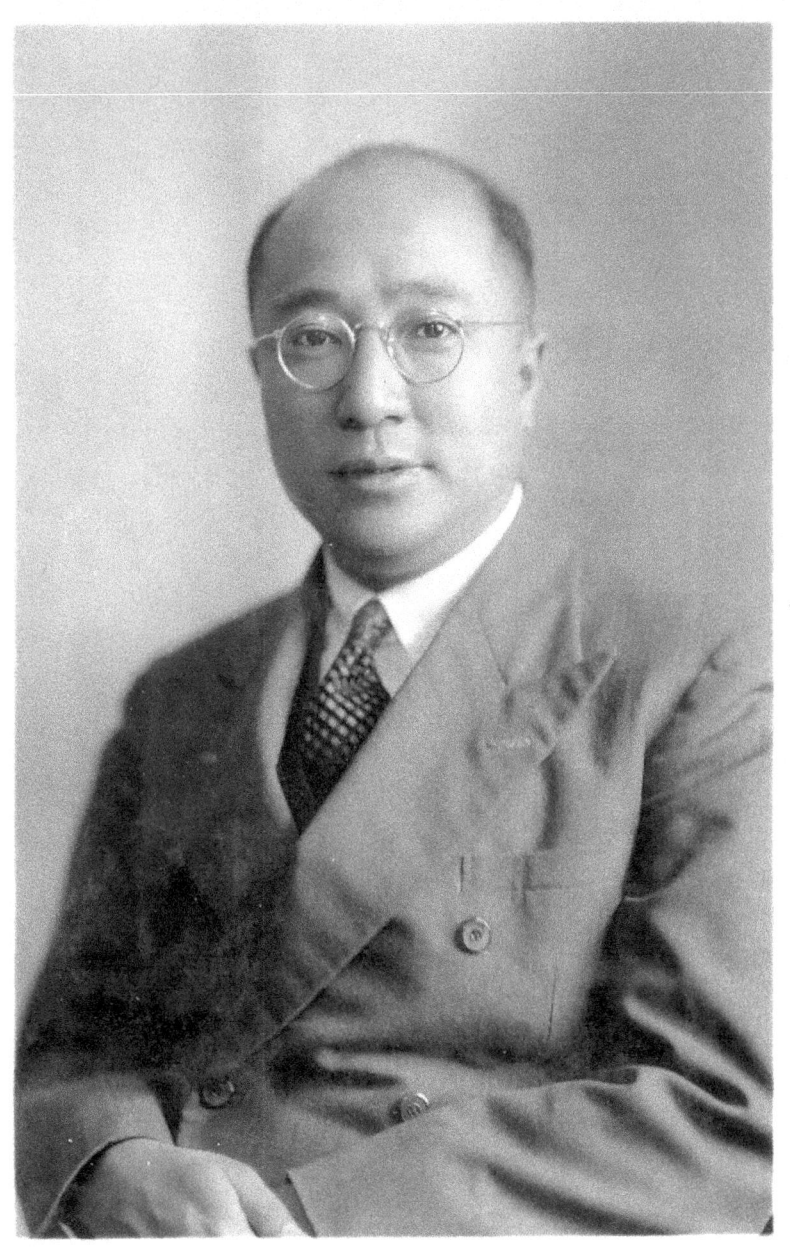

李宗恩1935年任协和医学院襄教授

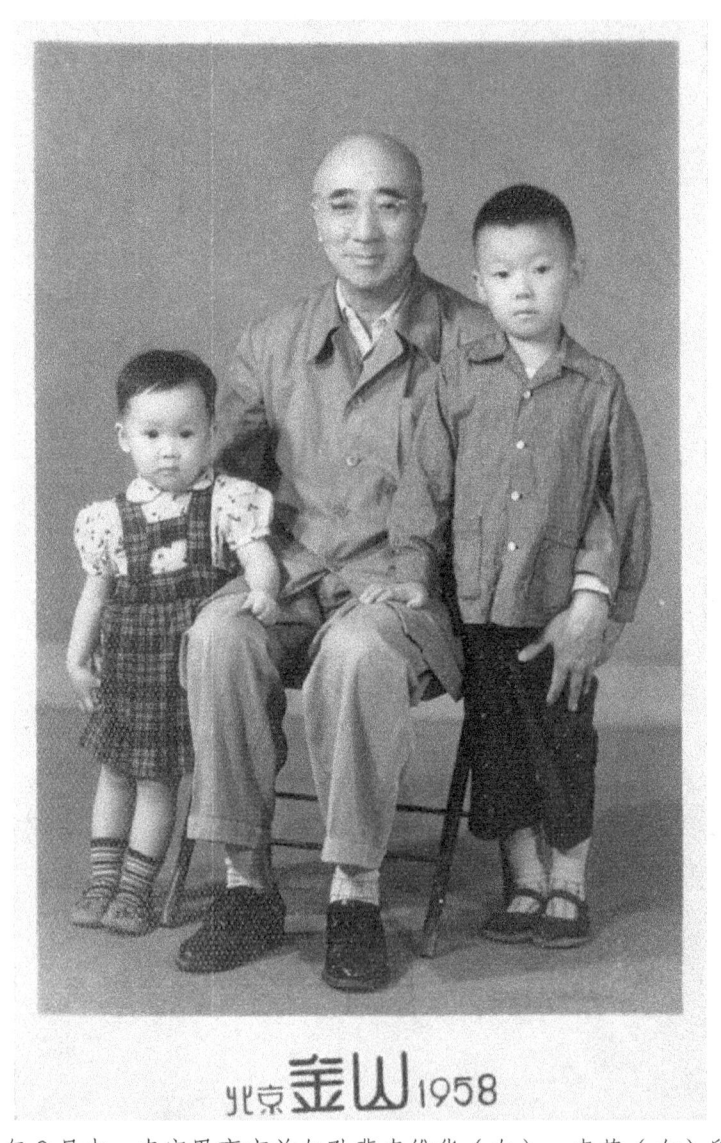

1958年9月中，李宗恩离京前与孙辈李维华（左）、李苏（右）留影

二十九年甲級諸同學：

諸位在此報考的非常時期得到大學醫科畢業的榮譽，但是此後諸位在社會上新聞貢獻諸位在校時期以及對於諸位的職務的種種問題，我熱誠地和諸位談這也許是因為這種私誼的時候比較的日子太短了。我對於諸位有一些重要的心得要貢獻給諸位。

我們無論辦事、無論對科學的態度，我對於科學情感的表示，都必須注意幾種重要的觀念：必須有冷靜的頭腦才可以運用他的智慧，必須有主觀太強的理智才能有不偏的判斷，必須有彼此合作的風格才能有科學的態度去檢討自己、體諒他人。這種心氣和辦事便有科學的態度是不夠的，如果沒有一種衝動的所謂熱誠進取還是沒有抱負的，這種衝動力必須有健全而有意義的精神生活的人才能有。有人說信仰是人們進到全精神的基礎，我以為一個人能夠有一種堅定的信仰他也一定能夠從他的事業中得到樂趣而且精進的。我也相信成為主義能夠使他的精神至少能夠有豐富的內容，因為有固定的事業同伴著他，他一定能夠從他的事業中得到愉快，可惜我沒有特別的宗教信仰，我是特別講求趣味的人，我說出來雖說是特別不好聽但希望能夠達到千言萬語。我對諸位講這句話也許沒有充分的時間。

以上兩點就是其中挑出的一部份，我對於諸位實際生活裏去再用到諸位的前途無量。

李宗恩 三十九年二月七日

Dear C.E.

It will not be long before I pass into the limbo. I am still labelled a rightist but when I see the country is making big strides forward and a radiant era ahead I go in peace & contentment.

My wife will live long after me. I am asking you, C.H. Hu, and P.C. Seng (some always Johnson) to be her adviser/counsellor, when she applies to any of you for advice I am sure you will give her your wise counsel.

I also wish to thank you for the 1962 New Year greetings which you so thoughtfully sent me. adieu, my friend.

Yours age
C.U. Lee

1962年2月28日，李宗恩在日记里给林宗扬遗信的底稿

目 录

序 章诒和 1

出版说明 27

常州李氏家谱 31

卷一 1894—1923年 33

 1894年 甲午 清光绪二十年 一岁 33

 1895年 乙未 清光绪二十一年 二岁 36

 1896年 丙申 清光绪二十二年 三岁 37

 1897年 丁酉 清光绪二十三年 四岁 38

 1898年 戊戌 清光绪二十四年 五岁 39

 1899年 乙亥 清光绪二十五年 六岁 40

 1900年 庚子 清光绪二十六年 七岁 41

 1901年 辛丑 清光绪二十七年 八岁 42

 1902年 壬寅 清光绪二十八年 九岁 43

 1903年 癸卯 清光绪二十九年 十岁 44

 1905年 乙巳 清光绪三十一年 十二岁 45

 1906年 丙午 清光绪三十二年 十三岁 46

 1907年 丁未 清光绪三十三年 十四岁 47

 1908年 戊申 清光绪三十四年 十五岁 48

 1909年 己酉 清宣统元年 十六岁 49

 1911年 辛亥 清宣统三年 十八岁 50

1912年	壬子 中华民国元年 十九岁	52
1913年	癸丑 中华民国二年 二十岁	53
1914年	甲寅 中华民国三年 二十一岁	54
1915年	乙卯 中华民国四年 二十二岁	55
1916年	丙辰 中华民国五年 二十三岁	56
1917年	丁巳 中华民国六年 二十四岁	57
1918年	戊午 中华民国七年 二十五岁	58
1919年	己未 中华民国八年 二十六岁	59
1920年	庚申 中华民国九年 二十七岁	61
1921年	辛酉 中华民国十年 二十八岁	62
1922年	壬戌 中华民国十一年 二十九岁	65
1923年	癸亥 中华民国十二年 三十岁	66

卷二 1924—1936年 ... 69

1924年	甲子 中华民国十三年 三十一岁	69
1925年	乙丑 中华民国十四年 三十二岁	71
1926年	丙寅 中华民国十五年 三十三岁	73
1927年	丁卯 中华民国十六年 三十四岁	74
1928年	戊辰 中华民国十七年 三十五岁	76
1929年	己巳 中华民国十八年 三十六岁	79
1930年	庚午 中华民国十九年 三十七岁	82
1931年	辛未 中华民国二十年 三十八岁	84
1932年	壬申 中华民国二十一年 三十九岁	86
1933年	癸酉 中华民国二十二年 四十岁	88
1934年	甲戌 中华民国二十三年 四十一岁	89
1935年	乙亥 中华民国二十四年 四十二岁	91
1936年	丙子 中华民国二十五年 四十三岁	95

卷三 1937—1946年 ... 97

1937年	丁丑 中华民国二十六年 四十四岁	97
1938年	戊寅 中华民国二十七年 四十五岁	102

1939 年　乙卯 中华民国二十八年 四十六岁 ………………………… 128

1940 年　庚辰 中华民国二十九年 四十七岁 ………………………… 144

1941 年　辛巳 中华民国三十年 四十八岁 …………………………… 156

1942 年　壬午 中华民国三十一年 四十九岁 ………………………… 167

1943 年　癸未 中华民国三十二年 五十岁 …………………………… 176

1944 年　甲申 中华民国三十三年 五十一岁 ………………………… 191

1945 年　乙酉 中华民国三十四年 五十二岁 ………………………… 199

1946 年　丙戌 中华民国三十五年 五十三岁 ………………………… 216

卷四　1947 — 1950 年 …………………………………………………… 236

1947 年　丁亥 中华民国三十六年 五十四岁 ………………………… 236

1948 年　戊子 中华民国三十七年 五十五岁 ………………………… 261

1949 年　己丑 五十六岁 ……………………………………………… 285

1950 年　庚寅 五十七岁 ……………………………………………… 317

卷五　1951 — 1956 年 …………………………………………………… 347

1951 年　辛卯 五十八岁 ……………………………………………… 347

1952 年　壬辰 五十九岁 ……………………………………………… 369

1953 年　癸巳 六十岁 ………………………………………………… 401

1954 年　甲午 六十一岁 ……………………………………………… 406

1955 年　乙未 六十二岁 ……………………………………………… 413

1956 年　丙申 六十三岁 ……………………………………………… 419

卷六　1957 — 1962 年 …………………………………………………… 425

1957 年　丁酉 六十四岁 ……………………………………………… 425

1958 年　戊戌 六十五岁 ……………………………………………… 471

1959 年　乙亥 六十六岁 ……………………………………………… 488

1960 年　庚子 六十七岁 ……………………………………………… 490

1961 年　辛丑 六十八岁 ……………………………………………… 491

1962 年　壬寅 六十九岁 ……………………………………………… 495

参考文献 ………………………………………………………………… 500

外文名称缩写 504

中文人名索引 506

外文人名索引 528

后记 530

貌似一样怜才曲　句句都是断肠声

——《李宗恩先生编年事辑》代序

章诒和

楔子

2012年9月22日，我应私人邀请参加李宗恩先生（1894—1962）诞辰120周年座谈会。

走进北京东单三条"协和"老楼会议室，我很吃惊：墙上无条幅，桌上无鲜花，室内没有服务员，室外没有签到簿。静悄悄的，乃至冷清。咋啦？座谈会的规格低到无规格。唯一吸引人的地方是与会者，清一色银发老人，人人衣冠整洁，个个举止得体。我扫了一眼，只认得蒋彦永先生。

他见我，即问："'协和'请你了吗？"

答："我是受李家亲属之邀。"

又问："你认识李宗恩？"

又答："我不认识，父母认识。李宗恩划为'右派'，是因为父母的缘故。所以一定要来。"

会议开始，先播放视频，内容是一位记者的随机采访——把当下协和的头头脑脑，上上下下，都采访到了。问的问题只有一个："你知道李宗恩吗？"

回答也只有一个："不知道。"

我看过一本写协和往事的书，洋洋洒洒数十万言，涉及李宗恩的文字寥寥数语。显然，这是一个被时代遗忘的人，也是被协和忽略的人。为什么"忽略"、"遗忘"？因为他是旧社会协和医学院第一个握有实权的华人院长[1]，更因为他是1957年医药界最大的右派分子。

会议的主持人是现任美国洛克菲勒中华医学基金会(Chinese Medical Board)主席玛

丽·布朗·布拉克女士（Mary Brown Bullock），她从大洋彼岸飞抵北京，就是专程来主持这个纪念会，并做演讲[见附件]。尽人皆知，美国洛克菲勒基金会在中国的一个创举，就是建立协和医学院及其附属医院。1916年协和医学院选址动工，1921年落成并正式命名。医学界人士很清楚：在那个时代，美国约翰·霍普金斯大学医学院代表着美国医学最高水准，协和医学院正是以约翰·霍普金斯大学医学院为"蓝本"，教学、临床、科研三位一体，从总体架构到具体标准，一切向它看齐，模拟仿照过来。北京协和医学院（及其附属医院）是洛氏基金在20世纪上半叶对华（单项）援助出资最大、时间最长的项目。令人欣慰的是所有的援助与付出，都没有白费。几十年间，协和（即北京协和医学院及其附属医院之简称）在中国开创了八年制临床医学教育、高等护理学教育之先河，在培养医生，建设医院以及医学研究等方面成绩斐然，很快成为亚洲医学和研究方法的最高标准，对日本、印度的高等医学院也都产生了不小的影响。太平洋战争爆发，协和被日军占领，受到严重破坏。战争刚结束，国民政府行政院长宋子文立即致函洛氏基金会要求尽快恢复协和的一切工作和项目。当时的基金会董事长小约翰·洛克菲勒在回函中说："协和医学院的工作是我们皇冠上最明亮的钻石，我们有最强烈的义务继续支持中国的现代医学。"

1946年，再派考察团赴华，根据需要由中华医学基金会再拨款1000万美元。由当时的协和董事长胡适任命李宗恩为协和医学院院长。

一 家世

光绪二十年（1894）中秋（9月14日），一个男婴降生在江苏武进县青果巷内一个士大夫家庭。祖父给刚刚出世的长子长孙起名"宗恩"。婴儿的父亲叫李祖年，恩科中进士二甲八名。高中后，被钦点翰林院庶吉士。

1902年，李祖年在益都（清州）做知县，开办了当地第一所新式小学。为了号召当地士绅把孩子送进新式小学，他带头把李宗恩放在那里受业。

1909年，李宗恩入上海震旦大学学法语，那年他16岁。

1911年，李祖年出任山西财政厅厅长。丧偶不久的他，决定让18岁的儿子赴英国留学。李宗恩剪了辫子，上了海轮。对于留洋，他没有一般年轻人的远大抱负和热烈憧憬，只是说："十八岁时，我偶然地出了国。当时并未想到我为何出洋。到了英国，因为官费是指定给学医的人，我就学了医。及至学了医也就安心读书，安心做事；等到后来想到该回家的时候已经近三十岁了。"[2]

1913年，李宗恩进入英国著名格拉斯哥大学医学院。七年间的学习课程依次为：

植物学、动物学、物理、化学、解剖学、生理学、药物治疗、病理学、法医、公共卫生学、外科、临床外科、内科、内科实习、产科。保存至今的格拉斯哥大学档案里，注明李宗恩就读期间获临床内科二等奖、年级第十三名。之后，他赴伦敦热带病学院，在 Dr. Leiper 的指导下工作，很快获得热带病/公共卫生证书，还幸运地参加了英国皇家丝虫病考察团赴西印度的热带病考察。

1923 年，李宗恩在格拉斯哥格西部医院（the Western Infirmary）做住院医生，工作出色。一位医生（Dr. Cathcart）谈及对李宗恩的印象，说："他非常有人格魅力，所有的人都很喜欢他。他工作上能吃苦而有责任心。"在英国，李宗恩兴趣广泛，和一些中国留学生一起创建了留英同学会。

30 岁的时候，李宗恩觉得自己该回家了。去接他的两个弟弟觉得大哥果真与众不同，尤其是那副眼镜，既无"脚"，也无"框"，镜片是靠一个金属夹子夹在鼻梁上的。在其携带书箱里，除医学方面的典籍文献，还有英国文学作品以及探讨社会问题的著作。李宗恩此番回国，还与感情问题相关。出国时他与表妹何晋订婚；留学期间与一个英国女同学相爱。在父亲家书"归国完婚"的催促下，他考虑再三，向异国女子陈述了自己的家庭状况与尴尬处境，终获谅解。此后的数十年间，远隔重洋的情谊并未中断，始终随身保留着英国女友的信件。

李宗恩先到达上海，而他要去的地方是北京，因为北京有个协和。他这样说："我不愿依附家庭，希望脱离家庭而独立。北京的协和是当时全国设备最充实的一个医学校，我认为它适合我个人的志愿和兴趣……"[3]

1927年初夏，李祖年突然去世，丢下续弦和三个孩子。李宗恩从北方赶回老家。办完丧事，他建议继母带着年幼的三个弟妹去北京与他同住。毅然决然地承担起长子的责任，这给了新寡的继母极大的安慰。

他靠一生的品行来拥有自己的朋友与至爱。

二　硝烟

在协和从医从教，李宗恩各方面表现非凡，专业出众，且具备良好的管理能力。当时的副院长狄维德医生在备忘录里这样写道："我认为李医生是内科中国医生中最有前途的一位。他在临床和研究方面表现出不同凡响的能力，我相信，他是那种不但在自己的专业上出类拔萃，而且可以影响而带动其他人。我深知，在协和的年轻中国人里，他是最值得鼓励和支持的一位。"李宗恩从助教、讲师、副教授擢升至襄教授。他以深广的内科学识、丰富的临床经验和诲人不倦的责任感，赢得了学生们的敬佩。1935年，李宗恩"因为他在临床、教学、和研究方面出色的能力，被中国医学基金会任命为襄教授。"

1937年7月，日军炮轰宛平城。也就在7月的第一个星期，国民政府教育部王世杰部长邀请协和医院的李宗恩、北平护士学校的杨崇瑞校长（协和医院妇产科专家），武汉大学的汤佩松教授和在南京工作的朱章赓（教育部医学教育委员会常务委员兼秘书、公共卫生专家）四人，一起讨论，决定在武汉大学成立一个医学院，并指派他们为筹备人。但因华北形势动荡，会议草草结束，各自回原校分头筹备。

"八•一三"以后，抗战全面展开。经淞沪血战，上海沦陷。战线随之西移，抗战形势趋紧。李宗恩接到通知：教育部决定将正在筹备的武汉大学医学院改建到更为安全的大西南，成立国立贵阳医学院，以接纳从华北及其他敌占区退下的医学院学生。该院的筹建仍由李、汤、杨、朱负责。11月19日，李宗恩离开北京。12月31日，教育部下达聘书，聘请这四位医学专家为贵阳医学院筹备委员，李宗恩为筹备委员会主任委员。

经过紧张筹备，1938年3月1日，国立贵阳医学院宣告成立，教育部正式聘任李宗恩为院长。校方顺利地租赁了别墅、会馆以及寺院，经过修缮，6月1日贵阳医学院正式上课。自筹备委员会成立以来，在汉口、重庆、长沙、西安、贵阳五处设立招生处，共收容战区退出的失学医学生及护士助产士学生计三百余人，他们来自三十余所院校。学生们年级不同，学业参差不齐，故采取分班教学，实行类似协和的导师制。导师及受导学生的分配，在每学年开始后二周内由训导处公布，导师负责受导学生学习、生活之责。这种导师制十分有效，一直延续到1949年。一个学生曾这样形容在贵医的读书生涯："开办之初，设备简陋，没有甚多的教室，而致解剖学在院子里上课，把人体骨骼挂在树枝上讲演。一些教室也是临时搭成的茅屋。下大雨的时候，教室寝室往往变成泽国，没有自修室，在饭厅里自修，每人发凳子一张，上实习，上自修，背着凳子到处跑。天晴的时候，还好，一逢下雨，泥泞三尺，真有'行不得么哥'之苦。一年级宿舍是在山上，离开教室有半公里左右。晚间自修完了回去，不但要摸黑路，而且还怕土匪和野兽（山上常闹豺狼和土匪）。解剖实习的骨骼不够分配，学生常常跑到山上，挖取野坟的骨骼。在物质条件如此低劣之下，师长们诲人不倦，同学们埋头苦学。当时几乎全国知名的教授，均荟集在此，贵阳医学院声誉鹊起，遂有小协和之称。"[4]

两年后，贵医的学生毕业了！1940年2月2日首届毕业典礼晚在敬思楼举行，医科第一届毕业生二十六人，医士职业科毕业生第一届护士十六人、助产士十一人。典礼上，男着中山装，女着旗袍。毕业生也是穿着整齐，或黑色中山装，或白色制服。会场布置庄严隆重，校门有松柏彩牌耸立，两侧书有楹联："毕业即始业，祝诸君鹏程万里；新生继旧生，看吾校异彩常留。"与会者有省主席、教育部代表、教育厅长、大夏大学校长、湘雅医学院院长等。典礼在乐曲中开始，李宗恩致词。他说——

  我热诚的向诸位道贺。但是从我的职务上，以及对于诸位的私谊上，都感觉彼此相处的日子太短了。我对于诸位有无限的希望，在诸位毕业离校的时候，愿意从自己的生活经验中提出一些重要的心得来贡献给诸位。

  我们无论求学、办事，都必须有科学的态度。我对于科学态度的解释，认为应该是避免主观，注重客观。主观太强，理智容易给感情蒙蔽，会不知不觉的走入错路。注重客观就必须有冷静的头脑，才可以充量运用他的智慧来求学来办事，才会有良好的成就，才会有不断的进步。就是处世方面，也要有科学的态度，才能够检讨自己，体谅他人。这种心平气和认真做事生活的风格，实在是受过高等教育者应有的修养。

  "求学办事仅有科学的态度还是不够，如果没有一种动力，所谓成就与进步还是没有把握的。这种动力必须有健全而有意义的精神生活的人才有。在西洋社会宗教信仰是人们健全精神的基础。有人说，主义信仰也可以成为人们健全精神的基础。我以为一个人能够有一种固定的事业欲，也可以使他的精神生活达到健全而有意义的境地，因为有固定的事业欲的人 必然是意志坚定的，必然能够不惜牺牲为他的事业向前作艰苦的奋斗，像有宗教信仰或者主义信仰的人一样。这样的人，他一定能够从他的事业中得到满足，得到他特有的乐趣，他活一天觉得有一天的意义，他的心境永远是乐观而且积极的……

我反复阅读这篇致辞，感慨良多。与其说他是在勉励学子，不如讲是在归纳自己——"无论求学，无论办事，都必须有科学的态度"——李宗恩不正是这样办学的吗？"心平气和认真做事的生活风格"——李宗恩不正是这样生活的吗？"一个人能够有一种固定的事业欲，也可以使他的精神生活达到健全而有意义的境地"——李宗恩不正是达到了这样的境地吗？最令我钦佩的是他的这种人生态度贯穿于生命之始终。即使在"反右"之后，"山巅秀木，摧柷为薪"。对一个不懂政治的人来说，内心渺茫惶惑可想而知，但依旧恢恢然君子形貌。我觉得李宗恩的几十年的医学教育实践，有如广袤高原上的冬雪，绵长细密，无声无息又尽心尽力。

  临床是医学院教学的重要组成。1941 年，为了让贵医有临床教育，李宗恩和杨济时筹集了部分资金，在贵阳市阳明路两广会馆，因陋就简，设置十张病床，成立了贵阳医学院附属医院，由杨济时任院主任。而在此以前，学生的教学实习和临床实习都有赖于省立医院。医学从来都是严谨刻板、乃至冰冷的，加之物质匮乏，生活艰苦，为消解学生日常生活里的冗繁，干枯与琐碎，李宗恩居然组建了一支口琴队！用节省下来的院长办公的经费,在香港订购了各型口琴。经过训练,没过多久,什么《比翼鸟》、《双鹭进行曲》、《汉宫秋月》等乐曲,都不在话下,还定期在贵阳市内公演和电台播出,且成为贵阳最有名的口琴演奏队。继而他又建立了话剧队,国剧队。前者,为贵阳市捐献慰劳筹款公演,自己还参与《叔叔的成功》等剧目的演出。后者,为劳军、赈灾、募捐等义务也演出多次,剧目包括《玉春堂》、《武家坡》等。风流尽显,旧时代一个受教育充分的知识分子在文化上的深度以及个性之饱满充盈,令人感佩。几年下来,在西南边陲,于荒僻之地,李宗恩等一流教授以血水奔流的方式,培养出合格的医科学生,由是激发出人们在战争中拯救生命的热望。化育人才,弦歌不辍。这所原本不为人知的贵阳医学院,在硝烟中越发显得崇高和厚重,引得燕京大学司徒雷登等人也来贵阳参观。有如一条缓慢的水流因高压而成为壮观的喷泉,在战争阴暗的缝隙中迸射出的一线夺目的光亮!

转眼到了1944年的冬季,日军节节西进,由广西逼近黔省,贵阳一夕数惊。省政府命令各机构和市民疏散,贵医决定迁往重庆歌乐山。没有汽车等运载工具,长途跋涉只有徒步而行。李宗恩把自己仅有的黄包车,卸下两只轮盘,给同学们用来拖运行李。"在动身的那一天早晨(12月7日),师生齐集附属医院门前空地。天气阴沉,寒峻的北风吹得房屋在战栗,也吹去心头的温暖,大家有说不出来的悲凉与凄清。(李)院长在一个简单的演说以后,哽咽着喉咙,流着眼泪,颤抖着声音说道:'我们来唱——唱一个校歌。'在场的人已是泣不成声。"[5] 师生们并不恐惧日本人的凶暴,也不考虑个人的安危全,之所以痛哭是惟恐这刚长成的贵医因经不住狂风暴雨,而枯零凋萎。

在战火中遭遇苦难,在苦难中坚持不懈,国立贵阳医学院以"永远独立"的风姿完整地保存下来。李宗恩尽管承受许多周折乃至误解,但他懂得作为一个院长的第一意义,就是负担起自己的责任。出色的业绩,使他荣获了中华民国政府颁发的"抗战胜利勋章"。获此勋章的,有国民党高级数十位将领:何应钦,程潜,阎锡山,冯玉祥,李宗仁,白崇禧等。有八路军三位将军:朱德,彭德怀,叶剑英。

在此期间,朱家骅、王世杰二人以介绍人身份为李宗恩办理了国民党党员手续。按照当时的规定,学校的校长、教务主任及训导主任应是国民党员。为了千辛万苦办起来的贵医,李宗恩接受了这个事实。而万万没有想到的是——此后二十年,在反复的政治历史审查中,却不得不一次次地面对这个"事实"。

抗战结束,恢复协和的事宜立即提到日程上来。经费方面由美国资助;董事会是中美成员的组合;管理方面则明确要求一个全职中国院长,一个美国副院长,皆由协和董事会选出。中国院长候选人有四、五位。包括刘瑞恒,林可胜,张孝骞,沈克非、李宗恩。1947年3月12日协和董事会在上海召开会议，选举李宗恩为协和医学院第一任中国院长，Dr. Alan Gregg 为副院长。

3月23日，李宗恩电告胡适："I feel unequal to the great task which the PUMC Trustees did me the honor to entrust to me. I beg you to give me one week to enable me to think over the matter carefully and to make arrangements for the Kweiyang Medical College affairs before I can make any final decision."（译文：协和董事会的任命以及给予我的荣誉和信任使我感到力所不及。请允许我要求一个星期的时间给你最后答复，让我认真考虑如何安排贵阳医学院的工作。）

3月31日，李宗恩给胡适电报，表示接受任命。时任董事会主席的胡适对李宗恩的人品、学识和才干，深信不疑。他在信中这样写道："在你的领导下，我们相信，新协和将会像过去一样，对中国的医学教育做成重要贡献。对此，你将有我们的信任和支持。"

这个在协和任教14年的人担任院长后，便拿出全部精力从事"复校"工作。恢复一所医学院，钱乃首要之事。美国洛氏基金及时出手，决定继续采用一年一度的拨款方法。李宗恩最头疼、最棘手的事就是管理协和的财务。当时汇率极不稳定，为了交涉美元和法币的兑换率，他与中央银行总裁张嘉璈打了无数交道。日记里，李宗恩甚至详尽地列出汇率的计算方法，而这样的预算计划则是他每个月的"作业"。难怪美国方面感叹道："世界上没有任何医学院的预算，像协和医学院的预算那么复杂。"

与钱同等重要的是人。恢复后的协和，该怎样办学？李宗恩极为明确的想法就是保持"协和标准"——即"教学质量高于一切"。除了聘请国内外医学家担任客座教授，协和以自身巨大的吸引力、影响力，把战争时期散落各地的资深医学教授都"搜索"回来。经历渺渺程途，跨过滚滚长江，聂毓禅[6]带着几十名学生，走过1900公里行程，由成都回到北京。妇产科专家林巧稚于1948年5月，回到协和妇产科。秋天，内科专家张孝骞从"湘雅"返回协和，担任内科主任。师生踏进协和大门，眼前一片残缺：设备找不到，病床十五张，唯有绿瓦灰墙保留着旧日景象。来不及休息，大家放下行囊，就着手重新开课。这些一流医学家表现出"收拾起大地山河一担装"的英雄气概：到库房查找可用的设施；把拆散的仪器拼接修理起来；把校舍重新打扫刷新；向董事会提交购买新锅炉计划；签订全年燃煤合同；为讲授人体解剖学，跑到北京大学"借"尸体。艰难之中，协和以不可思议的神奇力量，迅速恢复生机。这两年在协和历史上，被称为"白银时代"。

白银时代，夺目而短促。

三 去留

常听人这样说："谁让他们（指老一代高级知识分子）不去台湾！结果呢，戴帽的戴帽，划右的划右，下放的下放，惨死的惨死。后悔吧？要是早早去了台湾，一辈子不会倒霉。"枯鱼过河泣，何时悔复及。这个"早早"，是指政权易手的前后，而"你们"为啥去不去台湾？则成为大陆一个久久议论的话题，是走还是留？这句话，就像哈姆莱特"生存还是毁灭"的台词一样，无休止地提出。

1948年，国民政府有个"抢救学人"活动，即胡适、傅斯年亲自出面动员一些顶级学者教授离开北平，飞赴台湾。其中被他们动员的人物里，最有名的一位叫陈寅恪。胡、傅等人多次劝其南下、东渡，陈寅恪夫人还曾一度滞留香港。但最终未赴台，他拒绝了，落脚在广州。1949年后，上面几次派专人来广东，恭请陈寅恪赴京，他拒绝了，尽管新政权有多个重要职务和头衔在虚席以待。

在国民政府开列的名单里，也有李宗恩。他也回绝了，说自己要留下。他们当时为什么要留下？此后，许多人不停地追问？包括今天的年轻人。写李宗恩过程中，我也思索这个问题，还向别人讨教。归纳起来，是否有以下几点：

一，这些学者、科学家绝非一人东渡，独自飘零。他们要带上一大家人；要带上半辈子积累的书籍、资料；要带上所有的家私；要带上舍不得丢弃的零零碎碎。一句话，奔赴台湾就意味着连根拔起，永不回头。而不伤一枝一叶地"移栽"至台湾，需要一大笔钱，需要充沛的精力，需要人力和帮手的，需要埋葬许多珍贵的感情，需要扭转许多习惯，需要割断许多良好的关系……还有永远带不走氏族血脉、乡土老宅、饮食口味、兴趣爱好，以及长满青草的祖坟。远非两张机票，一走了之那么简单。这些严峻冷酷而又极其现实的问题，是阻止远行的力量。这种力量之大、之细、之深，可以压倒一个简单的政治判断。

二，这些学者、教授、科学家对问题的思考，大多不属于政治性思维，也就是说基本上不是从政治上的"左"和"右"，来选择自己的未来。他们一心牵挂和始终惦记的只是学术，学问，学科，专业和技术。在大陆几十年、或研究或执教，他们都累积起相当雄厚的物质基础和精神资源。如，有较好的研究环境（大学或研究机构），有馆藏丰富的图书馆，有设备比较完善的实验室，有互相信任的同事，有可以取长补短的同行，有十分得力的助手，有成批的学生，有广泛的社会联系。他们在各自的领域，说不上呼风唤雨，也算得如鱼得水，而漂泊至孤岛，则一切从零开始。两厢对比，孰轻孰重？无须细算，任何一个以专业立足，以学问为本的人，心里都很清楚。记得台湾中研院近史所的一位研究员曾对我说，自己看过一些知名专家上个世纪四十年代末的信札，当其得知先期抵达台北的同事几家人都挤住在大大的仓库，每家仅以铁丝布帘相隔的情况，顿时全身凉透。心想：到了那边，要熬多少年，才能像在燕京、北大那样生活和工作？有的教授则担心一次永不回头的远行，自己的身体恐怕就吃不消……诸如此类，切切实实的问题都明明白白地摆在面前，而每一个问题的分量都关乎他们的毕生事业，每一个问题都超过了判断"左"与"右"。

三，这三嘛，就涉及到对形势的判断和对时政、对中共的认识了。冯友兰、汤用彤等人讲过：他们之所以在解放时没有走，主要是觉得国民党非常腐败，跟它走没有希望；对共产党则完全不了解。说句老实话，在韩战爆发以前，没有几个人认为蒋氏政权在台湾能长久维持。有人推算，充其量存活一年或比一年多一点，毛泽东自会把它干掉，就连美国白宫亦有所估计和准备。抗战结束后，很多知识分子并不看好蒋氏统治，已是众叛亲离，行将土崩瓦解。包括储安平在内，不认同共产党，但更不满于国民党，他说："七十天是一场小烂污（指币值改革），二十年是一场大烂污。"储安平以"拆烂污"心态对待国民党，这句名言也最终导致《观察》被查封。溃败的国民政府并非像现在一些人说的那么好。

至于对中共的认识，我想引用李宗恩写给（美国）中华医学基金会报告里的一段话，很能说明问题："不能忽视包括北平在内的中国北方政治格局的改变。如果这种改变成为现实，我们仍有理由相信，教育方面会有不受政治影响的一定自由度，虽然其重点可能有所改变。这个重点可能会在牺牲教育的标准和科学的基础上转向社会方面……"（原文："The possibility of a major political change in North China involving Peiping cannot be ignored. In that eventuality, it is still reasonable to hope that educational activities will continue to enjoy a large measure of freedom from political interference, though some shift in emphasis is possible. Emphasis may perhaps veer more toward the social aspects of medicine, at the expense of scientific education and standard."）也就是说，在1949年前后，这些接受良好教育、学有专长的知识分子对共产党执政路线方针和政策有所估计，估计会不同于国民党，但也仅仅是"有所改变"罢了。谁也没有意识到随后到来的是一种翻天覆地的巨变，更想不到登台后的毛泽东会那样肆无忌惮地胡作非为。说到这里，不由得想起父亲和罗隆基在家里说的一段话："我曾经是共产党，对共产党、毛泽东是有看法的，也了解他们的一套。但无论如何没有想到这个党是那样地差，人是那样地坏。"这话是说在土改，肃反，肃胡，反右，三年困难时期之后。即使砍了他们的头，也想不到还有一个"文革"。而在 1949 年前后，大家都在热烈期待一个不同于国民党的新政权。所以，陈寅恪选择了广州，不奔赴台湾，也不靠近北京。李宗恩选择了协和，因为台湾没有协和，协和在北京。

留下，留下，"貌似一样怜才曲，句句都是断肠声。"

四 易主

1949年10月，中华人民共和国成立。新政权对李宗恩表示出一定程度的尊重和热情。政务院总理周恩来心里明白：共产党需要好医院，好医生。

1949年7月13日，全国首次自然科学会议筹委会全体开会，邀请李宗恩出席。

7月14日，第一次科学会议筹委会会议揭幕，李宗恩为主席团成员，成员共41人。

7月17日，《人民日报》刊出为中苏友好协会发起人名单，上面有李宗恩的姓名。

9月29日，李宗恩当选为中国人民政治协商会议第一届全体会议代表。受邀参加开国大典，登上观礼台。

江山易手之初，协和没有被新政权接管，美国高级职员均回国述职。1951年1月20日，李宗恩给洛克菲勒基金会发去电报，电文只有一句话：1月20日本院收归国有——这是协和向洛氏发出最后的声音。洛克菲勒基金会与协和的合作历经三十五年后，骤然而止。也就在这一天，协和医学院、协和医院由中华人民共和国中央人民政府教育部和卫生部全面接管。学校和医院改为："中国协和医学院"和"北京协和医院"，并宣布：院长李宗恩；学校和医院的规章制度不变；经费由教育部拨款；教职员工原职原薪。

1月21日《人民日报》刊出接收北京协和医学院的消息，全院师生员工欢欣庆祝。李宗恩表示坚决拥护，于26日发表谈话，对未来的协和抱有信心。他说："我们希望今后在教育方针上应有明确专点，或着重教育，或着重业务，或着重训练。我相信在政府领导下，协和一定可以办得更好。"意想不到的是，大洋彼岸的小洛克菲勒的朋友也写下类似的话："我们不应认为这将意味着，这所学校的用武之地提前终止了。其实不过是换了一种管理而已……让我们希望、祈祷和相信，所有一切必将有最完美的结果。"

结果呢？

结果是于1952年的元旦，中国协和医学院划归中国人民革命军事委员会建制，即移交军委。协和高级护校停止招生。与此同时，在全国范围开展"三五反运动"在知识分子当中开展"思想改造运动"。

1月9日《人民日报》在"用批评和自我批评的方法开展思想改造运动"的专栏里，刊登了李宗恩文章《我和协和医学院》。这是一个知名科学家，教育家的响应号召，在政治运动中"自我反省"的开始。

1953年，协和医学院停止招生，改为为全军培养高级师资和提高部队医务干部水平，向干部进修学院过渡。对这样"完美的结果"，李宗恩无话可说。

也有让人兴奋的事，那就是1954年《中华人民共和国宪法（草案）》的公布。李宗恩为此而撰文，写道："在旧社会里，我是一个不懂政治也不大过问政治的人，反动统治政府也不要我们这样的人过问政治，这次我有机会参加了全国政协委员会所领导的学习和讨论，我感到这是我生平最大的光荣，我深深认识到了一个公民的光荣权利。讨论的过程中，充分地发扬了民主的精神，例如我们提到了科学研究工作的问题，这次公布的宪法草案中第九十五条就明确地规定了国家对科学研究工作的保护和鼓励。这次公布了以后，还要展开全国的民主讨论，这种充分发扬民主的精神，正代表了我们宪法的本质，它是为广大人民的利益而服务的，是人民的宪法，这是和资本主义性质的宪法根本不相同的。"[7] 李宗恩之所以兴奋，有这样两个原因：一是以为中国终于有了民主和法制精神；二是认定国家将对科学研究给予保护鼓励——这是1954年的事，那阵子，非但"不懂政治也不大过问政治的人"高兴，懂政治的章伯钧、罗隆基，储安平也高兴。因为都相信了那部宪法。

同年12月11日，《人民日报》以整版篇幅刊登中国人民政治协商第二届全国委员会委员名单。与上一届有所区别的是，李宗恩从科学技术界调整到医药卫生界。这个"移位"，更符合李宗恩的专业，也更符合需要。需要什么？需要他出来讲话，以协和院长的现身说法，在抗美援朝的政治形势下批判美帝，批判知识分子的亲美，崇美，恐美的思想倾向。

12月25日，他登上政协大会的讲坛，他说——

……经过五年来在党的关怀和不断教育下，我在思想认识上有了基本转变，使我从美帝国主义文化侵略影响下解放出来。现在回想过去，我清楚地看到自己却是美帝国主义文化侵略政策所培养出的典型人物。过去的协和医院可以说是执行美帝国主义文化侵略政策的典型机构。美帝国主义就是这样处心积虑地培养我这样的一群人来散布崇美亲美的思想，以达其侵略的目的。

我很早就到英国去读书，长期接受资本主义的教育和熏陶。回国后，一九二三年我就钻进了美国垄断资本家煤油大王所创办的协和医院，在十余年的过程中，我就被培养成为一个亲美崇美、敌我不分、忘掉祖国、忠实为帝国主义文化侵略服务的代理人……从北京解放一直到一九五一年初接管以前这一阶段中，我一方面坚持美国'标准'和'医学教育制度'，一方面对政府的一些措施采取应付、拖延、抗拒的态度。当朝鲜战争爆发，美帝国主义文化特务娄克斯之流撤退后，我还向协和美国董事会汇报协和情况，并一再表示努力维持这样据点，甚至在一九五零年秋，军委卫生部都为志愿军伤病员向协和商借病床时，我在思想上还很抗拒,唯恐摧毁美国的'标准'和'制度',怕丧失这块阵地。在一九五一年政府接管后,协和同美国的关系虽然断绝了,但我在思想上还是反动的。处处还留恋着美国的'标准'和'制度'。

"接管后,在党和上级的领导教育下,在群众的督促下,经过一系列的政治运动,特别在思想改造的运动中所揭露的美帝国主义文化侵略的具体事实,我受到了深刻的教育,更由于党对我的关怀和信任,让我在原岗位上继续工作学习,我得到了进一步改造的机会。我的头脑逐渐清醒过来,认识到实质上我是在帮助美帝国主义执行其侵略政策。我痛下决心,彻底清除我亲美崇美的反动思想,坚决同美帝国主义划清界限,永远站在人民方面,全心全意为人民卫生事业服务。

这个发言,既是研究李宗恩的重要资料,也是研究当代知识分子心路历程的重要材料。他作为某个领域的代表人物,不得不站出来表态,就像后来批判胡风,中国的名作家无不撰文表态一样,谁都摆脱不了的时代语境。在一个谈不上现代意义的国度,许多学科本不具备"独立""自主"的意义,"五四运动"所形成的中国知识分子,又有"过度深入政治性"的严重倾向,以及"学而优则仕"的传统观念的作用,致使很多专业之士停留在"工具性"层面,始终不能上升到灵魂主体的高度,而中共意识形态在集权制度下的无孔不入,迅速成为主宰人的强迫性力量。于是,专业领域的"高大"与在政治上的"卑微",神奇般地融入同一个人的身躯。这一切,意味着中国知识分子心灵的波涛,将不再壮丽地飞溅起来。所遭之变,所遇之时,他们既是被逼的,也是自觉地走上"俯首帖耳"、"唾面自干"的可悲道路,且注定要经历大致相同的厄运。

五 划右

1956年5月2日,毛泽东在最高国务会议上说:"春天来了,一百种花都要叫它开放,不要只让几种花开放,还有几种花不让它开放,这叫百花齐放。百家争鸣是是诸子百家,春秋战国时代,有许多学说,大家自由争论,现在也需要这个……在宪法范围内,各种学术的思想让他们去说,在刊物上,报纸上,可以说各种意见。"

章伯钧现场听完讲话,兴奋异常。跨进家门,西服都没顾得上脱,就和家里人讲起毛泽东的"百花齐放,百家争鸣"以及对民主党派提出"互相监督,长期共存"方针。不止是他,民主党派和知识分子绝大部分都听进去了,也都信了。费孝通撰文称颂这是中国知识分子的"早春天气",尽管有人于此前的运动中受到审查或批判,但天真的文人总觉得未来多多少少还是可以期待。

在中共直接推动下,各个民主党派都放手大干,招兵买马,发展组织。按章伯钧的计划,希望农工民主党在两年发展之内,扩充到一万五千人至两万人。每个民主党派的组织发展方向是按界别划分的，民革是国民党前军政人员及子女，民盟是高校，九三是科技人员，民进是中小学教师，民建是工商业者，农工党是医药卫生界。在吸收人员方面，都注重吸收各个领域的头面人物，和重要机构的组织建设。在农工民主党，章伯钧特别注意著名中医施今墨，著名西医李宗恩，特别注意中医研究院、中医医院，协和医院，中华医学会等几个大单位的支部设立。在这个政治背景下，李宗恩于1956年参加了农工民主党，那时医学界人士参加"农工"的为数不少，而毛泽东提出的"长期共存，互相监督，肝胆相照，荣辱与共"的十六字方针，对爱国知识分子而言的确具有吸引力。从1956年开始，李宗恩和章伯钧夫妇开始了为期一年半的往来。往来的形式从开会、座谈，到拜访、吃饭。往来的前期内容是发展医药界人士参加农工党；后期内容则是"帮助党整风，大鸣大放"。

这是他们的交往，也是他们的罪行。比如，1957年5月在北京饭店，章伯钧请李宗恩等五位医学专家出面，做召集人，请医药卫生界高级人士座谈"党群关系"以及"有职无权"等问题。在会上李宗恩说："协和以往是党委领导，'党委领导'四字对我很抽象，连党委是谁我也不知道。"又说："如说'墙'，协和有二道墙，一是党群之间的墙，一是军人与非军人之间的墙。"这个座谈会后来成为有名的"黑会"，仅次于民盟中央6月6日六教授座谈会。李宗恩的这两段话，即成为他定性为右派的证据。在"大鸣大放"阶段，许多高级知识分子认为是1949年后政治上最宽松的时候。自然，李宗恩的话也就多了一些。他的话大多与医科教育相关，大多与现代医院的管理相关，这也是他久存于心的基本观点，无非借鸣放的机会说了出来。

李宗恩说得最多的是建议把个别有基础的医学院恢复为八年学制，他坚持认为没有质就没有量，只有在提高的基础上才能搞好普及。对于派来协和的进修人员，李宗恩总要强调标准，认为一些初级的培训班之类，用不着交给协和，以免分散科研人员的精力。来协和进修的人，一定要有扎实的自然科学基础知识和医疗卫生实践经验，对把因军功而获得较高军衔的解放军卫生员送来协和进修的做法，他持保留态度，他认为至少应该只培养那些可能成材的人，军衔在这一点上不该起作用。——这是他的右派言论。

当时官方倡导西医向中医学习，认定中西医结合是中国医学发展的走向。李宗恩对传统医学的态度还是比较客观的，对于中药麻黄素提炼的成功，赞不绝口。对于针灸的效果，他从不轻视。但从他的科学主义原则出发，他认为传统医学缺乏检测手段，缺少科学的数据，应用时没有太大的把握，所以对于西医疗效已经肯定的疾病，他就反对中医介入。——这是他的右派言论。

对几年来协和的工作评估，他认为"整天忙乱，成绩不大；工作没有制度，抓不住重点"。——这是他的右派言论。

当然，还有经章伯钧的推荐，李宗恩担任了中国人民支援埃及委员会委员，国务院科学规划委员会委员；章伯钧还准备推荐他担任中央卫生部（非中共人士）副部长。——这更是他的右派罪行了。

到了1957年初夏，李宗恩何曾意识到事情正在发生变化，地下暗流涌动，天上乌云聚集。那时，他住在协和老宿舍区（即1913年洛克菲勒基金会为外籍医生修建的别墅），一栋两层欧式小楼，四周有草坪，绿树可遮阴。长子夫妇带着小孙孙与之同住，全家人正在等待另一个孩子的出生。李宗恩对从外地出差来京的小妹李宗蕖说："我希望有一个孙女，等她长大了，就能挽着爷爷的胳臂一起上街。会有很多小伙子回头看我的孙女，那时候我会很得意。"

不久，李宗恩得到了一个可爱的孙女；与此同时得到了一顶右派帽子。他的协和生涯戛然而止，一个国家政体的惩治力量迎面扑来。

中国知识分子生命的萎缩，不是从皱纹开始的……

六 拆迁

1958年2月4日，李宗恩接到中国农工民主党中央委员会传达关于处理右派分子决议的会议通知，开会地点是和平宾馆。章伯钧也接到通知，但是没去，因为人家已经把农工党中央一级的"划右"名单送到住所，用意明确：希望他不去。名单上章伯钧列在第一，李宗恩位列前十。李宗恩去了，尽管他已经知道自己是右派。

一周后（2月10日下午3点），他被农工党北京市委主任委员王人璇约谈。地点是地安门辛寺胡同，中国农工民主党机关所在。从谈话中李宗恩得知：经过详细讨论和上级批准，全国民主人士最后确认了96名右派"标兵"。章伯钧是一个，自己也在其内。对他的处理意见与章伯钧基本相同，属于：戴帽，降职，降薪。"右派"也有标兵？原以为只有榜样才是"标兵"。

对右派的所有处置意见，李宗恩只能接受，也必须接受。

六个月后（8月2日上午)，协和干部处李子和处长和他谈话，告诉他：家要迁出北京，人要离开协和，去昆明医学院教学。遭受同样对待的，不止他一人，还有护理管理专家、教育家聂毓禅，戴上右派帽子的她也要离开协和，去安徽医学院。想当初，抗战刚结束她就带着学生，行程数千里，由成都回到北京。

此前，李宗恩在协和的职务已经免除，放在协和的所有物品从院长办公室挪到"院办"寄存。对一个人、一个家的处置尽在须臾之间，这让他心绪不宁。东单牌楼的夕阳，协和医院的走廊，居民漫步胡同的悠然……有如自己的掌纹那般温暖而清晰。原本属于自己的东西行将失去，李宗恩无法言说，人家就是要你悲伤到无言为止。

骊歌一曲，垂柳依依，告别协和，告别亲友，告别一木一石，告别一家一计，告别生活方式，告别曾经习惯的一切，从英文书写到抽水马桶。多少事，太匆匆，来不及喟叹和伤感，谈话完毕的当天下午，他就到协和的牙科补牙，又在离协和不远的"清华园"修脚。

8月8日上午去协和，干部处李子和处长拿出一纸行政介绍信，把李宗恩"介绍"到昆明医学院。李宗恩明白这不仅个人的放逐，而是全家的迁徙。他必须像快刀斩乱麻一样地处置这个家的里里外外。下午，他同妻子去银行商谈如何出售家藏的银器。哪里还有讨价还价的心思，很快谈妥。

8月9日上午，早饭后夫妻二人看望弟弟李宗津，是看望，也是告别。接着到托运公司询问家具行李托运事宜。下午办理银器出售手续。

8月10日上午，去琉璃厂，接洽出售字画；下午收拾家中物品。

8月11日上午，去市场买东西；下午琉璃厂来人看字画。李宗津来家谈天。

8月12日上午，外出修血压表；下午上街修理皮包。

8月13日上午，收拾书籍及鞋子。下午取钢笔、血压表。跟着，又拿着没有修好的血压表，去八面槽医药公司实验工厂继续修理，说好19日可取。下午荣宝斋张有光先生来家看字画。

8月14日，全天收拾照片。

8月15日下午，到人民市场接洽字画出售。

8月16日上午，外出买绳子，收拾行李；下午继续收拾行李。

8月17日清理字画。下午张有光（荣宝斋）来谈字画出售事宜。

8月18至20日连续三天收拾字画和瓷器。期间，去人民市场接洽字画出售事宜，又去琉璃厂荣宝斋。

8月21日收拾文件，资料。

8月22日上午，理发；从下午开始至25日收拾、包装书籍。

8月26日上下午，到朝阳门外废品收购站，卖"废品"；到协和管理科订机票。

8月27日上午，到中国银行换去港币；下午荣宝斋张有光来取字画、墨砚等物。

8月29日上午，去中国银行换美元。

8月31日去廊坊二条10号荣宝斋珠宝门市部；下午到孝顺胡同木器修理部。

9月1日上午，中国银行金垣同志来谈保险费；下午收拾行李。

9月2日收拾行李。

9月3日上午，第一批书籍寄出，收拾行李；下午管理科通知飞机定于十五日。

9月4日上午，寄书，看牙；下午到地安门辛寺胡同与中国农工民主党王人旋第二次谈话。

9月5日至13日，每天收拾和般托运行李。

……

在这里，我不厌其烦地写出李宗恩是如何动手把家打散拆光、清除干净，其实家中的每个物件，都有举足轻重的意义，它非常细，细到一针一线；又非常深，深到人的心灵。一幅画，一本书，一件瓷器，一对耳环，不仅蕴涵着人的情感元素和精神养分，维系着家族的命脉与衍化，更是构筑一个家庭的全部物质基础，还在很大成分上支撑着社会成员的复杂的精神活动。把家拆了，人无藏身之处，情无依托之物，变得只有当下，而无永恒。拆散一个家，后来成为当局惩治异类的常用之策。整个夏季，李宗恩从出售字画到兑换美元，家里家外地跑，楼上楼下地搬。日记里的文字写得简单，也无多少感情色彩，但我能深深体味出藏于背后的复杂心情和感受。表达的节制源于自我行为的节制，当然，这也取决于人的修养和性情。

任何一个人在外感到压力，一旦回到了家，一切因家的安稳而心静，因亲情而温暖，因私密而松弛。住着多年老宅，摩挲珍爱的物件，觉得岁月依旧安好。李宗恩一向认为新政权的好歹仅仅是个自由度的问题，老的生活和生活方式还会根深蒂固地继续下去。谁承想是这个德行！老物件，老亲友，老嗜好，老做派，在日久天长与不知不觉中，构成了他个性的通达饱满，乃至取得生命的某种平衡。现在自己动手对家做彻底拆除，其内心感情是很强烈的。他知道：以传统文化材料构成的精神性的安详世界以后不复存在。那些饱含手泽的旧之气息，亦随之而去。

让我意想不到的是，在发配边陲的前夕，李宗恩还做了另外一些事——

8月1日晚，去人民剧场看剧《林海雪原》；

8月5日和家人去文化宫散步；

8月17日带着孩子（苏苏）到吉祥戏院看戏；

8月23日和夫人观赏宽银幕电影《两姐妹》，之后在大同酒家晚餐；

8月27日晚，去南河沿文化俱乐部参加晚会；

9月上旬，李宗恩夫妇最后一次参观故宫。

9月15日离京，14日晚李氏家族在和平宾馆聚餐。

……

这又是什么？是北京人所说的"找乐"吗？当然不是。自身经历告诉我：身处乱世或遭遇不测，人真的需要干点别的，如逛公园，下围棋，看展览，听音乐，去餐馆……借以暂时摆脱某种社会角色所引起的心理负担和精神重压。1958年以后，我跟着张伯驹夫人学画。故宫如有画展，同样戴着右派帽子的张伯驹先生和夫人一定带我去参观。可到了故宫，张先生并不怎么看展品，甚至根本不看，而是抄着手站立一侧，样子悠闲，神情散淡，极有耐性地等着我把展品看完。出了神武门，他还非要夫人找个餐馆一起午餐。人在政治狂乱中所维护与坚持的一点点"趣味"，多么珍贵！

拆一个家，带走了一分命。

七 远行

1958年，对右派分子的处理基本完毕，章伯钧、罗隆基、储安平都是"又划又戴"，但都留住在京城。"戴帽"的李宗恩则被狂风吹至远处，"北走燕，南走楚，东走齐，西走蜀。"他走得最远，由蜀而滇，于9月15日，携夫人来到昆明，暂住昆明旅馆。抵达后的第一件事就是去中共云南省委报道，9月17日，昆明医学院派车将李宗恩夫妇接到附属医院，在指定医学院教职员宿舍住宿，在附属医院食堂用膳。北京的家，已经"一锅端"。供职几十载的协和，已于己无干。难道还有什么徘徊不去的事吗？没有了。他面对的只是一种必须接受的现实，准备过一种被迫的生活。

李宗恩开始着手"过日子"——第二天，他到南坪街理发；之后，上街买日常用品；

之后，买点水果；

之后，和夫人打扫房间；

之后，到食堂买饭票；

之后，他到医院挂号请医生开安眠药处方；

之后，到图书舘，借阿英的《小说闲谈》；

之后……

对昆医的安排，唯一不能适应的是家中的厕所，他能适应头上的"帽子"，却怎么也适应不了胯下的"蹲坑"。想来想去，还是硬着头皮到昆医找到负责后勤的某科长，请代做一个"大便凳"。

夫妻相对，行坐相怜，真的切断了对过去的所有联系了吗？没有。我在李氏日记里吃惊地看到，李宗恩尚未完全安顿下来，就给中国农工民主党中央写去一封信，并亲自上街到邮局将信寄出。我闹不明白：他为什么要给农工党写信？

10月3号上午，李宗恩见到党委书记和院长，嘱其翌日在内科门诊上班。要工作了！兴奋的他下午就跑到市内购物，买了一个听诊器。我也纳闷：一个省级医院的门诊部，难道不给医生配备听诊器么？哪怕是右派，不也是医生么？兴许李宗恩要买一个更新的或更好的吧？

每天在门诊部忙碌，有时晚间值班。自己是右派分子，需时时谨慎，刻刻小心，数月间也很少写日记。用他的话来解释，就是"无特殊情况可记录"。说是"无特殊情况"，但当地卫生界人士都知道有个从北京来的大大夫到昆明的医院看门诊了。街巷深深，依然识得春风面。

1960年，中央有人来视察，说了一句："李宗恩年老体弱，不宜看门诊。"昆医立即做出调整，4月26日突然通知67岁的李宗恩，调到图书馆去整理外文期刊中的资料。服从调动的李宗恩，无论走到哪里、也无论干什么，都是兢兢业业。由于英文超好和专业超强，整理外国医学期刊自是驾轻就熟，甚至一个人干三个人的活儿。

一年过去，1961年5月8日，他给中国农工民主党组织部写的一封信。在寄去全年党费的同时，写下这样的话——

> 我调来图书馆已一年了，服务一直在期刊组。年初以来，因人事调动，本来三个人的工作现在由我一人负责。在党的领导下和同事们的帮助下能够按期完成任务。以往每周参加园地劳动，身体有了锻炼。最近因关节常常隐痛，组织又让我做些室内清洁卫生工作，给我时间练太极拳，很有帮助。
>
> 在政治学习方面，除经常参加馆内布置的集体学习，利用业余时间参阅些有关帝国主义的侵略本质和它的经济基础、殖民政策及几方面的资料；对垄断资本的认识有所提高。最近对垄断资本统治下的科学发展方向的被歪曲和技术进步的被阻碍结合自己的思想写了一个小结汇报给组织。一个月前组织让我参加医学院教职员的神仙会学习，我有决心做好我的工作，加紧自己的改造来报答党对我的关怀耐心的教育和各方面的照顾。
>
> 兹随函汇上人民币￥17.28作为我的1961全年党费，请查收是可。61.5.8

李宗恩很想加紧改造自己。在紧接着的一篇日记里，李宗恩又写下这样的文字：

> 对于改造：一方面有迫切愿望能够早日揭掉帽子回到人民的队伍里来：（1）年龄不让我一拖再拖，（2）改善处境，（3）改善家庭关系。另一方面：自己亦承认改造成绩不大，对自己要求不够迫切。

是的，李宗恩心底有一个盼头，很强烈，很急切，那就是盼着有一天摘掉右派帽子，结束被贬斥的地位和被孤立的处境，重返人民队伍。"改造"的好坏直接联系着"摘帽"，"摘帽"联系着政治身份，联系着个人处境，联系着家庭子女，联系着饭碗，联系着未来。所以，李宗恩"自觉"改造，何况年龄也不容他一拖再拖。要求"摘帽"是绝大多数右派分子普遍又强烈的愿望，并非李宗恩所独有，罗隆基，储安平也希望"摘帽"。如果说有谁例外的话，章伯钧可以算一个。他说了："反右需要一个标本，我就是标本。"

至于今后的打算，李宗恩的要求不高，无非是想回到从前，回到"队伍"。这个"从前"不是再去当协和院长，而是当一个享有自由平等权利的老百姓，只为求得社会接纳与家庭的融洽。一个以治病救人为业、以人道为本、一心崇尚科学的人从北京贬昆明，从住独栋洋楼贬到住两间宿舍，从院士、名医贬到图书管理员，从受到尊崇到遭遇冷眼，其内心要经历怎样的煎熬和挣扎，才能与这个不公正的时代取得平衡？一切皆有所问，却无所答。人的荣辱穷通，是否只系于际遇，并不关乎修行、人品和愚智。李宗恩六十余年，求学、出国、行医、教学，奉行人道，服务人类等所有初衷，在新政权掌管下都未能如愿，而最后的结果又都是适得其反。

平生百事来心上，经不住细想。

八 无望

10月17日，昆医召开全院大会。领导在上，员工在下，气氛严肃又有些异样。李宗恩在一个不显眼的地方坐下，就像章伯钧成为右派后，每次去民盟中央开会都会选个"旮旯"坐下，以避免遭遇难堪。

开会了！

会议内容有一项最为重要：宣布朱锡侯、朱启照、缪安成三位先生摘去右派分子帽子，回到人民队伍。宣布完毕，院领导和他们一一握手表示祝贺。瞬间，他们由敌人成为人民，从"独木桥"转入"阳关道"。摘帽的教授们夙愿得偿，自然是兴奋的。但他们的心里又到底是个什么状态？我是在读到朱锡侯先生的八十自述《昨夜星辰昨夜风》（2010年人民文学出版社出版）才知道的。"自述"里面说，早在10月2号上午（即国庆节第二天），就得知"摘帽"的喜讯，获悉之时，自己"几乎到了崩溃的边缘"。人逢喜事，怎么是到了"崩溃的边缘"？

朱锡侯——留法心理学、生理学双博士，中国近代心理学创始人，在"肃胡"运动中，因交代不清与好友贾植芳的关系而两次跳楼、一次触电。1955年侥幸没有划为"胡风反动集团"成员，1957年，则顺理成章地成为"右派"。对此后漫长的"改造"岁月，朱锡侯这样写来："牢记毛泽东说过的一句话——右派分子能回到人民中来的，最多也不过百分之五十，相当多的一部分是回不来的——我时时想着这段话，觉得自己如果回不到人民中来，戴着帽子离开人间，那将是最大的耻辱，是任何人都可以唾弃和不齿的'狗屎堆'。所以，必须彻底打掉自尊心，感到自己罪孽深重，必须把每一次训斥，每个人对你的监督，每一天的苦役劳动，甚至令人难以忍受的辱骂，都看做是关心你和拯救你；要到了不知道荣和辱，丧失了人的尊严，到了像一块抹布似的，不管人家怎么用，怎样揉，怎么踩，都无所谓的时候，才能脱胎换骨，才有可能回到人民内部来（见"自述"第 149 页）。"读到这里，全身震颤不已，我马上理解了朱锡侯先生获悉摘帽消息时所说的"已经到了崩溃边缘"的全部含义。

心潮汹涌而面如平湖，没有摘帽李宗恩也到了"崩溃的边缘"。自控力一向很强的他，力图做到无喜也无悲，无晴也无阴，但已经难以做到了。问题是今后这个"改造"，教人何处下功夫？以前的事情不能想，以后的事情不敢想，仅凭参加几个座谈会，提出几条意见，和章伯钧夫妇的几次往来，就能划为资产阶级右派？就能成为一个人的罪行？ 没有人能够回答。此前的成就、劳苦，以及快乐，此后都要用孤立、自责和寂寞来偿还。左派反感你，同类"右派"也嫌弃你。都说社会主义是个大家庭，其实没有半点人性，半点人情。

过了一个月，深深的艰窘和屡屡的打击始终无法平复，只有在隐忍中把伤痛和困惑埋到最深处。李宗恩在 11 月 15 日的日记里，写下了这样的话：

> 上月中旬，当朱锡侯、朱启照、缪安成三位先生被宣布揭去右派分子帽子，回到人民内部的时候，我很感震动并在思想上出现一些不正确的看法。首先，我以为我之不能归队原因恐是我的罪名我以为比较严重，影响比较大，危害性又深远。这一思想当然是不正确的，因为我只认识到问题不在于罪名的轻重，而在对于它认识。
>
> 我对朱锡侯、缪安成两位先生的归队没有意见，但朱启照先生亦能在这次此次摘去帽子有些不解。我以为我的改造并不比他差，甚至比他强。这一思想当然更成问题。实际上对他的改造情况我却知道的很少，所见到的不过是些表面现象，怎能据此下结论，这种结论就是对党不信任。
>
> 另一个思想是如果需要我像朱锡侯先生那样写数十万言的书面检查才能揭帽子的话，我的希望就很少了。

"我的希望就很少了"——末尾一句，道尽李宗恩的沉重与沉痛。俗话说："铺路十里，不差最后一簸箕。"李宗恩猛然间发现自己与摘帽的三位同事相比，差的可不只是"一簸箕"。从 1957 年"反右"到 58 年"划右"，每一天的思想改造唯恐不努力，工作唯恐不尽心，说话唯恐不检点。此番看到别人摘帽，他才算突然明白：原来命运压根儿就没掌握在自己手里，一切的辛苦付出和所有的小心谨慎与上边对自己的掌控和处置，半点关系也没有！也就是说：任你殚精竭虑，人家对你依旧。李宗恩的思维逻辑性、条理性，一向被人称道。但自"划右"后的三年，他才恍然大悟，别看每日努力学习马克思主义，积极参加劳动，算得"习文又习武，知子又知午"。其实除了医学，自己啥也不懂！他在日记中坦陈实在是没有能力用中文动不动写出数十万言思想检查[8]。文字的背后是无法言表的哀伤和剧痛。一个灵魂赤裸在苍凉的大地，即使选择坚忍也无法拯救自己。

人落到这一步，什么都来不及了。

九 死别

修行再好，承受力也是有限。

过了新年（1962），李宗恩身体的不适毫无征兆地出现了：早晨头昏、头痛，活动几下就气促，总是容易疲乏。之后，两腿发现肿胀。从2月1日开始，他彻底休息了。2月底，病情毫无改善，医院建议住院治疗。

前路坎坷，后路渺茫，问题是还有"后路"吗？李宗恩是医学家，懂得生命的周期，纵有千般不舍，也难抵"离去"的到来。他意识到终点临近的时刻，日子非但以"天"来计算，且有些事因内容的沉重而意义重大。其间，决定性的责任则落在自己的身上。李宗恩知道：任何一种处置态度与方法，对死者固然重要，但对生者则更为重要，一切都要有所交代。在力所能及的情况下，首先是结束责任，工作的责任、社会的责任、家庭的责任；继而安顿亲人，告别朋友，用最深的情感祝福未来。李宗恩性格中的理性、仁慈、学识与性情等多重因素，使得他比别人更懂得如何书写人生故事的结局。

2月28日，他给中国农工民主党中央委员会组织部写了一封信。全文如下——

> 我在昆明医学院图书馆服务已将两年，主要在中西期刊组工作；同时结合医学院教学和科研需要收集些医学文献资料。
>
> 最近身体较前衰弱，血压高，疲乏，有时腿肿，上了几岁年纪，血管有些硬化，影响心脏和肾脏功能。组织上给我很多照顾，春节前后让我休息了一个月；生活方面亦很关怀。我是非常感激和感动的。昆明今年冬季较往年寒冷，并下过……雪，对我是一种考验。现已春回大地，觉得舒服多了。再有一两个星期总可以恢复工作了。
>
> 兹寄上最近的思想总结一份，请查收，并1962全年党费￥17.28。

"雪，对我是一种考验。现已春回大地，觉得舒服多了……"平静的文字，在我读来却是一阵心惊：他的这封信仍是寄给中国农工民主党的。要知道，就是这个党及其负责人章伯钧在1957年夏季，给他带来灭顶之灾！对此，李宗恩难道不明白？当然明白。既然明白，为什么还要和这个党保持联系并坚持到临终？我不解。对应该诅咒的党，竟无一点怨恨？我不解。据我所知，很多名医，不论中医还是西医，不管后来是不是右派，自"反右"运动以后（有的还在运动当中）都要求退出民主党派，或书面提出，或主动疏远，或不再缴纳党费，如此情况几乎占了七八成。一位有名的西医，"文革"后期与我家同住一栋大楼。即使是邻居，他也不和我的母亲说话，哪怕是电梯里面对面站着。看得出来，人家是从心里厌恶章罗联盟及其家属，这才是正常的现象。谁搞的"反右"？名医心中是明确的。但现实条件下的社会压力，久处政治阴影下的恐惧心理，以及趋利避害等因素的作用，决定了人的选择取向——从1949年至今，靠拢共产党成为覆盖全社会的群体灵魂。一顿政治暴洗，把中国知识分子原本就不怎么硬朗的筋骨压扁碾碎，几乎没有个体灵魂可与之抗衡而单独存在。

李宗恩是一个例外！大限在即，他没给中共的领导写信，偏偏给农工民主党组织部寄去一份思想总结，还缴上全年党费十七块两毛八，信里特别注明："1961年第八期"前进"（中国农工民主党中央委员会机关刊物）及1962第一期学习资料均陆续收到，以后如寄昆明六合村昆明医学院图书馆李宗恩收更为直接也。"不可思议，即便是发生在今天的2016年也不可思议！我从热泪涌出到伏案大哭，哭什么？哭一个违背常情常态常规的例外。李宗恩的人生一路狂跌，从名医到右派，从京都到边陲，从中年到暮年，从盛年到衰危，困踬流离，天上地下，他竟守着一份对民主党派的信赖，偏偏这个政党最对不住他！这种横亘岁月的政治抉择和情感是从哪里来？何处是因由？我无法回答。也许，是因为他长期接受西方教育所形成的独立意志；也许，是由于现代医学所给予他的某种思维定势；也许，是出于不同凡响的李氏家族的遗传基因，使他得以抗拒"群体灵魂"对个人灵魂的吞没与剥夺。是这样吗？也许还因为他不懂政治，不懂社会，不知进退，不明利害，仅仅是出于人情人性。

李宗恩最后做的一件事是安顿妻子。夫妻同属一条命，今后是她替他活着，所以必须为妻子的今后着想。他立即动笔，分别给三个老友孙邦藻[9]、林宗扬[10]、胡正详[11]写了内容相近的信函，这是李宗恩唯一可以安顿妻子的方法。信是用英文书写的，清简凝重，从每个字的后面飘出淡淡细雨，阵阵寒风。

这里将其中的一封，抄录如下——

My Dear Johnson:

I fully expect to see you in person before very long but that is not to be. By the time this reaches you I shall be in the land of limbo. I shall for my lad on for there are things I do not understand but I do admit that there is a lot to be said for the new regime and I have no complaints.

Jean, my wife, will live long after me. I am asking you, C.H. Hu + C. E. Lin to be her advisers. If any time she has occasion consul to you I am sure will give her your wise counsel.

　　　　　　　　　　　　　　　　　Adieu, my friend

　　Yours always

译文——

亲爱的 Johnson（孙邦藻——注）

我以为一定会亲眼很快见到你，但是已经不可能了。你看到这封信的时候，我应该到了灵魂安息之所。我应该说，有很多事情我不明白，不过我承认新政府做了很多事。我无悔无怨。

我走后，Jean，我的妻子，还将会继续生活下去。我请求你，胡正详，和林宗杨为她的顾问。如果她有时咨询你们的意见，我相信你们一定会给她明智的建议的。

再见了，我的朋友，永远是你的，

从容入世，清淡出尘。李宗恩临终前发出的三封信，让我们看到一个高贵的灵魂：一方面是至死保持着爱的能力，另一方面是选择死亡的平静。

信函寄出不久，李宗恩悄然离世。来则安然，去则泰然，一个气度磅礴、宽仁恭俭、缜密精致的人，在荣耀和耻辱中穿行六十八载之后，倒在险恶而干枯的路上。一场死，无声无息，不惊不怖。

李宗恩病危之际，昆明方面曾向北京打了报告。中央（据说是周恩来总理）让李宗恩的长子飞往昆明，并指示：如有可能的话，将其接回北京救治。但儿子接回来的，是父亲的一捧骨灰和悲痛欲绝的母亲。

李宗恩出生地常州青果巷。这条小巷人才辈出，有名有姓、有头有脸的，足有一百多人。但是不管你查阅"百度"，还是查阅当地编印的材料，就是没有李宗恩。

所以，我要写李宗恩。"拂尽了红尘黑雾，还他个朗月清风清。"[12]

2016年1月—7月
写于北京守愚斋

注释

[1] 刘瑞恒（1890-1961）：哈佛医学博士，中国公共卫生事业创始人。1929 年国民政府教育部规定高等院校的校长必须由华人担任，刘遂于是年被任命为协和医院院首任华人院长，原院长顾临退为副院长。此后，刘一直在国民政府担任重要职务，实际上协和医学院行政领导权仍在美国人手中。1947 年，李宗恩为协和医学院史上掌握实权的第一位中国籍院长。

[2] 《我和协和医学院》，见《人民日报》1952 年 1 月 9 日。

[3] 同上

[4] 骆炳煌为贵医学生。参见其撰写的《十年》。

[5] 同注 4

[6] 聂毓禅（女，1903-1997）：护理教育家，护理管理专家，公共卫生护理家，被称为中国高等护理教育第一人。

[7] 《健康报》，1954 年 6 月 18 日。

[8] 李宗恩的英文水平超过中文，在协和习惯于英文书写，日记也全部用英文书写。

[9] 孙邦藻，英国格拉斯哥大学文学硕士南洋大学教授，英文极佳。李宗恩在协和复校期间任英文秘书，负责协和与洛氏基金会的所有联络事宜。后成为中华医学会杂志社英文版编辑。

[10] 林宗扬，（1891-1988），1922-1942年任协和医学院细菌科教授、主任。珍珠港事件后协和关闭，在北医工作，任流行病系教授。

[11] 胡正详（1896-1968），著名病理学家，于20世纪30年代证实了白蛉子传染利杜氏体的途径，发现严重贫血可在颅骨内板形成局灶性髓外骨髓增生，证明了一种主要由大单核细胞形成的单核细胞肿瘤，提出了病毒性肝炎的病理诊断标准，恶性淋巴瘤的形态学与预后的关系等。在国内外发表论文60余篇，于1951年合作编写并出版了我国第一部以国内病理资料为主体的病理学参考书。曾任中国协和医学院病理学系主任、中国医学科学院副院长，1955年创办《中华病理学杂志》并担任总编辑等职至1966年。"文革"中自杀。

[12] "拂尽了红尘黑雾　还他个朗月清风"一句，摘自清人颜鼎受小令《梭拂》。

附件：玛丽·布朗·布拉克女士讲话全文如下——

"做为现任中华医学会会长和一个历史学家，我很荣幸能参加这次有二十世纪四五十代 PUMC 毕业生和教师以及李宗恩亲属参加的李宗恩院长纪念会。

从二十年代至五十年代初，李博士（医生）的事业与中华医学基金会密切相关。早在二十年代初，李宗恩是第一位由 CMB (China Medical Board, Inc. 中华医学基金会) 聘请加入 PUMC 的以外籍教师为主(faculty) 的中国人。他因为拥有英国格拉斯哥大学医学博士学位，且具有很好的专业背景而备受学校重视。与后来加入的几位出色中国教员一起，他们为协和医学院培养了第二代和第三代教师。

他早年从事传染病特别是黑热病研究，他对黑热病利什曼原虫的生活史进行了从实验室到野外现场的深入研究，他的研究成果使 1950 年代黑热病的根治成为可能。他是黑热病研究的光辉先驱和典范。

李宗恩是一位爱国者和杰出的学院领导人。抗日战争爆发之初，CMB 曾希望他能留在北京，以便在美国的庇护下把协和继续办下去，但是李宗恩谢绝了这一邀请，他决心接受聘请到西南大后方去创办贵阳医学院，为国家、为抗日战争做贡献。

　　毋庸赘言，在当时条件下创办一所医学院有多么艰巨，他却在这一极其艰苦的时期为中国培养了几千名医生，获得这一成功是十分艰难的。从他给 CMB 写的信中可以看出，他在贵阳医学院的这段成功经历改变了他对 PUMC 的看法，重新审视了 PUMC 在中国医学教育中起的作用，认为 PUMC 的医学教育脱离了中国贫苦大众的需要，应该成为中国的医学教育的重要一部分。不过，他的这一医学教育理念成为日后 CMB 聘请他担任 PUMC 真正的首任中国院长的主要原因。虽然刘瑞恒是前任院长，但实际上是美国人掌权。

　　抗日战争结束后，对于 PUMC 究竟是否应该复校，以及能否复校，在美国和中国都存在着争论。学校的楼里空空如也，学生和教师都离开了，政局不稳定、内战烽火已经燃起、通货恶性膨胀。据说美国方面听说，一位有些重要影响的中国领导人说过，中国需要 PUMC，CMB 从而下决心恢复协和。关键是，必须选一位医学院领导人，他既要有办好医学教育的能力和经验，又要有卓越的医学科学研究背景，CMB 认为，李宗恩是理想人选。

　　李宗恩不负众望。协和于 1947 年复校，当时的教员大部分是中国人。他重新构建了协和，保存了协和的教育理念，倡导了协和精神，维持了协和追求卓越的教育标准。在五十年代初，协和经历了一个困难的政治过渡时间，他和他的家人都也经历了很多磨难。

　　我们有幸今天在这里缅怀他。"

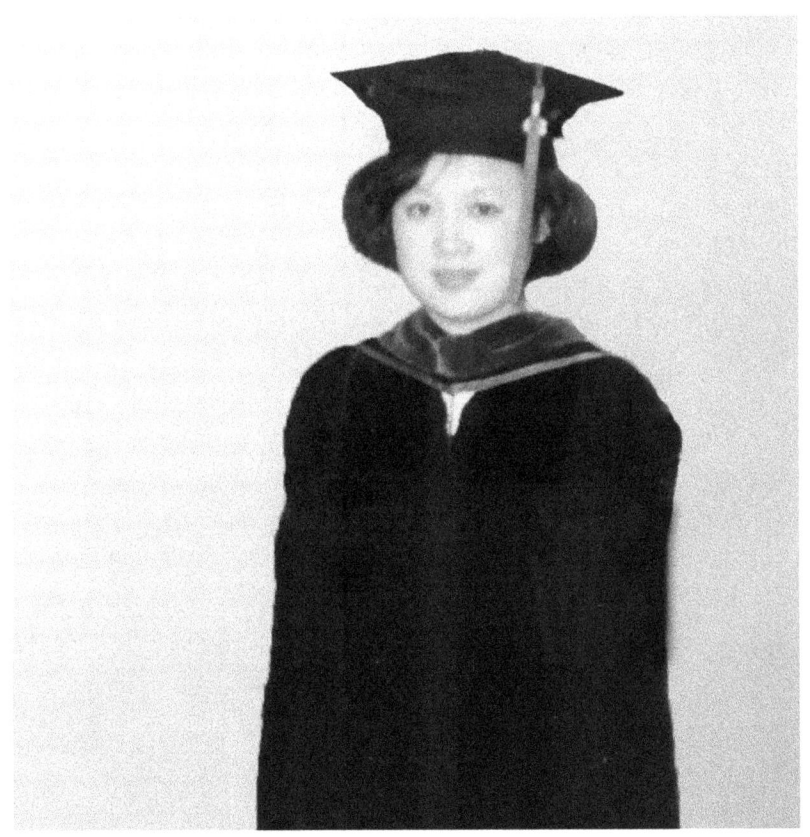

李维华1989年获得美国印第安纳大学医学院神经药理博士学位

出版说明

2017年5月，我终于完成了《民国医学教育家李宗恩》的书稿，了结了我一个多年的夙愿，为祖父做了一件孙女应该做的事。掂量着一叠散发着墨香的书稿，读着那些烂熟于心的文字，心中的喜悦无以言表。一时兴起，我迫不及待地买了飞机票，赶到上海把书稿捧到我爷爷最小的妹妹、已经97岁的姑婆李宗蕖面前。十几年前姑婆来美国时，就鼓励我把爷爷的事迹写出来，还为我留下了她回忆李家人的珍贵文字。10年前，姑婆又用颤抖的手一笔一画地写下了她在爷爷家度过的童年及后来到贵阳、昆明、上海和北京的坎坷经历（《留夷集》）。现在书稿完成了，我最想听到姑婆的认可和赞赏。谁想到，姑婆坐在轮椅上只淡淡一笑，不发一言。我正纳闷儿，是不是姑婆忘了我对她著书的承诺？在旁边的小表叔程念祺轻轻地说，也许你可以把手里的史料整理成一部编年书稿。小表姑程怡旋即拿给我一本虞云国教授编著的《程应镠先生编年事辑》，此书才出版不久，已在史学界广受好评。

程应镠先生是造诣极高的宋史学家，也是我最尊敬的姑公。1974年，我高中毕业在家待业，到上海姑婆家住了三个月，和从黑龙江回家冬闲的程怡和程念祺相处得很熟。每天一到下班时间，我们就在楼上等着那有节奏的、越来越重的脚步，接着，楼梯口就出现了姑公那祥和的笑容和投向我们的目光，房间里顿时温暖起来。那是我一天当中最开心的时刻。《流金集》一直是我爱不释手的诗文作品，姑公那些具有穿透力的文字，会沉透到我的心里，让我回味无穷。但细读《程应镠先生编年事辑》，却让我看到一位曾经熟识但人性更加完整的程先生。那些我熟悉的书信诗文在与友人的往还中变得鲜活起来，特别是经过虞教授的专业编纂，这些珍贵的文字又被还原到发生的那一刻，顺着时间的推移，历史背景的转换，再现出一位有激情、有才华、有学识，独立思考的知识分子的心路历程。我突然醒悟到，自己对史料的解读并不重要，重要的是史料本身，这才是应该在时间长河里留下的精髓。我应该做的，是让它们流传下去，让后人从一个医学教育家的坎坷经历，了解医学教育在中国那段风云变幻、激烈动荡时代中的发展史。

李宗恩出生在清末常州的书香门第，父亲李祖年甲午恩科考中进士后，在山东、山西做官，三位叔叔留学东瀛，七叔李祖鸿又和丁文江一起到英国留学。1911 年，17 岁的李宗恩应七叔之邀到英国留学，在之后的 13 年里结识了王世杰、经历斌、孙邦藻、陈乙明、黄雯等一批爱国留学生。1923 年李宗恩应聘于协和医学院内科，在接下来的 14 年中熟识了一批早年留学归国的医学精英，如吴宪、林可胜、刘瑞恒、胡正详、林宗扬、戚寿南、沈克非、陈克恢、吴宪等，及中国培养的医学家张孝骞、谢元甫、林宗扬等。协和医学院在 1938 年以前毕业的 212 名学生中，有 70% 都是李宗恩的学生，很多成为他日后的助手，如贾魁、杨济时、王季午、朱懋根、范日新、陈志潜、钟惠澜、冯兰洲等。抗日战争改变了李宗恩的人生轨迹，他毅然放弃了协和医学院优越的工作和生活环境，到当时极为贫穷落后的贵州创建了国立贵阳医学院，在艰苦卓绝的 8 年抗战时期为国家培养了两百多名优秀的医生，为西南的医疗卫生事业奠定了基础。在贵州的 10 年中，李宗恩与众多参加抗战的民国教育名流同甘共苦并结为好友，如周诒春、竺可桢、朱章赓、杨崇瑞、汤佩松、金宝善、李四光、傅启学、何缉五、施正信、虞镇镛等。战后，他没有加入回乡潮，继续坚守在贵州，直到以胡适为首的协和董事会选举他为第一任有实权的中国院长，又在国共内战、通货恶性膨胀、政权易手的三年中，使协和医学院恢复正常运转。他组建了当时甚至及至今日中国最优秀的医学精英团队，包括张孝骞、张鋆、张锡钧、林巧稚、邓家栋、谢少文、周华康、吴英恺等，为协和医学院在日后领先中国医学教育数十年奠定了基础。此间，李宗恩获得了美国中华医学院基金会的信任和全力支持。1949 年后，和自愿留在大陆的数十位首届中研院院士一样，李宗恩一厢情愿的理想主义梦想在抗美援朝运动中化为泡影。协和医学院随即成为美帝国主义文化侵略的堡垒，他也成为其代理人，在一次次政治运动中，从一个受人尊敬的医学教育家变为医教界钦点的头号右派，68 岁时殒死他乡。

李宗恩的人生之旅和其社会关系网络，足以代表那一代精英报效祖国的理想在政治风暴中夭折的命运。但要把手中杂乱无章的史料整理成一部有条有理、有纲有目的编年事辑，对于我这个神经生物学研究者来说，实非易事。何况李宗恩留下的文字极为有限，他的亲友、同事和学生所剩寥寥，49 年后的报刊文章充满了政治偏见，他本人违心的自我检讨和简短的日记又让人难以识别真相，现今还没有其他医学教育家的编年史料可供参考。幸运的是，程念祺请了史学专家虞云国教授来指导我。虞教授广博的史学知识和丰富经验解除了我的疑虑，给了我信心。在虞教授的引领下，我动手整理 10 年来搜集的史料。可以说，虞教授对于史料的理解、取舍和编纂都属一流。他在百忙之中耐心地在编纂体例、方法和资料的处理诸方面予以专业指导，有问必答、事无巨细，使我这个外行能够逐渐明白做编年的深奥，完成这部编年事辑以还原历史。在完稿之前，我们还有幸得到上海社会科学院历史研究所张剑研究员的鼎力相助，他不但补充了稀缺的史实，而且从科学史的角度提供了极为宝贵的专业意见，从而大大充实了本编年事辑所涵盖的内容。

  本《事辑》的特点之一，是以原始档案为主，还原重大事件的始末，以折射谱主作为一个医学研究者、教育管理者和被"管理"者的历史背景、心路历程、所作出的决定及由此产生的后果和影响。这些原始档案的获取，要感谢格拉斯哥大学医学院 Emma Wong 女士、伦敦热带病学院 Claire Frankland 女士、协和医学院档案室张霞女士、协和医学院图书馆王宗欣老师、贵阳医学院李晓芬女士、贵州省档案馆何君明女士及韩雯处长、中研院近代史所及洛氏基金会档案馆 Tom Rosenbaum 先生、清华大学校史馆副馆长金富军博士和陈达维博士的大力协助。谱主作为一个科学家，做事十分严谨，即使是在物质匮乏的战争时期，甚至从贵阳疏散到重庆歌乐山的混乱中，也对国立贵阳医学院的校务留下了详细的记录，并将其在他离开贵医前整理好，送交贵州省档案馆保存。不仅如此，贵医在创办不到一年就出版了《国立贵阳医学院院刊》，记录学校的教学、训导、医学研究及文娱体育，给后人了解战时医学教育留下了宝贵的线索。而这些档案又在战火、运动、浩劫中神奇地保存了下来，实属医学教育史的万幸。

  特点之二，本《事辑》汇集了中美两国在同一时期保留的原始档案，而且对所有英文档案进行了翻译，标明了出处。70 年来，因政治偏见，语言障碍和档案获取的限制，中国大陆对很多历史事件的了解，如与谱主有关的抗美援朝、细菌战及协和国有，仅有"官史"可循。比较洛氏基金会档案和协和医学院档案里的会议记录、当事人的信函往还，官方校史、报刊报道，本《事辑》为理清协和医学院在抗美援朝之初和 1951 年初国有前后那一段扑朔迷离的历史提供了难得的视角。

  特点之三，通过采访了数位亲历人，本《事辑》记录了他们对历史事件的回忆及几十年后对其的理解。如 97 岁的王世真院士，曾是国立贵阳医学院的教员，也是协和医学院生化系教授，与李宗恩的交集近 20 年之久。他得知我到北京后，托人找到我，第一句话就是"你爷爷是我的恩人"。随后向我吐露了他 57 年上台揭发李宗恩后，多年来折磨着他的懊悔。另外，1958 年李宗恩被打成右派后放逐昆明，因文革中病历和档案全部遗失，他在昆明度过的最后 4 年除了自己简单的日记，其生活和境遇无其他线索可循。可幸的是，当年的邻居，90 高龄的昆明医学院周克敏院长和匡铣医生向我描述了李宗恩在 3 年半里的孤独生活和生命的最后时刻。

最后，在对编纂体例上《事辑》注意了以下几方面：其一，在引录文献史料或口述采访时，一般都标明作者姓名；但谱主撰述的文献材料、公务文档或新闻报道则不再标示。其二，所引文献史料均随文出注，标明来源；书后附有《参考文献》，开列文献、档案与采访等相关出版、存档的信息，以供对照参考。其三，引用文献史料时，与叙事主旨无关或关系不大的行文，或有节略；但严格遵循整句或整段完整删略的原则，而绝不对录入原文作字句的增删改动；为避免阅读的琐碎感，虽经节略而不影响文意连贯时，一般不标省略号；但分述两事或文意中断时，则以省略号标明。其四，引录文献史料中，如有史事出入讹误的情况，编者酌加注释说明；文字显有笔误、脱字或倒文时，在讹误文字后以【】括注正字，原文残缺或辨认不清的字，用"口"字代替。

本《事辑》重温了在国弱民贫、内忧外患、时局蜩螗、政权鼎革的年代里，包括李宗恩在内的一代早期留学生如何努力不懈地推动了中国医学教育的发展，改善了几亿人的健康，又如何在红色风暴中陨落。这是真实的历史，他们不应该被遗忘。

2019年2月28日

李维华
写于美国

常州李氏家谱(部分)

- 李翼清(念仔)
  - 妻管氏
  - 妾龚氏
  - 妾秦氏
  - 长子宝翰
  - 次子**宝章**
    - 妻程氏
    - 妻汪氏
    - 长子**祖年**
      - 媳林氏
      - 媳施润之
    - 次子祖杰
    - 三子祖佑(幼殇)
    - 四子祖康
    - 五子祖颐
    - 六子祖虞
    - 七子祖鸿
    - 八子祖植
    - 九子祖培(早殇)
    - 十子祖佺
    - 长女适祝鉴
    - 次女适何炜
    - 三女适张某
    - （祖年之子女）
      - 长子**宗恩**
        - 妻何晋
        - 长子寿复
          - 妻欧阳宗仁
          - 李苏
          - 李维华
        - 次子寿晋
          - 妻张文琴
          - 李平
          - 李兰
        - 三子寿白
          - 妻黄秀清
          - 李珍
          - 李翔
      - 次子宗登
        - 妻冯繁衍
      - 三子(幼殇)
      - 四子宗瀛
        - 妻林月琼
      - 五子宗津
        - 妻周珊凤
      - 长女宛曹
        - 婿曹某
      - 次女宗京
        - 婿纽叔安
      - 三女宗萱(幼殇)
      - 四女宗蕖
        - 婿程应鏐
  - 五子景晟
  - 六子宝箴
  - 七子宝淦
  - 八子宝骥
  - 九子宝猷
  - 长女适王熙
  - 次女适谢祖荫
  - 三女适庄钟
  - 四女适陶某(未婚夫卒)
  - 五女适陈冕
  - 六女适陶琪
  - 七女适费庆椿

卷一 1894—1923 年

1894年 甲午 清光绪二十年 一岁

是年8月，中日甲午战争爆发。11月，孙中山在檀香山创立兴中会。

9月14日，生于江苏常州青果巷李家老宅，为长子长孙。

是年，姐李宛曹七岁。

父亲李祖年（1869-1928），字撑臣，号纪堂、圣泽楼，别字思潭；母亲林氏。祖父李宝章按曾祖李念仔为后代排行的"宝、祖、宗、之、德"给长孙取名宗恩，字伯纶。《我和协和医学院》：

> 我的家庭是旧中国典型的"士大夫"家庭。所谓士大夫，它是和官僚地主一而二、二而一的。虽然我是这大家庭中的长子长孙，但在我出国之前，家庭对我所产生的影响远不及我在国外所受的教育的影响之大。[1]

据家谱，李家先祖为常州罗浮坝李氏，源于唐宣宗李忱之子昭王李汭。

> 昭王第三子李京后世子孙繁衍于安徽歙县、休宁、祁门及江西昌水一带，周围百余里，恒聚族而居，世称"三田李氏"。至明末清初，世居休宁一支，有李遇龙者，世业儒，以诸生游学来常，卜居常州城北青山桥，流水榭，曰枕流阁，有四水为塘之胜。再传新居于附近罗浮坝，原为明故御史吴芷园别墅之一部分。盛时此处遍植梅花，花繁数亩，为园中盛景之一，因以罗浮得名，始入常州籍。故称李遇龙为始迁主（一世祖），自此人丁兴旺，聚集成村，后人称李家村。建有祠堂，并有墓园。[2]

在修家谱前，常州罗浮坝李氏将本支"起源"从念仔公（八世祖）算起。念仔公即李祖年的祖父李翼清（字念仔）。戴博元《"李氏三堂"记——李伯元家世丛谈》记青果巷李家：

> 李祖年的曾祖父李锡琨（字嗣卿，七世祖）官山东平度州知州，为避太平军

---

[1] 《人民日报》1952年1月9日。1952年1月13日《光明日报》全文转载。收入《光明日报》社编《思想改造文选》第2集。
[2] 《常州李氏家谱》，第3页。上海档案馆藏。

战乱,全家遂侨居山东。李祖年的祖父李翼清,字念仔,官山东肥城、胶州等地知县、知州,光绪十四年升东昌府知府,山东候补道。李祖年的父亲李宝章,字榖宜,同治十二年举人,刑部员外郎,广西司行走,赏戴花翎三品衔,浙江尽先补用道。1892年(光绪十八年),李念仔从山东辞官回到常州,青山门外罗浮坝芷园祖宅在战乱中毁坏,于是在城内驿桥下青果巷沿河置屋64间,占地二亩六分。中间为主厅"留余堂"[1](今常州青果巷259号),第一进为门屋、轿厅,第二进为正厅,屏门上挂"留余堂"大匾,第三进为住房,第四进为二层木构转楼。主厅左右为各房住房及庭院,东首有花园,植玉兰、春梅、海棠等卉木。墙门两边有楹联:荡胸生层云;举杯邀明月。后进一排临水建筑皆枕河楼阁,水明如镜,柳絮拂岸,擅江南烟月之胜。[2]

是年,曾祖李念仔去世。父李祖年时26岁,以恩科中进士二甲八名,钦点翰林院庶吉士。[3]

据李祖年光绪甲午恩科朱卷《钦命四书诗题》,光绪十九年,李祖年在祖籍江苏武进参加甲午恩科考试,通过了该年秋季的乡试(第247名)与次年春季的会试(第174名)后,赴京赶考。五月保和殿复试(一等第二十名)、殿试(第二甲第八名)、朝考第一等第十名,榜名李组绅[4]。关于榜名的变更,据李宗瀛[5]考证:

> 他参加乡试时,有人发现考生中有两个李祖年,而且都是江苏武进县人。为避免后日可能发生的纠纷,只有要两人中年事较轻的让名字给较长者,而李祖年就被改名为李组绅。
>
> 出于好奇心,我遍阅了《光绪二十年进士题名碑录》(甲午 恩科),从一甲三名、二甲一百三十二名、三甲一百七十九名,共中式进士三百十四名,其中没有一个李祖年。由此可见,这位李祖年在此届并未中试,名落孙山;而年轻的李祖年(25岁)就以他自己的二甲第八名进士恢复了他的本名李祖年。
>
> 关于李祖年恩科考试的名次,有从一甲探花与同科中试的张謇调换,贬为二甲八名的传说。张謇是中国近代闻名的政治家、实业家和教育家。甲午恩科前,张謇虽有"南元"[6]之称,入仕之途却十分坎坷,此时已是第五次进京应试,年四十一岁。

---

[1] 1987年青果巷留余堂旧屋定为李伯元故居,列为常州文物保护单位。李伯元(1867-1906),字伯元,名宝嘉。李伯元的父亲在他六岁时去世,伯父李念仔挈入署中读书,抚育视同己出。李祖年比李伯元小两岁,早年在家塾中一起读书。1896年,李伯元赴沪先后创办《游戏报》和《世界繁华报》,主编商务图书馆《绣像小说》半月刊,同时在这些报刊上连载他创作的长篇作品。其中有被称为晚清四大谴责小说之一的名作《官场现形记》。
[2] 戴博元:《常州文史杂谈》,第166-167页。
[3] 《大清德宗同天崇运大中至正经文纬武仁孝睿智端俭宽勤景皇帝实录》卷340。
[4] 李祖年光绪甲午恩科朱卷《钦命四书诗题》。
[5] 李宗瀛,李祖年四子,李宗恩同父异母弟。这一考证记录于他给妹妹李宗蕖的信中。
[6] 南人列北榜名次最先者。

为了保证张謇能升入三鼎甲，试卷名次在排定之后未拆封之前，由考官请得皇帝的同意，把最前三名试卷摆在一起，卜告天地之后，抽出一卷，排到第十一名（为了不影响其他中式前十名的名次），把张謇的名字补上去。而张謇的名字就被列为探花，而原来的探花就排到第十一名，即二甲八名进士。但是，当时的主考官之一李鸿章则坚决要求升张謇为状元，得到光绪皇帝的同意。这次调动只限于在三鼎甲中，已经退出的李祖年并未受到影响。

李宗蕖[1]回忆：

为掩人耳目，考官在李祖年的家谱上指出长子名字里的"宗"字犯了忌讳，就当作降名次的理由，把考卷上的李宗恩改成李钟恩[2]（后未沿用）。后来，李祖年听说了这件事情，并不以为然，告诉子女："张謇这个人很了不起，要真是把探花让给他，值了。"[3]

---

[1] 李宗蕖，李祖年最小的女儿，李宗恩同父异母妹。
[2] 李祖年光绪甲午恩科朱卷《钦命四书诗题》。
[3] 李宗蕖1998年访美时应编者李维华之邀写下的文字，以下简称"李宗蕖1998年记述"。

1895 年　乙未　清光绪二十一年　二岁

是年，中日签订马关条约，割让辽东半岛、台湾及澎湖列岛给日本，赔款白银二亿两；随后，俄、德、法三国干涉，日本放弃领有辽东半岛；台湾人民奋起抗击日本占台。

与父母、大姐在北京同住。妹李宗京出生。

5月22日　翰林院散馆，父李祖年"以知县即用"。[1]

10月21日　父李祖年实授山东文登知县。[2] 李宗蕖回忆：

> 接旨后，父亲喜出望外，说，"这下我可以真的做一点实事了"。[3]

---

[1]《本馆接奉电音》，《申报》1895年5月24日，第一版。
[2]《上谕恭录》，《申报》1895年11月1日，第一版。
[3] 李宗蕖采访口述，1995年。

1896年　丙申　清光绪二十二年　三岁

是年8月，《时务报》在上海创办，梁启超任主编，在维新运动中影响最大。

父李祖年时年二十八岁，赴任文登县知县。随母亲与姐妹同往父亲任所。

毕西田《李知县祖年在文登的轶事》记及李祖年到文登时的豪言懿行：

> 当时的县老爷上任，都要带一班人马，以扩充自己在地方的势力。但是，李祖年只身一人来到文登，上任后一切幕僚都在本地人中选用，并说："我李祖年决不带文登的钱走，文登的事要文登的人来管。"[1]

荣成知县陈毓崧在《军记》中记述：

> 寇乱后（文登）一月无官，人心惶惶，如失父母。自公来，始得安枕。公来时倭在威海，去邑城不及百里，时尚未知，事实危险。寇盛时，各乡无赖肆意抢劫，被民团殴杀不少。事平，反题词呈控。非公明断，几成大狱。邑中各庙，被倭拆毁殆遍。公多方筹款修补，始复旧观。公治兵听讼，早晚繁忙，而尤加意于学校，激励人们求学奋争，故当大乱之后境内学生仍苦学不辍。

李祖年初到文登，即"禁赌缉盗，倡垦滩涂，积谷备荒，由南方运进大叶桑苗，分村培植，促进养蚕缫丝业"[2]。

秋，闻英国传教士欲在威海卫租房传教，李祖年即饬令该处官绅设法阻拦。不料饬令到时，传教士已租妥房屋，便饬令绅民嗣后不准再租房与洋人。[3]

---

[1] 毕西田：《李知县祖年在文登的轶事》（1999年2月13日），文登县志办公室提供。
[2] 《文登进士》下卷，204-205页。
[3] 刘晓焕：《威海教案》，第312-324页。

1897 年　丁酉　清光绪二十三年　四岁

与父母姐妹居山东文登。是年，李宗登出生。

李宗瀛《回忆李宗恩》（未删节版）：

> 大姐回忆当年父亲在任上他们的童年生活时说，他们看到父亲把当地的土豪劣绅抓起来治罪，得到百姓的拥护，也学着在大堂上玩"官打捉贼"，捉到了就学父亲，象模象样地判案。善恶、是非的观念就在游戏中逐渐形成。[1]

父李祖年主持定稿《文登县志》（光绪本），主张方志贵详，贵实用，"不悖于古，亦不谬于今，颇称完善"。李祖年在序中记载其编志初衷：

> 一县之血气脉络，即视乎县官一人之身。……谓其于一县之事无不知也。知之而后可以治之，不知则麻木不仁，血气脉络皆病，吾不知其何以治也。[2]

本年，英国传教士在威海卫再租房建堂，李祖年先后饬威海公务局及乡绅设法将合同追回，激怒英国公使窦纳乐（Claude M. MacDonald, 1852-1915）[3]，要求总理衙门将其"参撤"。[4]

李祖年认真查赌，一年内惩处赌徒近百名，一时赌风大刹。[5]

---

[1] 李宗瀛《回忆李宗恩》（未删节版），《贵州文史资料选辑》第二十九辑，1990 年 1 月（下略）。
[2] 初钊兴：光绪本《文登县志》点校本。
[3] Claude Maxwell MacDonald，英国外交官，1896 年任英国驻华公使。
[4] 刘晓焕：《威海教案》，第 312-324 页。
[5] 《文登市志》，第 621 页。

1898 年 戊戌 清光绪二十四年 五岁

是年 6 月 11 日，光绪帝下"明定国是"诏，戊戌变法开始；随即百日维新失败，谭嗣同等六君子被杀，康有为、梁启超遭通缉而流亡。

父李祖年因威海教案，正月被"调省差委交卸"。旋署理利津县知县，四月初六日到任。[1]

6 月 因"冲繁难兼三省会外调要缺"历城县知县开缺，山东巡抚张汝梅奏请以李祖年调补。因"李祖年捐免历俸在后，历城县出缺在前"，与定章不符未成。[2]

父李祖年因"教案"调任山东历城任知县。与全家从文登移居历城。《文登进士》：

> 英国强租威海卫，与清政府签订《中英议租威海卫专约》。李祖年抵制英国传教士在威海卫私自赁屋传教，英使窦纳乐照会清政府总理衙门，声称文登县令李祖年无故梗阻教士在威海卫租房，要求将县令撤职。清廷屈服英人压力，将李祖年调任历城知县。[3]

---

[1] 《申报》1898 年 8 月 3 日，第 14 版。
[2] 《申报》1899 年 3 月 14 日，第 13 版。
[3] 《文登进士》下卷，第 204-205 页。注：李祖年于本年调任历城，但是否当年就任知县似有疑问（见 1900 年 5 月 24 日《申报》）。

1899年 乙亥 清光绪二十五年 六岁

是年，山东义和团活动渐剧。

九月初六日 父李祖年因巡抚张汝梅举荐，被皇帝召见。[1]

---

[1]《申报》1899年10月16日，第1版。

1900 年　庚子　清光绪二十六年　　七岁

是年，义和团进入天津与北京，捣毁教堂；英、德、俄、法、美、日、意、奥等八国联军自天津攻入北京；慈禧太后与光绪帝逃往西安。

5 月　袁世凯奏请，以父李祖年署理历城县知县。[1]

全家由利津迁居历城。《李祖年年谱》：

> 庚子之乱，6 月 27 日，山东巡抚袁世凯要求外籍教士赴烟台、青岛躲避，中国天主教徒集中到城外洪家楼教堂，"以便保护"。7 月 5 日，历城知县李祖年带兵查封洪家楼天主教堂，将聚集于此处的华人天主教徒遣散。7 月 6 日，义和团开始破坏洪家楼教堂，挖掘教士坟墓。历城知县李祖年闻讯，派兵弹压。[2]

李宗蕖回忆：

> 祖年在山东做官时，发生了教案（一位传教士被杀害）。袁世凯带兵去屠乡。祖年不畏权势，敢于抗上的精神，保下了一乡小民的生命财产。袁是个枭雄，他对这个年轻人很欣赏，不仅没有责备，反而提升了他。祖年离开他做为县令的县城时，当地人把他的靴子脱下，挂在城头上。——这件事是宗瀛、宗津在育英中学读书时听一位来自山东的老师讲的。这位老师年幼时，他的祖父常带他去城门口，叫他学挂在那里的靴子的主人：为官清正，爱民如子。[3]

---

[1] 《申报》1900 年 5 月 24 日，第 15 版。
[2] 江畔闲栖：新浪博客，http://blog.sina.com.cn/s/blog_489a9a7301012atg.html。下引《李祖年年谱》皆据此，不再出注。
[3] 李宗蕖 1998 年记述。

1901 年 辛丑 清光绪二十七年 八岁

是年，清廷宣布实行新政；辛丑条约签定。

4月15日，袁世凯奏请：以署历城县正任文登县知县李祖年，调署泰安县知县。[1]

父李祖年任山东泰安知县。与全家从历城移居泰安。

---

[1] 《申报》1901年8月2日，第12版。

1902年 壬寅 清光绪二十八年 九岁

是年，清廷颁布学堂章程，分大学堂、高等学堂、中学堂、小学堂与蒙养学堂。

父李祖年由泰安调任益都（青州）做知县。与全家从泰安移居青州。

1903 年　癸卯　清光绪二十九年　十岁

入父亲创办的新式小学——益都县立高等小学堂，同时读家塾。学堂位于东关粮食市街中心路南，占地13亩，李祖年兼任总办。"以设学较早，办学成绩显著，校风良好"闻名青州。[1]

李宗瀛《回忆李宗恩》（删节版）：

父亲在山东作知县时，就办了当地的第一所新式小学，并带头把自己的儿子宗恩送入新学校。当然，宗恩回家还是要读"旧书"的。据说父亲自己在家还念英文、学数学呢！随着父亲的调任，宗恩也多次转学。后来，他被送进洋学堂——上海震旦学校，开始学习法文。[2]

《李祖年年谱》记载：

6月，李祖年在青州办蚕桑学堂，是山东省创办的第一所中等农业教育学校。学堂以朱钟琪为总办，益都县县令李祖年为监督。

9月，成立高等小学，任学堂总办，设立候审所、官立阅报处、开办习艺所，修缮街道。

---

[1]《潍坊市教育志（1840-1985）》，第 91-93 页。
[2] 李宗瀛《回忆李宗恩》（删节版），《百年》1999 年 9 月（下略）。

1905年 乙己　　清光绪三十一年　十二岁

是年，清廷废除科举制度。孙中山在日本成立同盟会，政治纲领为"驱除鞑虏，恢复中华，建立民国，平均地权"。

与全家仍居益都。

1906 年　丙午　清光绪三十二年　十三岁

与全家居青州。

父李祖年任官地方,总是搜罗邑中乡贤遗著予以刊刻。本年刊刻"圣译楼丛书"一种,为文登徐士林撰《徐雨峰中丞勘语》四卷。收有他1898年所撰序言。[1]

---

[1]《徐公谳词——清代名吏徐士林判案手记》,第688-690页。

1907年 丁末 清光绪三十三年 十四岁

与全家居青州。

李祖年主持完成《益都县图志》54卷,作序并刊印。

1908年 戊申 清光绪三十四年 十五岁

是年，清廷颁布《钦定宪法大纲》，定预备立宪期九年。

父李祖年刊刻"圣译楼丛书"三种十卷，除收前年刊刻的《徐雨峰中丞勘语》四卷外，还有益都杨峒所撰《律服考古录》两卷、青州段松苓撰《山左碑目》四卷。[1]

---

[1] 张晋藩主编：《中华法学大辞典·法律史学卷》，第506页。

1909 年　己酉　清宣统元年　　十六岁

入上海震旦大学（Aroura University）学法语。

是年，父李祖年擢升山西武宁知府。后曾调泽州、汾州等知府。

1 月　谕旨：山东益都县知县李祖年，著在任以知府即选。轮选到班，签选山西宁武府知府缺。[1]

---

[1] 秦国经主编：《中国第一历史档案馆藏清代官员履历档案全编》第 28 册，第 719 页。

1911 年　辛亥　清宣统三年　　十八岁

是年，辛亥革命发生。母亲去世。

夏天，被父亲送往英国留学，赴苏格兰格拉斯哥依七叔李祖鸿。

《我和协和医学院》：

> 十八岁时，我偶然地出了国。当时我并未想到我为何出洋。[1]

李宗瀛《回忆李宗恩》（删节版）：

> 七叔（李祖鸿，1886-1942），字毅士，官费留英，省吃俭用，攒了一笔钱，写信给家里说只要略贴一点，就可以再送一人去英国读书。那时，宗恩的母亲才去世，宗恩虚岁 18。家里决定送他去英国。只读过一点法文对英文一窍不通的他，就剪了辫子，踏上洋船，去了异国他乡。那是 1911 年夏。

李毅士《留学时代的丁在君》记述"官费"来源：

> 在宣统二年的时期，我们忽有补全官费的希望。那时在君（丁文江，1887-1936）[2]将要回国，请把官费让给了我。代我们中间斡旋其事的人是现在实业部的张轶欧先生。承他的大方，我不但于宣统二年的夏间补了官费，并且把我的官费自一月算起一次补给了我一百多镑。我得了此费没有什么用途，便玉成了在君一件大事。[3]

临行前要求长辈为他与表妹何晋订婚。李宗蕖回忆：

> 大哥（编者注：即李宗恩）和大嫂（编者注：即何晋）是表兄妹，嫡亲的表兄妹。十几岁时在家塾里一起读书。据大嫂说，他们常常约好同时去倒茶水。（你）祖父（编者注：即李宗恩）出国前就要求自己的长辈为他定下这份亲事。
>
> 首先，她是个善良的人，但有些任性。大嫂是我二姑的女儿。二姑的丈夫叫何子萧，是一位漂亮人物，但也称得上是纨绔子弟。有一本民国初年极有名的小说（不是说传得下去的，而是风行一时的）叫《凤尾龟》，作者姓张，是何子萧在风月场上的"竞争者"，但无论外观或财富都远不及何，于是写下了这本书，书中何成了一个"冤大头"，而自己则从一个形貌丑陋的人变成了风流倜傥的浊世公子。何最后在一夜间输去了"百万家财"。二姑是个会讲故事的人，她一回来就会被孩子们围住。大嫂就是在这样一个环境中长大的。善良是天性，任性是

---

[1]《人民日报》1952 年 1 月 9 日。
[2] 丁文江，字在君，江苏省泰兴县人。中国地质学奠基人，创办地质调查所并长期担任所长，曾任中国科学社社长、中央研究院总干事、中国地质学会会长等。也是社会活动家，掀起"科学与玄学"论争，主张"好人政府"，曾任淞沪督办公署总办等。也曾任中基会董事、私立南开大学校董事会董事等。
[3]《独立评论》208 号，1936 年 7 月 5 日。这一百多镑解决了丁文江回国后在内地旅行的费用。

后天的。[1]

父李祖年任太原知府。《毗陵清代人物传记》记述李祖年在山西的政绩：

> 民初，简任山西国税筹备处处长兼财政司长、历任山西财政厅厅长、全国烟酒事物署长等职。祖年初任牧令，即富断制才，勤于治理，百废俱举，嗣调历城、泰安、益都等县。时在拳匪启乱，以后清廷鉴于国势积弱，积极维新，以图补救。祖年奉令举办新政，踔历无前。治泰安，则倡设学堂；治益都，则相土地之宜，创办蚕桑学堂，购置湖州桑苗，特辟试验场，仿造烘茧灶，又设立东益绸布工艺局，改善原有黄丝，采选白茧种子，分给民间试育，聘请江浙教师，分门教授，一时风气大开，出产丝绸日富，运沪转口出洋，年销巨额，为青州利。又创设中小各级学校，造就甚众，复设罪犯习艺所，感化囚徒，为谋职业，经费不继，捐廉助之。仕鲁十余年，治行卓异，先后保荐卓异者十次。叙劳擢升山西武宁府知府，嗣调泽州、汾州、太原等知府。值国体变更，地方不靖，祖年表率群僚，实心保卫，虽时局沧桑，未受影响。民初，管山西财政厅长，整理税收，事必亲裁，任事两载，积劳遘疾，请假南旋就医。悠游林下，老犹好学，旁及医理，有暇间作山水花鸟，得宋元人遗意。[2]

---

[1] 李宗藁1998年记述。
[2] 《毗陵清代人物传记》卷10，第329-331页。

1912 年　壬子　中华民国元年　十九岁

是年中华民国成立。8 月，颁布各级各类学校修业年限及课程内容，史称"壬子学制"。

适应格拉斯哥的生活，学习英文，补习自然科学课程。李宗蕖回忆：

> 大哥刚去英国时，一句英文不会。住在当地一位老太太家，要吃什么都要说出名字来，才给他吃。就这样，大哥慢慢学会了英文。[1]

李宗瀛《回忆李宗恩》（删节版）：

> 后来大哥告诉我，他刚去英国的时候很不习惯，想家，语言不通，曾经多次写信要求回家。父亲很严格，一定要他学有所成才能回国。辛亥革命爆发，他迫切想知道国内的情况，就带着字典去图书馆找报纸看，好不容易才找到几条有关中国革命的消息，却语焉不详。乡思苦人，但他还是遵从父亲的叮嘱，安下心来读书了。
>
> 宗恩出国后大约有一年，父亲才"续弦"，同我们的母亲施润之举行了"文明结婚"（文明主要表现在母亲穿的那套西式的"官服"——拖地的长裙和花冠）。

父李祖年，辛亥革命时任太原府知府，鼎革后侨寓北京。[2]

---

[1] 李宗蕖口述，纪录片《民国医学教育家李宗恩》。Allen Gregg Diary, July 5, 1946. RAC.
[2] 《晋省司厅互评之原委》，《申报》1914 年 3 月 22 日，第 6 版。

1913年 癸丑 中华民国二年 二十岁

3月，考入格拉斯哥大学（University of Glasgow）医学院学医。《我和协和医学院》：

> 到了英国，因为官费是指定给学医的人，我就学了医。及至学了医也就安心读书，安心做事；等到后来想到该回家的时候已经近三十岁了。[1]

3月14日至19日，通过格拉斯哥大学医学院入学考试，考试科目：英文、数学、拉丁文、中文。秋季开始在格拉斯哥大学医学院注册上课（1913-1914学年）：植物学（Botany）、动物学（Zoology）、物理（Physics）和化学（Chemistry）。[2] 李宗瀛《回忆李宗恩》（删节版）：

> 读完预备学校，他就进了格拉斯哥医学院。中国士人有"不为良相，则为良医"的传统，而大哥当时选择这个学校，多半是因为七叔在格拉斯哥。

---

[1]《人民日报》1952年1月9日。
[2] 格拉斯哥大学医学院档案馆纪录。

1914年　甲寅　中华民国三年　二十一岁

是年，第一次世界大战爆发。英国向德宣战。

在格拉斯哥大学医学院学习解剖学(Anatomy)和生理学(Physiology)。获临床实习二等奖。[1]

3月15日，父李祖年任山西国税厅筹备处处长，兼任山西财政司长。[2]

3月22日，父李祖年兼任山西官钱局兼晋胜银行监理官。[3]

5月25日，父李祖年任山西省财政厅厅长。[4]

---

[1] 格拉斯哥大学医学院档案馆。
[2] 《命令》，《申报》1914年3月18日，第2版。
[3] 《命令》，《申报》1914年3月24日，第2版。
[4] 《命令》，《申报》1914年5月28日，第2版。

1915年 乙卯 中华民国四年 二十二岁

在格拉斯哥大学医学院学习生理学 (Physiology) 和解剖实习 (Practice Anatomy)。

弟李宗瀛出生于太原。不久，父李祖年辞官回乡。李宗蕖回忆：

> 1915年，袁世凯称帝，阎锡山是他的羽翼，欲拉李祖年出来充当笔杆子。一次国民军向山西财政厅借了一笔二十万的款子，还回来后应该上缴当时的中央。阎锡山听说后一心想把此款拿到手。当时李祖年在太原出生的四子宗瀛刚好过满月，阎锡山于是送来了厚礼：十样金器、一堂丝绸桌披和一座大象牙塔。与此同时，阎锡山用兵包围了衙门，软硬兼施。李祖年意识到阎锡山的歹意，只取了那块桌披，将其余礼物全部退回。然后他借身体不好之由请假南下就医，带着太太和初生的儿子匆匆弃官而去，行前把款子全部汇寄中央政府。虽然李祖年当了两年的财政厅长和全国烟酒事务局长，但他离开时只带走了大堂坐椅上的一块坐垫和一枚放在案头自警的自刻银制图章，上刻"多尽一分心，少作一分孽"。
>
> 祖年携眷逃至天津租界。袁氏称帝仅85天。祖年在他失败后回到南方，在苏州做寓公，卖字卖画，并把田产卖去了一大部分。
>
> 作为维新派，他保住了自己的气节，但也灰心丧气，不再出仕。[1]

4月22日，《申报》发表《山西政闻之鳞爪》，指称李祖年大办宴席庆祝儿子满月：

> 财政厅得子贺喜：财政厅长李祖年于前月得子，本月十四号即届弥月，在木厅内大开汤饼会筵宴四五十座，男女来宾车龙马水，颇极一时之盛。其致送礼物，除各界自由赠送不计外，凡归财政厅管辖如厘卡及征收局送礼者，俱由该厅第一二科经手。[2]

---

[1] 李宗蕖1998年记述。
[2] 《申报》1915年4月22日，第6版。

1916年 丙辰 中华民国五年 二十三岁

是年，袁世凯"洪宪帝制"失败。自10月起，德国潜艇频袭英国沿海。

在格拉斯哥大学医学院学习药物学(Materia Medica)、治疗(Therapeutics)及病理学(Pathology)。

弟李宗津出生于苏州。

7月30日，李祖年因病请辞获准："大总统策令：财政部呈山西财政厅厅长李祖年因病详请辞职，李祖年准免本职。此令。"[1]

---

[1] 《申报》1916年8月1日，第2版。

1917年 丁巳 中华民国六年 二十四岁

是年，俄国十月社会主义革命。

在格拉斯哥大学医学院学习内科（Medicine）和耳科（Diseases of Ear）。

1918年 戊午　中华民国七年　二十五岁

第一次世界大战结束。

在格拉斯哥大学医学院学习法医（Medical Jurisprudence）和公共卫生（Public Health），获外科实习（冬季学期）三等奖。

任格拉斯哥大学中国苏格兰协会主席（President of Sino-Scottish Society at Glasgow University，1918-19)。[1]

---

[1] Glasgow University Magazine, February p110, & March 12, 1919, p166, (Source DC198/1/27).

1919 年 己未 中华民国八年 二十六岁

是年,五四运动发生。

在格拉斯哥大学医学院学习外科(Surgery)、外科实习(Clinical Surgery)、内科实习(Practice of Medicine)、内科(Clinical Medicine)以及产科(Midwifery)等临床医学,参加各种活动,交友。

约是年,与一位英国女士恋爱。李宗瀛回忆:

> 一九三〇年冬,坐落在西库司的家,曾有过一次走水(北京人称失火为走水),烧掉的虽只是毗连的四间厨房(锅炉房、储藏室、厨房和一间隔在饭厅和厨房间的小室)。
>
> 你祖父(编者注:即李宗恩)被称为"火头",被请去问了话。行前有个插曲:一个救火队的人,从你祖母的梳妆台上拿起一个金色粉盒,放进自己的口袋。你祖父一声不吭,笑着把它取了出来。
>
> 可事后他总为自己失落了一个皮夹十分懊恼,连声地说"可惜,可惜"。我母亲问他,"那里面钱多吗?有什么贵重的东西?"他说:"没有,不过十几元钱。"但仍一再地说:"可惜。"
>
> 你祖母(编者注:即何晋)事后告诉我母亲,那里面有张照片,一位外国女士的照片,并指着一个大箱子说:"那里面还有一张大的。"
>
> 在英国,他认识了这位女士,曾写信回来要求解除他和表妹的婚事。在一个医学生看来,这当然是一件不太合适的婚事。他的祖父(李宝章)接信后,扔进了抽屉,仿佛这事没有发生过,他是不会想到以后会怎样的。
>
> 就在你祖父学业完成时,这位女士患肺炎去世。
>
> 一九三八年,我患肺炎痊愈后在贵阳修养。有一天去他住的南方旅社(那时家还在天津,他在旅社中租了一个房子)看望他。他抚着我的头说:"一个医生是不该对某一种疾病特别的忧惧的,但我摆脱不了对肺炎的忧惧。我的一个朋友死于肺炎,她若在,我的生活将会是另一个样子。"大哥在我眼中是个严肃的人,这样深情地陷在回忆中,我感到震动。我相信,这个朋友就是那张失去的照片上的人。[1]

李宗瀛《回忆李宗恩》(删节版):

> 在英国的最后几年,父子在回不回国的问题上,态度调了个个儿。父亲一封封家书催宗恩归国完婚(他出国时已经同表妹何晋订婚);宗恩却一再推托,在生活了十三年的异国,他已经有了难以割舍的东西:一是对于热带病学的兴趣,他想利用英国的条件多学一点,但这也正是他后来决定回国的主要原因;另一个原因是感情上的。表妹何晋比他小一岁,漂亮并进过洋学堂。宗恩出国前求祖母为他定下了与何晋的婚约。十三年在异国,从青年进入中年,当初那种孩子气的

---

[1] 李宗瀛1998年记述。

朦胧的爱，自然会被现实淡化。他曾写信给家里要求解除婚约，艺术家气质的祖父把信随手塞进抽屉，仿佛他不承认，事情就不会发生一样。宗恩当时爱上了一位英国女同学，他很矛盾，自觉对於一直在等待他的未婚妻负有责任；同时，也考虑到自己这个封建大家庭的长子若娶回一位外国女子，就很难承担起对这个家庭的义务。而他所爱的异国女子在中国的大家庭里，必定会为寂寞所苦。考虑再三，他向这位女友坦诚地表白了自己的处境，取得了她的谅解。他们的友谊一直没有中断。四十年代初，我从西南联大毕业，回到贵阳为贵阳医学院工作两年（这是我对大哥的承诺），担任大哥的行政管理方面的助手。有一次大哥去重庆开会，怕路上不安全，就将一包私人文件交给我保管，其中除了人寿保险单什么的，还有这位异国女友的旧信以及当时写给大哥的信。[1]

---

[1] 编者注：李宗瀛与李宗蕖兄妹对李宗恩女友的回忆并不一致。为此我问过李宗蕖，她也没有给出很好的解释。除了回忆者记误，或许还有另一种可能：李宗恩在英国结识过两个女友，一个患肺炎去世，第二个后来保持联系。

1920年 庚申 中华民国九年 二十七岁

4月，从格拉斯哥大学医学院毕业，获医学、外科学士学位（M.B.Ch.B Bachelor of Medicine, Bachelor of Surgery）。获临床医学二等奖，成绩第13名。[1]

秋季，到伦敦热带病学院（London School of Tropical Medicine），在利珀（Robert T. Leiper, 1881-1969）[2]教授的指导下工作。伦敦热带病学院于1899年由万巴德（Sir Patrick Manson, 1988-1922）[3]创建，为前往热带殖民地服务的医疗官员和医疗传教士提供专业课程训练，1920年与热带病医院一起搬到伦敦中央的Endsleigh Gardens，并于1924年更名为London School of Hygiene & Tropical Medicine。学院以招收硕士和博士生为主，现为欧美最重要的热带医学研究机构之一。

李宗瀛《回忆李宗恩》（删节版）：

> 1920年大哥从格拉斯哥医学院毕业后，就去伦敦大学卫生与热带病学院担任蠕虫病助理研究员。1922年1月，获得伦敦热带病学院卫生及热带病学文凭。对英国的医学生来说，考一个热带病学的文凭是为了多一条出路，因为英国在热带和亚热带有着大片的殖民地，而宗恩的目的却是回国后参加防治和消灭华南的热带病。他埋首医学研究，却从来不是一个不关心祖国命运和生民疾苦的人。从那时起，一直到抗日战争开始，他把主要精力都投入了热带病学的研究。

3月9日，父李祖年被任命为全国烟酒事务署厅长。[4]

---

[1] 格拉斯哥大学档案馆。
[2] Robert T. Leiper，寄生虫学创始人。
[3] Sir Patrick Manson，出生于苏格兰，1866年在亚伯丁大学医学院获医学博士学位，同年至台湾高雄任中国清政府海关医官，又于1871年调至厦门。期间从事丝虫病的研究，返英后首次提出蚊子是传染丝虫病的中间宿主，后被誉为"热带病学之父"。1887年—1912年担任英国殖民部医学顾问，对英国殖民医学政策有重大影响。另外，他不但创办了伦敦热带病学院，也创办了香港华人西医书院——中国最早的西医学校之一。
[4]《申报》1920年3月12日，第四版。

1921 年 辛酉 中华民国十年 二十八岁

是年，中国共产党成立。

6月，代表丝虫病考察团与当地华人领袖向华人居民发公告：

> 一般人的"中国人对丝虫病有种族免疫力"的观点并不正确，因为丝虫病在中国的一些地区也有发生。所谓乔治敦的中国人没有橡皮腿，并不意味着他们不会患丝虫病，因为血中有病菌的病人并不一定有症状。中国人非常有可能具有某种习性，使病菌不易致病。若真如此，这些有利于健康的习性不仅应为中国人而且让其他人所知而且保持。
>
> 我们请求乔治敦的中国居民帮助我们尽快完成丝虫病感染率的调查。为此我们（签名）代表丝虫病考察团在每天晚 7:30-9 点访问你们。
>
> 　　　　　李宗恩医生　　J.R. Chou 医生
>
> 毫无疑问，这个考察团的目的是帮助人类减轻痛苦，最终消灭这个可怕的疾病。
>
> 鉴于中国在热带生活的众多人口，我们签名，要求乔治敦的每一个中国家庭及其所能参加这一调查，让考察团尽快完成他们这一崇高的使命。
>
> | F. O. Low. | M.U. Hing. |
> | --- | --- |
> | The l. Lee. | Wm. Man-Son-Hing. |
> | D.J. Ewing-Chow | Evan Wong. |
> | J. Woon Sam. | Jas. C. Low |
> | Jno. A. T. Chung. | T.A. Chung-Schee. |
> | Jas. L. Ewing-Chow. | |
>
> 　　　　　　　　　　　　　　　　　　　　　1921 年 6 月[1]

7 月 2 日，代表考察团在乔治敦举行的西印度医学研讨会(West Indian Medical Conference)上发言：我们访问了近 50% 的居住在乔治敦的中国移民（全部华人 2,722），经过血液化验和对生活习性的调查，认为中国人患丝虫病率低不是种族原因，而是因为他们有日落而息和使用蚊帐的习惯。提出中国人并没有对丝虫病的种族免疫性，他们患病率低是因为他们的卫生习惯和文化传统。[2]

8 月 1 日，妹李宗蕖出生。

李宗瀛《回忆李宗恩》（删节版）：

---

[1] Filaria Commission to British Guiana and the West Indies. June 1921, London School of Tropical Medicine, Archive.

[2] Lee CU and Khalil M. Bilharzia Infection in the New World. Read at the West Indian Medical Conference, July 8, 1921, on behalf of the Filariasis Commission of the London School of Tropical Medicine, published in Report of Proceeding of the West Indian Medical Conference, Held in Georgetown, British Guiana. From June 28th to July 13th, 1921. pp. 28-30.

我们从小就听说宗恩参加过英国皇家医学会，去西印度作过热带病的调查研究。为写这篇回忆，我找过一位英国医生，请他帮着了解一下事情的经过。他说他对此表示怀疑，因为在英国的中国留学生，很少可能获得这类机会。后来，我们搜集到的资料却证明，在 1921 年的 4 月至 9 月，宗恩确实参加了英国皇家丝虫病委员会赴西印度的热带病考察。他之所以能获得这个机会是因为在第一次世界大战以后，英国缺少青年医生。尽管如此，他的"幸运"显然还是个例外。

12 月，通过考试，从伦敦热带病和卫生学院获热带病学证书（D.M.R. and H.）Diploma in Tropical Medicine and Hygiene。[1]

---

[1] 伦敦热带病学院档案室。

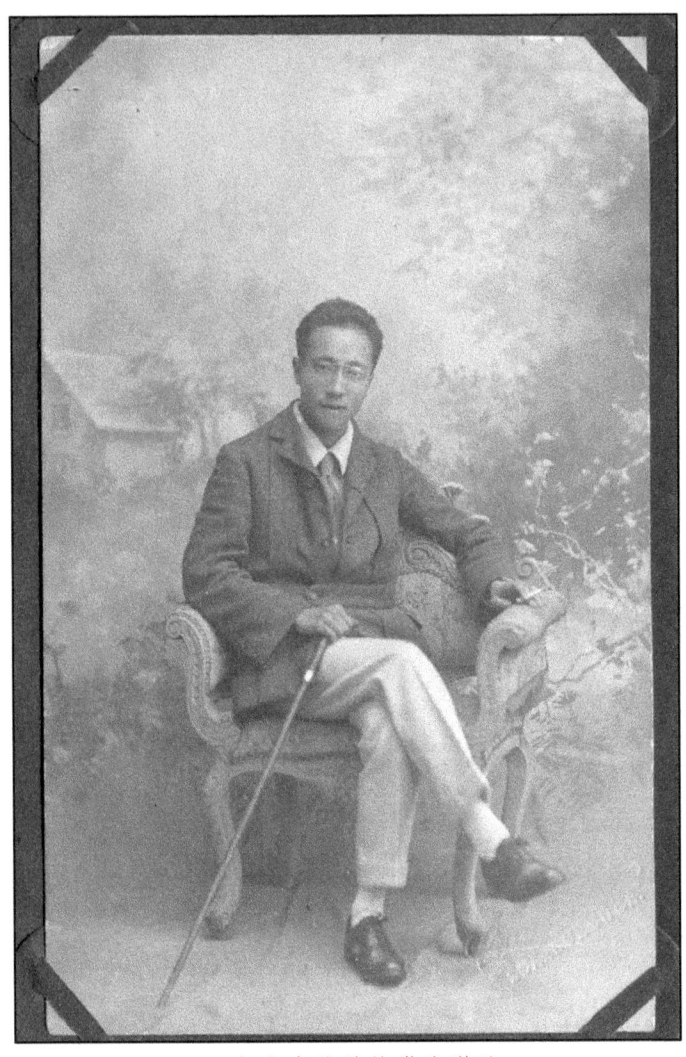

1920年代在伦敦热带病学院

1922年 壬戌 中华民国十一年 二十九岁

四月起，在格拉斯哥西部医院（the Western Infirmary）担任住院医生。导师卡斯卡特(Edward P. Cathcart，1877-1954)[1] 1923年推荐函：

> （李宗恩）1920年获医学及外科学士学位，成绩良好，临床医学尤其优异。同年9月到伦敦卫生和热带病学院，在利珀教授那里工作，到1921年底仍和学校保持联系。他和利珀医生到西印度群岛考察，获得热带病学证书。从1922年4月开始在格拉斯哥西部医院做住院医。[2]

1月，父李祖年辞去全国烟酒事务署厅长。

3日，《申报》称：督办汪士元呈本署厅长李祖年恳请辞职，李祖年准免本职。[3]

李祖年辞职后，隐居苏州，寄情书画。他工书画、精鉴赏，且通医学，晚年卖画为生，名播吴中。作画不拘绳墨，铺纸挥毫，墨气淋漓，案间不容尺幅，犹自拟得张旭作书之神妙。精于鉴赏，尝云"吴中书画鉴两眼又半，顾麟士与李祖年，潘盛年仅有半眼。"著有《翰墨丛谈》等。[4]

---

[1] Edward P. Cathcart，格拉斯哥大学医学院生理化学教授（1919-1929）。
[2] Letter Pearce to Greene, concerning C.U. Lee, March 5, 1923. RAC. CMB Inc, Box 89, Folder 635.
[3] 《申报》1922年1月3日，第六版。
[4] 乔晓军编著：《中国美术家人名辞典·补遗一编》，第239页。

1923年 癸亥　　中华民国十二年　　三十岁

是年末，中国共产党人帮助孙中山完成中国国民党改组。

年初，准备回国，受到北京协和医学院的关注；2月23日，得到格拉斯哥大学老师的推荐。顾临（Roger S. Greene II，1881-1947）[1] 写信给皮尔斯（Richard M. Pearce，1898-1963）[2]：

> 我在你的日记中读到，利珀教授知道格拉斯哥西部医院有一位名叫李宗恩的中国人，他有很好的寄生虫方面的训练，正准备回中国，你计划到格拉斯哥时和他见面。[3]

3月5日，皮尔斯复顾临信：

> 我在格拉斯哥没碰到李，但他的导师卡斯卡特写了以下推荐：做为李宗恩的导师，我认为他完全可以独立工作了。他希望继续做与临床有关的研究。
>
> 他本月底将做完住院医，然后在欧洲大陆旅行，6月2日从马赛启程回国，7月上旬到上海。
>
> 我个人认为，李宗恩富有人格魅力，到处都很受欢迎。他工作努力、认真负责，我对他十分看好。[4]

7月7日，乘船抵达上海，随即转乘火车赴苏州和家人团聚。李宗瀛《回忆李宗恩》（未删节版）：

> 我们的母亲和她的四个孩子都没有见过这位"大少爷"，见到的只是一张他在格拉斯哥大学医学院毕业时照的相片：穿着古怪的宽袖黑袍，拿着一顶有缨络的方帽子，人很瘦，已经开始谢顶了。他戴的那副夹在鼻子上的眼镜更使我和弟弟感兴趣。凭着这张照片，我和弟弟随着男佣人去车站接这位大哥了。火车一到，先下车的是六叔（李祖虞，我父亲的异母兄弟）。他在码头上接到了大哥就陪他一起来苏州老宅了。我们盯盯地看着大哥，确实是相片中的那个人，只是没有穿黑道袍，眼镜真的没有脚，没有框，两片镜片果然是靠夹子夹在鼻梁上的，更让我们诧异的是他那古怪的口音，家里人都听不懂。后来才知道那是四川话。在英国经常和他往来且用中文交谈的，都是一些来自重庆的留学生，于是他的中国话就带上了浓重的重庆口音。六叔把唐代诗人贺知章的七绝《回乡偶书》改了几个字来调侃大哥。因为对景，在我和弟弟心里留下了深刻的印象：十八离家三十回，乡音已改顶毛摧。儿童相见不相识，笑问洋人何处来。
>
> 当时我才八岁，弟弟宗津还不足7岁，当然不会知道这个在异国生活了13个

---

[1] Roger S. Greene II, 时任中华医学基金会驻华主任，后任协和医学院代理院长（1929-1934），曾任中华医学基金会董事。
[2] Richard M. Pearce, 时任洛氏基金会医学教育部主任。
[3] Letter Greene to Pearce, February 23, 1923, RAC, CMB Inc, Box 89, Folder 635.
[4] Letter Pearce to Greene, concerning C.U. Lee, March 5, 1923. RAC. CMB Inc, Box 89, Folder 635.

年头的人想过些什么，正在想些什么。

告别父亲，接受协和医学院的聘请。《我和协和医学院》：

> 回国后到了上海，我不愿依附家庭，希望脱离家庭而独立。北京的协和是当时全国设备最充实的一个医学校，我认为它适合我个人的志愿和兴趣，就在这个小天地内一过又是十几年。[1]

7月11日，写信告知内科主任罗伯逊（Oswald H. Robertson，1886-1966），愿意到北京参观协和医学院[2]：

> 我3天前从欧洲回家时看到了您的来信，非常感谢。
> 在听到了许多协和医学院的消息后，我确实希望有机会见证她的雄伟，如果有机会，也许可以提供我的服务。因此，我愿意接受你信中提到的邀请。
> 如果没有你的新消息，我将在25号左右赴京。[3]

8月21日，写信告知罗伯逊，接受到协和供职的聘任。

> 经过认真的考虑，我现在准备接受您提供的内科助理的职务，每月薪金200元。如果被聘任，我可以在1923年10月15日（周一）上任。
> 请允许我对您和协和医学院邀请我到学院参观，及对我在京期间的周到照顾表示衷心的感谢。[4]

9月1日，抵达北京。

9月4日，收到协和医学院胡恒德（Henry S. Houghton，1880-1975）[5]院长信，受聘为初级内科助理（Junior Assistant in Medicine, first grade），月薪 Mex 200[6]。李宗瀛《回忆李宗恩》（未删节版）：

> 我们的父亲在大哥回国时，已经退隐了，但还不得不负担着一个大家庭的大部分开支，他却从未要求过长子分担自己肩上的重负。不久，大家庭解体，我们从苏州迁到上海，赁屋居住，父亲还常常凭借着翰林的头衔卖字收"笔润"，以补贴家用。父亲60寿辰，大哥因学校有课不能回来，汇了60大洋为父亲做寿。父亲第一次用儿子的钱请客，非常高兴。父亲和大哥这样的父子关系，在那个时代是相当"洋派"的了。
> 他还见到了家里的另一个成员——继母。我们的母亲只比大哥大10岁，那时

---

[1] 《人民日报》1952年1月9日。
[2] Oswald H. Robertson，协和医学院内科主任（1919-1926）。
[3] Letter Lee to Professor O.H Roberson, July 11, 1923. PUMC Archive.
[4] Letter Lee to Professor O.H Roberson, August 21, 1923. PUMC Archive（协和医学院档案室），全宗号，1-ZGR-1983（下略）Mex.: Mecan Silver Dollar 墨西哥银元，又称鹰洋，为晚清和民国早期主要流通货币。
[5] Henry S. Houghton，协和医学院院长（1921-1928，1937-1946）。
[6] Letter Houghton to Lee, September 4, 1923, PUMC Archive.

已是 4 个孩子的母亲。很多年以后，我们的母亲在上海去世了，当时在贵阳的大哥对宗瀛说："你母亲是个了不起的女人，你能像她一半就很好了。"父亲是在这样一位女性的照看下，大哥方安然北去。

9 月 25 日，中秋，与何晋完婚，开始在协和医学院内科工作。李宗瀛《回忆李宗恩》（未删节版）：

> 等待了他多年、对他的韵事早已有所风闻的未婚妻何晋，一听说他回来就赌气去了天津。大哥决定北上，父亲同意他的抉择。在取得何晋的谅解后，他们在这一年的中秋节结婚了。宗津，在初试画笔时，画过一张题为《幸福》的油画：大哥在柔和的灯光下阅读，大嫂深情地注视着在地毯上玩耍的孩子。大嫂愉快、乐观的性格，丰富了大哥的生活，虽然在事业上，她不可能成为他的伙伴，但对大哥的研究工作，她从来都只有支持，没有干扰。

10 月 15 日，开始在协和工作，住东城煤渣胡同 25 号。[1]

李宗蕖回忆：

> 她（编者注：即何晋）廿九岁（虚岁）结的婚。据说，祖父（编者注：即李宗恩）回来时，她很生气，因为听说他有一段恋爱史吧，跑去了天津。祖父回来时，深感在这个社会中她做出的牺牲太大了，就赶到天津，好像就在那里结的婚（这我就不能肯定了）。有人写了一副对联，"人逢喜事精神爽，月到中秋分外明，"一是应景，他们在中秋结的婚，一是有些嘲弄，是善意的嘲弄吧。在二十年代初，三十才结婚就是迟婚了。
>
> 祖母在祖父去英国后，家里为她作了这样的安排：一是放足，一是送进上海教会办的圣玛利亚女子中学。放足是成功的，她以后穿着定做的半高跟鞋，参加舞会，不失为一个漂亮的人物。学校没有上很久，她很聪明，只是吃不了住校的苦。还有什么其他的原因就不知道了。[2]

《对英属圭亚那丝虫病的考察》一文在《寄生虫学杂志》发表。[3]

---

[1] Staff Record, PUMC Archive.
[2] 李宗蕖 1998 年记述。
[3] Anderson J, Khalil M, Lee CU and Leiper RT, A Filarial Survey in British Guiana, 1921. *J Helminthol*, 1:215-226, 1923; *London School of Tropical Medicine Research Memoir Series*, 5:105-116, 1924.

卷二 1924—1936年

1924年 甲子 中华民国十三年 三十一岁

1月，中国国民党在广州举行第一次全国代表大会，国共合作的统一战线正式形成。

仍在协和医学院内科工作，开始热带病研究。

《协和医刊》：

> 内科系除一般内科门诊和诊断化验室之外，还有儿科和皮肤科。一般内科门诊的工作根据病种而定，大致分为代谢病、心血管系统疾病和传染病。每一病种都由一位在该领域受过特殊训练的人负责。
>
> 内科系的主要工作包括治疗病人、医学教学和以增进医学知识为目标的临床研究。虽然协和附属医院是一所教学医院，但我们必须时时处处牢记，病人的利益至高无上；唯如此，医学科学才得以进步。我们教授医学的目的，是传授给学生获取知识的方法，而不是单纯地灌输信息。
>
> 去年，内科临床和实验室进行了很多项工作。麦克林（Franklin C. McLean, 1888-1968），[1]医生、范斯莱克（Donald Van Slyke, 1883-1971）[2]和吴宪[3]博士关于在不同条件下电解质和水在血液中分布的研究得出了一条新的定律。罗伯逊医生、谢和平[4]医生和吴旭丹[5]医生研究对肺炎球菌的免疫力时，发明了一个检测动物血液抑制肺炎球菌感染力的方法。在黑热病的研究方面，杨怀德（Charles W. Young）[6]医生完成了对外周血中利什曼原虫的研究，包括一个在外周血检测利什曼原虫的简捷方法。杨医生正准备进行黑热病的流行病学调查，目的是找到该病在人群中传播的途径。去年8月，梅莱尼（Henry E. Meleney, 1894-1971）[7]医生找到

---

[1] Franklin D. McLean，协和医学院首任院长（1918-1921），兼内科系主任（1918-1923）。

[2] Donald Van Slyke，著名荷兰生物化学家，一生共发表317篇论文、5本专著，获得多项科学大奖（the National Medal of Science, the first AMA Scientific Achievement Award），并发明以他命名的氨基酸测试法（Van Slyke Determination），协和医学院生物化学客座教授（1922-1923）。

[3] 吴宪，Wu, Hsien，著名生物化学家，协和医学院生物化学系教授、主任（1920-1942）。

[4] 谢和平，Sia, Richard Ho-P'ing，传染病学家，遗传学家，协和医学院内科襄教授（1919-1939）。

[5] 吴旭丹，Woo, Shu-Tai T，免疫学家，协和医学院内科助理教授（1922-1931）。

[6] 杨怀德，Charles W. Young，寄生虫病学家，协和医学院1917年成立之前，任协和医学堂校长，协和医学院内科襄教授（1917-1928）。

[7] Henry E. Meleney，寄生虫病学家，协和内科襄教授（1920-1927）。

了血吸虫传染的中间宿主——钉螺。祝慎之[1]医生在研究佝偻病和分析牛奶的成份。傅瑞思(Chester N. Frazier, 1892-1973)[2]医生在研究用X光治疗西山孤儿的头虱。

最近系里的人事变动：麦克林医生辞职回美，受聘任芝加哥大学教授，我们对此都感到遗憾。来自哥伦比亚大学医学院的George Harrop（1890-1945）[3]副教授现在负责代谢和化学方面的工作。来自伦敦的李宗恩医生是系里的一位新成员，他曾在利帕博士的实验室工作。[4]

4月22日，Schaumloeffel主任信：晋升为高级内科助理 Senior Assistant in Medicine，年薪Mex 3800。[5]

4月25日，向胡恒德院长报告丝虫病情况。[6] 李宗瀛《回忆李宗恩》（未删节版）：

> 在协和，大哥有一个很大的实验室，我们曾去过那里。记得的是排列在很多架子上的，蒙了薄膜（好像是刮了毛的老鼠皮），里面装着血浆的器皿，即是用来饲养各种各类蚊子的。还记得在显微镜下裹了腊，切成薄片的蚊子，手术台上的兔子，笼子里的豚鼠等，实验用的狗养在离实验室有一段距离的铁笼里，那是个惊心动魄、吵吵嚷嚷的地方。在孩子们的眼里，这里简直是个神奇的王国，穿着白大褂的大哥是这儿的统领。
>
> 在最初的十年里，大哥每年暑假几乎都要去江南考察热带病疫情，进行防治和研究。江南的夏天又湿又热，他活动的地区又是痢疾、丝虫病、黑热病猖獗的水乡。白天穿着厚帆布的衬衣和马裤，带着有纱罩的铜盆帽，在密不透风的苇丛中采集蚊子标本；晚上，不浸在澡盆里，根本难以入睡。路过我们在苏州的外婆家稍事休息一天半宿，他也不忘采集标本，外婆家的园子和暗巷、几十只接"天落水"的大缸，都成了他捉蚊子捞孑孓的处所。难得在家的假期，他就教我们识别疟蚊和非疟蚊。他还自责说："离乡土太远了，吃不了苦，影响了研究工作的深入。"

---

[1] 祝慎之，Tso, Ernest S. C. 儿童营养学家，协和医学院内科助理教授（1921-1931）。
[2] Chester N. Frazier，协和医学院皮肤花柳科教授、主任（1922-1942）。
[3] George Harrop，著名营养学家，协和内科襄教授（1923-1924）。
[4] The Union, 1924. Page 43.
[5] Letter Schaumloeffel to Lee, April 22, 1924, PUMC Archive.
[6] Letter Lee to Houghton, April 25, 1924, PUMC Archive.

1925 年 乙丑 中华民国十四年 三十二岁

暑假，利用假期前往江苏徐州府、清江浦等地考察丝虫病。7 月 18 日与胡恒德院长谈话记录：

> 李医生说：他计划到苏州度假（当然是自费）。罗伯逊医生听到后建议，他在路上可以在徐州停一到两周，研究一下那里的丝虫病，所需费用由系里支付，他也同意将李医生的假期从四周延长到六周。戚寿南[1]医生请李医生替他到上海给学生体检，由学校付火车费。这样，李医生将决定可否用系里的一小笔研究基金，加上他自己的钱，到长江流域对丝虫病做更深入的研究，在回京途中再走访汉口和几个丝虫病研究中心。[2]

在苏州血吸虫病多发区搜集钉螺，研究结果于 1928 年在《热带病卫生组织百年庆典论文集》发表。[3]

热带病学研究进展顺利，以独立作者发表论文三篇：

《两例日本血吸虫病》在《英国医学会会议摘要》发表（内容摘要见下）。[4]

《血吸虫病的治疗》，本文详细报告了两个罗马尼亚吉普赛成年男子的患血吸虫病的起因，详细体检及治疗过程，并对血吸虫病的药物治疗进行了回顾和综述。[5]

《中国的糙皮病：其发病机制的新观点》，在世界上很多地方糙皮病已经是常见病，如美国在 1917 年就有 16.5 万个病例。但中国直到 1923 年才有两篇文章报告了首次在上海发生 6 例糙皮病。当时对糙皮病的病因说法不一，如卫生条件差、蛋白质缺乏、细菌感染、肠道菌群失调等。根据中国罕有病例的事实，质疑蛋白质缺乏的理论，同时以分析中西饮食结构，提出豆类蛋白里可能含有糙皮病患者缺失的氨基酸，如色氨酸和赖氨酸。[6]

在协和内科的医学教学和研究工作受到同事的尊重与系主任的肯定。

11 月 11 日，系主任罗伯逊向医学教授执行会提议晋升其为讲师（Associate），年

---

[1] 戚寿南，Cheer，Sheo-Nan，中国现代内科学家。协和医学院内科助理教授（1922-1934）。
[2] Letter Houghton to Roberson, July 18, 1925, PUMC Archive.
[3] Lee CU. Certain Biological and Pathological Aspects of Schistosomiasis Japonica as Studied in Hamsters (Cricetulus griseus). D'hygiene, Cairo, Dec., 1928. Published 1932, p. 373-386.
[4] Lee CU, Two Cases of Schistosomiasis Japonica (Abstract). *Proc. Joint Conf. China Med Assn, and China Branch, Brit Med Assn, Honkong*, p 25, 1925.
[5] Lee CU, The Treatment of Schistosomiasis Japonica. *China Med Jour*, 39: 321-331, 1925 (March).
[6] Lee CU, Pellagra in China. Some Recent Views on Its Etiology. *Natl Med Jour China*, 11: 65, 1925 (April).

薪$4,800。[1]

12月18日，邓勒普（Albert M. Dunlap）[2]医生推荐信：

> 李医生在很多方面表现卓越。最近，他负责学生的保健，他不但是一个有能力的管理者，专业方面也很出色。[3]

12月20日，长子李寿复出生。

---

[1] Memo of Robertson, Promotion to Associateship with salary increase to $4800, November 11, 1925. PUMC Archive.
[2] Albert M. Dunlap, 协和医学院耳鼻喉科教授，主任（1918-1930），董事（1939-1951）。
[3] 1925年11月11日，12月18日信，协和医学院档案室。编者按：研究表明，原发糙皮病的病因是缺乏维生素B_3和色氨酸。

1926年 丙寅 中华民国十五年 三十三岁

北伐战争开始。

仍专心于临床、教学和热带病的研究，工作进展顺利。

3月4日，正式提名为内科讲师(Associate)。内科主任罗伯逊医生推荐：

> 李医生在很多方面表现出色。最近，李医生负责学生的保健，他不仅是一个有能力的管理者，而且有很好的专业素质。系主任根据李医生在临床、教学和医学研究方面不同寻常表现，推荐他的晋升。[1]

8-10月，与梅莱尼和钟惠澜[2]合作，到京郊做田野考察，根据1927年发表的论文《对北京地区按蚊的考察》[3]与《北京附近一个村庄发生疟疾》[4]，8-10月在北京郊区（香山、卧佛寺、丰台、燕大、海淀等地）采集三种按蚊，研究其不同的形态特征，分布和繁殖习性。到北京西郊成府村调查间日疟的发病率，在3000位居民中检查了276人（均为20岁以下，常用估计发病率方法）。标本的搜集利用了灭蝇运动的机会，每个把死苍蝇送来的孩子（均不到20岁）都发给一个苍蝇拍，同时接受体检。确诊27位间日疟患者，发病率为10.4%。

发表《中国江苏省丝虫病研究》，江苏省长江以北地区是丝虫病和淋巴疾病的高发区。丝虫病主要由一种叫淡色库蚊（Culex pipiens）的蚊子传染，建议各医院，特别是疫区医院采取防蚊灭蚊措施。[5]

---

[1] Meeting Minutes, March 3, 1926, PUMC Archive。
[2] 钟惠澜，Chung, Huei-Lan，热带病学家，协和医学院毕业生（1929），内科助理教授（1929-1942），人民医院院长，北京热带病研究所创始人，首任所长。
[3] Meleney HE, Lee CU and Chung HL, A Preliminary Survey of the Anopheline Mosquitoes of the Peking Area. *China Med Jour*, 41:509-512, 1927.
[4] Lee CU and Meleney HE, Malaria in a Village Near Peking. *China Med. Jour*. 41:989-993, 1927.
[5] Lee CU, Filariasis Investigations in the Province of Kiangsu, China. *Trans Roy Soc Trop Med and Hyg,* 20: 279-287, 1926.

1927 年　丁卯　中华民国十六年　三十四岁

是年国共合作破裂。

继续在协和医学院从事教学、医疗、热带病学研究。开始参加学校的其它工作。

5 月 31 日，代理管理李克明纪念奖学金 (Li Keh Ming Memorial fund)。[1]

暑假，在燕京大学做田野调查，次年发表《燕京灭蚊的实验》[2]：

> 暑假，和梅莱尼，杨静波[3]一起，与燕京大学生物系师生合作，在燕京大学校园内（此项工作在校园外的城府村因村民不合作而无法开展）搜集了 17 种蚊虫标本，将其分类；观察其中两种疟蚊的繁殖期和分布，及与疟疾流行期之间的关系。比较几种灭蚊措施的效果，在 1928 年发表的文章中提出 9 项灭蚊建议，如填平与风景和农田无关的水洼，保留的小湖应除掉芦苇和沿岸的高草，小湖中放养土生食蚊鱼种或可食鱼，水表面植物需保留，Paris Green 灭绝孑孓最经济有效（全校需 300 银元一年），学校建筑应加纱窗等。

初夏，父李祖年突然去世。接电报后，与妹宗京急赴苏州奔丧，安葬父亲。料理后事毕，接继母与弟宗瀛、宗津、妹宗蘷到京同住。

7 月 2 日，前门火车站长 Li Moh-Lin 先生信：

> 他和他母亲、弟弟刚从上海回来。[4]

李宗蘷回忆：

> 我虽然只有六岁，大哥和二姐（编者注：即李宗京）回家奔丧时的情景，仿佛如今还在眼前。二姐哭得几乎昏过去，大哥脸上凝重的悲哀给我印象更深。[5]

李宗瀛《回忆李宗恩》（删节版）：

> 1927 年初夏，父亲去世了，死得很突然，没有给母亲和她的三个幼小的孩子（两个儿子，一个 12 岁，一个不足 11 岁，一个女儿，还不到 7 岁）留下一句话。大哥从北方赶回来办了丧事，清理了父亲的遗产：成箱成箱的书籍和手稿存进了当时的东方图书馆，后来都毁于日军的轰炸；坐落在苏州濂溪坊的老宅变卖后，除了给二哥一份，其余都归在母亲和她的三个孩子名下。征得母亲的同意后，他把这笔钱分别存进四家他认为可靠的银行，每月可得利息 60 元，用来支付生活所需。

---

[1] Serve on the committee in charge of the Li Keh Ming Memorial Fund to substitute for Mr. Gee during his absence，PUMC Archive. 李克明，原协和医学院学生，在学习期间病逝。

[2] Meleney HE, Lee CU and Yang CP, Experiments with Anti-Mosquito Measures at Yenching. *China Med. Jour.,* Vol XLII (10) 725-735, 1928.

[3] 杨静波，Yang, Ching-Po，外科学家，协和医学院毕业生（1931），

[4] Letter Mr. Li Moh-Lin, Station Master at Chienmen Station, PUMC Archive.

[5] 李宗蘷 1998 年记述。

对中国的封建大家族制度，大哥深恶痛绝。他认为这种人际关系只能拖累大批有志的青年，滋生一代又一代的游手好闲之徒，成为社会的寄生虫。大哥对胞弟——我们的二哥（编者注：即李宗登）的畸形生活就很看不惯。这个大家族中的种种瓜葛和与之相关的社会关系，他认为不利于小弟妹的健康成长。他建议母亲带三个弟妹去北京和他住在一起。在短短的接触中，大哥赢得了母亲的信赖，她毫不犹豫地接受了这个建议。丧事一完，一家人就取道海路去北京了。

对母亲的毅然北行，议论自然很多。关心母亲的人担心今后母子、婆媳间的关系是否处好。事实证明，处得很好，对大家庭的反感并没有妨碍大哥对小弟妹和继母承担起长兄、长子的责任。我们按绍兴的习惯称母亲为"hg 娘"，他也跟着这样称呼只比他大十岁的继母。母亲的生日是阴历八月初八，和大哥的生日相距只一周，大哥就建议取其中，在阴历十二，母子一起过生日。这些都给予新寡的母亲以很大的安慰。

在协和医学院内科的工作得到肯定，合同续签，继任讲师。

11 月 10 日，代理校长狄维德（Francis R. Dieuaide, 1892-1977[1]）备忘录：

> 续签三年合同，内科讲师（从 1928 年 7 月 1 日始），年薪 Mex. 5100。第一年为学术休假。这一任命是基于李医生表现出的不同凡响的教学能力和作为一个年资低的研究人员在学术上所取得的出色成绩。[2]

12 月 22 日，医学教授委员会通过继任讲师的提议。[3]

---

[1] Francis R. Dieuaide，协和医学院内科主任（1927-1941）。
[2] 备忘录，1927 年 11 月 10 日，"Appointment is based on Dr. Lee's demonstrated ability as a teacher which is above the ordinary and upon his interest and ability as a junior research worker." 协和医学院档案室。
[3] Minutes of the Peking Union Medical College, Medical Faculty Executive Committee, December 22, 1927, PUMC Archive.

1928 年　戊辰　中华民国十七年　三十五岁

北伐战争结束，10 月 10 日，蒋介石任国民政府主席。

1 月，热带病研究受到内科同事的高度评价，计划赴欧洲进修。[1] 1 月 10 日，参加进修面试。面试纪录：

> 李医生叙述了他到伦敦和汉堡学习热带医学的计划，希望在回程中路经美国，访问一些学术机构。此详细计划已得到狄维德医生的批准，送交顾林先生审批。李医生还没到过美国，很希望能有机会到美国去看看那里的研究。家属在进修期间将去苏州，亲家母居住地。[2]

1 月 25 日，向学校提交进修及旅行计划：北京 — 吉隆坡（马来）— 加尔各答 — 孟买 — 开罗 — 罗马 — 巴黎 — 汉堡 — 伦敦 — 威斯利 — 利物浦，美国波士顿 — 纽约 — 巴尔的摩 — 华盛顿 — 那斯维尔 — 新奥尔良 — 巴拿马运河 — 旧金山，回程：东京 — 科比 — 北京[3]。

1 月，参加中华医学会第七次年会，成为《医学指南》编辑委员之一：林宗扬[4]、袁贻瑾、朱恒璧、金宝善、李宗恩[5]。

2 月 15 日，教授执行委员会推荐内科讲师任命，自 7 月 1 日始，年薪 Mex 5100，合同 3 年。[6]

3 月 5 日，梅莱尼医生为出国进修写推荐信：

> 李医生从 1923 年至 1927 年和我一起研究热带病。此间他做了一项重要的研究，首次证明江苏发生的丝虫病是由淡色库蚊（Mosquito Culex Pipiens）传染的。最近，李医生协助本人搜集中国蚊子的标本，现在已有很多种，这一收藏对研究由蚊子传染的疾病有很高的价值。李医生对临床研究也极有建树，并对中国临床医学的发展有不寻常的广阔视角。这一点，他无疑受益于在英国接受的训练，这在中国医生中并不多见。我认为在北京，没有其他教员比李医生能从一年的学术休假中带回给协和更多的价值。[7]

3 月 13 日，以前担任过协和内科系主任的芝加哥大学罗伯逊医生推荐信：

---

[1] 1950 年前，协和教师有每五年到国外进修一次的制度。
[2] Interview with Dr. C. U. Lee, RAC, CMB Inc., Box 89, folder 635.
[3] Proposed Itinerary, PUMC Archive.
[4] 林宗扬，Lim, Chong-Eang，中国第一代微生物学家。1916 年毕业于香港大学医学院，1918 年应伍连德邀请到北京开办中央医院。1922 年获霍普金斯大学公共卫生博士学位，同年到协和医学院细菌科，1930 年升任教授兼系主任，1937-1941 年被任命为协和医学院教务长，成为担任此职务的第一位中国人。1956 年被聘为中华医学杂志英文版名誉顾问。
[5] 《医学指南》，中华医学会，1928 年 1 月 27 日至 2 月 2 日，序言。
[6] Letter from Acting director to Lee, February 15, 1928, PUMC Archive.
[7] Recommendation letter, Meleney to Gee, March 5, 1928, RAC, CMB Inc., Box 89, Folder 635.

李医生是内科系最有前途的中国医生。他在临床和研究方面能力出众,我肯定,他不但会在自己的专业上有所建树,而且会激励他人。我个人认为,在协和的年轻中国医生中,他是最应该得到鼓励和支持的一位。[1]

3月16日,学习计划被批准。[2]

9月14日,离开北京;16日,离开天津,乘船赴上海。

离开上海出国前处理父亲藏书。9月30日,张元济致函李宗恩:

伯纶仁兄大人阁下:

　　昨日奉到书目,检阅一过,从前弟未估价之刻本,不过五十种之谱,无甚精华。今晨韩君惠卿来访,弟询以除去抄本,专取刻本,究竟愿出价若干,劝以并购抄本,再三不允。据称至多不过千元云云,属为转达。谨将书目奉缴,如何之处,祈电示。韩君云候我复音也。专此。敬请台安。

　　　　　　　　　　　　　　　　　　弟张元济顿首十七年九月卅日

附1　李伯纶托售书目:

　　毛抄《汉上易传》《三礼图卷一二》《春秋诸国统记》(待查)《班马字类》《挥麈录》《霍渭厓家训》

　　黄校《周礼郑氏注》《博雅》《国朝名臣事略》《嘉禾志》《郡斋读书志》《韩非子》《徐公文集》《鲁斋先生集》《吕敬夫诗集》《太平乐府》

　　袁刻《大戴礼记》《顾氏文房》《顾氏阳山刻本》(查)海虞程氏复宋刻《居士集》《唐甫里先生集》(昆山严氏复宋刻)《姚舜咨抄》《漫堂随笔》《春秋五论》钱叔宝抄《历代隐逸传》又陆氏《南唐书》

　　稿本《春秋经解集解考正》(陈树华六册)《春秋外传考正》(前人著二册)　昆山吴乔吴江戴笠《流寇长编》　毛子晋《虞乡杂志》钱遵王《述古堂书目》《彭尺木稿本》(三册)沈联芳《邦畿水利集说》陆贻典《渐于集抄本》(一册)

　　袁绶阶抄本《广石经考异》(顾千里校)　吴枚庵抄校《吴越备史》

　　吴匏庵抄本《孟子注疏解经》孙潜夫抄校《五代会要》(查何处人)钱馨宝抄《吴郡图经续记》《学斋占毕》(顾千里抄补)　顾千里临校《新序》《太玄说玄》《范石湖集》明抄本《金兰集稿》(光福人)　吴匏庵抄《芦川词》

　　校本　陆敕先校《群经音义》顾千里校《说文解字》潘文勤校《钟鼎彝器款识》陈硕甫校《国语》惠定宇校《水经注》何义门校《法书要录》毛斧季、陆敕先校《中吴纪闻》二部　沈宝砚校《新唐书纠谬》、又《南华经》、又《扬子法言》　金俊明校《近思录》陈硕甫校《管子》　陈硕甫校《淮南子》何义门校《读书杂抄》　毛斧季校《鲍氏集》钱遵王《皇甫持正集》何义门校《白香山集》　毛子晋校《姚少监集》　贝简香校《徐公文集》徐口发校《苏口永集》宋宾王校《周益公集》(查)、叉校《草堂雅集》　毛斧季校《河岳英灵集》王莲泾校《吴都

---

[1] Recommendation letter Robertson to Gee, March 13, 1928, PUMC Archive.
[2] Recommendation for approval of fellowship, RAC, CMB Inc., Box 89, Folder 635.

文粹》顾千里校《虚斋乐府》。[1]

10月2日 与张元济在九江路十三号如意小饭馆吃饭。张元济记载说：

> 伯纶出一书致予与高翰翁，所售书事相委。余请示以方针，伯纶言前语韩君定价四千番，若减去数百番，亦无不可。余问可否以三千五百为标准，伯纶诺之，并言昔年购书帐尚在苏州，如能觅得，当属家人寄来。余复问韩君昨来言只愿买刻本，是否可分析？伯纶曰可。余问前估之价，刻本(再加入未估者)、抄本约可各得一半，倘从前购进之价，不止此数，当如何？伯纶属余斟酌。余又声明，书存敝公司已自保火险，可无虑，(云尚欠翰翁代款未还，甚歉)惟公司曾声明不能负责，因难免有意外之事，如去岁之战祸者。伯纶谓此非人力所能为，亦无可如何之事。余又问敝馆拟印《丛刊》续集，将来如觅不到善本，拟借印数种。伯纶谓自可照办，并交余书目一册备考。又言其弟字仲文，现在上海，当属异日过访，如通信可寄北京协和医院转递。[2]

10月3日，乘船离开上海。

10月29日国民政府行政院正式办公，30日，卫生部成立。11月8日，刘瑞恒从协和离职任卫生部技术副部长，1929年8月任代理部长，1930年4月任部长。[3]

12月，代表协和医学院赴开罗参加热带病卫生协会百年庆典。顾临致国际热带病卫生协会信（2月14日）：

> 对您邀请北平协和医学院派代表参加开罗12月15–22日举行的热带病卫生组织百年庆典，本人深感荣幸。我决定让我院内科讲师，李宗恩医生代表出席。李医生将联系会议秘书，提交个人信息及论文。[4]

同月，在热带病卫生协会宣读论文，后收入《热带病卫生组织百年庆典论文集》（1932年正式刊出）。1925年在血吸虫病多发区（苏州）搜集钉螺，保存在潮湿低温的沙子中。次年3月，这些钉螺不仅存活，而且一些已被感染血吸虫尾蚴，并可用人工传代，使仓鼠患血吸虫病。这一观察说明，钉螺是血吸虫尾蚴在冬天寒冷干燥的条件下存活的宿主。通过比较单性（25）和双性感染（2）仓鼠之后的病理观察的结果，虫卵所造成较大的组织伤害，而因血吸虫本身释放的毒素引起的组织损伤较轻，不能导致组织坏死。对双性感染（96）和单性感染（18）后血吸虫的计量显示，两性交媾对成虫，特别是雌性，起重要作用。[5]

---

[1] 《张元济全集》第2卷，第26页。
[2] 《张元济全集》第10卷，第257页。
[3] Yip, Ka-che, Health and National Reconstruction in Nationalist China, 44-45.
[4] Letter Greene to Ali El Shamai Pasha, Cairo, Egypt, February 14, 1928, PUMC Archive.
[5] Lee CU, Certain Biological and Pathological Aspects of Schistosomiasis Japonica as Studied in Hamsters (Cricetulus griseus). *D'hygiene, Cairo*, p. 373-386. Dec., 1928. Published 1932.

1929 年 己巳 中华民国十八年 三十六岁

1月7日，到达巴黎，在欧洲学术休假。随即调整进修计划，赴德国深入学习热带病研究新技术。

1月15日，离开巴黎去汉堡，在海洋和热带病研究所（Institute fur Schiffs-und Tropen-krankheiten[1]）学习四个月。部分研究成果收入次年发表的两篇论文。

1. 《从两只马来西亚猴子分离的新线虫类》：在猴子的肠子内找到一个新的线虫类，对其形态、性别、特征进行了详细描述，将此线虫命名为 Subulura malayensis。[2]
2. 《粪类圆线虫研究》：论文用体外模型来查证粪类圆线虫有无在体内自感染——从杆状圆线虫发育成为有感染力的丝状圆线虫。因其结果为阴性，所以对此线圆虫在体内成熟的论点，既不能加以否认，也不能提供支持。[3]

4月17日，狄维德至顾临信：

> 我根据李宗恩医生的要求，推荐延长他的学术休假至1930年1月10日。这是为了让他能够在汉堡皇家热带病研究所完成他的工作，并于10月10日至12月10日上一门年度课程。李医生放弃了到美国进修的计划，我认为是一个明智的决定。他在汉堡研究所工作十分努力，建立了令人满意的关系。他计划和何博礼（Reinhard J.C. Hoeppli）[4]医生一起，经由西伯利亚回国。[5]

7月23日，致格雷格（Allan Gregg, 1890-1957）[6]医生信：

> 好久没有给您写信了。从2月至5月，我一直在汉堡热带病研究所（Hambourg Tropen institute），在 Fulleborn 教授的指导下工作。在他的实验室里，我主要做粪类圆线虫感染的实验研究，从中我学到了一些有用的寄生虫学的研究方法。虽然 Fulleborn 教授没有参与这一工作，他的原创性建议和批判性思维对于具有独立工作能力的人极有启发，不过新手就可能摸不着头脑了。他现在的兴趣主要是对肠虫感染的免疫反应。他的助手，Dr. Hans Vogel 是一个足智多谋的生物学家，善于观察，有希望接替 Fulleborn 教授。
>
> 我于6月初到英国，在 the Wellcome Field Entomological Laboratory 和 Dr.

---

[1] 该所由 Bernhard Nocht 于1900年成立，后更名为 The Bernhard Nocht Institute，下属于德国卫生部，为德国最大的热带病研究所。
[2] Lee CU, Sublura Malayensis N. Sp., A New Nematode from Two Malayan Monkeys. *Zentralblatt f. Bakteriologie, Parasitenkunde u. Infectionskrakheiten*, 116: 169-173, 1930.
[3] Lee CU, Some Observations on Strongyloides Stercoralis. *Archiv für Schiffs- und Tropenhygiene*, 34: 262-274, 1930.
[4] Reinhard J.C. Hoeppli，协和医学院寄生虫学教授，主任（1929-1942，1946-1952）。
[5] Letter Francis K. Dieuaide to Greene, April 17, 1929, PUMC Archive.
[6] Allan Gregg，洛氏基金会医学教育部主任(1919-1951)。

Malcolm MacGregor 一起工作。我一直对鸟疟疾有兴趣，但却无法让英国蚊子咬我的被感染的金丝雀。哈佛的 MacGregor 医生非常热情，使我在此地十分愉快。他一直在研究蚊子，现正在研究人工饲养的影响。我听说 Mark Boyd 医生下周将来这里。

上周二，我参加了伦敦卫生热带病学院的揭幕式，我的导师利珀教授带我参观了这座令人震撼的大厦。

我计划本周末去苏格兰一趟，看看我的母校，格拉斯哥大学。之后，我计划回德国，而不是像我原来计划的那样横跨美国。我已经安排好在 Martini 教授的指导下学习昆虫学。他不但是这一学科的权威，而且是一位最好的老师。我也许会到柏林 Albert Fischer 教授那里几星期，希望学习组织培养，或许对我将来的工作有用途。

我听说何博礼医生计划 12 月中旬启程回京，我那时也正准备回国，刚好同路（经西伯利亚），要是那条线不通，我也许经苏黎世离开欧洲。[1]

8 月 29 日，顾临致李宗恩信：

我高兴地通知你，你学术休假延期两个月的请求已由教授委员会批准了。我们希望你做相应的安排，于 1930 年 1 月 10 日左右回来工作。我会通知主管会计，安排发薪事宜。如果你对薪水的存储有何改变，请及时和主管会计联系。[2]

12 月 16 日，与何晋、寿复乘 ERMLAND 轮船回国，预计 1 月 5 日抵达上海。[3]

是年，发表四篇学术论文。

李宗恩《关于诊断和治疗疟疾的记录》。通过用 Plasmochin 治疗 8 例疟疾的临床观察，对其治疗效果给以肯定，但副作用也有发生。经过对三例疟疾患者的确诊，建议在常规体征和血液检查不能确定的情况下，采用脾穿刺的办法。[4]

胡正详[5]、李宗恩《用于研究黑热病传播的白蛉喂养新技术》。报告一种人工喂养白蛉的实验装置，可同时喂养数十白蛉，并可以此方式，用感染了的脾脏来喂养并感染白蛉，为证实白蛉通过叮咬传染黑热病创造条件。[6]

---

[1] Letter Lee to Gregg, July 23, 1929, PUMC Archive.
[2] Letter Greene to Lee, August 20, 1929, PUMC Archive.
[3] Memo "I am informed through Messrs. Thos. Cook & Son's Hamburg Agency that Dr. and Mrs. CU Lee and child are sailing via the s.s. "ERMLAND" and are due to arrive at Shanghai January 5th. PUMC Archive.
[4] Lee CU Some Notes on the Treatment and Diagnosis of Malaria. *Natl Med Jour China*, 15:38-45, 1929.
[5] 胡正详，Hu, Cheng-Hsiang，中国病理学奠基人。1921 年毕业于美国哈佛大学医学院，1924 年受聘到协和医学院病理科工作，后升任教授、系主任。1947 年复校后第一任教务长。《中华病理学杂志》首任主编。文化大革命中受到迫害，1968 年 11 月 12 日自杀身亡。
[6] Hu CH and Lee CU New Technique for Feeding Sandflies (Phlebotomus) for Experimental Transmission of Kala-azar. *Proc Soc Exp Bio & Med*, 26:227-280, 1929.

胡正详，许德兰、李宗恩《拍打是感染黑热病的因素》。利用以上机置的延伸，作者试图求证拍打白蛉是传染黑热病的一个途径。[1]

李宗恩、Macgregor, M.E.《人工喂蚊的初步改进》。论证人工喂养蚊子的困难可以用在血液中添加微量蜂蜜克服。[2]

---

[1] Hu CH, Huie D, Lee CU, Slapping as Factor in Transmission of Kala-Azar by Sandflies (phlebotomus) *Proc Soc Exp Bio & Med,* 280-284, 1929.
[2] Lee CU and Macgregor ME. Preliminary Note of the Artificial Feeding of Mosquitoes. *Trans Roy Soc Trop Med & Hyg,* 23: 203-204, 1929.

1930年 庚午 中华民国十九年 三十七岁

1月7日，电报通知协和院方，次日将与何博礼乘顺天号离开上海。[1]

1月13日，回到北京。次日，即到协和医学院内科开始工作；[2] 同时把继母与弟妹宗瀛、宗津、宗蘷接来同住。李宗瀛《回忆李宗恩》（未删节版）：

> 从1923年归国到1937年卢沟桥事变后离去，大哥在协和医学院工作了14年，生活得平静而充实；一位可敬的家长，一位勤勉、严谨的科学工作者，一位严肃认真，富有感染力的教师。
>
> 父亲死后我们来到大哥家时都还是孩子，要理解他还嫌太小。印在我们记忆里的只是一些他生活、作息的情况：按时上班，晚上在灯下读书报，周末或者有朋友来，或者和嫂子到朋友家去，有时还去参加舞会。
>
> 协和当时有一个制度：每隔5年教师和学生可以出国1年（多数是去美国），进修或从事科研。1929年大哥轮休去欧洲，大嫂带了孩子回江南了。一年后回到北京就迁至西库司胡同的一座旧王府中。那是一座破旧的大宅院，有两个完全荒芜了的园子，地段特别荒凉。围墙外面有一个在孩子们眼中像是座山的大土堆，那是早年烧毁了的铸造局。为了修理这个园子，大哥提出了很多设想，并带着全家人栽花，植树，建微型的"土高尔夫球场"，一个较小的花园建成了小花园。我珍视那几年在大哥家所受到的教育，彼此尊重，平等待人，注重动手能力的培养，这在我们以后的生活中成为做人的准则。

李宗蘷回忆当年与大哥家同住的情景：

> 第二年，大哥一家回北平了。在西城根买了一处房子，还把妈妈和我们都接了回去。这是一处较小的王府，已经荒置了很久，但格局在那里，经过修整就很漂亮了。大哥是"总设计师"，把一个荒了的内花园平整成有花坛，有亭子，有花径的园子。园内还设计平整了一个小型的羽毛球场，架上网就能打球。还有一个铺设在花径中的高尔夫球场；球是木头的，球门和敲击木球的锤子是哥哥们在设在库房里的木匠间里自己削制的。夏天，一家人都在这里打球或看球。外花园很大，也荒废得太厉害，只能暂时弃置。以后，只有风筝放得太高时，才会把线轴抛过墙，在废弃的荒地里把风筝放得更高。妈妈和嫂子也不是观望者：她们在四合院的游廊里，挂上各色的灯笼，在壁灯上糊了白纱让小哥哥在上面画画。（小哥哥从小被视为有艺术天份的孩子，后来真成了画家）。这个大工程里只有我和侄子是观望者。
>
> 花了一个夏天修成的院落，让大人、小孩都玩了个痛快。
>
> 不久就开学了。哥哥们经母亲同意去住读。我上了离家略远的米市大街小学。大侄儿就读于邻近的汇文小学。只有到星期六、星期天，小花园里才又热闹

---

[1] Telegram "Shuntien leaving Shanghai 8th Hoeppli, Lee." January 7, 1930, PUMC Archive.
[2] Staff record, 1930年1月14日, PUMC Archive.

起来。[1]

回协和医学院后，主持热带病实验室，研究疟疾和血吸虫病。暑期到上海浦东高桥镇进行疟疾的田野调查。

6月7日，顾临致胡医生(Dr. Hou-Ki Hu)介绍信（上海市郊公共卫生部）：

> 我向您介绍李宗恩医生，他在内科负责热带病研究，对由昆虫传播的疾病尤有兴趣。李医生将回家度暑假，想顺便到高桥来一趟，看看是否可以考察疟疾的流行情况。[2]

9月与10月间，尝试用感染了血吸虫的钉螺感染兔子，作为研究血吸虫病的动物模型。[3]

10月3日，担任李克明纪念奖学金委员会成员。[4]

---

[1] 李宗蕖：《留夷集》，第15页。
[2] letter to Dr. Hou-ki Hu, June 7, 1930, PUMC Archive.
[3] Lee CU, Treatment of Schistosomiasis Japonica with Fouadin in Experimental Infected Rabbits. *CMJ*, 46:1169-1178, 1932.
[4] Letter to Lee, October 3, 1930, PUMC Archive.

1931 年　辛未　中华民国二十年　三十八岁

是年 7 月至 8 月间，长江中游大规模水灾。9 月，"九·一八"事变爆发。

仍在协和医学院内科工作。晋升助理教授。2 月 26 日，狄维德医生致顾临备忘录，得到晋升内科助理教授 Assistant Professor of Medicine 的推荐。[1] 3 月 13 日，教授委员会议讨论晋升提议。[2] 顾临 3 月 16 日来函：

> 我荣幸地告诉你，根据教授委员会 1931 年 3 月 13 日会议推荐，你被任命为助理教授，任期从 1931 年 7 月 1 日开始，年薪 Mex 6000。[3]

9 月，应卫生署之邀，到南京参加汉口大水的救灾防疫工作。朱志先《1931 年汉口水灾论述》：

> 1931 年 8 月，长江发生特大洪水。由于 7 月份长江流域降雨量超过常年同期一倍以上，致使江湖河水盈满。8 月，金沙口、岷口、嘉陵江均发生大洪水。当川江洪水东下时，又与中下游洪水相遇，造成全江型洪水。沿江堤防多处溃决，洪灾遍及四川、湖北、湖南、江西、安徽、江苏、河南等省，淹死 14.5 万人。[4]

9 月 20 日，收到代理主任信，坐快车去南京卫生署。[5]

9 月 21 日，顾临电报告知刘瑞恒、何博礼、李宗恩昨日离京。细菌学家紧缺，兰安生（John B Grant，1890-1962）[6] 将解释。[7]

9 月 30 日，顾临致何博礼信（由南京卫生署转）：

> 关于李宗恩医生，情况有些复杂。我希望他能尽快回来，而且实际情况也是如此，狄维德医生已经表示愿意让一位年轻些的医生把他换回来。
>
> 我觉得没有刘（瑞恒）医生的允许，李宗恩医生很难离开。如果李医生觉得他的任务完成了，应该尽一切努力争取刘医生的许可。请把我的意思转告给李医生。[8]

10 月 1 日，接到告知二子寿晋出生的电报：

---

[1] Memo Dieuaide to Greene, February 26, 1931, PUMC Archive.
[2] Docket Committee of Professors, March 13, 1931, PUMC Archive.
[3] Letter Greene (acting director) to Lee, March 16, 1931, PUMC Archive.
[4] 《武汉科技大学学报（社会科学版）》第 16 卷，第一期，第 104 页，2014 年 2 月。
[5] Letter Acting Director to Lee, September 20, 1931, PUMC Archive。
[6] John B Grant，著名公共卫生学家，中国公共卫生事业创始人。协和医学院公共卫生系教授、主任（1921-1934）。
[7] Cablegram from Greene, September 21, 1931, PUMC Archive.
[8] Letter to Hoeppli, September 30, 1931, RAC, CMB Inc. Box 89, Folder 635

南京卫生署李宗恩，男孩今天早晨出生，一切顺利。[1]

11月下旬起，带领协和医学院第二批医疗队赴汉口参加灾后防疫工作。

11月25日，代理院长顾临来信，为到汉口救灾提供100元旅费。[2]

11月26日电报，李宗恩周三夜里离开，请通知Kwan订房间。[3]

11月28日电报，王、李、王安全抵达。[4]

12月16日，协和周刊：

> 临时医院在李宗恩医生的管理下，变得有些像个"小协和"了。[5]

12月26日，协和医学院内科主任来信（汉口，国立救灾委员会，卫生处，湖北办公室转）：

> 我们正在尽一切努力争取让你回来，因为有几位教员患了呼吸道感染，这里的工作越来越忙。我必须于1月21日离开，这会使Hannon[6]医生在1月11日后更忙，他的负担会过重，所以我希望你能在那时回来，至少不迟于13日，帮他管一个病区和负责一些三年级临床课。另外，你有一些做实验用的兔子，再等就不能用了。那样，浪费的就将不只是买兔子的钱，而且还有给它们做实验的时间。我非常希望你能够把手里的工作交给别人，告诉他们我们系没有你的服务将会很困难。[7]

---

[1] Cablegram "CULEE weishengshu Nanking boy born this morning all well", October 1, 1931, PUMC Archive。
[2] Letter Greene to Lee, November 25, 1931, RAC, CMB Inc. Box 89, Folder 635
[3] Cablegram from Greene, November 26, 1931, PUMC Archive.
[4] Cablegram from TF Huang, November 28, 1931, PUMC Archive. 编者按：此三人为协和第二批医疗队。
[5] PUMC Weekly Bulletin, Vol. XXI, No. 15, December 16, 1931" The Wireless Station Hospital, under the charge of Dr. C.U. Lee, has been turned more or less into a small "P.U.M.C. Hospital." PUMC Archive.
[6] Roger, R. Hannon, 协和医学院襄教授（1930-1934）。
[7] Letter to Lee, December 26, 1931, RAC, CMB Inc. Box 89, Folder 635.

1932年 壬申 中华民国二十一年 三十九岁

是年1月,"一·二八"事变爆发。

1月9日,回到协和内科工作。8日顾临致何晋信:

> 昨晚收到黄子方[1]医生电报,李宗恩医生已于昨日晨乘火车从汉口回北平。[2]

1月13日,《协和周刊》:

> 协和医学院最后一批于上周六,1月9日离开武昌,其中有王锡炽[3]医生和李宗恩医生。[4]

9月14日,格雷格日记:

> 讨论系里的人员,李宗恩医生是成熟而且很有价值的一位。[5]

9月,参加中文应用委员会。顾临9月30日来信:

> 请任中文应用委员会委员,主席吴宪,委员林宗扬。[6]

12月17日,复顾临信:

> 接受任命,但如果对中文的全面掌握和写作要求很高,我恐怕难以胜任。[7]

次日,顾临复函:

> 来信收到,关于你的中文写作水平,你本人也许觉得不够好,但我认为你的水平高于我们大部分教职员。[8]

是年,专心热带病学研究,以独立作者发表论文三篇(其中一篇为1928年底参加开罗会议的论文)。

李宗恩《厦门地区蚊子及繁殖习性的田野调查》[9]

李宗恩《Fouadin 治疗血吸虫病兔的效果》。36只血吸虫病兔中,用 Fouadin 治疗15只的结果显示,Fouadin 有暂时的缓解作用,肌肉注射比静脉注射的效果稍好,但就

---

[1] 黄子方,Huang Tsefang,时任北京卫生局主任,国立上海医学院公共卫生教授。
[2] Letter Greene to Mrs. Lee, January 8. 1932, PUMC Archive.
[3] 王锡炽,Wang, Sih Tse, 著名医学家,哈弗大学医学博士,协和医院院长(1934-1946)。
[4] PUMC Weekly Bulletin, Vol XXI, No. 19, January 13, 1932. 编者注:最后一批指救灾人员。
[5] Dr. Allan Gregg's diary, September 14, 1932, RAC, CMB Inc., Box 89, Folder 635.
[6] Letter Freene to Lee, September 30, 1932, PUMC Archive.
[7] Letter Lee to Greene, December 17, 1932, PUMC Archive.
[8] Letter Greene to Lee, December 18, 1932, PUMC Archive.
[9] Lee CU, A Survey of the Mosquitoes and Their Breeding Habits in the Amoy Region. Marine Biol Assn China, 1st Annual Report, Oct. 1932.

总体治疗效果而言，仍非最佳治疗药物。[1]

---

[1] Lee CU, Treatment of Schistosomiasis Japonica with Fouadin in Experimental Infected Rabbits. *CMJ*, 46:1169-1178, 1932.

1933 年　癸酉　中华民国二十二年　　四十岁

继续在协和医学院内科从事教学、临床与热带病学研究，并参与其他工作。

6月15日，收到顾临来信，继任李克明纪念奖学金委员会成员。[1]

7月6日，顾临来信咨询有关李涛写的小册子《各国的医学教育》。[2]

8月1日，应顾临之请，参与顾谦吉中译本《人与医学》的校对。顾临来信：

> 顾谦吉先生[3]刚给我打电话，告诉我他正准备影印他的翻译。姜医生告诉我他只读了其中一小部分，我想问一下你是否看了其余的部分。我觉得姜医生最好看一下到现在为止完成的所有内容。我想也许你可以最近和姜医生见个面，把这件事和他商量一下。[4]

1935年11月11日胡适序：

> 一九三三年，北平协和医学校代理校长顾临先生同我商量，要寻一个人翻译西格里斯博士(Henry S. Sigerist)的"人与医学"（Man and Medicine），恰好那时顾谦吉先生愿意担任这件工作，我就推荐他去做。我本来希望中基会的编译委员会可以负担翻译的费用，不幸那时编委会没有余力，就由顾临先生个人担负这部译本的稿费。
>
> 顾谦吉先生是学农学的，他虽然学过生物学生理学解剖学，却不是学医学的内行。他翻译此书时，曾得着协和医学校的几位教授的帮助。李宗恩大夫和姜体仁先生曾校读译本全稿，给了译者最多的助力。[5]

10月，受林可胜之邀，任其率领的协和军医训练队顾问。《国防医学院院史》记载了林可胜和协和救护队：

> 1933年5月，日军进犯古长城，林可胜带领学生救护队参加了华北红十字救护总队，到古北口进行战地救护。[6]

10月6日，协和医学院代理主任狄维德来信：

> 经林可胜医生推荐，任命你为军医训练队顾问一年。[7]

10月9日，致狄维德信，接受任命。[8]

---

[1] Letter Greene to Lee, June 15, 1933, PUMC Archive.
[2] Letter from R.S. Greene to C.U. Lee (inquiry about Dr. Lee Tao's 李涛 pamphlet on "Medical Education in Various countries", PUMC Archive.
[3] 顾谦吉，近代著名学者、翻译家、畜牧学家。
[4] Letter Greene to Lee, August 1, 1933, PUMC Archive.
[5] 胡适序《人与医学》，新中学文库。
[6] 《国防医学院院史》，第596页。
[7] Letter Dieuaide to Lee, October 6, 1933, PUMC Archive.
[8] Letter Lee to Dieuaide, October 9, 1933, PUMC Archive.

1934 年 甲戌 中华民国二十三年 四十一岁

继续在协和内科教学、临床、研究热带病。参与协和医学院的中文应用委员会和医史编审工作。

1月16日，顾临信，感谢对李涛的《各国的医学教育》提出的建设性意见。[1]

4月12日，顾临信，请继任中文应用委员会委员一年。[2]

4月3日，三子李寿白出生。次日，Eastman致顾临信：

【李宗恩】儿子于4月3日出生。[3]

6月，前往江苏清江浦调研黑热病。顾临6月8日致狄维德信：

不久前，李宗恩医生和袁贻瑾医生告诉我他们想到中央卫生实验站看看黑热病的工作。刘（瑞恒）医生认为袁贻瑾医生也许可以花6周时间，如批准，刘医生将支付他的旅费。

至于李宗恩医生能呆多长时间还不能确定，也许只有几天，也许两到三周。如果访问在四周以下，刘医生觉得他不能支付李宗恩医生的旅费，在我看来，他这样做是有道理的。

刘医生告诉我，即使是短期访问，他也希望李医生能来一趟，但前提是中央卫生实验站不承担费用。

我认为这个决定应该由你来做。对学校是否应该支付李医生短期访问的费用，本人没有确定意见。但认为，如果可能的话，这笔钱应该由系里支出。[4]

6月26日，狄维德致金医生[5]信，"李医生已经南下了。"[6]

10月1-7日 远东热带医学会第九次大会在南京举行，李宗恩任华北区秘书，参与组织筹备工作。[7]

指导学生研究黑热病的临床诊断和治疗，计划第二年学术休假。

是年，在《中华医学杂志》发表论文两篇。原中文摘要如下：

《尿素斯锑巴民(Urea-stibamine)与新斯锑波山(Neostibosan)对于黑热病治疗效力之比较》，作者：北平协和医学院内科系 瞿承方 李宗恩。原文摘要如下：

据考查九十五病例经过 Neostibosan 治疗，六十三例经过 Urea-stibamine 治疗，及十八例经过以上二种药剂先后治疗，所得结论如下：Urea-stibamine 之效

---

[1] Letter Greene to Lee, January 16, 1934, PUMC Archive.
[2] Letter Greene to Lee, January 16 & April 12, 1934, PUMC Archive.
[3] Announcement Eastman to Greene, April 4, 1934, PUMC Archive.
[4] Letter Greene to Dieuaide, June 8, 1934, PUMC Archive.
[5] 金铸，Tze King, 协和医学院耳鼻喉科医生（1921-1940）。
[6] Letter Dieuaide to King, June 26, 1934, PUMC Archive.
[7] 《远东热带医学会第九届大会昨日在京开幕》，《申报》1934年10月04日 第9版。

力强于 Neostibosan，然其毒性亦较猛，肾之刺激及血流偏向均叫常见；类似过敏反应状及带状疱疹亦只见于此药治疗中，惟经此药治疗者咸获愈。反之经 Neostibosan 治疗而不获愈者，凡十一例。[1]

《黑热病初期之临诊现象》，作者：北平协和医学院内科系 钟惠澜，李宗恩。原文摘要如下：

> 据考查五十例初期黑热病所得之结论如下：黑热病之初起为潜伏，或忽然而生。其最普通之病征为发热、软弱、畏寒、盗汗、厌食、头痛、咳嗽、便秘、体量减轻、腹泻、鼻衄、腹胀、及流鼻涕等。初期患者，有时除感觉软弱不适、或厌食腹泻外，并无异常之处，故诊断实不可能，甚至发热及其他病征已显然时，验血及身体检查恒无变态。势须屡经刺脾及刺肝之查验，以及取验骨髓与淋巴腺，然后其诊断始可定。一经诊定，其治疗则甚易焉。[2]

12月12日，狄维德致代理院长备忘录：

> 明年学术进修人员：Arthur P. Black 医生[3]，李宗恩医生，汪国铮[4]医生，朱宪彝[5]医生。[6]

---

[1] 《中华医学杂志》第20卷第4期，第554页，1934年。
[2] 《中华医学杂志》第20卷第4期，第554页，1934年。
[3] Arthur P. Black, 协和医学院儿科襄教授，主任（1931-1936）。
[4] 汪国铮，Wang, Kuo-Chen, 协和医学院放射科助理教授（1929-1942）。
[5] 朱宪彝，Chu, Hsien-I, 协和医学院内科教授（1930-1942，1950-）。
[6] Memo Dieuaide to Acting Director, December 12, 1934, PUMC Archive.

1935年 乙亥 中华民国二十四年 四十二岁

是年，中国工农红军长征抵达陕北。"一二·九"爱国学生运动爆发。

3月，获知晋升为协和医学院内科襄教授。受院长顾临之命，作为其代表赴南京参加医学教育委员会会议。3月25日，系主任傅瑞思医生致顾临备忘录：

> 推荐李宗恩医生为内科襄教授，任期四年，年薪 $7,000。按照规定，李医生在任此职务的第一年将出国学术休假，大约1935年12月1日始，为期八个月，包括旅程。[1]

3月30日，顾临来函：

> 你也许听说，医学教育委员会将于4月4日在南京开会，4月3日可能还有一个会。本来我准备参加，但院里的要紧事务不能让我脱身。你能替我去开会吗？我正在问教育部准许你替我去。傅瑞思医生告诉我，如果你愿意去，你们系会同意的。所以我十分希望你能同意。
>
> 你能来商量一下此事吗？我觉得不能晚于下周一，1号出发，要能和林可胜和陈志潜两位医生一起走会更好。[2]

3月31日，再接顾临来信：

> 关于我昨天写给你的信中提到的去南京参加4月4日举行的医学教育委员会会议，我附上刚接到的教育部电报，你替我出席的请求已被批准。我希望你同意去，而且联系了林可胜医生，看你是否可能和他在今天下午一起去南京。如果你不能和他同行，我希望你想办法明天走。
>
> 我主要的想法是，任何新的规定都应该允许高等学校对自己的运作和形式有足够的自由。你应该带一份我们的通知，请尽你的努力防止接受任何妨碍我们一贯实行的教学制度的规定，至少能让我们商量一下再做答复。[3]

4月1日，顾临就旅费事致 Mr. Bradfield 信。

> 我没有告诉他应该坐几等车厢，根据他的级别，我们应该支付一等车厢的费用。[4]

4月1日，院长致卫生署电报：李和林将一起到达。[5]

7月起，以内科襄教授继续在协和医学院教书、临床，并从事黑热病的实验室研

---

[1] Memo, Frazier to Greene, March 25, 1935, PUMC Archive.
[2] Letter Greene to Lee, March 30, 1935, PUMC Archive.
[3] Letter Greene to Lee, March 31, 1935, PUMC Archive.
[4] Memo Greene to Mr. Bradfield, April 1, 1935, PUMC Archive.
[5] Telegraph from the director's office, April 1, 1935, PUMC Archive.

究与田野考察。顾临 4 月 19 日来信：

> 我荣幸地通知你，经教授委员会 1935 年 4 月 18 日推荐，从 1935 年 7 月 1 日起，你将晋升为内科襄教授，年薪相当于 7000（北平圆）。[1]

7 月 12 日，系主任傅瑞思致林可胜（代理主任）医生信：

> 刘瑞恒医生报告，在清江浦的国立卫生署最近报告，近来黑热病的流行越发严重，请求李宗恩医生能亲临视察，对情况给予评估。李医生已经准备启程，我咨询您能否支付此行的旅费。如果可以，李医生计划周日，7 月 14 日离平，约 1935 年 7 月 31 日左右回来。[2]

7 月 12 日，致南京卫生署刘瑞恒医生电报，告知李宗恩 7 月 15 日启程。[3]

7 月 13 日，林可胜致刘瑞恒信：

> 如果可能，我们希望李医生 7 月 31 日能回来，除非您急需他的服务。事实上，8 月 1 日之后，李医生将是内科唯一的资深医生了，没有他，我们将会很困难的。
>
> 我祝贺您对黑热病的研究取得了重要成果，李医生很高兴能有机会南下。我们已经安排支付他的往返旅费。我想您会安排他在那里的所需的其他费用。[4]

10 月起，安排学术休假。

10 月 5 日，狄维德致马士敦(J. Preston Maxwell)[5]信：

> 根据我们最近的谈话，我想重提去年决定的推荐李宗恩医生出国进修的计划。李医生与他的研究领域的工作保持紧密联系非常重要。我建议他从 12 月 15 日开始学术休假，约 7 个半月的时间。因为内科系的需要，李医生必须在 8 月 1 日回来工作。
>
> 李医生还没有机会去美国了解与他的领域有关的研究。建议他参观热带病研究中心：日本京都；美国旧金山、新奥尔良、那斯维尔、芝加哥、波士顿、纽约、费城、巴尔的摩、华盛顿，如时间允许，还可以去多伦多和蒙特利尔。李医生希望去波多黎各和巴拿马。我觉得他可以在回程中安排走巴拿马运河，至于波多黎各，则要取决于那里的热带病学院的研究价值了。具体安排将由合理的路线和花费来决定。[6]

---

[1] Letter Greene to Lee, April 19, 1935, PUMC Archive.
[2] Memo Frazier to R. K. S. Lim (Acting Director), July 12, 1935, PUMC Archive.
[3] Cable to Dr. J. Heng Liu, July 12, 1935, PUMC Archive.
[4] Letter Lim to Liu, July 13, 1935, PUMC Archive.
[5] J. Preston Maxwell, 协和医学院妇产科教授、主任（1919-1936）。
[6] Letter Dr. Dieuaide to Dr. Maxwell, October 5, 1935, PUMC Archive.

11月20日，协和医学院秘书长福美龄（Mary E. Ferguson）[1]《备忘录》：

> 李宗恩医生，内科襄教授，被批准到美国学术休假，将乘胡佛总统号于1月15日抵达旧金山，在美国6到7个月的时间。其间，他将参观新奥尔良、那斯维尔、芝加哥、巴尔的摩、纽约、波士顿等他有兴趣的地方。他计划回程中经巴拿马和波多黎各。
>
> 作为一个资深的医学教授，李医生有全权计划他的旅程。[2]

12月12日，学术休假行程单：

> 1935年12月17日离开北平，12月25日乘胡佛总统号离开上海，1936年1月3日离开Yokohanne，1月15日到达旧金山。约2月底到纽约。[3]

是年，发表四篇学术论文。

李宗恩、诸福棠[4]《尿素斯锑巴民 (Urea-stibamine) 与新斯锑波山(Neostibosan)对于黑热病治疗效力之比较》。本文为前一年发表的同名摘要的完整英文学术论文，总结了协和内科在过去六年中用两种锑剂治疗95位黑热病患者的经验：（1）儿童和成人的用药剂量；（2）Urea-stibamine药效高，但毒性也大；（3）停药后必须观察至少7个月至一年才能确认治愈；（4）未来的药物治疗有赖于改进的有机五价锑剂，毒性低但需保持与Urea-stibamine同样的药效。[5]

李宗恩、钟惠澜《黑热病初期之临诊现象》。本文为前一年发表的同名摘要的完整英文学术论文，总结了协和内科在过去14年（至1934年6月）收治的394位黑热病患者中，51位为黑热病初期（两个月内）并受过教育且表达清楚的。作者对他们的病例进行了总结：（1）患黑热病与年龄无关，也没有明显的诱发因素；（2）初期临床症状不明显，有的疑似伤寒，也有突发症状的；（3）早期症状一般为发烧，儿童会有淋巴结肿大，也许有呼吸道感染（4）黑热病的典型症状为：肝脾肿大、淋巴细胞减少和蛋白沉淀异常，这些指征在发病初期均不明显，因此很难确诊。需鉴别的疾病包括：结核、疟疾、伤寒和不规则发烧。因此，如果病人间歇发热，进行性淋巴细胞减少，就有患黑热病的可能；（5）如能早期诊断，病人一般对治疗反应良好。[6]

---

[1] Mary E. Ferguson, 协和医学院秘书长（1932-1951）。
[2] Letter from M. E. Ferguson, regarding Dr. C. U. Lee – Leave of absence, RAC, CMB Inc. Box 89, Folder 635.
[3] Form for the leave of absence, December 12, 1935, PUMC Archive.
[4] 诸福棠, Chu, Fu-Tang, 儿科学家，协和医学院毕业生（1927），协和医学院儿科襄教授（1927-1942，1950-），协和医学院董事（1948-1952）。
[5] Lee CU and Chu CF, Relative Value of Urea-Stibamine and Neostibosan iin Treatment of Kala-Azar. *CMJ*, 49:328-339, 1935.
[6] Lee CU and Chung HL, A Clinical Study of the Early Manifestations of Chinese Kala-Azar. *CMJ*, 49: 1281-1300, 1935.

李宗恩、朱宪彝《一项在体外培养血吸虫的简单技术》。长期在体外培养血吸虫是研究其生长过程和药物研究必需的技术，但此前最长只能在体外培养 21 天。我们发明了一种密封的玻璃培养皿，可延长血吸虫存活时间至 75 天，而且可以随时进行显微镜观察。[1]

钟惠澜、李宗恩《囊虫病的中枢神经系统症状》。在协和医院收治的 22 例囊虫病人中，10 例有中枢症状，如癫痫、昏迷、视力下降、头痛、失眠、抑郁、幻觉、嗜睡、歇斯底里等。详录了 10 个病例并回顾了文献中囊虫病的中枢症状。[2]

---

[1] Lee CU and Chu HJ. Simple Technique for Studying Schistocome Worms In Vitro. *Proc Soc Exp Biol Med*, 32: 1397, 1935.

[2] Chung HL and Lee CU Cysticercus Cellulosae in Man with Special Reference to Involvement of Central Nervous System. *CMJ*, 49:429-445, 1935.

1936年 丙子 中华民国二十五年 四十三岁

1月至7月，在美国学术进修。8月回到协和内科工作。7月23日，皮尔斯致Dr. Brown信：

> 李宗恩医生于7月10日从旧金山坐胡佛总统号，预计7月27日到上海。[1]

8月2日，从南京发电报："李宗恩将于周日到达"。[2]

8月5日，员工会计室备忘录：

> 李医生于7月28日到达上海，8月2日到北京，8月3日开始工作。家庭住址：东城马市大街二号方宅轩。[3]

8月14日，吴宪来信咨询，是否可以恢复李克明纪念奖学金委员会主席职务（学术休假期间由施锡恩[4]医生代理）。[5]

是年，与王季午[6]发表《输血后疟疾与回归热》。在过去的10年里，协和医院有3700位病人接受输血治疗，其中54位感染良性间日疟，6位感染回归热。一位接受输血的孕妇，其胎儿因感染回归热在出生不久后便死亡。尽管很难，但对献血者应该仔细筛选，尽量避免悲剧的发生。如病人在输血后有发热症状，应该检查是否有感染疟疾和回归热的可能。[7]

---

[1] Letter Pearce to Dr. T. Brown, July 23, 1936, PUMC Archive.
[2] Telegraph sent from Nanking by CU. Lee arriving Sunday morning, August 2, 1936, PUMC Archive.
[3] Memo from Staff Pay Office, August 5, 1936, PUMC Archive.
[4] 施锡恩，Shih His-En，泌尿外科专家，协和医学院毕业生（1929），泌尿科助理教授（1929-1937）。
[5] Note from Wu Hsien, acting director, August 14, 1936, PUMC Archive.
[6] 王季午，Wang, Chi-Wu，传染病学家，内科学家，医学教育家。协和医学院毕业生（1934），国立贵阳医学院内科主任，浙江大学医学院院长。
[7] Wang CW and Lee CU, Malaria and Relapsing Fever Following Blood Transfusion —Including the report of a case of congenital transmission of relapsing fever. *CMJ*, 50: 241, 1936.

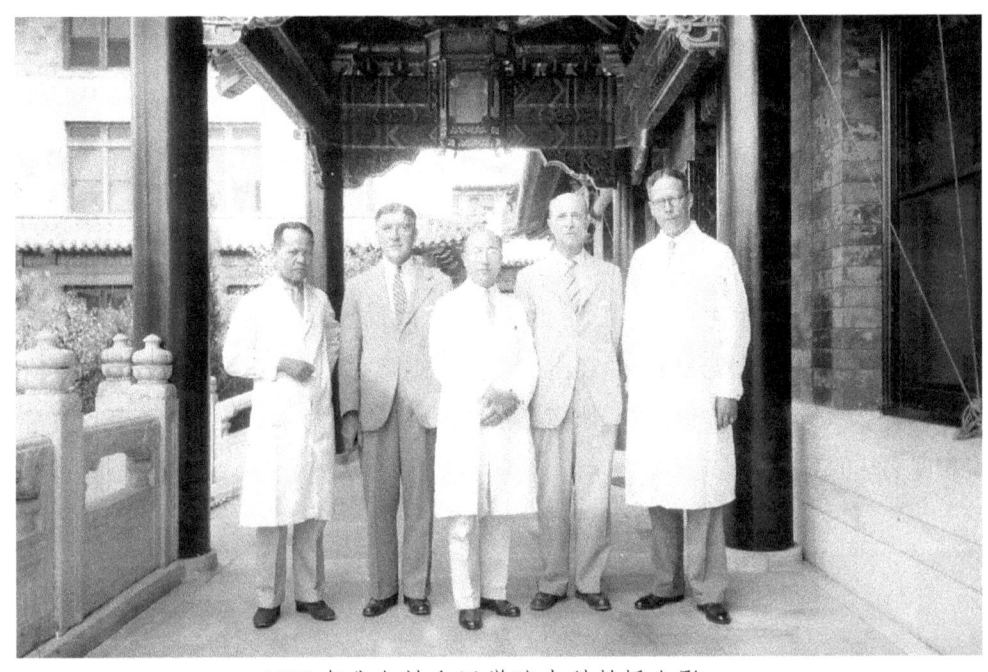

1930年代与协和医学院内科教授合影

卷三 1937—1946 年

1937 年　丁丑　中华民国二十六年　　四十四岁

是年 7 月 7 日，卢沟桥事变，抗日战争爆发。

8 月 13 日，淞沪会战。

9 月 22 日，国民政府公布中共中央交付的《中国共产党为公布国共合作宣言》，抗日民族统一战线正式形成。

11 月 17 日，国防最高会议决议国民政府移驻重庆。

1 月至 5 月，仍在协和医学院从事医学教学、黑热病研究和内科诊疗。

发表《北平的犬黑热病》，首次报告了在北平确诊的两条感染黑热病犬及被其中一条感染的一个 5 岁 8 个月的患儿。[1]

6 月，奉教育部令至汉口筹备国立武昌医学院。《筹备国立贵阳医学院之经过》：

> 国立贵阳医学院虽然表面上是本年一月十一日由行政院会议通过，可是研究它的因素——也可说是根苗，却是比较的早。在二十六年六月兄弟在汉口时，即已奉得教育部的命令，着手筹备国立武昌医学院，当时各事均弄得颇有头绪。[2]

7 月初，应邀赴南京。7 日，卢沟桥事变，滞留南京。汤佩松[3]《为接朝霞顾夕阳》：

> 1937 年 7 月的第一个星期，应当时教育部王世杰部长邀请，我到南京去和协和医院的李宗恩教授、北平护士学校的杨崇瑞[4]校长和已在南京卫生部的朱章赓[5]，共同讨论决定在武汉大学成立一个医学院。教育部并指派我们四人为筹备委员，另有一位稍后再决定。我记得十分清楚，由于华北形势动荡，人心不安，

---

[1] Lee CU, Canine leishmaniasis in Peiping. A preliminary report. *CMJ*, 51:951, June 1937.
[2] 1938 年 3 月 6 日在贵州省政府纪念周讲演稿，贵州档案馆档案，卷号 510。
[3] 汤佩松，生物化学家，中国植物生理学奠基人，第一届中央研究院院士。
[4] 杨崇瑞，Yang, Marion，妇产科医生，医学教育家，中国近代妇幼卫生事业创始人。
[5] 朱章赓，Chu, Chang-Keng, 公共卫生学家，协和医学院毕业（1929），耶鲁大学公共卫生博士（1934），中央卫生设施实验处卫生教育系主任（1934），卫生署中央实验院院长（1934），联合国世界卫生组织卫生行政组主任（1950），北京医学院副院长（1963），中华医学会副会长（1975）。

我们的会议只好草草结束，各回原校分头筹备。[1]

7月13日，成为协和医学院规划委员会成员。 董事会执行委员会决议：

> 规划委员会成立，由胡恒德院长任主席，委员为谢元甫[2]医生、林宗扬医生、林可胜医生、李宗恩医生和吴宪博士。该委员会成立的目的：
>
> 1. 评审协和医学院与外院组织合作的申请，包括政府或私人机构；
> 2. 寻求有益的项目。如在协和财政预算以外，可争取资助；
> 3. 与各科主任协调，在不影响财政平衡的情况下，协助制定协和的教育政策；
> 4. 向教务处报告此类申请的详细评审意见。[3]

8月，因交通阻断，仍滞留南京。 8月1日、31日自卫生署致电协和医学院教务长林宗扬。[4]

8月13日，淞沪战役爆发。受红十字会之邀前往上海，在沪西的忆定盘路中西女中[5]筹办难民医院。

李宗瀛《回忆李宗恩》（删节版）：

> 战争爆发的时候，宗恩正在南方。"八一三"前后，他到了上海，被迫留在了上海。他没有把时间白白消耗在等待之中。应中华医学会之邀，他在上海筹办了一个临时的难民医院。院址设在中西女中（现在的第三女中）内。这是一所战火西移之前不可能开学的教会学校，日本军方对这类学校毕竟还是有所顾忌的，不至于大肆骚扰。选择了合适的地点之后，宗恩很快就在当时在上海的同辈和学生之间，搭起了一个医疗班子。非专业的人手更是召之即来：弟弟、堂弟参加了膳食与器材、敷料的供应和消毒工作；宗蕖那样未受专门护理的女孩子，就进入病房，为伤病的难民擦洗、铺床、喂水喂饭、代写家信。对所有专业或非专业的义务人员，宗恩的要求同样严格，一切医疗、护理工作都必须按正规医院的秩序进行。大场撤退以后，办了三个月的这所难民医院停办了。

李宗蕖回忆：

> 最初大哥让我到手术室学习做护士，我不留神把已用过的止血钳和干净的放在了一起，正巧被大哥看见。他立即斥责说："这怎么行？会让伤口感染的！"

---

[1]《资深院士回忆录》第一卷，第60页。
[2] 谢元甫，Char, George Y，泌尿外科专家，协和医学院教授（1920-1942）。
[3] Meeting Minutes, Board of Trustees Executive Committee, July 13, 1937, RAC, CMB, Inc. Box 112, Folder 807.
[4] Radiograms to Dean's office, August 1 and 31, 1937. PUMC Archive.
[5] 中西女中，McTyeire School，为1892年由美国传教士创办的一所教会女子学校。现为上海第三女子中学，上海江苏路213号。

随即让我去给难民代写家信,无论我怎么分辨都无济于事。[1]

9月20日,在上海与兰安生医生谈话,兰安生日记记载:

> 李宗恩,协和内科二把手,新建国立武汉医学院院长,来打听协和医学院的消息。他计划一周后回去,但要先把他在 McTyeire School 组建的一个800张床的难民医院料理好、交与他人负责。[2]

9月22日,兰安生参观难民医院。兰安生医生日记:

> 参观由李宗恩医生领导的,在 McTyeire 学校办的一个难民医院。[3]

9月25日,从上海启程北上。9月20日,致电胡恒德院长:

> 请告知胡恒德,李宗恩医生将在25日左右乘顺天号启程。[4]

10月6日,回到北平。狄维德医生致教务主任信:

> 本报告证实你已经听说的传闻,李宗恩医生在不可避免地滞留在南方之后,于1937年10月6日返回北平。[5]

10月8日,因卫生部要求,考虑南下武昌组建新医学院。与胡恒德院长的谈话记录:

> 刘瑞恒于两周前接任卫生部长,军事委员会委员,目前正在召集协和同仁为中央政府提供服务。李宗恩本人被要求尽快去武昌组建一个新的医学院,他因事先说好回协和内科主持工作还没有同意,不过感到压力很大,正在考虑中。[6]

李宗瀛《回忆李宗恩》(删节版):

> 宗恩在医院初具规模时回北平去了。他面对着一个重要的选择。协和在1937年上半年开始它的"本地化"方案。成立了一个计划委员会。芦沟桥事变以后,宗恩升为教授并成为这个计划委员会的委员之一。院方的意思是要他留在北平,象燕京大学那样,在美国国旗的荫庇之下,继续把协和办下去。尽管那里有着宗恩视为生命的实验室,有着他尚未完成的课题研究,有着他胜任的职务与熟悉的环境,但他说过他决不能在日军的铁蹄下工作。

11月7日,离职3个月的申请被批准。狄维德致教务主任信:

---

[1] 编者采访,2000年,上海。
[2] John B Grant Diary, September 20, 1937, RAC. CMB, Inc. Box 112, Folder 807.
[3] John B Grant Diary, September 22, 1937, RAC.
[4] Inter-department correspondence from Controller to the Director. September, 20, 1937. PUMC Archive.
[5] Inter-department correspondence from Dieuaide to the Dean. October 9, 1937. PUMC Archive.
[6] Excerpt: HS Houghton to E.C. Lobenstine, Oct. 11, 1937, RAC, CMB, Inc. Box 89, Folder 635.

> 根据协议，批准李宗恩医生离职，预付 3 个月工资，以后事宜，待离职期 3 个月过后再定。¹

11 月 19 日，离开北平南下。据代理院长娄克斯（Harod H. Loucks²）次年 4 月 7 日来函：

> 你去年 11 月离开协和的时候，我们的理解是，你将从 11 月 19 日离开的那天开始带薪离职 3 个月，如果你 3 个月过后不能返回，你的职位将根据那时的情况再定。³

12 月中旬，绕道香港飞抵武汉。《筹备国立贵阳医学院之经过》：

> 不幸沪战发作，兄弟因为职责——医师——的关系连忙赶到上海去办理救护事业，一直拖挨到十月左右。在这时期，还接到教育部的电报，说经费仍是固定，催促赴汉。可是因为兄弟原在北平协和医学院供职，有许多教务事务，须待本人前去处理，于是赴平一趟，等到处理好了，上海已是陷落，只好绕道香港，来到武汉，此时是十二月半光景，南京、芜湖均已失守，武汉已经变成了国防上之第一前线，在这样局面之下，武汉已失去了开办医学院的意义，于是有在贵阳成立医学院的提议，挪用原来的经费，开办现在的贵阳医学院，所以有提了当的说，贵阳医学院和武昌医学院，在历史上是有关系的。⁴

李宗瀛《回忆李宗恩》（删节版）：

> 他把妻子和三个孩子托给朋友，只身南下，在深秋季节到达武汉，准备筹办武汉医学院。南京政府的教育部长王世杰是宗恩留英时的同学。战前，王曾提出要宗恩去武汉办医学院，宗恩未答应。而等他到武汉时，南京早已沦陷，武汉也岌岌可危。教育部又紧急决定让宗恩去贵阳筹备创建贵阳医学院，原来给武医的拨款，转给贵医筹委会。宗恩毫不踌躇地接受了这一千头万绪正无从着手的任务。
>
> 我也在那时到达了武汉。假期开始我就住在大哥家，把大嫂和孩子们护送至天津安顿好，我就决定南下，经青岛、济南到南京，找了一份战时的工作，随工作组辗转到了武汉。一天，大哥出现在我面前，说是急需我这个帮手，助他应急应变。教育部筹办贵医，为的是接受从战区来的医学生，使他们不至辍学。五个年级，九个班级，课程照旧，要同时开课，按时毕业。从作出决定之日到招收新生，筹建时间只有五个月，其艰巨与困难可以想见。宗恩接受了这一挑战。

---

1 Inter-department correspondence from Dieuaide to the Dean, November 7, 1937. PUMC Archive.
2 Harod H. Loucks，协和医学院外科教授、系主任（1922-1942，1949-1950），洛克菲勒基金会考察团（1946 年）成员，中华医学基金会驻华代表（1947-1951）。
3 Letter Loucks to Lee, April 7, 1938, PUMC Archive.
4 贵州省档案馆档案，卷号 510。

12月30日，受教育部之聘，出任国立贵阳医学院院长，筹备委员会主任。教育部长王世杰手书：

> 聘李宗恩先生为国立贵阳医学院院长并该院筹备委员会筹备主任。[1]

12月31日，王世杰签发教育部聘任书第一三一号：

> 兹聘任：执事为国立贵阳医学院院长，此致李宗恩先生。部长 王世杰[2]

《国立贵阳医学院院史》：

> 民国廿六年抗战军兴，中央政府有鉴于医药人才之缺乏，为谋战时急切之需，并树立西南之医学基础，救济沦陷区医学生之学业，乃有设立贵阳医学院之议，至十二月卅一日教育部聘任李宗恩、朱章赓、杨崇瑞三人为国立贵阳医学院筹备委员，并指定李宗恩为主任委员。[3]

《我与协和医学院》：

> 一九三七年抗日战争爆发以后，我的美梦被扰乱了。那时日本人的凶残无理，打击了我的自尊心。又想到日本人来了以后，我的"事业"将无从开展，于是对个人的前途有了顾虑，遂另找出路，远走贵阳办学。[4]

---

[1] 中国第二历史档案馆存。
[2] 中国第二历史档案馆，档目独叁柒5。
[3] 《国立贵阳医学院院刊》（以下简称《院刊》）第34期，第2、3页，1941年10月16日。
[4] 《人民日报》1952年1月9日。

1938年 戊寅 中华民国二十七年 四十五岁

1月1日，国立贵阳医学院筹备委员会在汉口成立。《国立贵阳医学院院史》：

> 廿七年元月一日筹备委员会在汉口成立，并由教育部加聘张志韩[1]、杭立武[2]二人为筹备委员，延聘师资，举办招生，关于院舍及教学设备等重大问题，均得顺利进行。初由教育部令饬移用国立武昌医学院筹备费十六万元，按七折计十一万二千元，为本学院筹备费。又令饬接收北平第一助产学校武昌办事处。于一月中旬至二月初旬，分别在汉口、重庆、西安、长沙、贵阳五处设招生处，招收战区退出之医学生及护士助产学生，共计登记者约三百人，除贵阳区外，均由各招生处负责输送入黔。

1月10日，在汉口主持国立武昌医学院筹备委员会第三次会议，报告筹备武昌医学院的核定经费移拨筹备贵阳医学院之用：

> 出席人：李宗恩、金宝善、王星拱、黄建中、周天放、尹天勋（代）、杨崇瑞、汤佩松、朱章赓
> 主席：李宗恩
> 本会成立后，在南京举行会议两次，本人即赴沪。适逢沪战展开，乃办理救护工作，嗣后曾返北平协和医学院处理所任教学事宜，本会事宜即请由朱委员全权代表，旋得朱委员函告经费仍照常拨给，乃由平赴津候船经由香港乘飞机来汉。故时间方面稽延甚久。关于筹备情形请朱委员报告。
> 朱委员章赓报告：抗战开始后，所有新事业经部令一律暂停进行，惟武昌医学院因经王部长向政府申述理由后业能邀准照常拨给经费，继续进行，故筹备费为顺利自二六年九月份起照七折核发，现已发至十月份，十月份以后一律未发，故函告本主任并秉承王部长意见积极筹备尤以实习医院应与鄂省府商妥建筑，本会拨筑该医院迄未起建。
> 主席报告，教育部指令武昌医学院暂停筹备，所以核定经费由国立贵阳医学院移拨借用。[3]

1月11日，行政院通过成立国立贵阳医学院。《筹备国立贵阳医学院之经过》：

> 国立贵阳医学院虽然表面上是本年一月十一日由行政院会议通过，可是研究它的因素——也可说是根苗，却是比较的早。

委托汤佩松负责汉口招生办事处一干事宜；自己与齐登科等带领学生从武汉出发，路经重庆，转抵贵阳。汤佩松《为接朝霞顾夕阳》：

---

[1] 张志韩，时任贵州省教育厅厅长。
[2] 杭立武，抗战期间任国民参政会参议员、美国联合援华会会长；1944年任教育部常务次长，两年后调政务次长，1949年出掌教育部。
[3] 贵州省档案馆档案，卷号466-467。

正在这时（编者注：年底左右），李宗恩不知是从北平还是从南京来，告诉我由于形势改变，教育部已决定将正在筹备的武汉大学医学院改建到更为安全的大西南，成立为独立的贵阳医学院。该院的筹建仍由我们这班人马负责，接纳从华北及其他敌占区退下的医学院学生。于是，在汉口成立了贵阳医学院临时招生办事处，由李宗恩和我负责办理报名及入学事宜。由于李宗恩常来往于北平、重庆等地，而其他筹委未到，实际上我成了唯一的主持人。我的任务是审查流亡学生的入学证件及资格。我以最大的同情心，"审查"了陆续到来的40名各地、各医学院的不同年级、不同程度的学生，甚至医预科学生。至于证件及文凭，有了固然很好。实际上，只要有片纸只字即可报名，经我面试，全部接受。谈不上学业成绩考核，更谈不上"操行"（政治）上的甄别。我的面试标准是：只要爱国，有志报国，一视同仁，全部录取。

我在1938年3月上旬，带领第一批学生约40人从汉口乘江轮西上，经三峡到重庆。

从汉口乘江轮到重庆，在平时一般只需3天到5天，我们用了16天方到达。由于我们的轮船超载，又是浅水季节，沿途出现多次故障。不是在滩面搁浅，就是滩流太急需要拉纤。有时由人拉，有时还用绞纤机拉。最危险的一次是在青滩，滩窄水急，即使用绞纤机也上不去。正在中途无法前进时，绞索断了，船被滩水冲退，失去控制。幸好后面平坦，没有触礁。但因为退船时绞索被绕到船尾的螺旋桨上，轮船再也开不动了！船长找来几位"水鬼"，花了大半天功夫，用斧子将钢索砍断，方才行船。第三天，几经闯渡。这艘超载的客轮，虽有绞机之助还是斗不过窄滩急水。船上的大副和我商量，要我去动员我的学生们（只占全船人数的五分之一），下船步行以减轻船重。但船仍不能动。我只好招齐了乘客，晓以"共舟共济"之意，全体下船步行到滩头，这才算平安脱险……。到重庆后我把学生交给当地事先已组织好的接待站，由他们陆续分批用长途汽车转送贵阳。我和严仁荫、施元芳共包一辆小汽车直去贵阳。[1]

李贵真《我的回忆》（时任贵阳医学院生物学教师）：

三月下旬的一天，到了我出发的日子，我带着行李到牛皮凼大家住的地方，与他们会合。一早上了敞篷大卡车，人们高高地坐在行李上，就这样晓行夜宿，不管雨淋日晒，要行6天时间才到达目的地。有些在车上才认识。例如当时一年级的袁家琴，三年级的梁树今，护校高年级的陈翠等。当汽车爬到最高处时，俯视下面山涧，再曲折盘桓的公路，真有凌云之感。有一处从上往下看是陡直的悬崖叫吊丝崖。初春的田野，一片片黄菜花和青绿的麦地，间或有盛开的桃李。说不尽一路绮丽的风光。

但说有一天，天色已黑，尚未到住宿地，车在夜行中冲下坡，忽然右后方一只轮子陷入路边小沟，但由于车子前行的惯性，只歪了一下就开过去了，幸而没翻车。但就在这一歪的时候，因为我坐得高，头的右侧撞到了路边的一个草房上，我感到有尖刺扎入右脸，我喊叫了一声后车稍停，说就要到遵义了，到医院

---

[1]《资深院士回忆录》第一卷，第66-68页。

去看。车子开进了医院时，我快要休克了。在大家帮忙下，从右脸上方取出一小块，下方一大块竹片。稍冲洗就缝上了伤口。大家说幸而房子到竹片是朽的，断了，否则如果是新竹子就会把肉挂走了，那更危险。当晚我没能吃饭，也不能入睡，次晨一早车子赶路，我头上缠着绷带，包着毛巾，坐在较好的位子，摇摇晃晃地下午到了贵阳。车子一直开进王公馆，这里是学校临时办公室和男女生宿舍。我暂时睡在一张铺上，一会儿燕真妹妹来了，看见姐姐这个样子直流泪，同学们招呼着睡了一晚，次日稍收拾一下到楼下办公室报到。李宗恩院长一面叫我找朱懋根[1]大夫为我治伤，一方面告诉我这里只住学生，所有教职员均自己找地方，租房或旅馆去住。

我的脸是一个有感染的伤口，已经灌浓，要打开引流。我隔天到朱懋根的诊反复冲洗引流，一个多月才好。别人说这是制造了一个酒窝，因为伤口很深。[2]

2月中旬，由汉口经重庆转道抵贵阳，设立国立贵阳医学院临时办事处；月底，筹备工作结束。《国立贵阳医学院筹备委员会工作报告》：

案奉教育部二十六年十二月三十一日令，聘宗恩为国立贵阳医学院筹备委员并派朱章赓、杨崇瑞为委员，又指定宗恩为筹备主任，旋又聘任为国立贵阳医学院院长。宗恩遂于本年一月一日在汉口成立筹备委员会，即编具筹备委员会临时费预算书，并奉教部六日令饬国立武昌医学院筹备费移拨应用，又于二日拟具本学院组织规程及经常费临时费概算书呈送在案。又奉教部加聘杭立武、张志韩为筹备委员，嗣以各项筹备事宜大致就绪。为适应工作环境上之便利计，宗恩遂于二月中旬由汉口经重庆转道来筑，设立本学院临时办事处于贵阳禹门路一三三号继续筹备未了事项。迄二月底止将筹备工作告一结束。谨将所有筹备工作之经过情形择要分述如下：

一、接收国立武昌医学院筹备委员会。本会奉部令略开以国立贵阳医学院筹备费暂由武昌医学院筹备委员会经费移用，经该会先后将结存现款三万六千九百四十一元零七分拨交本会查收。

二、接收国立北平第一助产学校武昌办事处。本会奉命接收国立北平第一助产学校武昌办事处，旋经该处于一月十日将印章文卷款项文具家具及图书药品医疗器械等件移交本会接收，业经会衔呈奉令准备案。

三、办理招收学生。此次所招学生仍以战区内失学医学生及护士助产士为原则。招收地点分汉口、长沙、重庆、西安、贵阳等五处。汉口长沙系一月二十四日至二十六日报名，二十七日至二十九日办理入学手续；重庆、西安、贵阳系二月五日至十日报名，十一日至十三日办理入学手续。现在学生合格者共计二百五十余人之谱，惟为便利远道学生求学起见，尚留贵阳一处在未正式开学之前仍通融报名。

四、运送学生来筑。本学院自经招生办理入学手续后，即预备运送学生来

---

[1] 朱懋根，协和医学院1932年毕业生。著名外科专家，贵阳医学院院长（1947-1968）。
[2] 李贵真：《我的回忆》，第44-45页。李贵真时任贵阳医学院生物学教师，安排在第三批，与学生一起从重庆坐长途汽车去贵阳。

筑。乃因湘黔公路车辆缺少，而学生人数过多，无法供应。乃决定集中汉口乘轮至重庆再行陆续分批来筑。

五、租定校舍。自宗恩抵筑后，即请贵州省政府当局协助觅定贵阳两广会馆及三圣宫两处为临时校舍。因原屋破漏不堪均须修理，业已招商估价动工装修，并令限期修竣，以资应用。

六、商借教学设备。本学院各科系、图书、仪器等需要甚多。限于经费未能购置，乃向各地卫生医事教育机关商借应用，现已接洽者有中央卫生实验处、卫生署、公共卫生人员训练所、贵阳联合试验室又军医学校之生理学系。图书仪器现正设法装运来筑。

七、与贵州省卫生医事机关合作。本学院为便利发展贵州省卫生事业起见，与贵州省当局共同拟具合作办法，一俟计划确定另行专案呈报。

以上各项筹备期内工作情形，除已呈报教育部备案外，敬祈公察。此致

委员

筹备主任李宗恩[1]

李宗瀛《回忆李宗恩》（删节版）：

搭一个教学班子，对在协和任教 14 年，桃李满门的大哥来说，相对容易。医科、药科以及某些前期或后期临床的课程，都聘请 1926—1934 年间各级毕业生担任。他还请到了自北方南撤的几位名教授担任前期的基础课。宗恩的一个好办法就是放权，聘请了各科系的主任后，就由他们自己去物色适当的人选。很快基本就绪。

物色行政人员，遇到的困难就多了。从卫生部调来一些人，数量不足，搭配不齐全。大哥要我当他的"突击队"，哪里有事就上哪里，哪里缺人就去哪里。他还坦率地告诉我，因为是他的弟弟，所以在创业中，要做得多拿得少。我同意了，他就把我从原单位调出，并立即为我配备了一名下手，派我去押运第一批物资。这批物资走水路由汉口到重庆，再由公路运抵贵阳。

3 月 1 日，国立贵阳医学院正式成立，擘画修建校舍、搜集仪器、制作标本，筹备开学等工作。《国立贵阳医学院院史》：

三月一日本学院正式成立于贵阳，院长一职，即由李宗恩充任。

本学院成立之初，租定阳明路两广会馆及三圣宫两处为临时院舍，在修缮期间，暂租禹门路王姓公馆一所为办事处，并供络续抵筑之教职员及大部分学生住宿之用，另有一部分男生及女生则分住于省立医院及新世界旅社。五月二十日阳明路院舍落成，并于两广会馆左侧隙地自建办公楼一栋，上下共十二间。在两广会馆正院，分布礼堂、教室、图书馆、实验室、办公室等，其后院花厅为女生宿舍，三圣宫全部为男生宿舍。

李宗瀛《回忆李宗恩》（删节版）：

---

[1] 贵州省档案馆档案，卷号282。

年初，在汉口成立筹委会之后，3月1日，各科系、各部门的教职工就大致到齐了。其中更有不少心急如火，早早赶到贵阳的。阳明路上的一处会馆和一座名为"三圣宫"的破庙，成了贵医的教学基地；所有教学设备，包括课桌椅，因陋就简的实验仪器、图书等等都要定制、调拨和采购。学生则要去武汉、重庆、西安、长沙等地招收。有些地方靠近战线，工作非常艰难。但，一个医学院就这样迅速诞生了。

汤佩松《为接朝霞顾夕阳》：

为了基础医学课程的课堂及实验室的装备的设计，我将位于都市街的集体宿舍中的客厅让出作为办公室，将"医前科"的人员集中在一起，进行紧张的筹备工作，如生物学家林绍文教授夫妇、严仁荫、李宗瀛、吴懋仪、施元芳、李贵真和金大雄。我们把这个紧张工作、团结一致的集体，称为"都市大学"。

李贵真《我的回忆》：

1938年3月底，贵阳医学院从各地收容的流亡学生和教职工已陆续来到。三位创始人：李宗恩、朱章赓、杨崇瑞已从王公馆搬到省立医院，部分办公室加紧筹备工作。省医的朱懋根院长也鼎力相助，参加了筹备工作。前期的汤佩松（植物生理）、严仁荫（无机化学）、林绍文（生物）、洪士希（心理）、柳安昌（生理）、孟庭秀（解剖）等；后期的杨静波（外科）、杨济时（内科）、李瑞林（妇产科）、吴执中（内科）等都参加了筹备工作，该时中央医院已从南京迁来，临床医生，包括教学实习都在大南门外的中央医院。前期则在阳明路的两广会馆。会馆如大庙，不适合教学，于是大家出主意改建：把正殿和厢房中腰加板，分成上下两层，当然高度不够，于是奇迹般地把柱子用石砧垫高。东西厢房是各科教室和实验室；大门的楼上是院长办公室；正殿上下是图书室和礼堂，如此艰苦卓绝，惨淡经营，不到两个月开学了。

筹备工作分几部分进行：设在省立医院以李宗恩院长为首的总部，设在都市路的前期部分和施工的、木器家具的总务部分。都市路也是租的公馆，汤佩松欣赏这个名词，他给我们前期部分命名为"都市大学"。生物科由林绍文带头，汤独新和我设计教室和实验室，亲自手持卷尺丈量那座破庙。我们设计适合于看显微镜的梯形桌面的实验台，连坐凳的高度也一一细量，并画草图，叫人去做，这批实验台到八十年代还在用着一部分。

我们也常到旧货摊上去物色实验设备。例如曾买到一台 Leitz 旧显微镜，至今仍在；买到照相馆的旧底板，裁开代替载玻片；松香明胶可以封片；小酒杯代替染色缸，这种因陋就简、想方设法解决困难的做法，使（金）大雄和我至今犹爱惜一切物品。在我们的努力下终于使生物学成为第一门开出实验课的课程。我们跑遍了贵阳市周围的山山水水，采集到并培养了各种标本。团藻、丰年鱼（虫）和淡水海绵等从前只在课本上见到的，当我们采到活生物时，欢乐的情形难忘，而科主任林绍文的歌声，从野外到实验室更加响亮。当然那些必不可少的水螅、涡虫、蚯蚓、青蛙等以及培养缸里丰富的原生动物都被我们摆满了实验室。

化学科也是忙碌终日。他们在流亡人员中物色到一位吹玻璃能手，一切化学实验所需要的玻璃器皿，甚至复杂的整流管一件件一批批神奇地吹出来了。李宗恩等人简直是孟尝君。化学科的各位，如严仁荫等，还走街串巷去找化学试剂。一次见到店铺门口贴着"内有盐酸"的字条，真是大喜过望，以为化学试剂中的三大酸可解决一个了。待等进去看质量，才知道原来是贵州独山特产的"独山盐酸咸菜"。

在此期间对学生也有安排，由几位教师组织"野外救护"训练，为抗日备战之用。在晴朗的天气，大家穿着灰布制服，列队到野外操练。往返路上，大家高唱抗战歌曲："打回老家去"、"松花江上"、"大刀向鬼子们的头上砍去"、"游击队之歌"、"义勇军进行曲"等，慷慨、激昂、悲壮，真催人泪下。学生们告诉我，他们从汉口一上船就唱起，一路唱到重庆，唱到贵阳，唱了十多年。[1]

3月6日，在贵州省政府纪念周发表讲演，阐述筹备贵阳医学院的缘由、组织构成及其战时的临时使命与服务西南的永久使命。《筹备国立贵阳医学院之经过》：

为什么要筹备贵阳医学院呢？这包含两种使命，第一是临时使命。这自然不用说了。自卢沟桥事变以来，平津京沪均已陷落，这许多地方，本是我国文化中心区域，以我国医事人才之少，这许多医科失学青年，自然应该予以收容，尤其是在这非常时期，无论前方作战，和后方防疫，都正需要大批医事人才应用。贵阳医学院正是应这种临时需要而产生的。第二是永久使命，这也是很明了的。西南各省对于医学人才之欠缺，这是毋庸赘言。在过去，贵州虽曾办过贵州大学医科，但后来因为经费师资不足的关系，不久停办，直到民国二十六年，贵州省政府当局，因感到卫生事业未来之需要，遂一面开办卫生行政人员养成所，招收高中或旧制中学毕业生，训练十个月；一面拟行筹备医学院，以谋根本的解决。这种感觉，不仅是在贵州，即四川、云南诸省，亦莫不如此，每因医事人才之缺乏，而致卫生事业之设施，无法措手，这种实际困难，在民政厅所编的"贵州省卫生行政概况"一书中，已经是充分的流露了。所以要发展西南诸省的卫生设施，第一先要解决人才培养问题，这才是本学院之最高使命，也可说是本学院的特殊使命。不过，中国的医事现势，已渐向"公医制度"途径上迈进，医学人才之造就，在其服务社会，为大众谋利益，并非"开医院""发财"为个人利益打算，而致提高社会之负担。尤其是中国精华在于农村。农村繁荣，中国才有出路，所谓都市不过外国资本家的销货场所而已。所以，本学院以后毕业学生，完全是要深入农村，为农民解除痛苦，谋真正的福利，这种精神的培养，是本院所特别留意，而应该补充报告的。

关于本学院组织方面，可分为本科、医事职业两种，其中医事职业科，包括护士、助产士两部分。本来医师、助产士、护士是有密切关系，过去分别办理，训练医师的是医学校，训练助产士的是助产学校，训练护士的是护士学校，不特

---

[1] 李贵真：《我的回忆》，第48-49页。

糜耗经费、师资，而且道不为谋，彼此牢絷，以致卫生设施上发生了不少的纠纷和障碍。本学院打破此种篱障，使医学教育系统融汇一体，这是中国医学教育上一大改进，以后对于西南卫生建设上，尤有不少的便利。

在过去，贵州全省卫生人才本来及其缺乏，此次本院创立于贵阳，撤有多数特殊专门人才，如果利用此种机会，与社会发生联系，则一方面可以便利教学，同时他方面对于社会卫生事业，亦能有相当的协助，此种改进社会事业，也要说是大学的真正使命。

第一，为保健事业之进行：自然"治病不如防病"，这好比一个警察，他本是有缉盗的责任的，但是如果能于事前防止窃案之发生，这自然要比事后"追捕抄赃"为好。本院刻正拟与地方药局联络，准备筹设城市卫生实验区，乡村卫生实验区，以为各种卫生事业之改进，使现代化医学之福利，能直接达到每个民家，不致成为少数资产阶级所专利，他方面兼为本学院学生实习之场所，予以精神上之发扬训练而树立"公医制度"之基础。

第二，为医疗事业之协助：自然在现在医学状况下，有若干疾病，简直无法预防，而且纵使科学如何发展，一部分疾病仍然可以发生。本院如利用各项临床专家，进与省立医院合作，一方面固可训练学生临床知识，它方面诺干困难病症亦可代为诊疗，这对于省会民众方面，也是不无小补的。[1]

4月11日，受贵州省主席吴鼎昌之聘（省字180号），任贵州省卫生委员会委员：

本年四月八日，本府委员会第四二三次常会，本主席交议，拟聘李宗恩、姚克方、杨崇瑞、朱章赓，并派本府委员兼民政厅长孙希文、委员何辑五、周诒春为本省卫生委员会委员，并指定何辑五、周诒春、朱章赓为常务委员，何辑五为主任常务委员一案，当经议决，"通过"，纪录在卷，除分行外，相应检同敦请书一份，送请查收为荷。[2]

4月16日，协和医学院出于挽留之意，同意延长离职期三个月，逾期不归，将视为辞职。协和医学院代理院长娄克斯信：

将离职期从2月18日延长3个月至5月18日，并预付3个月的工资。恳切希望能在下学年开始前返回协和工作，否则所付6个月薪水将为襄教授级别辞职所付报酬。[3]

6月1日，国立贵阳医学院如期开学。《国立贵阳医学院院史》：

---

[1] 贵州省档案馆档案，卷号510。
[2] 贵州省档案馆档案，卷号549。
[3] Letter Loucks to Lee, April 7, 1938; Letter from Controller Trevor Bowen to Mr. Beal. April 16, 1938, PUMC Archive.

（国立贵阳医学院）六月一日在阳明路两广会馆正式开课，编定医科一年级第一学期至五年级第一学期共九班，盖因招收学生程度不一，不得不采此因时制宜之办法。……聘贾魁为教务主任，徐曾渊为秘书主任，并聘洪士希、汤佩松、林绍文、严镜清、柳安昌、侯宝璋、贾魁、杨静波、杨崇瑞等分任人文科、化学科、生物形态科、公共卫生科、物理生理科、病理科、内科、外科、妇产科主任。

同日，在首届国立贵阳医学院新生入学仪式上致欢迎词，再次强调贵阳医学院的两大使命：

> 国立贵阳医学院的成立，总括起来是抱了两大使命。一个是永久的，一个是临时的。所谓永久的使命，简括地说一句话，就是开发内地。我们知道，西南各省的文化水准，由于所处地域的关系，因而比较落后，是无可讳言的事实。关于医疗卫生事业，则其落后的程度，更为厉害。我只要拿一件事情来证明，就可以明白它落后的情形。根据最近的调查，贵州全省 1000 万人口中，经过中央卫生署立案的医师，仅仅 12 人；以这样推算起来，在贵州一省，平均每 80 多万人口，只有一个医师。人才的极度缺乏，是显而易见的。在这种情况之下，即使我们有充分的经济能力可以用来发展本省的卫生事业，也是不容易成功的。所以我们医学院的第一个使命，就是替西南各省造就一批医事人才，普遍地分布到西南各省，尤其是西南各省的农村中去，为建设新的西南，尽我们最大的能力。
>
> 所谓临时的使命，那是更容易明了的。自从抗战开始以来，日本用他新时代的战争利器，来和我们作战，以致在不到一年的时间中，相继攻破了我们沿海一带文化水准区域；并且专以卑劣的手段，肆意破坏文化机关，使成千成万的青年学子，因而失学。其中医学生失学的也很多。所以我们第二个使命就是要来设法救济这部分失学的医学生，使他们能够继续求学，不至中辍。况且，在抗战期内，前方后方对于医事人才的需要，并不下于火线上作战的士兵。所以从积极方面，也可以说是使这部分失学的医学生，在一定的期间内，成为有用的人才，参加到前方后方去，以他们所学的，来替国家尽一部分国民的天职。
>
> 从今天起，我们应该知道我们是要从无中创造出有，要在荒地上开发出新园地。在这创造时间中，我们每个人都是主要的一份子，我们绝对不容许在我们之间有院方和学生的明显划线——认为学院是院方的。要知道，学院是我们大家的，我们大家是属于这一个有机体的。只有全体的努力，才能使学院蒸蒸日上。以后学院的扩大发展和成功，就是我们每一个人的胜利，我们每一个人的光荣。[1]

---

[1] 贵州省档案馆档案，卷号 534。

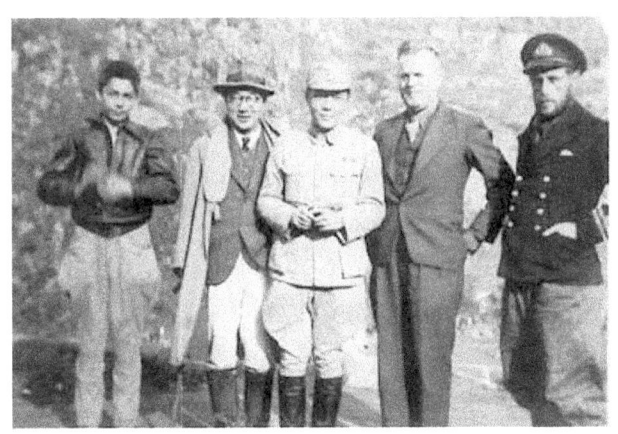

初到贵阳与林可胜（中）等合影

《国立贵阳医学院报告书》：

沿革

民国二十七年一月十一日，经国民政府行政院院务会议决议于贵州省会之贵阳创设一国立医学院，树立内地医药发展之基础，其最大之使命及夫急切之目的有二。第一，尽量使战区退出之医学学生，及护士助产学生，得以继续学业，俾就国难期中及未来医事人材来源不至间断。第二，尽量集合各停办医科学校受良好训练及有经验之师资人员，继续努力医学教育工作，教育部乃聘定李宗恩（北平协和医学院内科副教授）杨崇瑞（国立北平第一助产学校校长）朱章赓（教育部医学教育委员会秘书）杭立武（管理中英庚款董事会总干事）张志韩（贵州省教育厅厅长）等五人，组织筹备委员会，并指定李宗恩为筹备主任，共襄进行。

在学校之组织中，医科学生及中级医事人员（如护士及助产士）之课程讲授，不分为独立科别，希望能以此种教育制度上之合并，消除各种医事人材逐渐分为独立职业之趋向，同时促进医事职业整个之更和谐合作，至于学校课程，悉遵照教育部所颁布之课程标准，并依实际情形，略为改变。

一月中旬，筹备委员会开始登记战区失学学生，分在汉口、西安、重庆、长沙及贵阳等五处，设立招生处，总计共收医科学生及护士助产学生三百人，几全数系自停办之学校而来，因学生毫无经济来源，顾设法自汉口经重庆来黔，舟车运送费用，均由学校担负，四月初全部如数到达贵阳。

贵州省面积为七万六千四百一十六方哩，人口约一千万，其中十二万人汇居省会贵阳。全省中资格符合之医生，寥寥无几。虽无疾病之统计，然天花、疟疾、斑疹、伤寒等流行病，时有所闻，故本省急需完善之医事设施，至为急迫。此间省府当局洞鉴此种情势，现正采取一贯政策，提高医事职业之标准。本学院当曾向省政府商洽，允准利用现有之省立医院为本学院实习医院，该医院初仅有病床二十四张，现已计划增至八十张，然新病房亟需另行扩充建筑，为时需六七个月之时间，始可完成。

值此国家抗战期间，因政府财政之资源受以限制，本学院预算中，开办费截止二十七年六月底止，已减低为十三万元，内中包括中英庚款补助费七万元，尚有中华文化基金会二十七年度补助费五万元在外。

临时校舍，业经此间省政府指定租借两广会馆三圣宫等处，俟修缮完毕俾可早日开始工作。

预算

二十六年八月，中央建设事业专款审核委员会通过二十六年度补助教育部十六万元，用以在武昌设立一医科学校，嗣因抗战以来，该校之筹备工作无法进行，后因贵阳设立国立医学院事通过后，经呈准教育部将武昌医学院之补助费七折（十一万二千元）移归贵阳医学院，该款分配方法列后：

筹备委员会经费（1938年1月至2月）	4,000.00元
学校开办费	38,000.00元
经常费（38年3月至6月，每月175.00元）	70,000.00元

总计	112,000.00 元

开办费预算

校舍修缮费	19,000.00 元
设备费	3,300.00 元
电线装设	4,000.00 元
运输	11,700.00 元
总计	38,000.00 元

经常费预算

薪俸	11,790.00 元
教员	9,720.00 元
职员	1,590.00 元
工资	480.00 元
办公费	1,730.00 元
购置费	1,700.00 元
特别费	2,280.00 元
总计	17,500.00 元

中华文化教育基金会补助费预算

图书	10,000.00 元
科学设备	35,700.00 元
仪器	29,700.00 元
药品	6,000.00 元
运输费	4,300.00 元
总计	50,000.00 元

中英庚款补助费预算

图书	10,000.00 元
修缮费之一部	3,110.08 元
家具及电线装设	15,000.00 元
显微镜四十座	14,000.00 元
科学设备	41,070.00 元
运输费	6,700.00 元
总计	89,880.08 元

职员

院长	李宗恩
教务主任	贾魁
教务副主任	管葆真
注册主任	何战白
会计主任	徐曾渊
秘书	丁书翰
事务主任	常仁

出纳主任	刘晴皋
图书馆管理员	李宗瀛

薪俸表

	原定薪额	实支薪额依照50%之标准
教授	390——470元	220——260元
副教授	250——350元	150——200元
讲师	150——230元	100——140元
助教	50——130元	50——90元

此处应堪注意者，本学院教职员支给对折薪俸，实为全国中仅有之学校，国家在抗战期中，人人愿得一献力国家之机会。然以后其他学校之薪俸仍继续高出于本学院时，如经相当时期后，欲维持原有标准将感困难，故拟自二十八年一月起，薪俸之折扣不得不稍加以更改，以便与他校同为一律。

课程

本学院课程拟遵照医学教育委员会二十四年规定之课程标准，依目下情形稍加改变，现另创设一"人文科"，尚为一种实验性质，该科所教授者为与基本科学及医学有关，但不包括其中之科目，如哲学、社会学、语言、心理学、医学史、医学伦理学等，该科聘请洪士希博士主持，洪先生为哲学研究家，对于自然科学有基本之造诣。

为应战时需要，本学院决加紧授课，连续牺牲二暑假，自二十七年六月一日至二十八年九月三十日，以便在十六个月中，完成四学期课程，此纯为一种紧急中之措置，不能认为完善之实验教育。

校舍

贵州省政府指定两广会馆之一部为本学院校址。经加修缮后，现有教室十及实验室九，另又租赁房屋两处为学生宿舍，一住男生一百六十四人，一住女生约一百六十人。

本学院现向省政府请求拨定永久校址一处，在东门外五里处之高地约计四百二十五亩，旁有小河一，除八十五亩稻田需出资购买外，尚有荒冢若干均须迁移，此地三分之一留为省立医院新院址。省当局已允拨六万元，本学院方面现正进行绘制二层楼房图样，此项楼房之特征，自以"简单"、"坚固"、"庄严"，并适宜医学教育之用为准则。该项建筑当尽量采用本地材料及人工，钢骨水泥之使用，须尽量减少，（盖水门汀之价格为普通之六倍，而钢筋所值亦为常价之五倍故也。）惟此项建筑费为数甚巨，须设法筹划，除向教育部呈请拨发一部份外，另须设法其他之补助。

医院

因经费限制，欲建设一附属医院，殊非不能，省政府已接受与本学院合作计划，允将省立医院做本学院实习医院，医院院长及各科主任亦由本学院聘任，已订五年合同，期满得延长。

此间省立医院本学院接收时，至为简陋，设备不完，全院仅病床二十四，现省政府已拨六万元，拟扩充为一百四十床，其较昂贵之科学设备，本学院当予以协助购置，以期提高使合于实习医院标准，但吾人深感一原有之普通医院，自不能适合于临床实习之需要，将来须建一附属医院，以符现代医学教育之要求。

设备

健全之科学人才问题解决后，继须取得适当之教学及实验设备。目前运输费用之高昂，外汇之管理，均使设备购置事发生影响，一时未易解决。本学院现尽量设法在本地制作科学仪器，现聘有经验丰富之玻璃技士一人，制造各种烧瓶、试管及气体分析器等，如将来能设一小工厂，对于设备问题之解决，将有可观之进展。

学生

尽量收容战区失学之医学及护士助产学生，以便使战时及未来之医事人材源源不断，俾完成本学院成立最初之使命，现有学生总共医科学生二百二十七人，护士助产学生七十六人（见表），来自四十九个医科及护士助产学校，吾人希望能加以基本医学之训练，使彼等成就为正轨之医事职业。

学生人数表				
	年级	男	女	合计
医科	1	30	14	44
	2	53	16	69
	3	32	22	54
	4	22	8	30
	5	23	7	30
	总计	160	67	227
护士	1	1	1	2
	2		15	15
	3	4	16	20
	总计	5	32	37
助产	1		12	12
	2		14	14
	3		13	13
	总计		39	39

总计：男生 165 人，女生 138 人，共计 303 人

未来之希望

本学院未来之希望，尚须有赖于三项问题之改进。

（一）政治之稳固：贵州省已整个在中央政府之治下，现任省主席吴鼎昌先生，曾一度为实业部长，洵为不可多得之能才，其在行政计划之下，各方面社会均有迅速之进展，吾人希望此种步伐，得以继续推进，以期达到最完善之政治区域。

(二) 交通之进步：贵州省地交通工具之缺乏，公路制度难以应付大量之运输，如欲发展贵州省使成一教育中心，必须先将交通问题解决，自贵阳通长沙之铁路线尤为需要，湘黔铁路如能完成通车，贵阳无疑将为西南之交通中心。

(三) 国立大学之设立：依据上述之情形，设立一医学院本属可能，然欲使其充分发展，必需有大学文化空气所造出不断之刺激，俾就事实上之趋向，为本学院吸收人才之导引，新设立之大学须包括理、工、医、农及教育等五学院之设备。[1]

贵阳医学院草创之初，教学设备虽极简陋，但组织管理机制相对健全。《国立贵阳医学院院史》：

> 关于教学设备，因本学院成立在战时，由于经费有限，运输不便，购置颇感困难，惟经多方设法，向内地及当地医药卫生机关转购或商借，并自制各种实验仪器，得以免敷应用。廿七年十月间曾向广州孙逸仙博士医学院订购生理学仪器，又向安亚公司订购化学药品仪器，长沙永盛隆玻璃公司订购玻璃仪器，后因广州失陷，长沙大火，均遭遗失。此后在香港订购解剖科器械、化学科药品仪器，并向德商仕德洋行订购之显微镜廿五架，又因欧战爆发，均被阻于途中，去年始另运到美国出品之显微镜廿架，及其他教学设备一小部分，此项购置，连同已到及未到者合计，共值国币六万元，美金五千元，港币六千元，此外尚有已购得之图书，计值一万元。
>
> 本院自廿七年秋正式开课后，行政机构初具规模。分设教务处、训导处、秘书处。属于教务处者，为注册组、图书馆，后于廿八年增设出版组及图形制作组；属于训导处者，为军事管理组，又于廿八年增设生活指导组及体育卫生组；属于秘书处者，为事务组、出纳组、文书组。此外设会计室，直隶于教育部会计处。廿八年二月奉令改组秘书处为总务处，并于院长室加聘秘书一人。

商借省立医院为教学医院，解决高年级学生的临床实习问题。李宗瀛《回忆李宗恩》（删节版）：

> 医学院还有一个教学医院的问题。自己办既无可能，宗恩就找省政府商量借用省立医院，由贵医派教学医生去充实那儿的力量。省立医院的院长是1932年毕业于协和的朱懋根，一切都好商量。但是省立医院经费不多，当地人文化落后，认为新医学就是"开肚子"，没有什么人敢以身试"刀"，所以省医的外科既无器材，也缺少训练有素的外科医生和护士，甚至连切除盲肠那样的小手术都没有做过。为解决这一类必须解决的问题，宗恩耗去了大量时间和精力。半年后，贵医又加办了医士职业科，分别办起了三年制护士班和助产士班，三年后，有了这批专业人才就办起了门诊部，而后，将之扩充为附属医院，并在其后办起了卫生工程专业科。

---

[1] 贵州省档案馆档案，卷号282。

张舒麟《我在贵州省立医院和贵阳医学院工作的回顾》：

  我是 1938 年来贵阳的，以前对贵州的情况，只从书本里了解一些。比如明代大理学家王阳明，知他不仅来过贵州，在贵州还留下了不少供后人观瞻和助人谈兴的轶闻。当时我对贵州的印象还不错，可是到贵阳后，却感到十分惊异。我以前曾去过十多个省，但却从没有看见过象贵阳这样的省会。整个城市破败不堪，房屋陈旧凌乱，街道泥泞污秽，交通工具只有马车和人力车，真是出人意料。第二天去医院，看到省立医院的情况，我失望的情绪更大。整个医院是一栋全木料建筑，既陈旧又脏乱，门诊不象门诊，病房不象病房。据说最近还重新整修过，那以往的样子就更难设想了。又听说过去的两个院长还关在监狱里，现任的院长是陈崇寿医师。他是山东齐鲁大学医科毕业的，曾任冯玉祥将军的军医处长，有一定的组织能力，贵阳医学院成立后就派他当了省立医院的院长。[1]

7 月 28 日下午，在图书楼主持第一次国立贵阳医学院院务会议：

  出席人员：朱懋根、叶式钦、徐月丽、贾魁、严镜清、何战白、周靖、杨静波、柳安昌、林绍文、汤佩松（严仁荫代）、洪士希、范日新、徐曾渊、李宗恩
  主席：李宗恩
  主席报告：本学院自成立以来，迄因种种关系，未能早日开会。今日又以会议时间之限制只能系各项简单报告及讨论。本学院组织大纲、其余议案俟另订日期继续举行会议。
一、院舍修缮委员会朱委员懋根报告：本学院临时院舍修缮之经过本学院与贵州省政府接洽租借两广会馆为教室，三圣宫为学生宿舍，因原屋破漏不堪，急需修理，始能适用，现因三圣宫部分只能容男生，乃另在两广会馆西首花厅后添建女子宿舍及东首空地新建办公厅楼房十二间，以应需要。
  主席补充报告：闻东门外水口寺有空地，面积颇大，业已测量，并经省当局口头同意，该处将来或可收买为本学院永久院址。再本学院如有实习医院，将来为院址，迁至水口寺实习医院亦须迁至学校附近。
二、教学设备委员会严委员仁荫报告工作概况：
  （1）设备费计有中英庚款及文化基金两款，以一部份为购置仪器一部份为购置教学用具。仪器方面因内地无法购置，并请汤佩松教授在港采购，如港方无存货并须与各公司洽妥或向国外订购。
  （2）卫生署公共卫生人员训练所借与教学仪器多种
  （3）大夏大学临时借用一部分物理学仪器
  主席补充报告：本院初创之时，中英庚款及文化基金会补助费两共计拾肆万元。在此范围之内，自不易充分购置设备，只能就其缓急先行购用。目前采购设备方面尚有种种困难，如运输之不便，货价亦因外汇高涨价格奇昂。
三、医事设施委员会范委员日新报告医事设施委员会之成立：本会组织系根据本学院组织大纲之规定于三月一日成立，委员人选计有本学院院长、教务

---

[1]《贵州文史资料选辑》第 26 辑，抗日时期的贵州院校，第 29-38 页。

主任、副主任公共卫生科主任及各教学合作机关主管人员，过去已开两次会议。第一次会议推举主席决议各项议案（略），第二次会议决议案重要决议事项计（1）本学院学生毕业后派在黔省服务办法；（2）奉部令兼办社会教育工作；（3）省立医院优待教职学生诊病办法。

主席补充报告：本会是新颖的实验机关，因为医事与社会事业有密切联系之关系，可籍此机会共同来促进社会医事之设施及各项实验工作，故特提出报告。

四、临时贷金接洽处朱主任懋根报告学生临时贷金事项：临时贷金主要原因为战区学生初到贵筑膳食费用急待解决。因组织临时贷金接洽处先令各生出具申请书，申明贷款理由，其申请人数计达二〇六人，医事职业部二、三年级另口口办法，口名口贷金急须贷金来源口口（1）经费结余；（2）罗氏基金。

主席补充报告：贷款审核甚感困难之解释颇难，将来尚须另组委员会商讨办法。

五、救护训练委员会周委员请报告救护训练工作：救护训练开始日期在四月十八日迄六月底止，分两部分工作，曾受训练之高年级生不再受训，但其他一部份仍照旧上课，其课目共计六十小时，实习分三期（1）担架、裹伤、止血等实习；（2）公共卫生、环境卫生之实习，参加种痘运动；（3）野外实地救护实施最后由院长召集受训检阅。[1]

开学不久，各课教学进行顺利，但有学潮发生。杨洁泉《我的回忆》：

学校开课第一年，各科课程进行得都很顺利。唯独一年级学生对个别老师讲课不满，向教务长提意见，贾教务长即予以驳斥，因此引起罢课赶贾魁的学潮，闹得人声鼎沸。并组织了纠察队挡在宿舍门口，阻止其他年级的同学去两广会馆上课。

我们是毕业班，全部课程即将结束，况且战事日益紧张，所以我们班大多数同学对闹学潮持反对态度。第二天，我们班同学联合起来，冲开纠察队，到两广会馆上课。本来不得人心的学潮，也就随之解体。学校当局还呈报教育部，要求不放寒、暑假，一年当三个学期，加紧培训。[2]

沈士弼《回忆1938年贵医的新生生活一片段》：

我们在贵医上的第一课是数学课。那时候三年级正闹学潮罢课，要赶走教务长贾魁。高班生不让我们新生上课，把我们分了组让高班生带。赵老师对我们说，国难方殷，有个学习机会不容易，该好好学习。她的话让我们学生很感动。[3]

《贵阳医学院院史（1938-1984）》：

1938年开学不久，学生们由于对国民党教育当局不满，学生罢课，也有部分教师响应而罢教。上报教育局紧急报告："校内现状，已渐复原，惟三下学生

---

[1] 贵州省档案馆档案，卷号236。
[2] 《贵医浙江校友通讯》（以下简称《通讯》）第38期，2007年6月15日。杨洁泉时为贵医首届学生。
[3] 《通讯》第31期，2004年6月10日。沈士弼时为贵医首届学生，后转学。

（注：从沦陷区流亡转来的三年级下学期学生）仍然罢课已三星期---"，"此次风潮酝酿情况，较为复杂---迭据各方情报，闻该班学生十三人，均受共产党鼓惑之嫌疑"。"（教育）部中对于此次本学院风潮，曾有冬电授权于学校当局，严厉制止在案。"戴光远（后去延安）、江振中两同学被开除学籍，其余同学被迫复课。[1]

8月，中共地下党支部在贵阳医学院成立。《贵阳医学院院史（1938-1984）》：

> 贵医中共地下党支部于1938年8月正式建立地下党支部。文书组武纤生为第一任书记。武在"七七事变"后从长沙来到贵阳，经贵阳生活书店的地下党员邹公文介绍加入中国共产党。随后，武又先后介绍贵医注册组主任、人文科讲师何占白和公共卫生科助教白午华等入党。武于1939年3月离开贵阳到重庆工作，由何占白接任党支部书记。[2]

武纤生《贵阳医学院的学潮》：

> 一九三七年"七七事变"后，日本帝国主义大举进攻我国，华北、华中大部地区相继沦陷。这些地区的医科大学院校全部停办，院校师生大部流亡到西南大后方。这时由南京政府卫生部派朱章赓到贵阳筹建贵阳医学院。很多医学院流亡师生闻讯汇集贵阳，以他们为基础，在一九三八年夏建成贵阳医学院，下半年便开学上课了。院长是原北京协和医学院院长李宗恩，教务长是在保定的原河北医科大学教务长兼附属医院院长贾魁。同年底到一九三九年初发生了以反贾为目标的学潮。贾是不问政治的医学家，既不赞成共产党，也不赞成国民党，但在当时是主张抗日爱国的。学潮的具体起因我已记不清。贾性情比较固执，有些措施引起部分学生不满，逐渐出现要罢课的趋势。当时学生中左、中、右都有，在地下党影响下的进步学生和有国民党籍的学生均占少数，大部分是中间的只知读书的学生。进步的和中间的学生均不主张罢课，学生中的国民党员主张罢课。我们党支部的态度是明确的反对罢课。学潮发生不久，我得到一个消息，国民党特务头子陈立夫，从重庆派来一个姓王的中统特务分子，阴谋利用学潮夺取院长职务，赶走李宗恩、贾魁等人。自然还想侦捕我地下党员和镇压进步学生。我立即报告了省工委，还去八路军贵阳交通站找了徐特立同志，均指示要做好院领导和学生的工作，决不能罢课，要打破中统分子的阴谋，还要争取团结学生中的国民党员站到进步学生方面来，孤立少数顽固分子。我们支部进行分工：何战白、白午华（何当时任教务处注册课主任，白午华任教师）主要做教师和职员的工作；我做教务长贾魁和院长李宗恩的工作（我从二十年代便认识了贾魁。一九三六年冬到一九三七年夏，贾在保定河北医大任教务长时，我在他办公室工作。一九三八年贵阳医学院成立后，我又在他办公室工作。他较了解我的过去。在他的办公室工作时，我常因党的工作占用上班时间，特别是在筹建中苏文协贵州分会时占用更

---

[1] 《贵阳医学院院史（1938-1984）》，第32页。
[2] 同上，第32页。

多，他有时笑着对我说"你真够忙的呀"。这说明他对我还是相当支持和友好的。对院长李宗恩的工作，是通过在院长办公室的英文秘书孙岱去做。孙接受党的影响很快，是个进步青年，跟我关系很好。），并通过张文杰和一个六年级的学生李耕田（李耕田，三十年代初在清华大学当学生时是共产党员，后因故脱党。那时我们认识。他在贵医是六年级学生，有能力，在学生中有威望。）做学生方面的工作。我们向院的领导人李、贾和部分进步教授、进步学生透露了国民党中统分子的阴谋，这才使很固执的教务长贾魁有了转变，缓和了对立形势；争取了较多的中间学生，分化了国民党员学生。在一次全院学生大会讨论罢课问题时，主张不罢课的占绝大多数，学潮便从此平息了。[1]

9月23日，主持中华医学会贵阳支会成立大会，报告贵阳支会筹备情况，通过理事与监事人选，被推选为理事兼主席。《中华医学会贵阳支会成立大会纪录》：

出席人员：沈克非、尹觉民、王术仁、程美玉、叶式钦、吴云庵、杨佚、潘绍周、祝维章、钱舜友、相德权、朱懋根、袁印光、杨静波、钟世藩、范日新、乐苏琅、陈文贵、姚克方、陈崇寿、侯宝璋、李容、乔树民、伍宗裕、贾魁、高永恩、柳安昌、张维新、李志中、李宗恩

主席：李宗恩

本会于本月初组织筹备委员会，本着研究医科学术，发展医务事业，增强民族健康，并籍资联络医学界同仁谊情为宗旨。筹备以来，首先侧重于本省会医药卫生机关之医师调查，以便统计执行医业同仁之确数。其次关于本支会简章在未奉发中华医学会组织章程时，惟推进本会各项事宜，业经推定范委员日新将本支会简章拟就，俟报告毕请诸位讨论决定暂照施行。并由朱委员懋根为本会第一届候选人提名委员，本支会筹备以来，事事极为草率，所幸今日得在此举行成立大会，今后对于本支会研讨工作有所贡献，尚赖到会诸君共同努力，得以完成此重大任务。复蒙县党部张委员莅临参加，望对于本支会进行工作多多指导一切，俾收宏大效果云。

决议：由提名委员会沈委员克非、朱委员章赓、吴委员云庵推选，经推定如下：（一）理事兼主席李宗恩。理事兼副主席张孝骞。理事兼中文书记范日新，理事兼英文书记王术仁、理事兼会计钱舜友。（二）监事：由吴云庵、朱懋根、姚克方三人负责。照此通告。[2]

10月10日，在国庆讲演中向贵阳医学院师生提出团体生活应取的态度：

我们要讲团体生活，就必需先知道团体生活中个人应有的几个基本态度。我们知道，人类是非常复杂的，各个人之间显然有许多相同的地方，但是却有更多不同的地方。古人所谓"人心不同，有如其面"，就是这个意思。现在我们要把

---

[1] 见武纤生《在贵阳一年间》，2016年1月5日发布于 http://www.gysdj.gov.cn/rdzt/xdscfz/yhdjy/68604.shtml。武纤生时任贵医首任中共地下党书记。
[2] 贵州省档案馆档案，卷号335-336。

这些各有个性的人，放在一起，叫他们在一起生活，若是没有这点共同的态度，那完全是不可能的事。所以在团体生活之前，我们每个人必须有几个基本的态度。

团体生活内，个人的基本态度，我认为大要可分为三点，即是不在团体内，也是处世处人应有的态度。

第一点是"诚"，也就是我们校训的第一个字。而民国二十七年七月间政府向国民参政会提出的各级教育实施方案，也说"应遵从先哲遗训，以'诚'字为训练人生之中心目标"。这个"诚"字，换句话说，就是"不自欺，不欺人"。在团体中，我们若是能做到这一点，彼此能以诚相见，那么不管我们的意见是怎样的分歧，我们的主义是怎样的不同，我们不妨把自己的意见，自己真正所想的，公开提出，彼此讨论，彼此批判，在自己发现自己错误的时候，勇敢地承认。如果能做到这一个地步，我们就不难获得彼此的谅解。根据这个彼此谅解为出发点，我们也就不难产生和谐的团体生活。反之，我们若是不能够以诚相见，尽希望用歪曲的手段来达到自己的目的，口是心非的对付别人，那么你能这样对付人家，人家又何尝不可以同样的手段对付你，以致弄成彼此猜忌，彼此提防。试问这样子还有什么团体生活之可言？所以，简单地说一句，彼此谅解是团体生活之基础，而"诚"又是彼此谅解的基础，"诚"字的重要，就可以明显地看出来了。

第二点，就是彼此尊重。要知道，一个和平理想的团体，是这个团体内的各个份子，都是处在平等的地位，而不是分阶级的。既然彼此都是处在平等地位之上，我们若是自己尊重自己的意见，同时又希望别人尊重自己的意见，当然自己也必须尊重别人的意见。反过来说，就是孔子说的"己所不欲勿施于人"。然而，什么叫作尊重别人的意见呢？尊重别人的意见，并不是服从别人的意见，这是我们必须清楚区别开来的。所谓尊重别人的意见，乃是说我们应该尊重每个人发表他自己意见的权利，并且应当予以充分的考虑，不应该因为他的意见不合我的，就不考虑他的意见，甚至侮蔑他的意见。刚才我们已经说过，人与人之间，意见是不能完全相同的，在别人意见和我的不同的时候，我们彼此尽可善意地批评，公开地讨论，但绝不横加侮蔑；因为你能侮蔑人家的意见，人家就能侮蔑你的意见，这样彼此侮蔑，试问还有什么团体的和谐可言！

第三点，我们必须承认一个最大的团体，为我们最高的准则。显然的，人类所组成的团体非常之多，有政治的，有社会的，有教育的，若是我们不能认定一个比较普遍的团体为我们最高的归依，则各个小团体之间必至常常冲突，而没有一个平衡的标准。要提起人类的团体，最普遍的当然应以全人类为一个最高最大的团体，但是这样的想法，在现在只可以是一种理想，很难立即实现，所以我们只好不得已而求其次，暂时以民族为我们的最高最大的团体，一切行动，都要以民族的利益为依归，也就是说，要拿民族的利益为一切的大前提。我们这样的说法，并不是否认了世界大同的可能性，而流为偏狭的民族主义。要知道，若我们全人类为一个大团体，我们必须先以各民族间的平等为基础，但是事实告诉我们，各民族之间，现在是无平等可言的，所以我们只有以民族利益为最大前提，争取民族的自由平等,来达到的全人类的共存共荣。我们若是希望越过这一步去,恐怕我们永远不会达到世界大同的目的的。

以上就是我个人认为团体生活应有的三个态度,让我来重复一遍:(一),我们要有诚意;(二),我们要尊重自己尊重别人;(三),我们要以民族利益为一切团体利益的最后归依。

上面三点,已经说过,是一个人,不但是在团体内,并且在团体外也应遵守的态度。现在让我们把这第三点记住,再来谈各人在团体内应有的行为,也就是说,团体对团体内各份子的要求。

第一点,每个团体,都是有它存在的目的的。团体的成立,不是为了实现某一个理想,就是为了谋求团体内各份子的共同利益。一个民族国家的结合,是为了谋求民族国家内各份子共同的保障;一个宗教团体,是为了谋求某种理想天国的实现;一个政治团体,是为了谋求某种政治主张或社会制度的实现。无论它的方式手段怎样不同,目的是不可少的。所以,我们在一个团体之内,我们最高的责任就是要谋求这些理想或利益的实现;换句话说,我们在一个团体之内,我们就有责任,向着这个团体的目的努力;否则,我们就等于背弃了这个团体,我们不配再在这个团体内存在。不过,我们必须注意一个点,我们刚才已经说过,我们必须承认国家民族是我们最高的团体,我们的一切行动,必须以国家民族的利益为准则。所以,若是我们在一个较小的团体内,这个团体有些利益与国家民族的利益有冲突,我们应该怎么办呢?我觉得在这种地方,我们就应该为了更多人的利益而牺牲,我们应该使这个团体,为了更高的利益而放弃它自身的这一部分主张或利益。

第二点,人与人之间,是决不能完全相同的。各人有各人的个性,人类的个性,可以说是一切进步的根源,失去了这些,人类的生活就变成干瘪单调,而很难产生进步。所以团体生活之下,个性也是不应该完全牺牲的。在许多地方,个性和团体没有冲突,当然不成问题;可是许多地方,个性常常发生冲突。这时候,我们怎么办呢?这是很难解答的一个问题。我在没有回答这个问题之前,愿意先举一个例子。在欧战的时候,有些反战的人,觉得没有人有权利要求他们不忠于他的思想,所以宁可接受团体的任何处置,以致自己牺牲了生命,而不愿意放弃他反战的思想去打仗。这一件事情,至少告诉我们一点,就是团体也必须尊重个人的意见。团体尽可制裁个人单独相反的行动,但绝不能强制个人改变他自己认为对的思想。这一点是非常重要的。历史告诉我们,没有一种思想是永久的真理,有些思想在一百年前是认为离经叛道的,百年后却成为家喻户晓了;有些思想,百年前是人人奉行的,而百年后却没人相信了。所以,今天我有个思想,纵使人人反对,这也不见得就是于人没有利益的。这种思想,若是我相信,而因为大多数人的反对,不敢坚持,那么渐渐的,这种思想被人忘却,甚至永远没有重视的机会。万一这思想确是一种进步的思想,那岂不是文化演进的损失。所以我认为,为了人类的进步,团体尽可制裁个人反于团体的行动,却不能强制他变更自己的思想。而个人方面呢,自己有一种思想,也应该勇敢地发表,这不但是你的权利,也是你对人类文化的义务。这一点,你们要仔细地去思想,不要误会我的意思。

　　第三点，每一个团体，都有它经常的规则，要求团体内各份子遵守。这我们当然要遵守，是不成问题的。不过，我们在奉行这些规则的时候，我们最应该记着，我们遵守这些规则，不是受了别人的压迫，而是自动地愿意去遵守。因此，我们要养成习惯，不论在人前人后，我们要把这些规矩引为我们在无论什么地方做事的信条。我们并不是怕处罚，或是怕别人的批评，而是觉得这是我们的责任，我们的团体的责任。[1]

10月，贵阳医学院成立医事职业科。至此，全校共有15个班级，学生300余人。《国立贵阳医学院院史》：

　　同年十月，敷设医事职业科，内分护士班及助产班各自一年级至三年级，共六班。聘管葆真为医事职业科主任。

10月13日，兰安生参观贵阳医学院。兰安生日记：

　　李宗恩带领参观学校，报告最新进展。医学院的外观比起6个月前有很大改进，特别是医院。但学术环境远非令人满意。有两个主要因素：（1）尽管财政预算已被批准，但因外汇兑换困难迟迟不能订购设备和图书，而且运输到贵阳又十分困难；（2）学生程度参差不齐，4个高年级班的学生来自26（？）所学校。李宗恩坚持他的教学标准，但这一标准在中国原本没有成熟，而且战争又增加了困难。不过，在不到一年的时间里召集教员，建立教学标准，实属不易。政府已在城外批给学校50英亩土地。[2]

11月17日，接到出席远东热带病学会第十届大会的部文。教育部长陈立夫指令（国叁柒50号）：

　　令国立贵阳医学院院长李宗恩二十七年十一月四日呈一件——为拟赴安南河内参加远东热带病学会第十届大会，并请教务主任贾魁代行院务，请备案由。
　　呈悉。准予备案。此令。

　　　　　　　　　　　　　　　　　　　　　　　　部长　陈立夫[3]

11月26至12月2日，作为远东热带病学会华北支会秘书，代表国家出席在越南河内召开的第十届远东热带病学会议（10th Congress of Far Eastern Association of Tropical Medicine, Hanoi, Vietnam）。[4] 回国后报告会议概况。《李院长报告离校经过》：

---

[1] 贵州省档案馆档案，卷号534。
[2] John B Grant Diary, October 13, 1937, RAC.
[3] 贵州省档案馆档案，卷号323。
[4] Comptes-rendus du dixièmè congrès, Hanoi, 26 Novembre-2 Décembre, 1938, by Far Eastern Association of Tropical Medicine. Congress, published by Hanoi: Publiés par la Section Locale de la F.E.A.T.M., 1939.

此次赴河内，其动机有三：一，因本人担任远东热带病学会华北支会秘书，对过去各项工作情形，需向大会有所报告；二，本校创办伊始，声誉甚浅，此次参加大会，亦拟促起各方对本学院有一定认识；三，本校因系草创，各项需要均感缺乏，此次前往，即欲籍此机会，物色相当人材，有此数因，始乃成行，按此次大会为时一周，到国际代表十五国，本国代表有十五六位之多，各方论文约计二百余种，本院亦有论文一种及报告乙件参与。闻大会对之印象极为良好云。末谓：本人于会毕，又取道香港，对于本院购置各项器物及运输情形，已有妥切接洽，以后倘有所需，当较为便利云云。[1]

李宗瀛《回忆李宗恩》（删节版）：

　　大量的行政事务、调节各科系部门与政府部门的大量关系，占用了他大量的时间，再加上实验条件的落后，宗恩完全放下了热带病学的研究。1938 年去河内出席热带病学会恐怕是他最后一次涉足该领域了吧！

12 月，在第一次开学典礼上讲话，提出贵阳医学院的教育原则：

　　第一项是加强工作，缩短训练期间。本校的成立是为了救济战区失学医学生，所以大部分的学生，都因战事影响，耽误的时间很多。我们在六月开学的时候，就决定各年级的上下学期同时开班，并且取消今年和明年的暑假。这样子，由于同仁以及同学的合作和牺牲，我们可以从今年的六月到明年的九月，十六个月中，完成四个学期的功课，这点是值得提出的。

　　第二项，对于平时医学教育缺点的补救。这点在今年四月中国国民党临时全国代表大会通过的战时各级教育实施方案纲要中也说到。在这纲要的序言中，曾经说到："教育为立国之本，整个国家之构成，有赖于教育，在平时然，在战时亦然。国家教育在平时要健全充实，在战时即立着以功能；其有缺点，则一至战时，此等缺点即全部显露，而有待于急速补救与改正，所贵于战时教育之设施者，即针对教育上之缺点，以谋根本之挽救而已。战时教育之必大有异于平时也。"这句话明显地告诉我们，战时教育之最大目的，就是在于改正平时教育在战时所暴露的缺点。这种改正，不但在战时，即在战事完毕之后，也是应该继续实行的。在这方面，我们值得提出的是人文科的设立。中国的大学教育，一向就是偏重技术知识的灌输，而对于学生整个人格的建立、治学治世治人的良好态度的养成，常常忽略。尤其医学教育更是如此。所以本院在一成立的时候，就决定设立人文科，除了语文之外，还添上哲学、心理学、科学方法论、社会学、文化史等等的科目。这种设施，就是希望学生能在一方面对文化有相当的认识；另一方面，能够养成一个健全的人生观，以为他们将来研究学业、服务社会的基础。这点若是我们能做得好，一定是对于国家有很大的贡献的。

　　第三项，就是给学生战时应有的知识。在这方面，我们在未开学的时候，就组织救护训练班，一方面加强军事训练，一方面给学生一些战场急救、担架、伤

---

[1]《院刊》第 1 期，第 5 页，1939 年 1 月 15 日。

兵运输、战地医院等等的普通军医知识。但在这方面，我们觉得还不够，希望最近在课程中增加一些军医知识和军医训练。

以上所说的，是本学院教育方针的第一点。但更重要而永久的，还是我们的第二点，就是，我们要使我们的教育，切合贵州省实际的需要。刚才我们已经说过，贵州是教育部所划的大学区之一，本学院的设立，是要应贵州这一区的需要，替贵州培养医事上的工作人员。所以我们在教育及训练方面，处处都顾到这一点。我们一方面领导学生参加贵州的各项社会工作，希望他们能切实明了这里的实际的需要。另一方面，我们还用种种方法来鼓励本学院的毕业人员在这里服务。这都是为要达到这一个目的。因为我们在这里是永久性的，所以我们必须找一个永久的校址，在这方面，省政府帮了我们不少的忙，替我们在城外找到了离城不远的校址。现在我们正在设计校舍的建筑，一等我们在经济上有办法的时候，就可以开始建筑。[1]

贵阳医学院建立之始，即确立学制。《国立贵阳医学院便览》：

> 贵阳医学院自创立始，医本科修业六年。招收：（一）高中毕业生或同等学历。（二）理学院或医学院肄业生，净编班试验，编入相应年级，前期为三年，后期三年，第六年进入毕业实习。贵医的学籍制度十分严格，学科成绩不满 60 分，补考后仍不及格者需重修。学期成绩不满 60 分留级，连续留级两年者退学。首届医学毕业班开学时有 80 多人，最后获得学位的仅 26 人。[2]

同时制定并颁行导师制。《国立贵阳医学院导师制施行细则》：

第一章 总则

  第一条 本细则根据教育部颁布中等以上学校导师制纲要及其他有训导法令订定之。

  第二条 本学院之导师按照本学院组织大纲第十五条之规定选聘之。

  第三条 本学院导师之分配导师应为受导学生之直接受业教员或实习指导，但遇必要时得由主任导师或副主任导师商承院长变通办理之。

  第四条 导师及受导学生之分配应于每学年首二星期内由训导处公布之。

  第五条 导师因故离开本学院或因请假短期间内不能行职务时，得由主任导师呈请院长分别改聘或指派代理人。

  第六条 导师负受导学生生活指导之责与生活指导组主任协同办理。

第二章 受导学生之操行考核

  第七条 学生之操行成绩考核分别由负责导师根据本人之观察并收集其他来源之材料核计之。

  第八条 训导处制备学生操行考核名册分发本学院各部分随时记载之，如有

---

[1]《第一次开学典礼讲话》，1938 年 12 月，贵州省档案馆档案，卷号 534。
[2]《国立贵阳医学院便览》国立贵阳医学院教务处，1941 年 7 月。学期成绩：一学期中之各科之成绩，视学分多寡平均计算之，惟三民主义、军训、体育之成绩不计于内。

记载其计分得占该受导学生操行成绩五分之三，由负责导师酌斟决定之。

第九条　学生之操行及思想二项由负责导师本人观察评分于第八条所计成绩之外各占该受导学生操行成绩二分之一。

第十条　学生性行之考核应包括本处学生个别记录性行项下所列各目。

第十一条　学生之思想由负责导师个别谈话时事座谈会或其他讨论会等方式考察之，并得采取其他方面之报告。

第十二条　操行成绩分甲、乙、丙、丁四等，之间又分为三级如甲、甲一、甲二；乙、乙一、乙二等，操行成绩不及丙等者令其退学。

第十三条　学生每记过一次，核减其操行成绩一级。

第三章　奖励

第十四条　学生操行优良有下列事实之一者，得按本学院则之规定分别奖励之。

（一）勤奋耐劳热心服务而确有成绩者。
（二）简朴整洁刻苦可风者。
（三）爱护校誉及改良公共卫生有确实证据者。
（四）急公好义见义勇为可作社会模范者。

第十五条　学生受记功奖励者对于各项学生福利事业享有优先权得书面三次嘉奖者作记功一次论。

第四章　惩罚

第十六条　学生性行不良有下列情事之一者按本学院学则之规定分别惩戒之。

（一）不遵守集团生活之纪律者。
（二）不惜公物或不守公共秩序者。
（三）冒充团体代表者。
（四）营私舞弊或有窃盗行为者。
（五）其他有碍校誉或妨碍他人应予惩戒者。

第十七条　学生有性行不良之嫌疑者，本学院训导处得会？或请其负责导师考查其日常生活或监视其行动。

第十八条　学生有下列情事之一者，应按本学院学则之规定开除其学籍。

（一）经本出分配之导师拒训复经该生自选之导师拒训者。
（二）一学年内受记过处分三次者。
（三）肄业期内受记过处分累计至六次者。
（四）其他重要过失，本学院学则第四十三条所规定者。

第五章　附则

第十九条　导师守则另定之。

第二十条　本细则由训导会议通过，经院长核准后公布施行。

第二十一条　本细则得导师三人书商提议由训导会议通过，经院长核准后修正之。[1]

《贵阳医学院院史（1938-1984）》：

> 1938年起，贵医实行导师制。导师及受导学生之分配每学年开始后二周内由训导处公布，导师负责受导学生生活之责；学生操行成绩分别由负责导师评定。导师制一直到1945年停止。[2]

本月，在基督教学生青年会成立会上演讲信仰问题，强调信仰"对于个人，对于人类社会所尽的推动力量"：

> 信仰是一种力量，这是大家都承认的。在历史里面也可以找到很多的例子。我们可以看到一种信仰对于个人，对于人类社会所尽的推动力量。在人类社会的进化史里，几乎没有一个英雄事业不是靠着一种信仰所造成的集团意志。打一个比方说，信仰就好比是航海家的罗盘。当一个航海家驾驶一条船在风狂雨骤的大洋里面走，四面看不见边，若是他没有一个罗盘，他就不知道向哪一方面走，结果他一定弄得手足无所措，失去了一切希望，也就失去了一切力量。反过来，他有了罗盘，他就会相信可以靠着这罗盘把船驾驶到目的地去，于是他无形之中就对于工作有了热忱，也就有了力量。信仰也是这样，他帮忙人在这个浩浩不可测的宇宙中得到一个坚定不移的人生态度，使他可以努力为人类服务。
>
> 我这里所说的信仰虽然不见得一定是宗教，但是我们不得否认宗教是信仰的一种，也就是说宗教对于个人对于社会具有其他一切信仰同样的力量。有些人认为宗教是一种麻醉剂，它叫人满意于现在的一切，不求改进，这句话固然有一部分真理，但是它们只看到了宗教的消极方面而没有看到宗教的积极方面。当我们听Bach（巴赫），Handel（汉德尔），Beethoven（贝多芬）的音乐的时候，或是读Tolstoy（托尔斯泰）的小说的时候，我们不能不承认这些伟大的作品是由于宗教的信仰所启发。当我们看到回族团结力的强大，我们更不能不承认宗教在集团中所发生的积极的作用。
>
> 基督教青年会是一个社会组织。这个组织的最大目的，不是要来传教，而是要使青年在里面彼此帮助培养自己的人格，得到一个正确而坚定的人生态度来服务人群，来服务国家。尤其要注重的是这是一个青年组织，所以它的积极性比其他任何宗教要大。它不是要给青年们空泛的安慰，而是要教青年们学习如何从服务人群的工作中去求得安慰。青年会在中国已经有相当的历史。固然在它发展中也有一些毛病，但是它对中国社会所尽的责任是不能泯灭的。在中国虽然有许多学校，但是由于学校的教育要注重知识的灌输，青年在学校里很少学习和衷共济及服务同辈的精神，反过来青年会在这方面却有相当的努力，因为它给了中国青年学习服务人群的机会，它替中国造成了一些社会上各部门的领导人才。[3]

---

[1] 贵州省档案馆档案，卷号246。
[2] 《贵阳医学院院史（1938-1984）》，第26页。
[3] 贵州省档案馆档案，卷号511。

是年，与学生王季午发表关于黑热病研究的论文两篇。

《中国仓鼠作为黑热病的动物模型：I Neostibosan 对正常仓鼠的药理作用》。在治疗黑热病的药物中，Neostibosan 对黑热病人有较高疗效，且可皮下注射。Neostibosan [1] 对正常仓鼠的最高非致死剂量（容忍剂量）；[2] 此剂量与仓鼠的性别和体重无关；[3] 反复用药证明 Neostibosan 有累积效应，推荐治疗剂量为 0.4 克／公斤体重；[4] 如动物已经接受中毒剂量，继续用药将在两个月内导致死亡。[1]

《中国仓鼠作为黑热病的动物模型：I Neostibosan 对被感染仓鼠的药理作用》。被感染的仓鼠对 Neostibosa 的耐受性减低，有效剂量为 0.2-0.5 克／公斤体重，死亡率 31.6%。虽然所有存活的仓鼠都被治愈，但只有一半为彻底治愈，所以停药后需注射疫苗已确保治愈。[2]

---

[1] Wang CW and Lee CU, Neostibosan and Experimental Kala-Azar in Chinese Hamsters. I. Normal Hamsters. *Proc Soc Ex Biol Med,* 38:670, 1938.

[2] Wang CW and Lee CU, Neostibosan and Experimental Kala-Azar in Chinese Hamsters. II. Infected hamsters. *Proc Soc Ex Biol Med,* 38:674, 1938.

1939 年　乙卯　中华民国二十八年　　四十六岁

1月起，与周诒春、竺可桢以及贵阳政界、学界建立关系。《竺可桢日记》：

> 1月11日　上午八时半，李良骐来，偕至省政府，晤省委周诒春及何玉书。由周寄梅（编者按：周诒春，字寄梅）之介晤省府秘书长郑道儒。周并劝余往晤建厅叶纪元、教厅张志韩、财厅王徵莹及保安处傅仲光。晚周寄梅在红石街寓邀晚膳，到方显廷、贵阳医学院李宗恩、卫生委员会朱季青、省府秘书长郑道儒及王伯秋。
>
> 2月27日，至阳明街贵阳医学院，晤李宗恩，知其赴重庆，见其秘书即商务之丁晓先也。
>
> 6月20日，七点至龙泉路152号清华中学内周寄梅处晚膳，到朱季青、李宗恩，托觅看护妇。[1]

1月，亲撰国立贵阳医学院校训："诚于己，忠于群，敬往思来"[2]，并阐释寓意：

> 唯能对自己忠实，乃能治事治学；欲建设合于中国内地政治经济之公医制度，尤须有服务人群的精神。历史教训，故应重视；但我国千余年泥古之恶习，实应纠正。建设新中国，仍应以现在及未来之社会趋势为准则。[3]

1月15日，创刊《国立贵阳医学院院刊》，由国立贵阳医学院出版委员会主编。该刊为贵州第一份高等医学综合性期刊。月刊，16开本，每期6-12页不等，最多一期达26页。1944年出版至第60期，因黔南事变停刊；1946年9月复刊，共出版89期。谭秀荣、姚远、张必胜《<国立贵阳医学院院刊>办刊特色及其科学传播意义》：

> 该刊多方位、多层次的栏目划分，凸显了期刊的风格与特色；适时开设"专号"、"副页"及"副刊"，承担医学科学研究与人文科学宣传的双重职能；集学术性、人文性、科普性与新闻性于一体，推动医学科技不断前行；注重发挥期刊的教育功能，促进高等医学教育事业健康发展；主动置身于抗战救国的战场，为我国高校学报担负社会责任起到标杆作用。该刊编者在偏僻的西南地域以及战争艰苦条件下絪蕴化育出来的办刊理念、审美情趣和社会责任感，为今天办刊提供了重要借鉴。它以严谨的科学性、强烈的历史性和鲜活的现实性，为抗战时期生生不息的中国科技期刊的发展注入了强大的生命力。[4]

创刊号《本刊征稿启事》：

> （一）本刊欢迎有关医学研究之论著译述及各种时论或文艺作品。
> （二）本刊注重报告学校情形，传递同学消息，凡关于校务之进行，各科组

---

[1]《竺可桢全集》第7卷，第9页，第39页，第109-110页。
[2] 校训首见于《院刊》第1期首页，1939年1月15日。
[3] 贵州省档案馆档案，卷号215。
[4]《中国科技期刊研究》第25卷，第1期，第182-186页，2014年。

之工作状况，及学生之各种活动，均当尽量刊载

（三）本院全体教授及同学均负投稿之责。

（四）本刊对于投来稿件，有酌量删改权，不愿删改者，请预先声明。

（五）来稿文体不拘，但字迹须明晰，并加新式标点，译稿请附原文。

（六）凡同学来搞经采稿后，酌赠一元至二元之薄酬，不愿受酬者，即赠本刊若干份。（教职员及外来稿件不在此列）。

（七）来稿不论刊载与否，概不退还，惟长篇巨著，预先申请退还者，不在此列。[1]

《复刊词》（1946年9月）：

本学院自民国二十七年开办之初，即出版周报一种，主要通报的性质，后因周报范围狭小，内容简单，刊至20余期，于二十八年元月起将周报加以改革，并充实起来，定名为国立贵阳医学院院刊，每月出刊一期，刊载有关医学研究之论著、译述、及各种时论，或文艺作品以及学院内各项消息。旋以上项院刊内容过于专门，自十三期起所载材料，偏重院内消息，至卅三年十二月不幸值黔南事变，本学院奉部令迁渝，假歌乐山上海医学院院舍上课，以设备人员均感缺乏，院刊由是停刊。去岁九月学院虽自渝迁返贵阳，复以百废待举，不遑顾及，惟院刊为本学院唯一之刊物，实负有沟通消息之重任。本院刊创办迄今，医科及附设护士助产科毕业同学，共达三百余人，分布全国各医药卫生机关服务，教职员之先后在本院服务者，亦不在少数，各毕业同学服务情形及生活状况，谅为社会人士及在院师生所乐知，而学校现状，及随时进步之情形，更当为社会及校友关怀，故院刊之恢复，实属刻不容缓，爰定自本年九月起复刊，特别注重院内院外消息的传达，发载真实确切的新闻，使院内师生与院外校友发生密切的联系。内容方面暂分：（一）学院近讯，（二）人事辑要，（三）各部分工作计划或情形，（四）校友动态，（五）学生活动，（六）医教消息，（七）员生生活写实，（八）教职员及校友著作索引，（九）其他。本刊复刊伊始，谬误殊多，除希望各位教职员，校友同学，本着爱护学院的热忱，源源惠稿，以维护这个唯一的刊物外，关于本刊的编辑印刷各方面，更请随时指导，以便随时改进。[2]

2月4日，日军对贵阳进行"二四"大轰炸，学校幸未受损。《贵阳"二四"空袭损失统计表》（1939年2月）：

2月4日，18架日军飞机轰炸贵阳，掷炸弹、燃烧弹120余枚，烧毁房屋1326栋，炸死521人，伤1526人，财产损失达2500万元以上，史称"二四"大轰炸。[3]

李宗藁《"二·四"大轰炸》：

---

[1]《院刊》第1期，第6页，1939年1月15日。
[2]《院刊》复刊第1期，第1页，1946年9月15日。
[3]《贵州省档案馆馆藏珍品集萃》（一），第35页。

真正让我意识到战争的残酷性而又必须面对的，是那次无法忘却的1939年2月4日日机对贵阳市的大轰炸。早上还听说今天有演习，不用慌张。我那时在贵阳养病，又住回了贵阳医学院的教师宿舍。教工们都上班去了，我还稳稳当当地在宿舍里呆着。警报响时，我正躺着看书呢。才来贵阳，借住在我们楼上的何先生，一位助教何女士的哥哥，听见警报就跑下来叫我一起躲出去。我告诉他，已经有人通知过，是演习，不用慌张。他不听我说，一定要跑。他是长沙大火后来贵阳准备转道去重庆的，知道轰炸的厉害。他口气坚决，不容分说。我也只好跟他走了。才出城门，紧急警报响了，二十七架飞机，排好队列，直往城市中心冲来。后来听人说，这就是"西班牙式轰炸"，炸弹同时掷下，一毁就是一片。何先生顾不上向我说什么，拉着我跑下桥洞。我们几乎是滚下去的。一时天撼地摇，我还没有意识到死亡已经临近过，飞机就飞回去了。

跟着何先生走出桥洞，方才还是平平整整的大街，这时已是一片狼藉：从河岸走向城门的路上，开肠破肚的人和牲口满街都是，眼前的事让我只知流泪、发抖，话是一句都说不出来了。

我们住的宿舍没有炸掉，但也够吓人的：放在里间的床铺被气流掀到外间，紧紧地卡在门框上，用多大的力也无法推动。人如果留在房间里，很可能就被这股气流震得飞起来，不夹在门里也被床砸死了。好险！何先生说："不跑出去的话，吓也吓死了。在长沙我们看多了，在贵阳这还是第一次，受伤的人怕不少。"

把震倒的东西扶起来，收拾一下。渐渐地，人们也从惊慌中清醒过来了。同宿舍的人也一批一批回来了，商量着组织起来去灭火；帮助受灾的人尽可能地抢出一些生活用品；救助一些伤残的人；找寻还留在废墟中的人，为他们送去食物和水；把伤重的人抬离火场。我跟在大家后面，拎着一些食品和水，在废墟中找寻伤残的人，搭把手，把他们抬离火场。

在这次行动中，我看到永难忘记的一幕：

一片倒塌的房屋下，火还在燃烧着。一个黑色的身影立在火区前一动也不动。带队的人告诉我们，他是一个防护队员，警报响时，他就换上制服去值勤了。回来时，一家九口都死了。从那时起他就站在那里，看着火发呆，哭也不会哭了。有人上去劝他离开，他好像没有听见，只傻傻地望着那片吞吃了他的亲人的火。这一幕惨剧一直留在我心里，将一直留下去。对平民的残害是不可饶恕的。[1]

杨洁泉《我的回忆》：

2月4日，是一个大晴天，万里无云。大约是上午9时左右，警报响了，大家都不在意以为是演习。接着，紧急警报又拉响了，大家才慌慌张张的拿点东西到郊外隐蔽。我想回宿舍休息，但又心绪不宁，于是也到后院防空壕和大家闲谈。不久，就听到天空远远传来像汽车载荷过重的嗡嗡声。我心想敌机真的来轰炸了。果然，日寇在大十字一带丢下了炸弹，顿时火光冲天，医院附近也听到震

---

[1] 李宗蕖：《留夷集》，第36-37页。

耳欲聋的轰炸声。不到半小时，敌机飞走，出防空洞一看，我们宿舍炸塌了一大半。

不一会，从外面抬来大批伤员，要求医生抢救。当时，只有娄瘦平医生和我在场，我们马上进行抢救。外出躲警报的医生和护士也陆续回来了，大家抬送伤员，检查伤口，包扎止血，忙得不可开交。我们为伤员施行手术，伤口污染不重的，予以清洗消毒，缝合包扎；有骨折并且污染严重的，彻底清洗、扩创、摘除异物，疏松的缝合伤口，夹板固定骨折。忙了一天，我们才休息、吃饭。这是我离开重伤医院以后第一次，也是我做实习医师第一次参加手术，值得纪念。[1]

樊毓麟《忆日寇轰炸贵阳》：

1939年2月4日是个星期天，我们十来个同学到郊外去野游。见红梅盛开，大家正拟野餐，忽然警报长鸣，我们以为又是防空演习，但紧接着紧急警报，我们跑上山顶，见飞机场上一架邮政飞机飞去，不久即见18架日寇飞机分两批直奔城区轰炸而去，城中火光冲天。我们立即跑回城，但见群众扶老携幼、肩挑背负纷纷逃出城来。军警在城门口守卫，只准出不准进，我们几个人由南明河旁的城墙攀爬入城。见阳明路校舍无损，而大十字一带繁华区已被炸平，硝烟尚未熄，民众教育馆大坪内陈尸数十，均系防护团成员，据说警报后，防护团员们集合正在分配任务，不料敌机已临空轰炸，正中该处，惨不忍睹。[2]

"二四大轰炸"后，日机频繁来袭，贵阳医学院的生活和教学秩序受到很大影响。

黑子《挺进，贵阳》：

"二四"大轰炸后，日机频繁轰炸贵阳市区。天气好的日子，贵阳市民早上九点就疏散到城外，下午六点以后才回城。[3]

沈士弼《回忆1938年贵医的新生生活一片段》：

事后，学校在晴天就让学生带干粮出城"躲警报"。我们班一般都是两人一组，出城去。[4]

胡连坒《回忆母校》：

我到贵阳时，外地人很少，该时物价便宜，学生全部公费，生活安定，但时有空袭警报，学校为保护贵医的仪器设备，凡躲警报外逃时，每人携带一架显微镜。[5]

2月中旬，规划和筹建贵阳医学院永久性校舍。《本院建立永久校舍》：

---

[1] 《通讯》第38期，2007年6月15日。
[2] 《通讯》第13期，1995年12月25日。
[3] 贵阳《中央日报》1939年7月4日。
[4] 《通讯》第31期，2004年6月10日。
[5] 《通讯》第19期，1998年6月1日。

>本月中旬，本院院长召集有关人会议，关于建立永久校舍之计划有所商讨。现校舍地址已由本省政府将东山附近之某地划归本院所有，刻正积极草拟计划进行。顷闻经费来源方面，已有教部中央庚款管委会等处补助，想一待各项商洽就绪，当于短期内纠工兴造云。[1]

2月17日，启程赴重庆参加教育部医学教育委员会第三次全会。《李院长赴渝出席医学教育会议》：

>教育部医学教育委员会，第三次常会已订于本年二月二十日，在重庆川东师范举行本会全体会员会议；并讨论一切医学教育上之进行事宜。本院李院长事前曾奉部电召，已于上月十七日晨专车首途，前往出席，大约稍做勾留，即可返校。所有校务，闻暂由贾教务长代理云。[2]

2月20日，参加教育部医学教育委员会大会，出席教育部长陈立夫的招待午宴，参与讨论各项提案。《医学教育会议》：

>教育部医学教育委员会已于上月廿日在重庆川东师范举行第三届全体大会，出席委员吴俊升、张廷休、颜福庆、咸寿南、李宗恩、胡定安、金宝善、汪元臣、张孝骞、赵士卿、陈郁、洪式闾、孟目的、寒先器等二十余人，由颜委员福庆主席、汪委员元臣报告该会二十七年度上半年工作事项及二十八年度工作计划，继即开始讨论提案。至十一时，陈部长立夫于百忙之中莅会训话，略谓：今日诸君在此举行医学教育会议，对于目前全国乡村医学落后情形，当曾注意及之。抗战发生以来，前方将士死伤惨重，后方难民贫苦流离，需要全国医学界之努力，至为迫切，目前全国医学事业之缺点，亟须设法加以补救，使全国医学事业得有充分普遍之发展。今后国家对于医学教育，自当予以推动，以期建立中国医学教育之基础云云。中午，陈部长并宴请全体委员。下午三时，继续举行会议，讨论各项提案，至七时始开会。[3]

同日，在重庆中英庚款董事会年会上，续聘为管理中英庚款董事会医药组主任委员[4]，向董事会报告。据兰安生日记：

>李宗恩提交了他的报告。学校成功地完成初建阶段，除解剖科外，其他科主任都已到位，现在与湘雅合作。他的下一个紧迫的任务是修建一个永久的医学中心。他需要 450,000，除教育部的资助外，还需要从中华教育文化基金会[5]和中英庚款委员会筹款。他对报告做了补充。现在的三个主要问题是：兑换外汇购买器

---

[1] 《院刊》第2期，第7、8页，1939年2月1日。
[2] 《院刊》第5期，第5页，1939年3月15日。
[3] 《院刊》第6期，第5、6页，1939年4月1日。
[4] 《院刊》第14期，第5页，1940年1月1日。
[5] 中华教育文化基金会，China Foundation for the Promotion of Education and Culture，简称中基会或 China Foundation。1924年成立，主要管理美国退还的庚子赔款。基金会的运作不通过政府当局而由独立董事会完成，在制度方面杜绝了政府挪用基金用于战争活动。

材（特别是中华基金会暂缓兑换外币）；如何保证学校的人员和财产不被炸毁（二四轰炸烧毁了贵阳的三分之一，烧到离学校只隔一条街之处）；资助占学生人数 60%的没有收入的穷困学生。贵阳的问题是，中等教育落后，不能培养足够的合格毕业生升学。[1]

朱家骅、王世杰来信告知径为办妥加入国民党的手续并附来党证，后又派训导主任王成椿到校。李宗瀛《回忆李宗恩》（删节版）：

> 贵医初具规模，宗恩去教育部述职，在重庆遇到了新的麻烦。按照当时的规定，学校的校长、教务主任和训导主任都必须是国民党员。王世杰早就向宗恩提出过参加国民党的要求，但王毕竟是学者出身，且正卸任，宗恩不干，他也不勉强。接任的朱家骅[2]则是 CC 系统的党官，态度就不同了。宗恩一回到贵阳，就收到朱（应为陈[3]）[4]、王的联名信，说他们已经以介绍人的身份为宗恩办理了入党手续并寄来党证一张。20 年后，在对他的政治历史审查中，此事使他陷入屈辱。
>
> 贵医在相当长的一段时间内，人际关系比较好。宗恩从清华借来的汤佩松教授在西南联大成立以后回清华研究院去了，这位得人心的训导主任一离开，教育部就派来了新的训导主任[5]。这个在贵医师生中受"冷遇"的政治官员一次次找宗恩，宗恩客客气气地暗示，不能指望科学家、医生和医学生会驯顺地接受他的"训导"。这位专职"政训"，给宗恩带来不少麻烦。

3 月 8 日，与同时参加第三次教育会议的竺可桢被敦促加入国民党。《陈立夫函》：

> 敬启者：奉总裁谕，第三次教育会议员未经加入本党者应敦请其入党，兹奉上名单敬请惠予接洽为荷。此上
>
> 福庆先生
>
> 陈立夫敬启　　　三月八日
>
> 申请书填就交下，当由立夫签名介绍。[6]

《竺可桢日记》：

> 3月8日，今晨张子明以国民党入党书嘱填。余告已经蔡先生函立夫调余回

---

[1] John B Grant Diary, February 20, 1939, RAC.
[2] 编者注，应为陈立夫，1938-1944 年任国民政府教育部长。
[3] 贵州省档案馆档案，卷号 314（2）。
[4] 朱家骅 1938 年任中国国民党中央执行委员会秘书长兼党务委员会主任，1940 年邀请李宗恩入党信，贵州档案馆档案，卷号 314（2）。
[5] 编者按：汤佩松于 1938 年 8 月离开贵阳医学院；新的训导主任即王成椿。
[6] 贵州省档案馆档案，卷号 517-8。

院，至于入党一事容考虑之，但以作大学校长即须入党实非办法也。[1]

《我与协和医学院》：

> 当时我俨然以医学教育专家自居，在抗日战争时期只管办我的医学院，却不问为谁办学，也不问办学的经费是从那里来的。除了取得国民党反动政府的支持以外，美军剩余物资我要，美国煤油大王的钱我也不拒绝。于是学是办起来了，学校里也就跟着来了国民党的特务分子训导主任。我就抱着不与人争的妥协态度和他相处。自己明明知道他很多事做得不对，但也没有及早反对。因为这样做会影响我的所谓"事业"。到后来他扰乱了我的整个教学计划的时候，我才把他解聘了。但也因此替我找来了许多麻烦。虽然如此，我并未认识到国民党反动统治的本质，国民党送来了党证我并未拒绝，甚至把我留在重庆国民党中央训练团随同其他大学校长一同受训时，我也就糊里糊涂地参加了。[2]

3月22日，致函王世杰，汇报贵阳医学院校舍、教学及与贵州卫生机关合作进展的情况：

> 雪艇先生道席：
>
> 久未奉问，时殷念念。辰维公私迪吉，为慰为颂。敬启者，宗恩奉命主持本学院院务以来，栗六如恒，乏善可陈。此间工作进行上因筹备期限之匆促，及内地环境之种种拘束，始于六月一日开学来，学院院址已先租定。临时院舍等处暂可应付，其永久院址亦经与省府交涉，觅得城郊空地一方，约有四百亩，其中数十亩或须收买，且将若干坟墓迁移，尚需的款。至建筑一项亦已进行设计，务求建筑物以朴实耐久适用为原则。学院师资及教学设备，目前所聘教员连各卫生医事机关协助者共计七十二人。惟各项教学设备向各机关商允借用外，必需购置者充分利用本国出品，但尚有一部分仍须向外阜择购，且因外汇兑换之手续颇需时日，再此次所收战区失学学生计达三百零五人（其中医本科二二九人医事职业科【护士助产】七六人）学校来源计有四十九单位，其中大部分学生均系失学已久，顾本学院如谋补习缺课，及推进抗战时期后方教育工作之力量，爰有改订学程之计划。自本学年六月一日起至二十八年九月三十日止共计十六个月，分为两个学年，并两次暑期均不放假，籍以统筹办理。顾此计划之实施教学工作，殊觉繁重，宗恩自惭才浅，勉力为之，所幸各教职同仁深体战时国民应尽之天职，而全部学生亦能洞悉学校创办与夫培育人才之使命，师生均能同心合作共济时艰，私用欣慰。再此间战区失学生大部分均为家在战区，经济无力接济者，除学杂费免收外，其受贷金学生几占三分之二，并为顾及此辈学生毕业后出路及协助推进贵州全省卫生事业计，已与省卫生当局订定毕业生在黔服务办法，期为二年，按贵州省卫生事业始于本年春间，经吴达铨主席之倡导成立省卫生委员会（为全省最高卫生行政机构），又在省会设卫生事务所，及定番等七县次第成立卫生院，推进卫生工作不遗余力。如春季扩大种痘运动，霍乱预防宣传周及卫生展览会

---

[1] 《竺可桢日记》第7卷，第45页。
[2] 《人民日报》1952年1月9日。

等，本学院依照部令兼办社会教育之规定，随时参与协助该项卫生保健工作。年来黔省政治自主任莅任以来，锐意刷新，渐入轨道。近因各方民众迁徙入黔者多大部分集中省会，因而贵阳已成为一新兴都市之雏形，又中央文化机关不少移黔，故社会文化目前颇有畸形之开展。顾此种现象终难持续。战争平定后虽不致一反故步，即目前之地位已难持久，如将来西南交通开展，有望贵州地处西南之中心，社会文化事业将有发展之可能。但医学教育之展望，仍有赖于其他社会文化事业之发达，互相扶助，以资集中人才物力，故黔省需一设备完善之最高学府以谋文化建设之基础。

先生关切西南教育文化之发展，及爱护本学院尤具热忱，感佩同深，用特摅陈琐琐，烦渎清听，定所乐闻也。尚祈不弃远方，时锡教益，俾利进展之处，尤深企祷。为此匆匆奉候。藉颂

勋绥！

李宗恩 敬启[1]

约4月中旬，返回贵阳，21日向贵阳医学院同仁通报参会情况。《院刊·校内简讯》：

> 本院李院长前因赴渝参加医学教育会议，离校月余顷已返校，刻正处理积压要公。本月廿一日下午七时，并邀集本院同人茗谈，据云关于此次赴渝出席各种会议情形，报告甚详云。[2]

4月22日，中华教育文化基金董事会第十五次年会报告国立贵阳医学院情况：

> 该院由前在协和医学院服务之李宗恩君主持，自去冬成立以来，工作上殊多障碍。所有学生，除本年秋季始业拟行招收者外，均系由他校转来，程度不齐，准备多欠充分。在贵州物质未进化之环境中，一切设施，只能因陋就简，故虽以李君之干练，职教员之切实合作，而种种困难情形，致使教课自修之效率皆大受影响。外汇及交通等重大困难，固不代言，即煤油及门窗上之玻璃，亦甚缺乏，价值奇昂（据闻煤油售价达五元一加仑，玻璃一元一方尺），结果课室宿舍具感晦暗。宿舍中铺位为上下二层，极为拥挤。该院今冬可有学生约三百五十人。李君表示，该院对延聘合格之教授，尚无困难，惟薪给标准下年或须提高。
>
> 该院能接收省立医院，为教学之用，诚属幸事。医院床位，约六七十个。[3]

4月30日，应邀到战时卫生人员训练所讲演《疟疾的预防问题》，其中称：

> 当此全面抗战的时候，疟疾确实是一个很严重的问题，因为我们目前一方面固然是在抗战，而一方面却又在建国。既要建国，则在这后方西南，便应加紧建设，要建设，我们认为有两件事是应该注意的：一是鸦片，一是疟疾，这两种东

---

[1] 《致重庆王世杰先生函》，贵州省档案馆档案，卷号242。
[2] 《院刊》第7期，第13页，1939年4月15日。
[3] 台湾中研院近代史所档案馆，020-050207-0019。

西，都是建国期间的障碍，我们不得轻易忽视。

抗战以来，疟疾在军队中蔓延之广，实属骇人听闻。前方部队里，差不多有百分之七八十是患疟疾的。我们常常看到许多士兵因为患了疟疾，以致不能作战，甚至不能动作，于是只好退到后方来，在医院里休息。因此在后方医院里，就我们所知道的，第一期抗战时，所收容的伤兵，多半是属于外科方面的；可是迄到现在所收容的伤兵，则多半是属于内科方面的了。说是属于内科，而实际上就是指疟疾占最大多数。此种现象，确是非常危险的。如不谋补救，对于抗战的实力，实有相当大摧损，尤其在这抗战建国的过渡时期，我们更应该予以注意。

疟疾既然厉害，治疗当然是不可缓的。谈到疟疾治疗，看来尚觉得简单，不外金钱同组织两个问题。如这两方面都有办法，倒还是一件比较有把握的工作。

预防方面来讲，是不应该十分困难的。然而经验告诉我们，我们虽有许多关于疟疾的科学知识，而事实上，一直到今天，对于预防疟疾，还没有万全的办法。我们现在讲预防问题，分作两种不同的对象，一是指某种团体（如军队工程队），富有时间及移动性者，一是指疟疾流行区域的居民，我们对此不得不考虑及之。

以上系说明预防疟疾时应注意的地方。还有几点关于预防工作的基本常识，我们也可以在此提出。（略）[1]

《战时卫生人员训练所请本院李院长讲演》：

上月卅日军政部与内政部曾办战时工作卫生人员训练所在图云关，该所内敦请李院长讲演"疟疾预防问题"，听众除该所全体教授及学员外本院教授亦有多人前往参加。[2]

5月15日，经教育部批准，贵阳医学院借用贵州盐务办事处位于六广门外盐务新村的空地修建临时校舍。[3] 在临时校舍完工之前，频繁的轰炸和"跑警报"虽颇有干扰，但医学教育并未放慢脚步。《贵阳医学院院史（1938-1984）》：

暑期参加贵州省国立各院校联合统一招生考试，录取新生38名，同时在浙江、上海各地录取新生9名，同年由教育部分来本院中山大学医学院新生12名，来本院借读生27名，共计80余名。[4]

《国立贵阳医学院院史》：

廿八年十月奉令特设卫生工程专修科。廿八年奉令改组秘书处为总务处，聘杨济时为总务主任。同年三月改组生物形态科为生物科解剖科，分聘林绍文、尹觉民为主任。十月，奉令特设卫生工程专修科，聘杨铭鼎兼任主任职务。卅年

---

[1] 贵州省档案馆档案，卷号282。
[2] 《院刊》第9期，第10页，1939年5月15日。
[3] 教育部指令011215号，1941年5月15日发。贵阳医学院校史馆。
[4] 《贵阳医学院院史（1938-1984）》，第12页。

八月设数理科，聘王成椿为主任，并改组物理生理科为生理药理科，由祝维章医师代理主任职务。

6月，聘请校内外专家严镜清、洪士希与沈克非等讲医学文化史等课程，自己亲讲近现代临床医学与教学。《请校内外各科专家讲医学文化史课》：

> 本学期五下与五上之医学文化史课，除严镜清、洪士希先生合讲外，关于近代医学发展中之若干专门问题，已敦请校内外各科专家担任讲题。如校内本院长讲临床医学与教学、李漪教授讲Mugagair与病理学之发达，郭一岑教授讲心理学在现代医学之应用。校外还请定沈克非院长讲外科技术之进展，等等。[1]

7月1日，特撰文章向师生倡导生理健全，心理健全和精神健全的健全生活。《为什么要提倡健全生活》：

> 第一，生活应该是有意义的。我们不能够醉生梦死的空活一辈子。我们活一天要有一天的成绩。我们要从自己的志愿由实现的当中取得满足。我们要让自己到了老年没有什么懊悔，临死都一点不觉得遗憾，这就是每个人必须有一个职业，或者干一番事业，或者研究一种学问。做事情跟研究必须能耐劳耐苦，有胆量有决心，能彻底，有乐观的态度，能够继续不断地求进步。要这样就必须有健全的生活，健全的心理，以及健全的精神，一方面也不可以缺少。
>
> 第二，生活应该是有声有色的，是内容丰富、色彩浓厚的。我们除了使自己的生活有意义而工作以外，还要能为人服务，要有热烈的情绪，要有广泛的同情，能够在空闲的时候有正当的娱乐。要这样，试问健全的生理，健全的心理，以及健全的精神由哪一方面可以缺少？
>
> 第三，我们生在这样的大时代中，我们要能够担负起抗战建国的使命来。无论当兵也好，做生产建设工作也好，担任后方政治工作也好，以至于防空、救灾、照料伤兵、帮助难民等等，这些繁重的工作如果没有健全的身体，健全的心理以及健全的精神，很不容易贯彻始终的。关于这一层，尤其可以见得健全精神的重要。如果没有健全的精神，就不能达到"国至上，民族至上，军事第一，胜利第一，意志集中，力量集中的目标"。甘心做汉奸顺民的人家，就是他们的精神不健全，多一个汉奸顺民，抗战建国前途就多一重障碍。少一个汉奸顺民，就能够早一天达到胜利的目的。所以在今天提倡健全生活，必须特别指出精神健全的重要来。
>
> 我们要提倡的是生理健全，心理健全和精神健全的健全生活。我们为着使生活得有意义很丰富很浓厚而且能够担负当前抗战建国的使命，所以提倡这种生理心理精神三方面的健全生活。[2]

在健全生活的倡导下，贵阳医学院学生虽生活艰苦，课业繁重，但文体活动仍非

---

[1]《院刊》第11期，第6页，1939年6月15日。
[2]《院刊》第12期，第1、2页，1939年7月1日。

常活跃。歌咏队、口琴队、话剧队、国剧队、篮球队、足球队陆续成立。其中国剧队多次为劳军、赈灾、募捐等义务演出《玉春堂》《武家坡》等剧目。[1] 李宗瀛《回忆李宗恩》（删节版）：

> 为推广新医学，反对落后与愚昧，宗恩要我帮他写个宣传新医学的话剧。我对他的新医学的理解是：人是一个整体，在战胜疾病的过程中，心理因素起着不小的作用。头痛医头脚痛医脚，完全依靠药物来对付某些症状，是等而下之的方法；细心的护理应该包括帮助病人建立信心，有了战胜疾病的信心，药物就能起更好的作用。我打好一个框子，拟出情节，宗藁就往里填塞细节、编好对话，就这么搞出了一个话剧。演员都是医学与护士班的学生。演出那天，当宗恩作为群众演员——贺客之一——走上舞台时，气氛真是热烈。戏本身的粗糙全被大哥的人格魅力遮住了。该戏后来经过专业人员的修改，假期里还去重庆演出过。宗恩认为，贵医要让医学科学在西南扎根，关键在于赢得那个贫困落后的社会对它的了解、信赖和接受。

夏，妻何晋携子来贵阳合家团聚，生活艰辛中仍保持乐观情绪。 李宗瀛《回忆李宗恩》（未删节版）：

> 从到贵阳，宗恩就很少考虑自己的安适，和北平的生活相比，真是一落千丈。
>
> 家眷没有到贵阳时，他在一家小旅馆里租了一间房间。那是一家旧式的旅馆，小房间里挤满了旧式的家具。采光很差，朝南的一排窗子上嵌着小块小块的毛玻璃，讲究可不实用。
>
> 1939年夏，大嫂带着三个孩子绕道安南（即越南）到了昆明，我接了他们就把他们送至贵阳，搭的是红十字会运送器材的大卡车，3天的路程走了7天。走过抗战时期的西南公路的，是懂得那份辛苦的。
>
> 到了贵阳后，周诒春先生把他脚下的住房让了出来给宗恩安顿家眷。这个院落原是一座祠堂。[2] 一个不大的石板铺的院子，四角四个房间。坐北朝南的两间正房约有15平方米，铺了高出地面半尺的地板。中间也算是个厅。只有10平方米左右，砖地本来就很小，还要用木板把高居北面的牌位挡起来，用作起居室兼饭厅就嫌太小了。宗恩夫妇住在左手那间，既是卧室，又是书房。右面那间住着他们的3个孩子和被孩子们称为郝奶奶的老佣人，是从北京带出来的。下首两间其实是祠堂的门房，泥地、纸窗，光线不好，也很潮。我在贵医工作时住了一间，另一间用来堆东西。施正信[3]调来贵医时没有房子时，就和他新婚夫人，名网球运动员王春箐分住了这两间。一间作卧室，一间作起居室。两廊用矮墙和门窗隔出狭长的两间，作厨房和存放杂物的地方。有时米和瓜菜也放在那儿，耗子很多。后来我去清华中学教书，周末或回贵阳，就住在施家的起居室或侄儿们的

---

[1]《贵阳医学院院史（1938-1984）》，第29页。
[2] 龙泉街刘公祠（据《竺可桢全集》第七卷通信处，532页）。
[3] 施正信，公共卫生学家。

房间里。

不仅房子紧，生活也过得紧巴巴的。餐桌上一般是两个菜，1个有些肉或蛋的荤菜，1个就是素菜，对3个正拔节往上长的男孩来说，量也不够。1944年初，宗恩日渐消瘦，医生说是营养太差了，要他每天加两个蛋。他没有接受这个建议，大概是因为难以为继。一个医学院的院长，生活竟如此清苦，对很多人来说是难以相信的，但在抗日战争中，这样的老知识分子并不鲜见。

生活上的困难他都处之泰然，还是那么平易近人，还保持着他那特有的幽默，不带苦涩的幽默。有一个很多人乐为传播的笑话：宗恩早年就谢了顶，这时已秃得很可以了。熟人常拿他的这个特征开玩笑。他也以此自嘲。一天，他去理发，走进店门就问："怎么样，不摘围巾能行吗？"理发师熟悉他的为人，笑着说："可以。您不摘帽子也行啊！"

李寿白回忆：

> 郝妈在我家一干就是四十年。长长的脸，有一双缠过的大脚。走起路来呈外八字形。我们就笑她，你这个三寸金莲得横着量。当时我们家，逃日本鬼子，到了贵阳，鬼子的飞机经常来轰炸。轰炸前要放警报，我妈就拉着我和二哥往城外的防空洞跑。有时一天要跑两三次。这就难为了郝妈，我们都跑到了城外，她还在城里磨蹭呢。[1]

汪精卫继去年12月29日在河内发表叛国投敌的"艳电"后，8月9日在广州再次发布劝降广播。

9月1日，与国立中央大学校长罗家伦等以"全国大学及专科学校校长"名义发表"讨汪通电"。[2]

11月2日，贵阳医学院病理科与省立医院联合举行临床病理解剖讨论会，其后每月例会一次。《临床病理解剖讨论会》：

> 本院病理科与省立医院每月共同举行临床病理解剖讨论会一次，主持者除病理科主任李漪教授外，尚有本院临床各科主任及教授，视死者所患病症而定。到会参加者，则有湘雅医学院、中央医院、本学院及省立医院诸师生。廿八年十一月二日《慢性肾炎及梅毒》，十一月三十日《心脏内膜炎，僧帽瓣狭窄肺出血性梗塞》，十二月廿八日《慢性肺结核，老人性变性及恶液质》，一月廿五日《回归热》。[3]

11月30日，主持人文科发展方针讨论会，强调人文科教育与医学教育相结合。《人文科今后发展》：

---

[1] 李寿白《郝妈》，未发表。
[2]《全国大学校长通电讨汪逆》，《教育杂志》，1939年10月10日。
[3]《院刊》第15期，第3页，1940年2月1日。

李院长鉴于人文科之发展与本院前途甚有关系，特于十一月三十日夜召集讨论会，以定人文科今后发展方针。计被邀参加讨论者，除贾（魁）、杨（济时）、柳（安昌）三主任外，尚有病理科李（漪）主任、内科张俊卿先生，人文科洪士希、郭一岑、林国光三先生。首由人文科洪主任报告人文科过去一年经过及今后计划。次由李院长说明本院设立人文科原因与人文科今后发展，其大意如下：（一）医科大学教育与医科专门教育迥然不同，除训练学生医学应用技术外，对于一般学术修养及社会意识应有相当认识。（二）人文科今后发展，应与关系各科取得联络，俾可由此实现本院医学教育之最高理想。（三）人文科应将医学中与人文科有关之各课程从其相互之关系上联系起来（例如社会学与公共卫生学，心理学与生理学，变态心理学与精神神经病学等）而自成其有体系之课程。最后贾、杨、柳诸主任对于人文科今后发展计划，均有珍贵意见贡献，讨论毕已十时有余矣。

再者，人文科今后发展计划，将根据李院长上述意见筹谋其具体化，大约从两方面进行：（一）扩充心理实验室研究计划；（二）社会学学科与公共卫生科合办"社会医学实验区"。一学期后，其计划当可见诸实现云。[1]

《国立贵阳医学院设立"人文科"理由书》

过去之医学教育，对于医学与社会以及其他科学之关系，难免缺乏较深之认识，顾医学教育欲造就完善之医学人材，适于社会应用以及专门学理研究，在医学院中实有设立"人文科"之必要。兹将设立"人文科"之详细理由及"人文科"之内部计划分述如后：

"人文科"设立理由——"人文科"之用意，系使医科学生于专门研究外，养成下列两种观念：

"人文理想"——从人类共同生活与幸福着眼之思想和行为，以期促进文化为目标，谓之"人文"理想。

"人文知识"——一切与人生有直接关系各种现象之一般知识，或对于自然以及社会应有之一般知识，谓之"人文"知识。

此两种观念之养成，不仅对于医科学生之人生思想以及医学研究有大补益，即于社会文化以及医学前途，亦极需要。例如，任何科学，皆可以促进文化，但"滥用"科学，则结果适得其反。医学在实际上之应用范围较广，其流于"滥用"之弊亦较易，朔此弊产生之原因，不在医学家所具学识之如何，而在其是否具有健全之社会意识，补救之道甚有赖于"人文"理想之培养。

任何学术之发展，不出乎两种因素：一是社会环境之使然，一是其他科学发明之影响。医学既为应用科学，故易流于"偏狭"之弊，而碍其进展，补救之道，甚有赖于"人文"知识之补充。

"人文科"内部计划——为符合上述诸理由，"人文科"拟设立两组：一．哲学与社会学组；二．心理与历史组。兹将设立此两组之目的及课程主旨略述如后：

---

[1]《院刊》第13期，第5页，1939年12月16日。

一． 哲学与社会学组设立目的及课程主旨：

本组设立目的——应用哲学与社会学之基本知识，使学生对于人生以及社会各种问题得到应有之认识和修养，俾于将来为社会服务时，能促进医学与文化之关系。

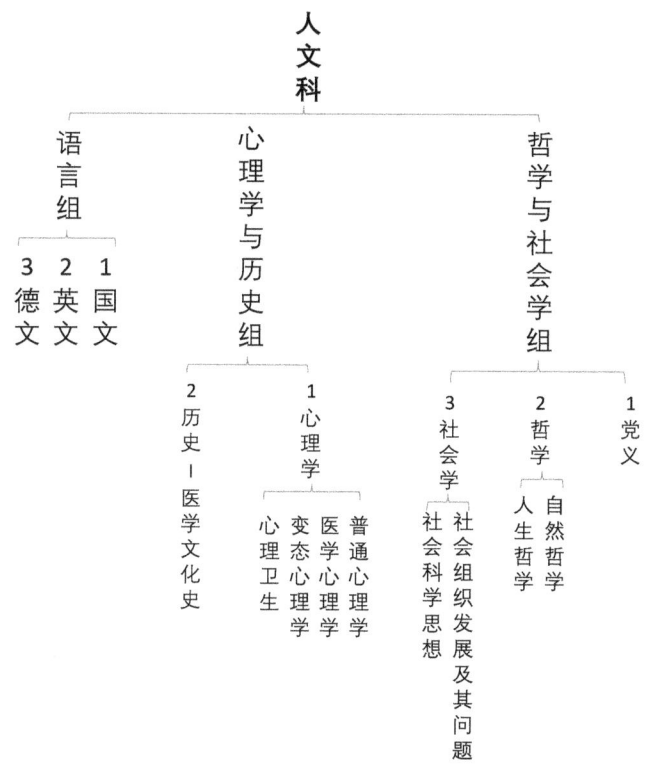

本组课程主旨：

（一）党义——本课程之内容及目的，已详教育部订定的大学课程中，兹不另论。

（二）哲学——本课程分作两部分：一部分为自然哲学；一部分为人生哲学，其目的在使学生明了对于自然以及人生有整个的基本观念，以及合理的人生态度。

（三）社会学——本课程分作两部分：一部分为社会组织发展及其问题，一部分为社会科学思想，其目的在使学生明了社会现象之产生以及其进化原理。

二． 心理学与历史组设立目的及课程主旨：

本组设立目的——是应有心理学及历史之基本知识，使学生对于各种科学之相关性以及发展性，得到应有的认识，俾于将来独立研究时，不至有"偏狭"之缺陷。

本课程主旨

（一）心理学——本课程包括四部分：1. 普通心理学，2. 医学心理学，3. 变态心理学，4. 心理卫生。普通心理学之目的，在使学者了解人类行为之一般原则，进而可修习与医学有关之医学心理学、病人心理临诊心理等。变态心理学之目的，在提供各种精神病理论，心理卫生则与生理卫生相辅而行，使学者能明了其相得益彰之效。

（二）历史——本课程只设医学文化史，其目的是从自然科学史以及社会科学史立场说明医学发展之历程，使学生对于医学发展经过有深刻之认识。

"人文科"因为语言为求一切知识之工具，故设语言组。

各课程时间之多寡，学期学年之分派，及必修选修之确定得按情形而定之。[1]

李宗瀛《回忆李宗恩》（删节版）：

（1923年）大哥携归的书籍中，除了医、理方面的典籍、文献外，还有很多萧伯纳高尔斯华绥等英国作家的作品，还有一些探讨社会问题的人文著作。在英国，他这位医学生还受到了当时英国知识分子中的社会主义学派——费边社——的影响，和一些中国留学生一起创建了留英同学会，结识了后来香港著名的特许会计师陈乙明和眼科专家黄雯。他们都有强烈的民族自尊。黄雯在当时已被视为左翼人士。回国以后，大哥经常浏览刚刚兴起的新文艺理论及其创作，对鲁迅的杂文小说最感兴趣，高度评价鲁迅反封建的彻底性。他的兴趣广泛，在他从事医学教育后，在课程设置上，在对人对事的评论中，早年所受的西方教育的影响是显而易见的。

是月，先后主持国民月会并参加总理诞辰日活动。《国民月会》：

本院于十一月一日举行本学期第一次国民月会，首先由李院长讲解精神总动员纲领，次由中央日报编辑萧若虚先生报告时事，题为"从时事的结论讨论到时事"。[2]

《李院长邀全校教员茶会》：

十一月十二日总理诞辰纪念日，本院李院长及李夫人特邀全校教员在独狮子三号举行茶会，到教员七十余人。首由教务处贾主任代表致词，略称本院创办未久，根基尚浅，希望教员精诚团结，广植人材。后由外科讲师邹子度先生表演口技，本院口琴队演奏口琴，以助余兴，宾主尽欢而散。[3]

12月11日，亲任歌咏队名誉队长，借赴港公务之便为口琴队购置重音及低音口琴。《歌咏队新选职员》：

本院歌咏队简章已经训导主任柳安昌先生批准登记，自十二月十一日起正式成立。该队已聘李院长为名誉队长，柳安昌主任为顾问，林绍文先生为指导，并选出魏桂庭为总干事，李寿礼、汤汉华、洪士元、杨士璜等为干事。十二月十日

---

[1] 贵州省档案馆档案，卷号238。
[2] 《院刊》第13期，第5页，1939年12月16日。
[3] 《院刊》第13期，第5页，1939年12月16日。

晚六时四十分至七时二十分，该队应贵州广播电台之请，在文笔街广播电台播音。由林绍文先生指挥播出"我所爱的大中华""天下为公"及"念故乡"等名曲。[1]

《口琴队第三次广播》：

> 口琴队于十二月十日在广播电台作第三次广播，由毕受明、闵关铭、李寿礼三君播出"威廉士之街""比翼鸟""蝴蝶夫人"等名曲。闻李院长此次赴港，将顺便代口琴队购置重音及低音口琴云。[2]

12月7日，启程辗转昆明经越南赴香港公干。《李院长赴港公干》：

> 李院长最近因公赴港，于十二月七日晨搭红十字会便车启程，八日晚即抵昆明。日前已有来函由昆到院，据称拟于十一日乘快车赴河内，转由海防搭轮，于十六或十七日便可抵港云。[3]

是年，与同事和学生合作发表文章两篇论文。

《黑热病的季节性发病与其对传播的意义》，作者：袁贻瑾、诸福棠、李宗恩。作者统计了在协和住院的、未满一周岁的黑热病患儿的发病时间（因为他们只有一个被感染的季节），结果都在5-9月白蛉的繁殖季节，而且黑热病小体可在白蛉的体内成熟并繁殖，证实了白蛉是黑热病的传染媒介。[4]

《对北平地区587条正常狗中被感染利氏曼小体感染的筛查》，作者：钟惠澜、王季午、李宗恩、刘纬通。作者从1936年11月至1937年11月对北平的587条正常狗的肝、脾及皮肤进行了检查，确认有8条狗感染了利氏曼小体（犬黑热病），从而确认狗为黑热病的中间储存宿主。[5]

---

[1] 《院刊》第14期，第5页，1940年1月1日。
[2] 《院刊》第14期，第6页，1940年1月1日。
[3] 《院刊》第14期，第5页，1940年1月1日。
[4] Yuan IC, Chu FT and Lee CU, The Seasonal Incidence of Kala-azar in Infants and Its Significance in Relation to the Transmission Problem of the Disease. *CMJ*, 56:241-261, 1939.
[5] Chung, H.L., Wang, C.W., Lee, C.U. and Liu, W.T. A Report on the Examination of 587 Normal Dogs in Peiping for Leishmania Infection. With observation on the experimental production of cutaneous lesions on a normal dog inoculated with a canine strain of leishmania. *CMJ*, 56: 354, 1939.

1940年 庚辰 中华民国二十九年 四十七岁

1月，仍任管理中英庚款董事会医药组主任委员。《管理中英庚款董事会续聘李院长为医药组主任委员》：

> 本刊前期曾登管理中英庚款董事会协助科学工作人员新闻一则，闻最近管理中英庚款董事会续聘李院长为医药组主任委员，生物科主任林教授绍文为生物组委员云。[1]

1月15日，在香港为医学院购置设备完毕后，与中华医学基金会主席鲁宾斯坦（Edwin C. Lobenstine[2]）同经昆明返抵贵阳。鲁宾斯坦1942年9月11日来信：

> 我经常回忆从1939年12月到1940年2月那个冬季，我们同行从香港到昆明。你的友谊给了我极大帮助，尤其是在昆明的交通工具，使我的那次旅行愉快而舒适。我还经常回忆在贵阳的日子，特别是你们学校和湘雅医学院。我真心希望战争会提高对中国医疗健康的关注，联合援华会(United China Relief)能够给你们和其他学校的师生一些帮助，以缓解居高不下的生活费用。[3]

1月22日，向全院报告港行之经过。《总理纪念周演讲》：

> 李院长于二十八年十二月七日赴港公干，已于一月十五日公毕返筑，计留港十七日，路上往返十二日，共卅九日。此行对于本学院设备购置及运输问题，均已获得相当成果。诸如货品之鉴定，代运处之接洽，代理人之委托，均有多方面的成就。并及前定德货六箱在海防之被扣，此次经昆，与法领事亦已接洽，不久即可放行并对于西南交通做整个研究，历述新筑黔越公路及滇缅公路近况，以及湘桂各处公路通达情形，条分缕析，均有详尽报告。[4]

2月2日，主持贵阳医学院首届毕业典礼，颁发毕业证书及奖品，领导宣读青年十二守则。《第一届毕业典礼盛志》：

> 本学院盛大的第一届毕业典礼，于二月二日晚七时如期举行。届时星罗棋布的灯光，照耀着各处鲜妍的点景，富丽堂皇，光辉灿烂，俨若广寒宫中。校门前扎成新型松柏彩牌，交叉着党国旗。静思楼上的礼场，显出正大光明的气象，上挂着"第一届毕业典礼"横幅，前面粘着"毕业即始业，祝诸君鹏程万里，新生继旧生，看吾校异彩常留"楹联。生物实验室、生理实验室与第三教室布成来宾招待处，楼上训导处与解剖室成为来宾观礼处，后院的大礼堂成为祝贺的茶点处，端雅壮丽，极尽化工的能事。布置股林主任绍文教授曾摄影数帧，惜因制版不便，未能刊出。七时半，来宾均已先后到齐，司礼员在台上宣布典礼开始，贾

---

[1] 《院刊》第14期，第5页，1940年1月1日。
[2] Edwin C. Lobenstine，协和董事（1929-1936），中华医学基金会主席（1936-1945）。
[3] Letter Lobenstine to Lee, September 11, 1942, RAC, CMB Inc. Box 96 Folder 685A.
[4] 《院刊》第15期，第3页，1940年2月1日。

教务主任执杖为总领队,在奏乐声中,领导全体参加典礼人员登场,分别就位。礼案左为院长,右为教务主任及职业科主任。中间弧形的前排为吴(鼎昌)主席,黄主委,陈部长代表张厅长,大夏王校长,湘雅张院长等,后排为本院诸教授,毕业生分列两旁。来宾分在两边厢楼上,男女同学分列中观礼。场上行礼如仪后,院长报告举行本届毕业典礼意义。继即分别举行医科毕业式,及医事职业科毕业式。毕业生宣誓(誓辞附后),发给证书。末由院长发给毕业奖品,医科奖品二份,林可胜先生捐赠一份,奖给韩业传,朱季青先生捐赠一份(指定奖赠公共卫生论文之最优者)奖赠李耕田,医职科奖品四份,李院长捐赠二份,奖赠第一届韩凤仪,第二届贺蟾蛾各一份,管主任捐赠二份,奖赠第一届孙明俨,第二届赵德英各一份。发奖毕,李院长领导宣读青年十二守则,即告礼成。继由医事职业科同学上台与医职科毕业生举行"授光"礼,持烛左右下,诸来宾与毕业生相继退席,齐集大礼堂,举行祝贺。茶点后,尽欢而散。

毕业生誓辞"余本至诚宣誓:自兹为始,愿在医界服务,敦砺职业道德,慈济为怀,不炫名利,恪遵国法,勤求真理,效忠民族,造福人类,倘有背誓行为,愿受处分及社会制裁,谨誓。"[1]

2月3日,为《学艺月刊》撰写《发刊词》:

有几位同学在课外组织了一个学艺社,他们为着选辑材料、发表心得,练习写作技能,要出版一种刊物,取名《学艺》。这刊物就要发刊了,要我给他们写几句话在头上。他们这样的勤恳,并且肯虚心的向人请教,使我非常高兴,因此乐于写几句话给他们。

第一点,我们出刊物写东西,必须认定目的,切实地朝着目的走去。这刊物的宗旨,既是要把科学研究所得的用通俗化的文字发表出来,我们就得认清,工作的首要目的是科学研究,用通俗化的文字发表乃是一个副目的,也可以说是配合着这首要目的的一种手段。必须这样,这个刊物所发表的文字,才总是"言之有物"的,这个刊物才是一个有根底的东西。刊物应该是"花",要花好,根本枝叶须要茂盛。如果要我们的《学艺》像个样儿,必须"学艺社"是一个生气蓬勃的团体。否则,光以办刊物为目的,结果不免落到"办刊物到头给刊物办了"的末路里去的。

第二点,因为学术工作最要紧的是求真,所以关于学术的文字,最要紧的是把学问上的真理切实表达出来。学术文能够诚诚恳恳的求"真切"。如果斤斤于文字的美,结果不免是求美失真,反为不美。即以"通俗化"这种功夫来说,也不可以忽略了"真"。我们要使真理普及给一般人,决不可以为着"通俗"而混淆了,甚至于歪曲了真理。学术文字的通俗化是很不容易的技术,非对于真理有透澈的了解,是办不到的。我们千万不好放松了求"真"的功夫,千万不好小看了"通俗化"的技术。小有才要笔杆的朋友,是不容易写出"美"的学术文、"通俗化"的学术文的。

我提出这两点意思出来,希望学艺社要好好的注意这个刊物,为这刊物写文

---
[1]《院刊》第16期,第2页,1940年2月16日。

字的要从科学研讨好好的去锻炼他的写作技术，使这刊物成为科学研讨会所开的美好的花。从小规模做起，从浅近的做起，"好大喜功"，"舞文弄墨"在科学研讨方面、在学术文"通俗化"方面是不会有什么成就的。[1]

洪士元《1940年前后的贵医"学艺社"》：

> 1939年前，同学们组织了一个以卫生宣传文艺写作为宗旨的"学艺社"，成员约50来人，以高班同学郝毅民、我班同学周之风为主要骨干，也有教工参加，如教务处的艺术家廖伯梅，积极分子如朱养元、张钜清、蔡钺侯、田北辰、张昌柞等。学艺社的板报，定期刊登于院本部（两广会馆）；在当时当地的"中央"日报，也定期有"学艺"副刊发表。记得郝毅民曾写过介绍西北延安的文章。郝毅民因家庭问题迁往成都，转学华西上学，以后的活动就由周之风、蔡钺侯负责了。[2]

《贵阳医学院院史（1938-1984）》：

> 1940年春，我院学生张巨清、朱养元、蔡钺侯、陈学诗、王瀛等发起成立"学艺社"。开始时设有社长、编辑组、话剧研究组及顾问。1941年11月，社长改名为总干事并设月刊干事和医学顾问干事。该社的任务是在《贵州日报》辟《学艺月刊》专栏，主要评述时局大事；在校内以壁报形式出《学艺副刊》；举行座谈会，着重研讨科学与时事，开展抗日宣传活动。此外，还不定期举办演讲会、文艺晚会及演出话剧等。其月刊相继出版了15期。[3]

2月5日，主持总理纪念周。《总理纪念周》：

> 二月五日上午九时，全体师生齐集大礼堂，行礼如仪后，李院长首说："本学院在战后创办以来，本月二日举行隆重的第一届毕业典礼，不仅在本院有着重大的意义，在医学教育亦有很大关系，虽费了很多人力财力，不可谓不有相当的收获"。随即介绍刘维德先生报告沦陷后之北平人民生活及医学教育情形。[4]

2月7日，发表《院长对毕业生临别赠书》：

> 二十九年甲级诸同学：
>
> 　　诸位在此艰难困苦的非常时期，修毕大学医科的学程，得到医学士学位，我热诚的向诸位道贺。但是从我的职务上，以及对于诸位的私谊上，都感觉彼此相处的日子太短了。我对于诸位有无限的希望，在诸位毕业离校的时候，愿意从自己的生活经验中提出一些重要的心得来贡献给诸位。
> 　　我们无论求学、办事，都必须有科学的态度。我对于科学态度的解释，认为应该是避免主观，注重客观。主观太强，理智容易给感情蒙蔽，会不知不觉的走

---

[1]《贵州日报》1940年2月3日。
[2]《通讯》第39期，2007年12月26日。作者时为贵阳医学院学生。
[3]《贵阳医学院院史（1938-1984）》，第33页。
[4]《院刊》第16期，第6页，1940年2月16日。

入错路。注重客观就必须有冷静的头脑,才可以充量运用他的智慧来求学来办事,才会有良好的成就,才会有不断的进步。就是处世方面,也要有科学的态度,才能够检讨自己,体谅他人。这种心平气和认真做事生活的风格,实在是受过高等教育者应有的修养。

求学办事仅有科学的态度还是不够,如果没有一种动力,所谓成就与进步还是没有把握的。这种动力必须有健全而有意义的精神生活的人才有。在西洋社会宗教信仰是人们健全精神的基础。有人说,主义信仰也可以成为人们健全精神的基础。我以为一个人能够有一种固定的事业欲,也可以使他的精神生活达到健全而有意义的境地,因为有固定的事业欲的人必然是意志坚定的,必然能够不惜牺牲为他的事业向前作艰苦的奋斗,像有宗教信仰或者主义信仰的人一样。这样的人,他一定能够从他的事业中得到满足,得到他特有的乐趣,他活一天觉得有一天的意义,他的心境永远是乐观而且积极的。

我有千言万语要对诸位讲,可惜我缺乏演说的天才,又没有充分的时间。以上两点,就是其中扼要的部分,我特地写出来给诸位。如果诸位能够接受了,应用到实际生活里去,那么我所没有说出来的千言万语,诸位也不难体会到了。再会,祝诸位前程无量![1]

2月16日,贵阳医学院校歌由应尚能作曲,丁晓先作词,发布《国立贵阳医学院校歌》(暂用):

我武威扬,国势方张,吾校应运,设于贵阳。
发扬民族文化,树立科学信仰,适应时代需要,责任在吾党。
推行公医制度,保障边民健康,适应地方需要,责任在吾党。
敦励学行,诚为实;服务人群,"忠"是尚,展思将来,敬念既往,谆谆校训,勿忘勿忘![2]

本月,教育部长陈立夫前来视察,勘定贵阳市南郊太慈桥一百七十余亩地建筑新校舍,正式作为贵阳医学院永久院址。[3] 是月,六广门外临时校舍建成。《国立贵阳医学院院史》:

廿八年"二四"本市被轰炸后,本院为谋疏散计,商得贵州盐务办事处同意,借用其六广门外空地建筑茅舍十九栋,作为前期学生临时院舍,并另建住宅,在打儿洞者三栋,在大坉者五栋,供本院教职员租用。至廿九年二月,六广门外临时院舍告成,即将医科一、二、三年级及卫工科一年级,并有关各科,及教务处训导处同时迁至城外。

2月24日,前期迁至新校址工作自今日起一周内结束。《迁校纪略》:

---
[1] 《院刊》第16期,第4页,1940年2月16日。
[2] 《院刊》第16期,第5页,1940年2月16日。
[3] 《贵阳医学院院史(1938-1984)》,第10页。

自去年二四飞机惨炸贵阳后，本学院为策教学之安全及疏散便利计，当即进行在六广门盐务局基地筑建临时院舍，惟以本市人工物料均感缺乏，未能如期竣工，迄本年二月间始得完成一部份。现届春季，天气晴和，空袭更宜预防，李院长特邀各处科主任几经集议，决定先将医科一二三年级及卫生工程专修科学生并有关各实验室尽于二月底以前迁出。先期由总务处拟定迁校注意事项，通知各处科，故临时依次迁移，井然有序，各项物品，得无损失。而此次迁校，诸男女同学踊跃参加搬运，此种劳动服务精神，尤堪嘉佩。计自二月廿四日起，为期一周，即告藏事。

临时校舍，位于北郊，依山傍水，风景优美，诚为读书胜地。与教职员住宅区打儿洞及大窑，犄角相望。城内院舍之办公室与教室同时亦有合适之调整，气象焕然一新。至于永久院舍之建筑，李院长近在城南择定一地，现正进行第一步筹备工作云。[1]

李贵真《为贵阳医学院奠基的先锋》：

十来栋草房，生化、物理、生物、解剖、人文等各科各有一栋，病理和寄生虫共有一栋，另有男女生宿舍和餐厅，办公室等。这些草房只能避小风雨，如大风雨来了，室内就得打伞，菜油灯也摇摇欲熄，也曾有一两栋倒塌，一片歪歪斜斜的房子用木棍支撑着。至于教职工的住所则由学校盖了两批草房，一批在大洼，一批在打儿洞，都离学校较远，而且后者远在半山。[2]

骆炳煌《十年》：

本院在十年前开办的时候，当时设备简陋，曾听说没有甚多的教室，而致解剖学在院子里上课，把人体骨骼挂在树枝上讲演，七年前在笔者刚入本院的时候（1941）。当时前期是设在六广门外临时搭成几栋茅屋，下大雨的时候，教室寝室往往变成泽国，没有自修坐，在饭厅里自修，每人发凳子一张，上实习，上自修，背着凳子到处跑。天晴的时候，倘不太苦，一逢下雨，泥泞三尺，真有行不得也哥哥之苦。而一年级的宿舍，是在山上，离开教室有半公里左右，晚间自修完了回去，不但要摸黑路，而且还怕土匪和野兽（山上常闹豺狼和土匪），解剖实习的骨骼不够分配，我们常常跑到山上，挖取野坟的骨骼。然而在物质条件如此低劣之下，师长们仍然谆谆的诲人不倦，同学们仍然埋头力学。当时几乎全国知名的教授，均荟集在本院，本院当时声誉鹊起，有"小协和"之称。[3]

3月，陪同协和医学院胡恒德院长与燕京大学司徒雷登参观临时院舍。《胡敦博士、司徒雷登博士来院参观》：

北平协和医学院院长胡敦（即胡恒德，编者注）博士及燕大校务长司徒雷登

---

[1] 《院刊》第17期，第4-5页，1940年4月16日。
[2] 《贵阳医学院学报》33期，1998年7月8日。
[3] 《国立贵阳医学院成立十周年暨附属医院成立七周年纪念特刊》（以下简称《院刊特刊》）第50页，1948年3月1日。

博士于三月十四日上午十时来本学院六广门外临时院舍参观，由李院长亲自招待领观。闻二氏对于本学院苦干实干精神，颇为嘉许云。[1]

4月，夫人何晋为三八妇女节捐款。《本学院三八妇女节献金》：

>何晋为贵医三八妇女节捐款三十元（第二名柳安昌夫人捐款十元），咖啡一罐。此次共收二百廿二元七角及物品若干。[2]

参加贵州各种社会活动。出任伤病之友社理事，[3] 带领全院教职工入社。《本学院全体教职员加入伤兵之友社赞助社员》：

>新生活第六周纪念扩大征求伤兵之友社社员，本学院由李院长发起征求，全体教职员以该社负伤将士慰劳服务为宗旨，无不乐于赞助，均已加入该社为赞助社员，并闻会费总数一百二十九元，已由出纳组拨缴云。[4]

4月15日，向中华教育文化基金董事会第十六次年会提交申请（报告附录三《贵阳医学院函》，写于39年8月28日）：

>敬启者：本学院创立于抗战时期，方在逐步进展之中，此际最迫切之需要，实为经济上之将助。凤仰贵会奖护教育文化事业不遗余力，爱将目前迫切之经济需要开陈，至祈鉴察。按本学院教员薪俸，由教育部所拨经常费项下开支者为教授九人、副教授八人、讲师十七人，助教十四人，此外一部份系受教育部医学教育委员会经管之罗氏基金会补助。二十七年度（二十七年七月至二十八年六月）有教员七人之大部分薪俸，即由此项补助费开支，计共一万四千元。月前，突接通知，谓此项补助费本年六月后即将停止支付。因此，自二十八年七月至十二月，有教员六人之全部薪俸将发生问题，计教授二人（内科学一人、解剖学一人），副教授二人（生物化学一人、外科学一人），讲师二人（病理学一人、数学一人），总计数额达国币八千二百元。在呈核中之二十九年概算虽已略增教员薪俸数额，以资弥补，但二十八年后半年六个月内不足之数，因政府会计年度新改为自每年一月起至十二月止，中途无法请求追加，亦无从由其他项目流用，不得已惟有求助于贵会。窃以为本学院之请求，完全为教务上经常事务之维持，免其中途停顿，较之他校为提高待遇以便延揽人才之需要尤为迫切，尚乞慨予俯允，禺胜感荷！
>
>　　此致
>中华教育文化基金董事会
>
>　　　　　　　　　　　　　　　　　　国立贵阳医学院谨启　　　　八月廿八日[5]

---

[1]《院刊》第17期，第4页，1940年4月16日。
[2]《院刊》第17期，第6页，1940年4月16日。
[3]《院长社会兼职》，贵州省档案馆档案，卷号496-497。
[4]《院刊》第17期，第7页，1940年4月16日。
[5] 台湾中研院近代史所档案 020-05-207-0019。

4月26日，在国民外交协会贵州支会上当选为常务理事。《本学院全体教职员加入伤兵之友社赞助社员》：

  4月26日，国民外交协会筑支会召开成立大会，贵阳医学院李院长，朱季青，郭秉宽，何战白先生等当选为该会理事，李院长、朱季青被推为常务理事。[1]

6月30日，到民教馆为救济冀鲁灾民的篮球慈善赛助兴。《院刊·简讯》：

  李院长向募救济冀鲁灾民捐款，叱咤队于六月卅日（星期日）在民教馆参加是项篮球慈善赛。[2]

4月26日，主持第四次院务会议。《第四次院务会议》：

  第四次院务会议于四月廿六日下午四时在本学院院长室举行。
  出席者：贾魁、管葆真、柳安昌、徐曾渊、洪士希、杨济时、李漪、尹觉民、杨葆昌、杨静波、林绍文、李宗恩、李瑞林
  主席：李宗恩
  一、开会如仪
  二、报告
    1. 教务处报告
      a. 医科班级之编组情形
      b. 卫生工程专修科及医事职业科之困难情形
    2. 训导处报告
      a. 关于训导处章则之拟订及品报备案情形
      b. 办理学生社团登记之情形
    3. 总务处报告
      a. 城外院舍之建筑情形
      b. 关于院址。消息：东山南麓之地以坟墓过多且有回教公地错杂期间，使用不便，拟于放弃，太子桥及香炉桥两处正在勘测中
      c. 教学设备购运之洽办情形
      d. 关于购置学术研究图书物品及生活补助费请领之经过情形
    4. 会计室报告
      a. 三十年度概算编列之要点
      b. 过去各年度经费结余之处理情形
      c. 公库法之要点及实施现况
    5. 院长室报告

---

[1]《院刊》第18期，第4页，1940年5月12日。
[2]《院刊》第20期，第4页，1940年6月16日。

> a. 章则呈报备案情形
> b. 图书馆委员会委员之补充。
>
> 三、讨论
> 1. 三十年度概算，结果：请看会计室就各委员提出之意见酌量修改后呈部
> 2. 本会议教员代表选举办法，决议：修正通过呈部备案
> 3. 办事规则修改案，决议通过。
>
> 四、散会[1]

5月末，与竺可桢组织内迁贵阳的浙江大学、大夏大学、贵阳医学院、湘雅医学院等各公立院校成立统一招生委员会。《竺可桢日记》：

> 5月30日，八点半，余至龙泉街刘公祠万国红十字会晤李宗恩。李不在，与李太太谈，候李伯纶十点未回，乃出。
>
> 5月31日，李宗恩来，托其代写请帖约贵阳各校统一招生委员会委员，除部派之欧元怀（愧安）、李宗恩（伯纶）、茅以升（唐臣）外，并添补贾魁（号献先，贵阳医学院教务长）、李汶（唐山）、吴泽霖（大夏）、俞兆琦（任声）、马镇国、周邦道及振吾、刚复、荩谋等十人。
>
> 6月1日，四点至阳明路贵阳医学院开贵阳区各院校（公立）统一招生委员会，到欧元怀、李宗恩、喻任声、马镇国、吴泽霖、贾魁（献先）及刚复、振吾，请丁晓先为记录。议决：报名由贵阳医学院注册，命题阅卷由余指定，监视委员由医学院与大夏酌定，经费由医学院、交大、浙大依经费分摊，招生章程三处大夏、医学院、浙大分行油印。事物组推定刚复为干事，贾献先为副。并推丁晓先主持报名文书，李汶主持结分成绩，喻任声主持事务。铜仁分处由唐山二（人）、教厅一人前往监试。[2]

《贵阳区招生委员会在本学院开第一次会议》：

> 本届教育部贵阳区统一招生，定于七月十四日起报名，七月二十日至二十四日考试，本区招生委员会系由国立浙江大学竺可桢校长主持，本学院教授多人被聘为委员，办公地点即假本学院城内院舍，曾于六月一日下午四时开第一次会议云。[3]

6月4日，至竺可桢寓所诊病。《竺可桢日记》：

> 又李伯纶来视余疾，谓恐系伤寒或痢。视余温度不高，且泻亦不剧，以为无大碍，亦赞成吃炭末，并谓可饮牛奶、硬鸡蛋与饼干云。

---

[1] 《院刊》第18期，第2页，1940年5月12日。
[2] 《竺可桢全集》第7卷，第367-369页。
[3] 《院刊》第19期，第2页，1940年6月16日。

7月20日，参与组织贵阳区统一招生考试。《竺可桢日记》

> 7月18日，四点偕振武至贵阳医学院晤刚复，（刚复）正在理各科题目。晤李伯纶、贾献先。余主张召集监考人开一会，但李伯纶后日须考，召集非易，作罢。考试地点定在大夏，分十一个教室考试，故监试者至少须二十二人，因上、下午均有考也。
> 7月19日，早餐后即赴贵阳医学院晤李伯纶，告以阅卷改在遵义，并与教务长贾魁（献先）及总务常君仁谈明日招考时监考人伙食及标准、时间等问题。三点往教育厅，晤欧槐安及俞秘书。四点又至贵阳医学院，嘱何战白印刷通告，寄贵阳各阅卷委员会，改阅卷地点至遵义。五点回招待所，邀请监视员茶点，到湘雅（医学院）张孝骞、潘世成女士、萧瀣若、黄杲、冯庚，贵阳医学院白午华（女士）、方怀时、何占白、贾献先、李伯纶，大夏吴泽霖、张瑞珏、陈贤珍女士、卓勤美女士、丁兆兴、方金镛等等，及振吾、刚复、翁寿南。谈至六点一刻散。
> 7月20日，统一招生考试上午考国文、公民，下午考物理、理化。
> 9月16日，于昨、（今）两日嘱诚忘与俞心湛等校对，于明日可发往贵阳李伯纶登报，而贵阳报考各生已纷纷责难矣。今日接李伯纶函，即为此事。[1]

8月22日，前往重庆，出席26至28日由教育部医学教育委员会召开的年会，9月初返筑。《李院长教育部医学教育委员会》：

> 教育部医学教育委员会于八月廿六至廿八日举行年会，李院长特于八月廿二日赴渝出席，公出期间，院长职务请杨济时教授代拆代行，城外日常事务仍请贾教务主任主持。[2]

《竺可桢日记》：

> 9月5日，据云昨朱霁青、李伯纶由渝返筑过此，以金楚珍一函交与。[3]

9月15日（周日），在总理纪念周第一次会议上报告重庆会议内容。《总理纪念周》：

> 本席此次赴渝参加教育部医学教育委员会年会，议案中最重要者：1. 今后医学教育推进之质与量的问题，质的提高，拟定国立中央大学医学院、国立中正学院、国立西北医学院及本院增设研究所；量的发展，拟将国立各医药专科学校，招收初中毕业生，改为五年制。2. 试行公医制度，拟定国立中央大学医学院、国立中正学院、国立西北医学院及本院，除中正医学院全体试办，均由一年

---

[1]《竺可桢全集》第7卷，第397-320页，第438页。
[2]《院刊》第21期，第3页，1940年9月1日。
[3]《竺可桢全集》第7卷，第430页。

级办起,并于公医学生之待遇及将来服务办法,均有详细报告。[1]

9月16日,经暑期筹备,贵阳医学院临时门诊部正式开诊,为成立附属医院做前期准备。《国立贵阳医学院院史》:

> 廿九年九月解除前与贵州省卫生委员会借用省立医院为本学院学生实习场所之合作办法,在两广会馆本院自设临时门诊部,设主任一人(杨济时),由各科医师处理诊务。复将门前城墙拆穿,布成石级,以利空袭疏散。院本部已于九月二十日迁设三圣宫内办公。

《临时门诊部》:

> 本学院原与本省卫生委员会以该会所属省立医院为本学院实习医院之合作办法于九月十五日解除,本学院拟在本院先行成立临时门诊部,以应需要,业经李院长特邀贾魁、杨济时、杨静波、李瑞林、管葆真诸先生为本学院实习医院筹备委员会委员,并请杨济时教授为主任委员,积极推行,先将临时门诊部在九月十六日闻诊云。[2]

9月28日,招待各界参观临时门诊部。《李院长招待各界参观临时门诊部》:

> 本学院临时门诊部,在暑期内从事筹备,于九月十六日本学年开学时同日开诊,既便于学生实习、兼可社会服务,李院长特于九月廿八日下午在本学院静思楼前特备茶点,招待本市各界莅校参观,并邀本院新旧同仁全体参加,籍以互相联谊云。[3]

杨集祥、窦光龄《附属医院概况》记载附院初创情况:

> 附院的成立是在民国廿九年八月,院址仍是现今的两广会馆,那时首先成立了各科门诊部,每天就诊的患者虽不很多,可是市民们对于本院的信仰已经奠定,只苦的是诊断确定后不能住院治疗,为了解除患者们的遗憾,院方才于现今手术室旧屋开设了一个十张床位的病室;"麻雀虽小,肝胆俱全",这十张床位病房,却包括着各科。当时医护人员的合作,管理的严格,奠定了今日附院的楷模。目前翻阅那时的病历,就可见一般了。[4]

11月,为整顿学生纪律,制止"拖尸队"行为,特以院长名义分布通告。《国立贵阳医学院布告》(敬字第二号):

> 查日前城外舍学生因有人以"拖尸队"名义干涉同学行动,引起事端,碍及课业,殊属非是,业经分别训示,制止平息。兹就经过事实,提出应切实告诫三

---

[1] 《院刊》第22期,第4页,1940年10月1日。
[2] 《院刊》第21期,第3页,1940年9月1日。
[3] 《院刊》第22期,第4页,1940年10月1日。
[4] 《院刊特刊》,第12-13页,1948年3月1日。

点如下,仰诸生注意。

一, 学生社团组织,应遵国家法令及学校规章办理,"拖尸队"为国家法令所不许,应予取缔。且Toss之风,在外国学校,以历史及习惯关系,自有特殊意义。我国青年贸然效尤,往往变质而成不良习染,影响安定秩序,允宜悬为厉禁。

二, 学生对师长有何意见陈述,自有合理合法之手续,绝不许稍涉众要挟之嫌,犹不得妨碍功课。此后如有此类越规行动,除严究首要外,附从者一律严罚。

三, 团体生活,发言行文,贵相尊重,尤当切实负责。匿名揭贴,乃鬼祟卑怯之无耻行为。诸生可视为败类,切加检举,一经查纠确实,即予严惩不贷。[1]

刘慕虞《一次早操游戏——Toss》:

1939年下期,我们学院已从阳明路迁至六广门外新址,这里一幢幢新的草房,排列十分整齐,有教室、寝室和食堂等,颇有新感,此外,还有草坪,这在旧址是看不到的。虽然房屋四周都是泥泞小路,但空旷的田野,空气新鲜,别有舒适感。我们来到这个新址,大家团结友爱,刻苦学习,已成风尚,并且组织了球队、歌咏队,大唱抗日歌曲,有的还参加了学艺社举办的进步话剧演出,使课外活动特别火红,课余生活比在阳明路旧址时,颇有锦上添花之感。这些本来都是一些普普通通有益学习和有益心身的大好事,但是,却被特务们看成是一些不正常的活动,疑神疑鬼,很想打开一个缺口,找到一点证据,来整整我们,恰好在这时,新的同学来到了,他们就在新同学中,物色了XX同学,利用他在暗中监视我班某些同学,并向他们及时通风报信。时间一久,我们也知道这位同学不怀好意,经常跑到特务们的家里或办公室汇报情况,我们痛恨在心,经过周密计划,利用一次早操的机会,突然向这位同学开了一个"洋玩笑",进行一次欧美式"Toss"游戏。时而撞来撞去,时而将他抛向空中,在旁边的同学还给他浇了一盆冷水,有的观看热闹,有的呐喊助威。约10分钟后才停止,这位同学啼笑不得,抱着头跑开了。当他的主子知道以后,大发雷霆,扬言要严整我们,要开除带头人,但我们一致团结对外,都说是一次晨间游戏活动,有的老师也说,在国内外不少名牌大学里,也有这种现象的,他们调查来,调查去,什么也没有捞到,最后不了了之。[2]

12月10日,在廿九学年迎新会上倡导公医制度,阐述公医学生应有的精神。

《本学院廿九学年迎新会杂记》:

主席吴家风同学宣告开会,简要的报告开会意义,并致欢迎词。由新同学张遵训致答词后,李院长训话为,推行公医制度之使命及公医学生应有之精神。以后是柳主任的训话,要点是本学院的理想在本年实现。与今晚各班新同学有关者

---

[1] 《院刊》第24期,第2页,1940年12月1日。
[2] 《通讯》第22期,1999年12月25日。

三，一为实行公医制度；二为本学院与卫生署公共卫生人员训练所合办卫生工程专修科已告成功；三为医事职业科今后分成护士科及助产科。[1]

是年，多方为学院筹集奖学金、经费、购置教学仪器。据《贵阳医学院院史（1938-1984）》：

中英庚款董事会和文化教育基金董事会补助旧币6万元，美金5千元，港币6千元，用于购置仪器设备；另补助旧币2万元，用于购置图书资料。（护校及附属医院补助费未包括在内）

开始向香港购得显微镜20架及其他各科教学仪器一部分。

秋季入学新生一律享受公医学生待遇（1. 报名时填具志愿书，觅具两人以上切实保证书，2. 无故退学或被开除学籍者，应促缴其学膳费。3 毕业后再规定服务期内，不得就任公医以外之职务，违者加倍追缴学膳费等，并撤销其医师证书。4. 毕业后服务年限照其修业年限加倍计算。）

美国西雅图学生俱乐部开始向贵医捐赠部分奖学金。[2]

---

[1]《院刊》第25期，第8页，1941年1月1日。
[2]《贵阳医学院院史（1938-1984）》，第11页，第26页。

1941 年　辛巳　中华民国三十年　　　　四十八岁

是年 12 月 7 日，日本偷袭珍珠港，太平洋战争爆发。

自 1 月至 5 月底，贵阳医学院师生响应教育部号召，发起捐献"青年号"和"教师号"飞机的活动。1 月 1 日，公布教育部通令。《教育部通令全国中等以上学校响应捐献青年号运动》：

> 本学院于廿九年十二月十二日接承教部十一月廿七日发费壹 9 甲字第 29627 号训令，据国立第十一中学初四班学生严思贤、袁哲生二人请求发起青年号飞机捐献运动，特订定全国青年号机捐献办法，由各校当局指导各级学生自动进行，以校内自由捐献为原则，于文到两月内办理结束。此项运动得列为校内级际竞赛，本学院现由训导处办理中。[1]

《本院学生"青年号机"献捐，公医一年级捐款占最多数》：

> 本学院前奉部令发动学生"青年号机"捐献运动，经训导王成椿主任等积极推动，已捐得总数三百十五元七角，各级比较，以公医一年级二〇二元占首位，此项捐款，已于上月呈部汇缴云。[2]

《教育部颁发全国教师号飞机捐献办法》：

> 本学院于四月十五日奉教育部四月七日代电略开，准广西省动员委员会转据省立田西师范学校校长岑承杰率全体教师上年十二月有电发起"教师号"献机运动。教部特订定全国教师号飞机捐献办法：（一）以校内自动捐献为原则，不向外界募捐；（二）一切捐献事宜，由各校当局负责主持，收入款项，应随时存入银行，暂行保管，汇齐缴部转解；（三）学校于解缴捐款时，应造具表册四份，载列捐款姓名金额，一份公布，一份存校，两份呈部，以备存转；（四）此项捐献，各校应分别于文到两个月内办理结束。本学院全体教职员踊跃捐献，已有相当数额云。[3]

5 月 31 日，国立贵阳医学院通过向"青年号"捐款国币三百一十四元七角整；9 月 23 日，国立贵阳医学院向"教师号"捐款二百三十四元整。[4]

2 月 1 日，兼任训导主任。《训导处之人事更迭》：

> 本学院训导主任柳安昌先生请辞训导主任兼职，所遗职务，暂由李院长自兼。关于城内或城外学生训育事宜，在李院长不克分身兼顾时，请杨济时、王成椿二先生分别负责处理。又训导处生活指导主任林绍文先生因事离院，已聘王成

---

[1]《院刊》第 25 期，第 2 页，1941 年 1 月 1 日。
[2]《院刊》第 28 期，副刊第 3 页，1941 年 4 月 1 日。
[3]《院刊》第 29 期，第 1 页，1941 年 5 月 1 日。
[4] 青年号收据 3233 号，教师号收据 3551 号，原件，贵阳医学院校史馆藏。

椿先生兼任云。[1]

同日，《国立贵阳医学院院刊》增设副刊，刊出约稿简则：

> 本学院为提倡员生文艺写作起见，特于本院刊自第二十七期起开一副刊，欢迎投稿，爰订稿约如下：
> （一）本副刊欢迎隽永之小品散文，鸿文巨著，恕不披录。
> （二）文字内容，以能适合抗战意识为主要原则。
> （三）原稿须缮写清楚，加用标点符号。
> （四）稿末请用真姓名，笔名得由投稿人自定。
> （五）出版组对来稿有增删权，其不愿删改者，请先说明。
> （六）来稿一经揭载，酌予每百字五角至一元酬金，却酬者听。
> （七）来稿揭载与否，概不退稿。[2]

3月1日，在三周年院庆时报告院务及将来工作计划，就师资、设备与院舍提出设想。《本院成立三周年纪念》：

> （一）师资人才：虽未达到理想的充实，但已在困难的环境中，设法延聘齐全，计目前教授十二人内兼任者四人；副教授九人内兼任者一人，讲师十九人内兼任者四人，助教二十人，及护士助产科教员十二人，共七十二人。
> （二）设备方面：以往虽受运输外汇及战事影响，但仍在尽量设法购办。计现有教学仪器图书等统计价值已达十万圆。
> （三）筹建院舍：本院开办之初，承本省地方当局之协助，租用两广会馆及三圣宫为院舍。并于去年为疏散便利教学安全，在六广门外添建临时院舍，将基本各科及初年级学生迁出，复为充实学生实习，于去年秋在城内设立门诊部。至于永久院舍，亦在积极筹建中，现已选定太慈桥附近地基一百余亩，测量清丈工作，已告完毕，全部建筑计划，已拟呈部院核定中，希望于本年即可开始动工兴建逐步完成。

> 继报告在校学生人数，总计二百十六名，医科一百七十一名，男生一百十一名，女生六十名，护士科二十四（女），助产科六名（女），卫生工程专修科十五名，男生十一名，女生四名，计男生共一百廿二名，女生九十四名。医科毕业生共五十名，现仅一人在私立医院服务，余均在公共卫生医药机关，或教育机关，而在本省者廿九人。护士助产科毕业生共六十六人，多在公共卫生机关服务，而在本省为三十一人。最后对于全体教职员通力合作，及毕业同学服务社会，期能达成本学院最大的使命。[3]

4月14日，在训导座谈会上讲话，强调医学院作为训练专门技术人员的机关，在

---

[1]《院刊》第26期，第1页，1941年2月1日。
[2]《院刊》第26期，第4页，1941年2月1日。
[3]《院刊》第28期，第2页，1941年4月1日。

技术、态度与能力等方面要适合抗战的进步：

> 在非常时期，我们应负起非常的责任，过去觉得我们只做了建国工作，对于抗战工作，我们还有欠缺。前天有位军医署高级人员与我谈及前方抗战的军人，实在可怜可怕，虽然军械方面已逐渐进步，但是生活方面，非常困苦，例如四个人合用一条毯子。本学院即是训练专门技术人员的机关，对抗战建国的工作，要同时担负起来。所以不仅在技术方面要求得充实，态度方面，能力方面，都要求适合的进步。现在有一点我们得注意的，就是一月间本学期已届结束，半数继续上课，半数放假，暂须得乘机做些课外活动，以免荒废时间，同时因为有多数学生来自战区，经济来源断决，也得谋生产的方法来维持生活，并使有助于攻读，头绪固然多，须设法一步一步，一件一件，逐渐向前推进。现在还有点附带报告，根据以往经验，前线日近，为避免空袭，须得有效的疏散办法，过去因为环境经济的困难，未能推进迅速，现在已开始在郊外建筑临时院舍十八栋，预备一部分上课及工作之用，关于办公时间，也拟稍为改变，下星期可正式通知，阴天照常，上午八时至十二时，下午二时至六时；晴天则改为上午七时至十一时，下午三时至七时，避免中间空袭较为可能之三个钟点。[1]

4月，因公务日繁，辞去训导主任。《王成椿先生兼训导主任》：

> 李院长近因公务日繁，对于本院训导主任一职不克兼顾，已聘王成椿先生兼任本学院训导主任职务。又本院尚在虚悬之贷金奖学金委员会主任委员一席，亦请王成椿先生兼任云。[2]

4月16日，主持第五次院务会议。《第五次院务会议纪录》：

出席人员（以签到先后为序）：护士助产科主任管葆真、内科主任杨济时、教授代表刘维德、解剖科主任尹觉民（张作干代）教授代表郭秉宽、人文科主任段铮、病理科主任李漪、妇产科主任李瑞林、公共卫生科主任朱章赓、院长李宗恩、卫工科主任杨铭鼎、化学科主任杨葆昌、教务主任贾、会计主任姜柏如、生理药理科主任柳安昌、训导主任王成椿（病假）、外科主任杨静波（郭秉宽代）、生物科主任贾魁（兼代）、图书馆主任李漪（兼）、总务主任（院长兼任）

主席：李宗恩

院长报告：已往一年中，因国际情形转变，运输困难，加之物价高涨，以致设备之充实，未能完成预想的目的。所幸同仁等通力合作，校务之发展，能有与日俱进的成绩，此次会议较为重要者为三十一年会计年度行政大纲，及三十学年度事业计划，请诸君详加商讨，以便逐项推行。其余如各种委员会，因人事变动，应请追认，或提名补充。[3]

---

[1]《训导座谈会纪录》，贵州省档案馆档案，卷号466-467。
[2]《院刊》第28期，第3页，1941年4月1日。
[3]《院刊》第30期，第2-4页，1941年6月1日。

4月17日，中华教育文化基金董事会第十七次年会（香港）批准资助贵医：

> 补助金额（国币）
> 一 教员津贴　　　30,000 元
> 二 图书　　　　　10,000 元
> 三 医院建筑费　　 40,000 元
> 课务照常进行。
> 国立贵阳医学院　　　贵阳（三〇七）
> 已往补助　　　　　国币 158,200 元　　　美币 8,000 元
> 现有补助　　　　　国币 80,000 元
> 本年六月止补助总额 国币 238,200 元　　　美币 8,000 元
> 三十年度声请数额及用途
> 教员薪津　　　　　国币 36,000 元[1]

6月，指派为国民党贵医区党部筹备会委员、执行委员。《中国国民党中央执行委员会直属国立贵阳医学院区分部筹备会成立》：

> 本学院奉教育部训令及中国国民党中央执行委员会秘书处来函，"兹经中央常务委员会第一七四次会议决议，筹设直属国立贵阳医学院区党部，派李宗恩、贾魁、王成椿、程世荣、郭秉宽为筹备委员"。即于六月五日开始筹备，向中央执行委员会秘书处及教育部分别具报，现正通告本学院以入党之员生，办理登记手续，并将继续征求新党员，期于最近正式成立区分部云。[2]

《本学院区党部开成立会》：

> 本学院奉中央令组直属区党部，于六月五日开始筹备，现有同志三十余人，业在城内设立第一区分部，执行委员为李宗恩，赵承兴，姜柏如；在城外设立第二区分部，执行委员会为贾魁，刘荣桂，徐儒，及第三区分部执行委员为毛振鹏，王成椿，许德怡。特于八月十二日下午三时在院本部会议室举行本区党部成立大会，出席者：李宗恩，徐应湘，许德怡，姜柏如，赵承兴，贾魁，徐儒等十九人。[3]

5月至8月间，与竺可桢交往，参加贵阳区全国专科以上学校学业竞试监考。《竺可桢日记》：

> 5月1日，在贵阳医学院晤李伯纶，遇中央通讯社记者萧蔚民。六点半偕刚复至交通银行，应协理胡上炎之约，到李伯纶、薛次莘、梅正元（硝磺处长）及贵州银行筹（备）处张君、贵州矿务局长（　）君、财厅徐秘书、程知耻等。
> 7月30日，五点至贵阳医学院晤李宗恩及其弟宗瀛。

---
[1] 台湾中研院近代史所档案 020-05-207-0019。
[2] 《院刊》第31期，第1页，1941年7月1日。
[3] 《院刊》第33期，副刊第4页，1941年9月1日。

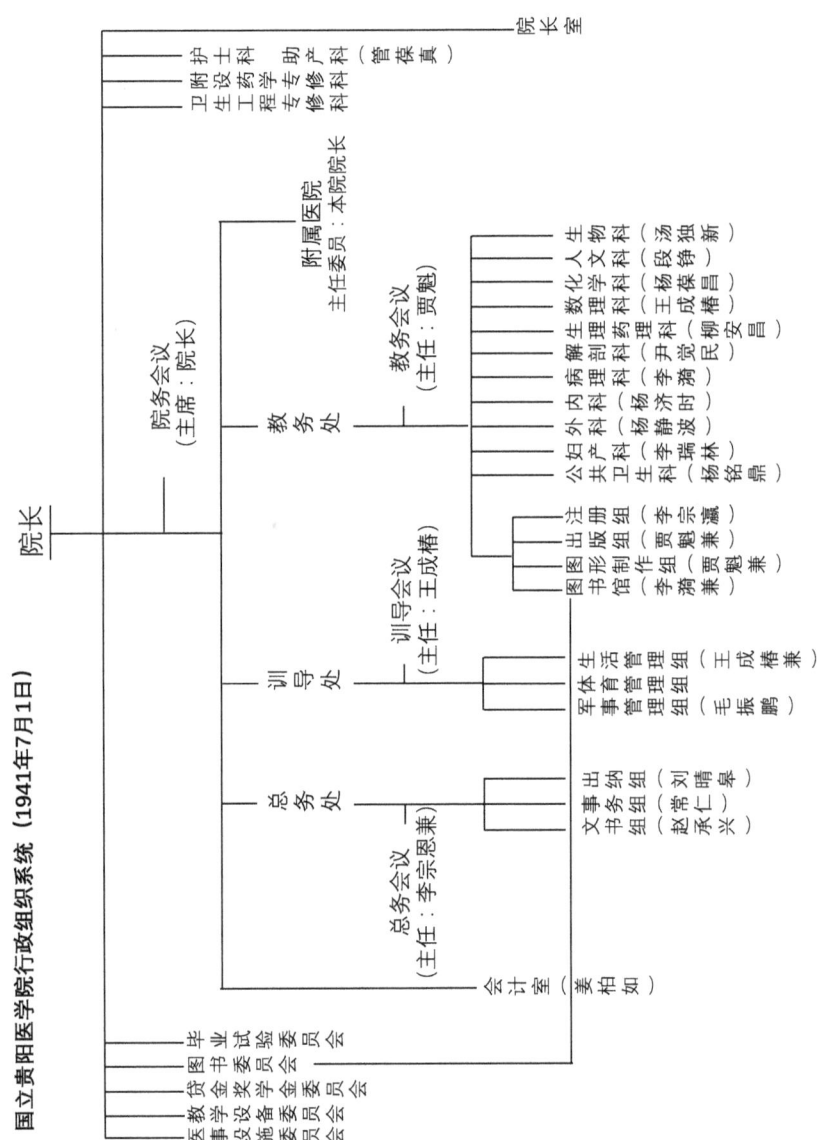

贵阳医学院行政组织及部分负责人员（根据1941年7月国立贵阳医学院便览整理）

8月1日，六点偕刚复、张启元、喜荪赴湘雅监考。今日第一场到学生廿三人，监考者大夏王伯群、湘雅张孝骞、朱鹤年，贵阳汤独新、李伯纶。[1]

10月16日，在《院刊》发表《中学生升学选择医科前应有之认识》，阐述医学生应该具备的条件：

> 我们希望中学生考虑个人学业所近，同时顾虑国家需要缓急，我们更希望中学导师，指导学生明确的道路，俾所率从，关于鉴别宜否学医的条件，有下列几个原则：
>
> （甲）兴趣是否鉴于理科：医学是多方面的科学，除超现实的艺术较少与他发生联系外，理科方面的知识都有应用之处，无论对某一种科学有特长，在医学上都有充分发展的可能。
>
> （乙）意志是否坚定：从事任何事业都必须有坚定的意志，六年学习中课程的繁重，毕业后工作环境的特殊，都足以减少从业的勇气，若没有坚定的意志很难继续下去。
>
> （丙）身体是否健康：医学生在学习期间及毕业后做医师的工作均甚繁重，其他如传染疾病之接近，医院空气的刺激，都非有绝对的健康不能应付。因之健康为考核是否合格之重要原则。就是精神上也需要充足的健康。思想沉着、富理解力，性情乖僻、举动浮躁的绝不适于学医。
>
> 最后，希望普遍的了解，增加一般人对医学的兴趣，从吸收与鼓励的努力，收较高的成效，使医药卫生事业，迅速开展，成为抗战建国的原动力。[2]

长子寿复考入周诒春在贵州花溪创办的清华中学（约五年后，次子寿晋亦入学清华中学），应邀成为清华中学校董。更多地关心贵州省的中小学教育，担任儿童保育会组委会主任委员、贵州省第二届小学幼童军及中学童子军教练员鉴定委员会委员；[3] 并对有志于科学和从医的中学生多次发表谈话或文章。曾讲演《中学生进修科学应有的条件》[4]：

> （一）要诚实：我这里所指的诚实，是指在求学问上的诚实而言。我们学科学的人，最大的使命就是探求事物之"真理"，我们要求真，就是不要自欺欺人来蒙骗自己，蒙骗真理；反之，我们必须要诚实，我们要"知之为知之，不知为不知"，我们要勇于认错。唯有具备这种态度，我们才有接近事物之真理的希望。
>
> （二）要有浓厚的兴趣：现在许多学习科学的，他们之所以选择某种科学来作他们研究的范围，大部分是以这种科学的出路为先决条件，而忽略了个人的兴趣。这是不对的。虽然出路的问题有时不得不考虑到，但我们必须知道，我们对

---

[1] 《竺可桢全集》第8卷，第69页，121页，122页。
[2] 《院刊》第34期，第4、5页，1941年10月16日。
[3] 《院长社会兼职》，贵州省档案馆档案，卷号496-497。
[4] 此演讲具体日期不详，姑系于此。演讲稿藏贵州省档案馆，卷号509-510。

于一种学问，如果是没有兴趣，就很难有热忱，也就不会有成就。

（三）要有热切的求知心：所谓热切的求知心，就是对于一切疑问具有一种解决的要求，不让任何一点不了解的事情马马虎虎的忽略过去。牛顿若是对于苹果为什么往下掉这个问题，没有发生怀疑，没有要求解答，那么，发现万有引力的恐怕就是另外一个人了。

（四）要有坚决的意志：仅有热切的求知心，还是不够的，我们必须有不怕失败的百折不挠的精神。在一个科学家作一个实验的时候，他不知道要经过多少次失败，才能成功。若是我们没有坚强的意志，一遇失败，立即灰心，那是永远不会成功的。

（五）要有创造的天才：每一个学问上的进展，都要靠着一些独立卓越的创造思想来完成，这是很明显的事实。若是每个人都模仿前人，墨守成规，不知进取，一切都是不会有改良和进步的。

（六）要有虚心容纳的态度：要知道学问是没有边境的，不但在书本上，即使在我们四周围的环境里，所闻、所见、所遇，也没有一件不是学问；只有肤浅的人才会相信他自己的学问是足够的；反之，渊博的人却总是钻研，会觉得自己的学问之不足，因而更加不断的努力。我们知道孔夫子在他那时代这样一个大学问的人，尚且说"三人行，必有吾师焉"，于此我们就可以想见学问之道了。

（七）要有判断的能力：现在的科学，说一句老实话，离"完全"还差得远，所以许多地方，由于材料的不足，研究的不够，结果所得的仅是一些学说或假设的问题。因此一人有一人的学说，一人有一人的假设。一人既不是全能，当然也就不能完全都对。所以学科学的应该有冷静的判断能力，来采取或寻求自己认为对的学理，不应该死板的去迷信某个"权威者"或是先生的学理。

（八）要有精确的观察能力：科学的使命是在于观察自然界的事实，就观察所得，加以分析；再把这些分析，归纳起来成为原则；再用这些原则来解释各个的事实。所以，整个的出发点在于观察事实。所得结论的对或是错，先要看观察的对或是错，由此可见观察力的精确是十分重要的。

（九）要有合作的精神：研究科学决不是研究单独的一个个的问题，而是研究许多相互有关系的问题中之一，所以我们应时常交换所得知识，彼此讨论。若是我们把自己的一点结果，秘而不宣，那么，你这一个问题研究，恐怕就很难再有新的发展。有许多研究问题，范围很广，非一人的学识精力所能到达，那么，更需要有合作的精神，大家来共同努力。

（十）要有强健的体格：无论我们做什么事，强健的体格总是一个先决的条件，学科学的尤其重要。因为以研究科学为职业的人，必需要有不会疲乏的体力和精神来努力工作。否则，这短短的人之一生，是很难有所成就的。

李寿白回忆贵阳时期的家庭生活：

父亲很对我们很严肃，也很温和，家里非常民主，是那种西方的教育方式。虽然他对我们很开放，但在原则上却很严格，我们都怕他，他一瞪眼我们就怕了。他的威严来自于他的品格。我们三兄弟关系很好，父亲因为工作繁忙，和我们在一起的时间不多。父亲一直希望大哥能继承他的事业。也曾希望过二哥，二哥到重庆就上了南开中学，后来去了天津南开中学，加入了地下党。那时二哥很进步，经常给我看些解放区的书。我参加革命，也受到二哥的影响。父亲对我们一律平等，妈妈偏爱我一些，因为我最小。父母是青梅竹马，两人从来没有红过脸。父亲对儿女的爱，从来不表现在脸上，而是放在心里。在贵阳医学院时，娄克斯医生给大哥做手术，父亲一直守在外边。后来在北京吴英恺大夫给我动手术，他也一直守护在手术室外。我醒来以后，他就在我的身边。

我在贵阳上了几个小学，先在盐务小学，后来在贵阳师范学院附属小学，大哥二哥都在清华中学。父亲上班穿西装，有一个黄包车。他在生活上很朴素，很少下馆子，只是有时聚会时去一下。贵阳以米饭为主，早上喝粥。那时家里的饭主要是郝妈做，妈妈是江浙人，菜做的也很好。我们住在团结路的一个祠堂里，有四间房。爸爸妈妈住一间，我和郝妈住一间。四叔、五叔都去住过。大哥和二哥去了清华中学之后，沈寓淇住在我们四合院里的一间。沈是个学者，一天到晚在家里画图谱，五叔也帮他画。施正信夫妇也曾和我们住过，我那时集邮，好多邮票都是他的爱人给我的。家里客人很多，来往比较多的有王季午、眼科的周大夫。[1]

暑期，支持长子寿复到民众学校任课，重视对子女的教育。《院刊·简讯》：

本院学生利用暑假期间，本服务精神，从事民教工作，从八月四日开办民众学校，内分儿童补习班及成人识字班，学生六十余人。闻李院长之长公子李寿复君亦参加任课。[2]

李寿白《后脑勺重重的挨了巴掌》：

爸爸从不打骂孩子。在儿子的心目中，父亲既严格又善良，只要他一瞪眼，我们兄弟就不敢吭声了。唯独有一次是例外。在我六、七岁的时候，染上了偷窃的毛病，开始是偷母亲的钱用来买毛笔，练习写字。后来发展到偷亲属的。当时有位远房亲戚，是做小买卖的，经常贩卖一些玉石印章，存放在我家，我就去偷来玩儿。最后一发不可收拾，竟偷到父亲头上了。有一次我偷了他放在衣服里的钱，被他发现了，我还不承认，结果后脑勺重重挨了一巴掌。为了挽救我，父亲召开了家庭会议，参加的有母亲和两个哥哥。在会上父亲让大家分析老三为什么偷钱，结果你一言我一语，有的说老三偷钱是为了买毛笔练习写字，有的说老三偷钱是为了好玩……。从那以后，我就再也没有偷过东西了。而那也是我一生中唯一的一次挨父亲的打了。[3]

8月9日，主持贵阳医学院第二届毕业典礼；在同日成立的毕业同学会上发言，为《毕业同学录》撰写导语。《本学院第二次毕业典礼纪略》：

---

[1] 编者根据2012年6月27日、28日在广西南宁对李寿白的录音采访整理。
[2] 《院刊》第33期，副刊第3页，1941年9月1日。寿复时年16岁。
[3] 李寿白，此文作于2009年，未发表。

本学院第二次毕业典礼，于八月九日在三圣宫院舍举行。主席李院长报告举行此次典礼之要义。此次应届毕业生共计卅八名，医科民廿九年秋季班（第二届）学生五名，民卅年春季班（第三届）学生十八名，民卅年秋季班（第四届）学生十五名。[1]

《毕业同学会成立》：

　　本学院毕业同学会前经多数毕业同学发起组织，呈准贵阳市党部领得社字第五号许可证后，推举李耕田、谷逸民、程本礼、陈贵静、谢强哉等五人为筹备委员，组织筹备委员会，拟具组织章程草案，呈送贵阳市党部修正中。该会鉴于各毕业同学散处各方，工作羁身，难以召集，待趁第二次毕业典礼，多数毕业同学返校之便，于八月九日毕业典礼完毕后提前举行毕业同学会成立会，与会者计贵阳市党部代表，本学院李院长，贾教务主任，王训导主任，及毕业同学四十余人，行礼如仪后，由筹备委员会负责召集人谢强哉报告筹备经过，并请代表训词后，李院长相继训词，词意警惕，珍如珠玑，大意可以十六字归纳之——支持团体，发扬团体，争取合作，争取同情。[2]

8月28日，新建校舍落成，主持迁移工作。《院刊·简讯》：

　　城内院本部，于八月二十日迁入三圣宫办公。城外新建之办公室，现已落成，除事务室外，为教务处，出版组，图形制作组，训导处，体育卫生组，军事管理组。[3]

10月，以贵阳医学院门诊部日就诊人数增加，经扩充筹建，至此成立附属医院。《本学院扩充实习医院》：

　　本学院门诊部自去年九月十六日开办以来，每日就诊人数，常在百人左右，出诊与接生，亦复不少。为供社会需要，并便学生实习计，决计自本年一月起添设病床数张，并将继续扩充，期于短期内成立实习医院。[4]

《简讯》：

　　本学院附属医院现已正式成立，特于十月廿五日柬请各界莅院参观。并闻出纳组主任刘晴皋先生已调任医院事务组。[5]

发表《医学院附属医院的任务》：

　　无论是普通的医院抑是一个医学院的附属医院，它就是一个社会的机构。所

---

[1]《院刊》第33期，第3页，1941年9月1日。
[2]《院刊》第33期，第4页，1941年9月1日。
[3]《院刊》第33期，第3页，1941年9月1日。
[4]《院刊》第25期，第7页，1941年1月1日。
[5]《院刊》第35期，副刊第4页，1941年11月16日。

以要使一个医院办得有成绩,一方面固然要有专门人才和合理的组织与管理,但另一方面还是要社会人士的真诚合作,这里所谓合作,就是他的计划和设施,社会人士尤其是患者能够照着去实行;同时它的需要,也能给予种种的帮助。

凡是一个比较理想的医院,为了要指挥它的工作效能起见,便不能不有很精密的分工合作。就拿医师的任务来说,不仅在横的方面依照病的性质的不同,有内科外科及妇产科等分别,就是在纵的方面,同在一科之中,各人所负的责任也不一定在名义上。依照他的学识经验分为主任、主治医师、住院医师、助理住院医师及实习医师。在任务上,主任和主治医师都是处于指导的地位(大概要诊断上发生了困难才请教他们),住院医师同助理住院医师才直接和病人有密切的关系,举凡关于病人身体的初步检查与普通疾病的诊断及治疗,都由他们负责。实习医师是一种学习性质,他们除了纪录病历及化验等工作之外,也负有协助处理的任务。经过这样分工之后一般病人的初步诊治可以有人负责,不必一定都要主任和主治医师去处理,但一旦遇有困难的时候,则主任和主治医师便更可以展其所长,加以诊断,然后指示给住院医师等去处理。这样,一方面可以节省专门医师的精力,好让他们继续研究,另一方面住院医师等又可从他们那里得到许多新的知识。

但是社会上许多人士不明了这种情形,无论他患了什么病,甚至一点伤风或皮肤上生了一个小疮,总希望都定主治医师来诊视才好,有时不惜花许多精力,辗转托人介绍。专门医师为了应付起见,也只得什么都自己来。结果因为病人太多,不得不草草了事。这不但浪费了专门医师的光阴,而且难免有延误病人的危险。这种情形,实在是两头吃亏。所以在医院方面,我们虽然有了合理的组织,但要是社会人士不予合作,则此种组织便不能表现他的效能,在工作的推进上便发生了许多困难。

其次一个医学院的附属医院,除了像普通医院一样,以服务社会为宗旨之外,还负有教学的任务。也可以说,在我们附属医院里面,对于一些较为疑难的疾病,都是用一种研究的态度,目的在避免诊断上有不周到的地方,并求得比较更确实的原因与解释。也就是所谓"精益求精"的意思。所以我们常有一大群医师围着一个患者讨论研究的情形,这虽然增加患者一点麻烦,可是对于患者总是有益无损的。倘若因为他所患的病而得到一种新发现或新启示,那么他对于人类还是一种很大的贡献哩!这一点,也是要请社会人士加以明了的。[1]

杨集祥、窦光龄《附属医院概况》:

> 十张床位是不会够用的,患者是逐渐增多,遂于民国卅年七月在现今普通男病房地方增设男女病房,各有病床十二张,又于现在的职员餐厅设产室,仅有五张床的设备,婴儿及助产士办公室均设其中,如因生产,则以手术室为生产室,当时正值抗战艰苦的时候,人力物力都感到极端的困难,可是那时的工作人员都

---

[1] 《院刊》第59、60期合刊,第1、2页,1944年5月1日。此文是1944年10月在贵阳医学院附属医院成立两周年时的讲演,集中反映了李宗恩对医学院附属医院的办院宗旨,故一并附系于此。

用精神作后盾，冲破了艰苦的难关向前迈进。

为了日需用品的收支统一与保管，又于民国卅年九月成立库房，药房因经费支绌由商家承办，其药价约合市价之八折，但为药剂之真实及售价之便宜，于同年十一月起收回自办，工作人员仅三人，现在已增至五人了。

头等病房始于卅一年元月，有床位八张，卅二年三月增添二等病房，设床位十六张，总计当时的床位有五十三张，但限于经费，设备仍属简陋，例如床上的设备无法调换，各病房共用空针，镊子镊不起棉花等，都是实际的情形，以致实习医师们把很多宝贵的时间消耗到等待用具上去了。卅二年八月，小儿科病房成立，分头、二、三等及隔离病室，可容患者十二人，但仍供不应求。

首任院主任杨济时（民廿九年八月至卅年八月）对附院建立了很好的规模。第二任院主任杨静波（自民卅年八月至卅三年七月）。第三届的附院行政改为委员制，由李前院长任主任委员，贾猷先医师为医务主任，王季午医师为院务主任，周裕德医师为总务主任，每周举行会议一次，商讨一切应行改革及兴办事项，但仍以经费支绌，每日开支不易，向筑市各银行贷款维持，一直持续到黔南事变。[1]

10月26日，为贵阳医学院与兄弟医学院教职员的足球友谊赛守门。《院刊·简闻》：

湘雅医学院与中央医院教职员足球联合队，约本院教职员十月二十六日上午在合群足球场作友谊赛，中央医院钟院长及本院李院长为提倡医学界体育起见，亲临守门，开始未久，李院长即奉送两球，后鏖战颇烈，均无所获。[2]

与此同时，关心并推进医学院体育运动设施的增建。《本学院临时院舍增设运动场》：

本学院六广门外临时院舍，原仅篮球场一所，因城外员生甚多，不敷应用，训导处特别利用寒假期间，领导全体同学，劳动服务，新辟运动场一方，现已添置双杠木马秋千各一，其它运动器具，亦在赶制中云。[3]

11月4日，赴重庆向教育部述职。《布告》：

本院长因公赴渝进谒陈部长述职，定于本月四日启程，在渝期间，所有院务暂由贾教务主任代理，除呈报备案外，合行布告，仰各周知，此布。[4]

---

[1] 《院刊特刊》，第12-13页，1948年3月1日。
[2] 《院刊》第35期，副刊第4页，1941年11月16日。
[3] 《院刊》第38期，第3页，1942年3月1日。
[4] 《院刊》第35期，第1页，1941年11月16日。

1942年　壬午　中华民国三十一年　　四十九岁

1月12日，原暑期民众教学班扩充为长期的战时民校，正式开课。《本学院附设战时民校消息》：

> 本学院临时校舍，由训导处指导学生，办理战时民校，已于上月十二日，正式开学上课，附近成年失学民众，每晚到校数达三十余人，课程方面，亦极合战时需要与民众生活要求云。[1]

> 本学院附设战时民众学校教员，为联络失学民众感情，明了民校学生家庭状况，便于施教起见，特于寒假期间，分别作家庭访问，结果甚为圆满云。[2]

2月，兼国际救济委员会代会长，与迁址贵阳的医学机构开展合作。《李院长兼代国际救济会会长》：

> 贵州省万国红十字会，原为周厅长诒春兼任会长，进改为中国国际救济委员会，由本学院李院长代理该会会长云。[3]

李宗瀛《回忆李宗恩》（删节版）：

> 宗恩在办学中得到了知名教育家周诒春博士的支持。周是清华学堂的第一任校长，清华大学的第一任校长，同时，还兼任协和医学院的董事长。战时，重庆政府委派吴鼎昌为贵州省主席，吴为了树立自己的形象，就把以清廉著称、桃李满天下的周诒春硬拉去当财政厅长。宗恩早在北平就与周有交往。周一生重视教育，并给予宗恩很多帮助。

> 迁来贵州的医疗单位渐渐多起来，中央医院在贵阳成立了分院。国际红十字会也有了贵阳分会，原先在协和医学院任教的林可胜教授领导的中国红十字医疗队在贵阳郊区的图云关落了脚。这时，经周诒春推荐，宗恩接替周担任了国际红十字会中国分会的会长。这些机构彼此协作，互通有无，取长补短，关系密切。贵医因此获得的帮助是很大的。进口的药物可以通过红十字会得到补给，他们还为贵医输送了一部分师资（严镜清教授必须回原单位时，红十字会就同意借用施正信教授接替严的公共卫生的教学工作，此其一例）。

代表学校与卫生署公共卫生人员训练所签署《国立贵阳医学院、公共卫生人员训练所合作协约》：

> 一．国立贵阳医学院（以下称医学院）与卫生署公共卫生人员训练所（以下称训练所）为谋增进双方教学效能特订定本协约。
>
> 二．医学院得商请训练所对于公共卫生学科予以师资设备教材及实习场所之协

---

[1]《院刊》第37期，第2页，1942年2月1日。
[2]《院刊》第38期，第3页，1942年3月1日。
[3]《院刊》第38期，第3页，1942年3月1日。

助，俾该项学科得以充实发展。

三． 医学院如举办卫生工程专修科，得商请训练所派员，商承医学院教务主任主持教务。其有关卫生工程各科目，如给水排水环境卫生及其他有关公共卫生学之科目亦得函聘训练所教员担任之。

四． 医学院卫生工程专修科得招收训练所卫生稽察训练班毕业生之曾经服务满三年以上者，惟不得超过全额数之半。

五． 训练所举办之各训练班，其有关基本学科各科目如物理、化学、生物、算学、解剖、生理、病理以及临床医药科目等，得商请医学院予以师资设备及教材上充分之协助。

六． 医学院与训练所为谋增进教学效能及充实教学及研究设备起见，愿联合其他医学卫生机关将细菌及寄生虫两学科之人力物力集中设置，各该学科之教学及研究中心实施各方对于细菌及寄生虫学教学方面之联络与研究方面之合作其详细办法另订之。

七． 两机关之教员互相协助任课均为义务职，但得酌送车资，惟每小时不得超过法币一元。

八． 两机关之仪器设备及教材等均归原机关所有，尚因教课蒙受损失均由各应用机关负责赔偿。

九． 两机关之图书杂志得按照双方之图书管理规则互相流通贷借，尚有遗失损毁，应用机关负责赔偿。

十． 两机关互相商借设备药品图书教室等均须于事先经书面商洽，必要时得于三个月前以书面提出共同修正之。

十一． 本协约有效期限暂定二年，经双方呈准部署备案后施行。[1]

是年春，学艺社被国民党省党部勒令解散。《贵阳医学院院史（1938-1984）》：

我院学生学艺社曾通过王诗恒步行到图云关救济总署，特邀请著名的美国记者、国际共产主义战士史沫特莱，由延安来筑期间，到我院做过一次有关解放区见闻的讲演，由杨济时教授口译，给广大听众留下深刻印象。该社的进步活动受到当时反动当局的监视，不久被国民党省党部勒令解散，有的社员还遭迫害。[2]

李宗瀛《回忆李宗恩》（删节版）：

美国著名女记者斯沫特莱到贵阳为八路军宣传募捐。林可胜教授和斯沫特莱交谈时深受感动，就约她去红十字会本部演讲。请了贵医的杨济时教授任口译。杨在知识界被认为是很开明的。他的口译非常传神，使斯沫特莱的演讲获得了很大的成功。这就惊动了"特"字号的训导，要调查杨的"背景"，大哥显然会有麻烦。幸亏林可胜是受蒋介石重视的人物（后来他还为蒋介石办起了国防医学院），由他出面调停，才得大事化小。

---

[1] 贵州省档案馆档案，卷号 442。
[2] 《贵阳医学院院史（1938-1984）》，第 33 页。

3-4月，与学生钟惠澜、王季午发表《Solustibosan 治疗黑热病之功效》。（原中文摘要）本文报告了用 Solustibosan 治疗黑热病 24 例的结果，称适量之 Solustibosan 功效与 Ureastibamine 或 Neostibosan 相等，但因其所含锑量关系，用量远过于 Ureastibamine 或 Neostibosan。此剂有几种优点，为其它两种剂所不及，即其在水中始终坚定，毒性轻微，并可作肌肉注射等。[1]

4月15日，主持第六次院务会议。《院务会议纪录》：

> 出席人：训导主任王成椿、教务主任贾魁、内科主任王季午、总务主任刘维德、化学科代主任刘培楠、生理药理科代主任王志均、院长李宗恩、人文科主任段铮、病理科主任李漪、解剖科主任尹觉民、会计主任李汉超、教授代表高永恩、护士科副主任唐熹、助产科主任张孝骞、外科主任杨静波、教授代表沈寓淇（未出席）、数理科主任王成椿、附属医院主任杨静波（兼）、图书光主任李漪（兼）、公共卫生科主任（缺席）、妇产科主任（缺席）、卫工科主任杨铭鼎（病假）、生物科主任汤独新（病假）

> 主席：李宗恩

> 主席报告：至于事业方面，虽然没有能够按照去年预定的一切计划发展，实在是受了时局的影响，各方面遭受很大的损失，如太平洋战事爆发后在海外订购之图书仪器已装箱者尚不能运回。

> 近来物价飞涨，同仁生活更感困难，工作效率不无影响，但在此一年之中，多少也有点进步，如门诊部之扩充为附属医院，近更将财政整理差不多可以做到收支相抵。

> 永久校舍地基征用现已偿价一部分，其余部分亦正在积极措款进行中。凡此种种的成功都是各同仁协助之力。不遇抗战已到最严重的阶段，将来物资的困难恐较以往尤甚，尚祈各同仁本艰苦卓绝一贯之精神多予协助。[2]

4月19日，赴重庆参加教育部医学教育委员会第六届大会。《李院长赴渝参加医学教育委员会大会》：

> 医学教育委员会，定于四月二十八日在渝教育部召开第六届大会。本学院李院长于四月十九日晨偕国立湘雅医学院张孝骞博士赴渝出席，在李院长公出期间，院长职务由贾教务主任代拆代行。[3]

5月上旬，自重庆返抵贵阳。11日，在国父纪念周活动上报告此次赴会情况。《李院长及张副主任孝骞返院》：

> 李院长及助产科张副主任孝骞前次赴渝参加教育部第六届医学教育委员会及

---

[1] Chung HL, Wang CW and Lee CU, Solustibosan in Treatment of Kala-Azar. *CMJ*, 61(2): 77-82, 1942.
[2] 贵州省档案馆档案，卷号314。
[3] 《院刊》第40期，第4页，1942年5月1日。

护士助产教育委员会，离院旬余，业于本月上旬先后返院，李院长特于五月十一日举行的国父纪念周时，将此次赴渝情形，摘要报告。[1]

5-7月，与竺可桢等组织贵阳区联合招生考试。《竺可桢日记》：

> 5月22日，三点至贵阳医学院开会，到王克仁、李耕砚（书田）、魏寿昆、张孝骞、李伯纶、贾魁、胡博渊、苡谋等，代表筑区六校。晚周寄梅来。
> 5月23日，一点半开招生委员会，到师院总务主任郝新吾及李伯纶、李耕砚、张孝骞。四点散。
> 7月4日，接李耕砚、李宗恩又题目八包。
> 7月22日，三点半至贵阳医学院，开贵阳区联合招生委员会，到李伯纶、张孝骞、张梓铭、王克仁、李汶等。六点回。[2]

7月起，主持中国红十字会贵阳分会事务。《竺可桢日记》：

> 7月25日，十二点至招待所。严慎予、周寄梅请客，遇章元善、华仲麟、欧愧安、张梓铭、杨全治诸人。据章云，国际救济委员会 International Relief Committee of China 即万国红十字会，会长美国人 Edwards，而学生救济委员会为其中之一部。现将由章元善主持其事，由贵阳移往重庆，药库留贵阳，但大部药品尚在曲靖。中国红十字会会长为王正廷（儒堂），其药品实由林可胜捐来云云。地点在图云关国际救济委员会，贵阳部份将由李伯纶主持之。本年有七万美金作为救济教职员之用云。[3]

8月1日，发表《医学生的质与量的问题》，阐述对医事人才在质与量上的平衡：

> 在中国，医事人才的缺乏，是大家都承认的；但这也是必然的。新医的输入中国，不过是近百年来的事；医学教育开始至今也不过五十年上下；在这短短的时间中，要产生充分足用的人才，当然是不可能的。再加上医事行政上的缺点，人才不能适当分配，充分利用，这种缺乏乃更行显著。补救这种缺乏，医学教育者当然要负大部分的责任。近九年来，政府之增设医学院校，公医学生待遇办法颁布，以及最近命令各医学院校多收学生，这都足以表现政府在这方面的苦心和努力。
> 但中国医事人才的缺乏，并不单纯是一个量的问题，仅求数量的增加，并不能解决这种缺乏。有些人虽是医师，而没有病人敢请教，其结果等于零；有些医师非但不能为病人减病，反而替病人增病，则更引起相反的作用了。因此，从事医学教育者所应注意的，不但是要造成多量的医师，而且要造成够得到一定标准的医师，换句话说，就是医师的量与质，应有一个适当的平衡。是要以最低限度

---

[1] 《院刊》第41期，第4页，1942年6月1日。
[2] 《竺可桢全集》第8卷，第342-343页，362页，371页。
[3] 《竺可桢全集》第8卷，第372页。

的质为标准,来造成最大可能量的医事人才。

下面,我们愿意先从一个医学院的立场来申述,这质与量的平衡。

我们先讲量。根据各国以往办理医学教育的经验,我们知道一个医学院每班人数以六十人为最合适。至少最好有四十人,最多可至一百人,若班次太小则太不经济,这是不言而喻的;若班次太大,则教员的精神不能编注,不能对每个学生加一番考察,而给以适当的指导。

但这个数量的规定,并不是单方面的。我们若是忽略了这些学生的本实,以前所受的教育;大部分课程的实验课可以不成问题,但医院的设备就不同了。根据我们以往的经验,医院病床数与每班人数至少应为三与一之比;否则学生之实习即不足。以此为例,一个每班六十人之医学院,其附属医院至少需有病床一百八十张,方能足用。

一个医科毕业生,他的本质和前后训练能如上述,则在质方面可以说已及最低标准。这样一个毕业生,在临床诊断方面,至少可以有相当把握,不至犯重大错误,不至不识病症,乱投药石。其实一个医师最重要之点,也就在他的诊断,看出患者的病症;至于治疗,那是比较简单的问题,只要知道是什么病,怎样治是比较容易解决的。至于特别有天才或领袖能力的学生,则校中教员自愿多予注意和指导,使他可以完全发展,有较大的成就。

反过来说,如果质素太低,不及这个标准,则所造就的医师,必定不能胜任;他们在诊断治疗方面必定要出种种错误,不但不能替病人减病,反而替病人增病,成为社会上的祸害。不但如此,现在新医的位置,在一般人的心理上还没有完全建立起来,必使新医失去人们的信仰,而在发展上受到无穷的困难,并且这一班粗制滥造的医师到了社会上去,必然要占住一部份地位,将来比较优良的医师,如果能够训练出来,也必要受他们的排挤,这更将成为新医发展前途的不幸。

因此,我们认为一个医学院虽应以每班六十人为标准,但如果在师资设备方面不足,千万不能拘泥于人数,而造一些低劣的医师,遗害社会,遗害学术本身。自然一个医院如果师资或设备方面不足,仍应该发展下去,力谋各方面的充实,再逐渐增加学生人数,以期达到饱和。

再就中国整个医学教育政策而言,也是一样。我们一定应该注重量与质的平衡。如果想增加医学人才,我们应先从充实现有的医学院的内容起,使每个医学院均有充实的师资和设备,再增大班次至饱和;不应不顾内容,而徒求数量上的增加。

增加医学人才的另一个办法,当然是增设医学院,但这一点我们认为暂时不应该鼓励,这有两个理由;第一、现有医学院的内容还不充实:如果经济上许可的话,应该先充实现有的医学院,使其能多招生。这不但成效易见,而且比较经济。

第二、中国新医教育的开始到现在不过五十年左右,造成的师资自然不多,即就现在几个医学院说,已感到师资不够,这一点现在办医学教育的都感到,若是再增设医学院,师资必更嫌不足,结果造成中国无一完整的医学院的现象,必使医学教育日见退步。

最后，我们愿意附带的提出，中国现在医事人才感到缺乏，不定全是一个量的问题，我们在本文开端时，已经提出，人才不能适当的分配利用，也是一个大原因。我们若是能够仅现有的人才作适当的分配，乡村方面，固然应该鼓励人去，但不应该强迫，减少医师工作的热忱，而城市方面，也不应该完全取放任态度，应尽量促进城市医师的组织，和适当的分配。这样，人数虽不必增加，而其成效可以提高，所得结果还是一样的，这一方面，自然需要医事行政者的思考和努力。[1]

同日，在毕业生欢送会上致词，期望同学们"毕业后要负起重大的责任"。《记欢送会》：

八月一日，为卫工科三十一级毕业同学及医科三十四级前期结业同学欢送大会。卫工科的同学，已正式的参加建国的工作了；医三四级的同学，要到后期去充实保障国民健康的学问。

是日，天气晴和，青天衬以白云，十分鲜丽，金色的晚霞，黄遍了西天。临时院舍的篮球场上，反映着和谐的色调；简单的会场，就布置在这篮球场上。七点多钟的时候，李院长贾教务主任王训导主任，沈教授及各师长们，均先后莅会，还有些后期及已毕业的同学也都光临。俄而，至热烈的鼓掌声中，被欢送的同学列队而来，他们整齐的服装，严肃的举止，表现了我们的校风，院长不觉欣然微笑。就坐后，开会如仪；院长致辞，以期望而相信的口吻，谓"卫生工程，在我国尚萌芽期，卫工科的同学毕业后要负起重大的责任。我校现与贵大土木工程系会办卫生工程组，你们是前辈，应做好榜样！"[2]

8月10日，主持第十三次训导会议并发言。《会议记录》：

出席人：段铮、李宗恩、刘培楠、王成椿、王志均、李漪、贾魁、高学勤、李毓芳、王季午、徐儒、刘维德

主席：李宗恩

主席报告略谓：本会自本年元月三十日召开第十二次会议以来，瞬息已逾一学期，在此一学期之中，训导处对于实施导师制等工作，本人认为满意，表示慰劳，尤其航空学校招生时报名招考者，竟达廿余名之多，实行考取者亦达八名，入校者四人，殊属难能可贵，今后盼望各导师对于受导学生更多有机会接近，则成效当更不只此。末认学生毕业之后，仍应与同学会密取联络，籍收互助合作之功，本期学生操行，业经评定，请提付公决后呈报教育部云云。[3]

9月1日，在国民月会上报告院舍、附院、学校情况。《国民月会与纪念周讲演》：

---

[1]《院刊》第43期，第2-4页，1942年8月1日。
[2]《院刊》第44期，第4页，1942年9月1日。
[3]《院刊》第45期，第4页，1942年10月1日。

九月一日，举行本学期第一次国民月会，到全体教职员同学二百余人，由李院长领导行礼如仪，宣读国民公约后，并即席报告如下：（一）建筑实验室——太慈桥永久院舍实验室，也已开标，不日即可动工，年内当可完竣。（二）增加病床——附属医院病床，仅五十余张，现经各同仁向各方劝募，月内可增加十张。（三）护产两科改设护产两校——原有护士助产两科，奉部令改附设高级护士助产两职业学校。（四）增设公共卫生科——已往关于公共卫生教学设备不齐，现因得美国援华会捐款，爰增设公共卫生科，特聘施正信教授任该科主任。（五）经费——现物价日涨，本学年度上学期经常费，仅增百分之二十，已得美国援华会补助费，教学设备，尚不致受到甚大之影响，务望各同仁尽量节省。[1]

9月4日，贵阳医学院修建实验室公开招标。[2] 1942年贵阳政府征用通告：

国立贵阳医学院遵照土地法之规定，在贵阳市太慈桥鸡扒坎地方征用基地。一区计面积一七〇.一四五市亩四，至悉如本图一式两份，国立贵阳医学院与本府各存一份，所有征用手续业由本府经办妥当，其产权确实归国立贵阳医学院所有。特此证明。[3]

10月1日，聘施正信、管葆真等到贵医任教。施正信发表《我国公共卫生事业之展望》的演讲。《人事辑要》：

新聘人员：施正信先生——公共卫生科教授兼科主任；管葆真女士——附设高级护士、助产职业学校校长。[4]

10月中旬至11月17日，染斑疹伤寒卧床。《院长病愈销假 继续在寓办公》：

本学院院长李宗恩博士，于十月中因探视某西友，友急症，致染斑疹伤寒，卧床颇剧，经电教育部请假，院务由贾教务主任代理，全院同仁及同学，均极关切，纷纷前往探视，幸已痊愈，已于十一月十七日销假，在寓继续办公云。[5]

12月13日、16日，分别主持不幸去世的医学院学生沈尔濂、郭斌的追悼会。《沈郭两君追悼会分别举行》：

本学院公一级生沈尔濂，志切从戎，于客春转投航校，不幸失事身殉，详情已志上期本刊。医科五年级学生郭斌，不幸于去年十月忽患肝脓肿，后又并发脓胸，经附属医院多方医治并由同学多人输与血液，终已病势日益沉重，医药罔效，竟于十二月十三日晨二时逝世。全院师生闻之同深凄怆！兹悉沈郭两君追悼会，已分别于十二月十三、十六两日在临时院舍膳厅及院本部大礼堂举行，情况

---

[1] 《院刊》第45期，第5-6页，1942年9月1日。
[2] 贵州省档案馆档案，卷号460-461。
[3] 土地征用证明及土地所有证原件，贵阳医学院档案馆藏。土地所有证为1944年1月10日签署。
[4] 《院刊》第45期，第1页，1942年10月1日。施正信讲演刊于同期《院刊》第3-4页。
[5] 《院刊》第47期，第2页，1942年12月1日。

至为悲壮严肃。[1]

亲为沈尔濂作挽联：

> 读书苦揭牵，辞家出恩风尘节；忧乱切悲愤，别我长为魂魄雄。[2]

赵漠野《沈君尔濂略历》：

> 沈君尔濂，江苏吴县人，民国九年诞生于滁州。七岁随父玉书先生至津，卒业小学后，考入南开中学。七七事变，南开停课，乃转入工商学院附属中学。阅一年卒业，即随李宗恩院长太太经沪、港来西南，因旅途不及预备功课，应考联大未取乃来渝，初入南开高三重温旧课，嗣入华西职业学校会计署，因性情不近，应考成都华西联合大学医学院及贵阳医学院，均获录取，当入贵医肄业，在未考入之先，曾在贵医出纳组任职，本年四月间，因考取航校，由筑赴昆入校，旋滇边战事紧张，中级班迁宜宾，随班赴宜，已能单独驾驶飞行，本年十月一日下午三时许，因练习定点降落失事殉难，存年二十二岁，其父母在苏，尚未知其考进航校，遂而捐躯，赍志以殁，不胜叹息。君居长，其下仅弱妹幼弟各一，君父玉书显示年近花甲，故对君之寄望极殷，一今遭此劫难，如闻噩耗，当不知如何伤痛也，惜哉！[3]

李寿白《沈尔濂》：

> 高高的个子，有一张多少稚气但讨女孩子喜欢的脸，他就是沈尔濂。七七事变后，他在读高中。为了逃避战火，他父母把他托付给我母亲，带他到内地去读书。经过长途跋涉，终于到了大后方贵阳。我父亲把他安置在贵阳医学院读书。
>
> 沈尔濂不仅人长得好看，也心地善良，大家都喜欢他。记得有一次，一只猫吊在我们家后院的树上，彻夜的嚎叫，他实在听不下去了，爬上屋顶，攀登上树，把猫救了下来。猫得救了，他却从屋顶跌落下来，好在伤势不重。
>
> 为了抗日，报效国家，当时很多热血青年都报名参军。沈尔濂身体好，人又长得帅气，考上了当时的航空学校，当上了一名令人羡慕的飞行员，大家都为他高兴。不幸的是一次在飞行训练的途中，飞机出了故障，他虽然跳伞逃生，但身负重伤，经抢救无效，为国捐躯了。
>
> 噩耗传来，大家都为之悲痛。尤其是父亲感到对不起他的父母，辜负了朋友的嘱托。后来他的母校——贵医为他举办了隆重的追悼会。主祭人是父亲，在悼词中，父亲热情赞扬了他的爱国热情。五叔[4]为他画的油画像挂在灵堂的正中，头带飞行帽，嘴角挂着微笑，一脸英气，仰望着祖国的蓝天。灵堂上一片肃穆，他生前的女友也来吊孝，人长得很漂亮，修长的身材，穿着素服，带着白花，眼

---

[1] 《院刊》第48期，第4页，1943年1月1日。
[2] 《院刊》第47期，副刊第6页，1942年12月1日。
[3] 《院刊》第47期，副刊（悼沈尔廉同学专号）第1页，1942年12月1日。
[4] 编者注：即李宗津。

晴里含着悲楚的泪水。[1]

亲为郭斌作挽联。《挽郭斌君》[2]：

理数果能凭，曷以盗跖延龄颜回短命；死生何足计，怎奈安仁有母伯道遗孤。

郑玲才《郭斌同学之死》：

郭同学籍贯河北满城，原肄业河北省立医学院，抗战军兴而后，目击时艰，奋起从戎，入机械化部队XX师，二十七年夏，本院创立，乃辞职来此，继续未竟学业，盖期他日学成，献身抗建伟业也，五年来，屡外屡起，始终勿懈，不幸竟于结业之前夕，染病逝世，功亏一篑，良用慨然！[3]

---

[1] 此文写于2009年，未发表。
[2] 《院刊》第48期，第4页，1943年1月1日。
[3] 《院刊》第49期，副刊第1页，1943年2月1日。

1943 年　癸未　中华民国三十二年　　五十岁

是年 12 月 1 日，中美英三国签署发表《开罗宣言》。

1 月中旬，赴渝公干，随即奉命入中央训练团任党政班训育干事；在渝期间被陈立夫宴请；在招待所遇竺可桢。4 月 10 日，与留渝贵医毕业生团聚；4 月上旬返院。

《院长赴渝公干》：

> 李院长宗恩博士，原拟于冬初赴渝公干，旋因染患斑疹伤寒未果，兹于一月十三日与财政厅周厅长同车前往，留渝期间，院务由贾教务主任代理，闻李院长须于本月上旬返院云。[1]

《竺可桢日记》：

> 43 年 1 月 20 日，今晚立夫请梦麟、月涵、臧启芳、杜佐周、张梓铭、李伯纶、周寄梅晚膳，彭百川亦到。
> 2 月 1 日，至重庆招待所接张道宏，遇伯纶。[2]

《院长暂留渝任中训团训育干事》：

> 李院长宗恩博士，于一月中旬赴渝公干，原拟于二月上旬返院，兹悉已奉命于二月十四日入中央训练团担任党政班训育干事，留渝期间，院务仍由贾教务长代拆代行，闻须于四月初始能返院云。[3]

3 月 1 日，以在渝公干，校庆五周年时由贾魁代为沈尔濂纪念碑揭幕。《校庆纪念、国父纪念周、国民月会、沈尔濂纪念碑揭幕礼三月一日合并举行》：

> 三月一日为本学院成立五周年校庆纪念日，是日同时举行国父纪念周，国民月会及沈尔濂同学纪念碑揭幕典礼，惟李院长因公留渝，由贾教务主任代表主持。以国难方殷，物力维艰，仅敦请贵州省政府教育厅厅长欧元怀博士莅临讲演。本院教职员，同学出席二百余人，情绪至为紧张严肃。[4]

4 月 1 日，贵阳医学院宣布实行公医生毕业后服务两年的规定。《本学院护士、助产毕业生均应服务二年》：

> 迳启者：查本学院附设高级助产、护士职业学校为实行公医制度，故二、三年级均享受公医待遇，惟毕业后须按本学院之规定，于指定机关服务二年后，取得服务机关之服务期满证明书后，始得正式毕业，发给学业证书。自奉教育部三十一年五月十九日高字一九一五七号训令颁发"民国三十一年征用医药与护产毕

---

[1]《院刊》第 49 期，副刊第 4 页，1943 年 2 月 1 日。
[2]《竺可桢全集》第 8 卷，第 493 页，498 页。
[3]《院刊》第 50 期，副刊第 4 页，1943 年 3 月 1 日。
[4]《院刊》第 51 期，第 2 页，1943 年 4 月 1 日。

业学生服务实施办法"后，按该办法第三十条之规定，毕业后应受征调服务满一年，始得发给原校毕业证书，然按该办法第一条规定"…护士助产高级职业学校毕业学生之征用实施除别有规定者外，依本办法之规定。"按其条文内容其应征服务一年，系指未享受公医待遇而无规定者言。本学院为便利各转学生起见，除应征一年外，照原来学校所订办法核减一年，故仍为二年，事关卫生事业之推进，各毕业学生自应严格遵守。[1]

4月10日，与在重庆供职的校友餐叙，勉勖有加。《旅川校友盛大欢迎李院长》：

> 本学院赴川供职校友，逐渐增多，尤以陪都为最。三十二年春，李院长因公至渝，兹悉留渝同学彭大椿等十余人，于四月十日上午十时假重庆宽仁医院合作社餐室欢迎李院长，籍资联欢，同窗聚首，回味当年，欣悦之情，溢于言表。对于母校情况，争相探询，闻李院长春风满面，风采慈祥。对于毕业诸生，服务精神，均得各方赞誉，深表满意，进餐后，并有恳切训示略谓："留渝校友，拟有所组织，极为赞同，惟校友会之宗旨，绝不可作保障私人利益之工具，必须策励同学服务之精神，其次须协助母校今后之发展"云云。语多惕励，又闻在渝校友将进行组织校友会，以资联络感情，砥砺学术，凡新校友到达四川或重庆，随即通知渝夫子池卫生所张坤权同学或中一支路十六号胡煜南同学，以便登记，如有异动时，亦望随时函知云。[2]

4月10日下午，自重庆返归贵阳。《李院长及王主任公毕归来》：

> 李院长宗恩博士及王训导主任成椿赴渝公干，曾志本刊第四九、五十两期，兹悉李院长已于四月十日下午返院，王主任于上月廿一日返院云。[3]

5月起，兼任附属医院主任。《院刊·院闻》：

> 本学院内科主任兼附属医院主任王季午大夫，任期届满，经第十八次附属医院委员会会议，揭出新办法。由李院长兼附属医院主任，试行执行委员制，已定执行委员五人，以李院长为主任执行委员云。[4]

5月10日，为修建贵阳医学院永久校址，藉以在中国西南建设新的医学中心，致函中华医学基金会和美国医药救援会申请经费：

> 在过去几年中，医学教育对这一场持久战争的重要性越发凸显，尤其是在中国这样一个医务人员极为稀缺的国家。国立贵阳医学院迄今为止培养了159位医生、护士和助产士，其中95%都在公共卫生机构为国家服务。我们为国家的危难

---

[1] 《院刊》第51期，第2页，1943年4月1日。
[2] 《院刊》第52期，第3页，1943年5月1日。
[3] 《院刊》第52期，第3页，1943年5月1日。
[4] 《院刊》第52期，第3页，1943年5月1日。

作出了自己的贡献。另外，除对抗战的贡献之外，我们也在为中国西南地区建立一个永久的医学训练中心打下基础，一旦时机到来，为国家在战后重建作出积极的努力。

我们已经为学院的永久院址获得了一片理想的土地，现在申请建设经费G$300,000，具体预算如下：

一个大型科学建筑	G$57,800
一个小型科学建筑	G$55,600
三个学生、教职员宿舍（G$30,000／个）	G$90,000
十个教职员住所（G$9,000／个）	G$90,000
附属设施	G$6,600
共计	G$300,000

中华医学基金会顾问委员会已经建议批准其中G$50,000建筑费。教育部也允诺在 1943 年给予 CN$500,000。但距完成初步的建设，我们还需要相当多的款项。为此，我已向美国医药助华会（ABMAC）[1]寻求资助。在现阶段开始建设，我们可以利用因战争带来的机遇，以便在战后得以持续发展。

在中国西南建设一个新的医学中心

贵州省面积 6 万 9 千平方英里，几乎是日本的一半，人口约 1100 万；贵阳是贵州的省会，人口 18 万。无论经济还是文化，贵州都是比较落后的地区。1938 年之前，这里的现代医学几乎无迹可寻，全省合格的医生不到 12 名。战争使贵阳这个名不经传、尚未受战争干扰的小镇一下成为中国重要的医疗中心，除贵阳医学院，还有 5 个医疗机构在这里搭建临时据点。但是在战后，<u>只有贵阳医学院仍将留在这里，</u>为中国的西南地区培养现代医学人才。展望未来，哪怕只是在战争结束之前，中国的西南地区将扮演之前从未有过的重要角色。此外，待通过贵阳的贯通桂林和广东的铁路建成，贵阳将会变得越来越重要，贵阳作为医学教育中心的地位就更毋庸置疑了。眼下的当务之急是，必须采取相应的方式，对贵州省 83 个地区卫生中心的工作人员进行严格的培训。

但糟糕的是，贵医现在连确定的校址都没有，其临床前期还租住在城北门外的几间茅草棚里；临床部门及其教学医院，还有附属职业学校，安置在城南门内的一个很旧的公馆内；行政办公室则设在附近的一间寺庙里。各院系四处分散，这对行政和各部门的协调合作都是极为不利的。经过大量的实地考察，办理繁杂的文件手续及其他耗时的琐事，我们最近终于在离城西南很近的一个地方收购了一块 28 英亩的土地，用作永久校址。从方便性、有益于健康及供水及其他各方面考虑，这块地对于我们实现修建校舍的计划，都是非常理想的地方。

我们计划第一步先在新址上修建一些简单的永久性建筑，以取代过去临床前期的教室和实验室、一些老师和学生用作宿舍的竹蓬屋。现在这个计划已进入最后准备阶段。建楼的建材将主要采用本地一些比较好的材料，不过等新兴设备出

---

[1] The American Bureau for Medical Aid to China, 美国医药助华会：1937 年成立的民间组织，用在美国筹集的资金资助中国的医学机构，以支持抗战时期的中国公共卫生事业。

来后，我们会做一些改进。修建这些建筑的宗旨是：简单、实用且大气。[1]

6月18日，主持第七次院务会议，并作简略报告：

出席人：李宗恩、刘维德（张作干代）、王季午、尹觉民（张作干代）、徐儒、汤独新、周裕德、杨铭鼎（律长起代）、张俊卿、李漪、管葆真、施正信、贾魁

主席：李宗恩

主席报告：自从国际交通断绝以来，物价无不狂涨，以致同仁生活所受之压迫更甚，然事业方面仍有进展。值得报告者如附校之行政独立等等，以及太慈桥永久院舍之开始兴建卫工科与贵大工学院合办。

一年以来受物价高涨之关系，一切办公费用超出预算数倍，办事深感困难。诸同仁咸能仰体时艰，协助维持逐步推进。本人应向诸位致谢。惟此后之困难恐比较以前更甚，望诸位本以前忍苦耐劳一贯之精神，咬紧牙根，渡此难关。[2]

7月23日，在《贵州日报》发表《医生业务之探讨》，其要旨如下：

中国今后需要的医师据估计须在十年内造就二十三万余人。但目前已登记的合格医师却不过一万余人，如何从这样小的数字来达到那样大的理想的数字，实在是一个非常重大的问题。第六届中华医学会在重庆开会时，大家细心研讨的结果，认为最大的可能，恐亦不过能造就十万人左右。因为数量的增加，需要许多客观条件如经费、师资等等，如果客观条件不具备，数量问题决不能得到正常的解决。况且医师业务关系人命，训练决不能苟且。一个合格的医师，至少在学识经验与技术上都要能符合起码的要求，但这个起码的要求，决不能在短期内做到。如果匆匆了事，训练马虎，结果所造就出来的医师，大多学识短浅，经验缺乏，技术低下，则其可能给予社会的危险，那真不堪想像。这是我们造就大量医师的时候，所不能不特别注意的。

我国幅员广大，人口众多，就现有医师和全人口比例来说，数量上的缺乏，当然显而易见；但如果仅就各大都市的情形来说，实际上的问题却不完全在乎数量的不够。即就贵阳市而论，除公立医院的医生之外，开业医师亦不下四十人。假定贵阳市人口约为二十万人，则平均每五千人有医师一人照顾，以观医药事业最发达的美国，平均一位医师亦须照顾三四千人，相差不过一二千人。但关于人民医疗卫生问题，却不能像他们那样得到比较合理的解决。可见除了数量不足之外，还有其他因素，值得我们注意。

我觉得这里面的主要因素有四：1、是医师业务没有合理的分配，人人各自为政，互不相谋。以致有许多力量互相抵消，不能尽量发挥他们的效能。2、是医师与患者之间，没有建立一种良好的关系，患者对医师不能完全信任，医师对患者不能诚意负责，结果医师与患者之间，仅是金钱的交易。3、是医师不能在社会上取得合法的地位，中国古时每以医诬并列，至今尚以医师与道士同流，即

---

[1] Letter Lee to Lobenstine, May 10, 1943, RAC, CMB Inc, Box 96, folder 685A.
[2] 《第七次院务会议记录》，贵州省档案馆档案，卷号314。

上层社会的人民，亦很少认识医师的责任与地位，因此医师不能彻底执行他的职务。4、是社会对于公立医院不能尽力予以支持，因此公立医院也不能不藉收入来维持生命，也不能不受许多社会因素的障碍，结果，公立医院也不能做到它本身应尽的责任。

7月29日，与竺可桢乘马车至图云关、顺访军政部卫生人员训练所。《竺可桢日记》：

> 7月28日，三点回。则李伯纶已相等，因未依时到，已先去矣。
> 7月29日，七点半偕李伯纶乘马车至图云关。先至军政部卫生人员训练所。林可胜去昆明。[1]

8月，向中华医学基金会和医药助华会上交1943-1944年年度报告，报告共分校史、院舍和附属医院、教职员工、入学标准、医学生课程、在校学生、奖学金和贷金、毕业生、研究工作等有九部分。兹摘译其相关部分如下：

I，校史（略）

II，院舍和附属医院

本院至今还没有永久院址。现在，前期各科在城北门外租赁的一些茅草房里，后期临床各科和附属医院（75张床）及护校、助产士学校，在城南门内的一个旧会馆里；行政部门在附近的一个庙里。这样分散的院舍显然对管理和协调极为不利。经过慎重勘察、无法控制的延误和政府部门层层审批，学院终于最近在城西南附近获得了28英亩土地。这一地址从便利、宜于健康和水源等方面，都是作为永久院址的理想选择。

作为第一步，我们计划在永久院址修建一些简单但可长久使用的建筑，以更换那些在过去3年里作为前期教室、实验室、学生宿舍和教师住所的茅草房。下一步将是修建一个150张床的教学医院。

III，教职员工[2]

(1) 医学院：

人文学科：徐儒, Hsu, Ju, 代理主任，心理学讲师，暨南大学学士学位（1936）
Wang, Ling-Yun, 中文讲师，国立中央大学学士（1936）
Wang, Chih-Pu, 英文讲师，燕京大学学士（1939）
Chang, Hsiao-Meng, 英文助教，国立浙江大学学士（1941）
生物系：汤独新, Tang, Tu-Hsin, 主任，副教授，厦门大学学士（1930）
李贵真, Li, Kwui-Tseng, 讲师，齐鲁大学学士（1937）

---

[1]《竺可桢全集》第8卷，第607页。
[2] 编者注：对华人教职工无法确认汉文姓名者，直接以原档案记录的英文姓名录入，仅作为史料保存备查。

Wang, Tse-Tseng, 助教, 国立中央大学学士 (1940)

数理系: 王成椿, Wang, Chen-Chun, 主任, 物理教授, 国立北京大学学士 (1929)

赵书玉, Chao, Shu-Yu, 数学副教授, 国立北京大学学士 (1935)

化学系: 刘培楠, Liu, Pei-Nan 代理主任, 助理教授, 国立浙江大学学士 (1935), 协和医学院进修 (1937-1939)

Chou, Chang-Lin, 讲师, 齐鲁大学学士 (1936)

Poh, Lan-Hsi, 助教, 国立北京大学学士 (1938)

Li, Kwan-Hua, 助理教授(兼), 吉林大学学士 (1933), 协和医学院进修 (1929-1930)

解剖系: 尹觉民, Yin, Chueh-Min, 主任, 教授, 沈阳医学院医学士 (1920), 协和医学院进修 (1929-1930)

张作干, Chang, Tso-Kan, 组织胚胎学助理教授, 燕京大学硕士 (1935), 协和医学院进修 (1937-1939)

Liu, Chan-Hou, 国立北平大学学士 (1935), 协和医学院进修 (1937-1939)

许殿乙, Hsu, Tien-Yi, 讲师(兼), 沈阳医学院医学士 (1933)

Chu, Hsin-Jen, 助教, 国立北平大学医学士 (1938)

Sun, I-Lin, 香港大学学士 (1936)

生理药理系: 王志均, Wang, Tse-Chun, 代理主任, 助理教授, 国立清华大学学士 (1936)

讲师(空缺)

王焕斗, Wang, Huan-Tou, 助教, 贵阳医学院医学士 (1940)

Liu, Chih-Yun, 国立北京大学学士 (1942)

病理系: 李漪, Li, Yi, 主任, 教授, 国立北平大学硕士 (1924), 协和医学院进修 (1924-1925), 浙江省立医学院病理科主任、教授

刘维德, Lieu, Vi-The, 教授, 圣约翰大学医学博士 (1934) 协和医学院进修 (1933-1934)

金大雄, Chin, Ta-Hsiung, 助理教授, 齐鲁大学学士 (1935), 卫生署技术专家、助教

于本崇, Yu, Pen-Chung, 助教, 贵阳医学院医学士 (1940)

内科系: 王季午, Wang, Chi-Wu, 主任, 教授, 协和医学院医学博士 (1934)

贾魁, Chia, Kwei, 内科、医学史教授, 燕京大学学士 (1918), 协和医学院医学博士 (1926), 河北省立医学院教授

高永恩, Kao, Yung-En, 儿科教授, 沈阳医学院医学博士（1926），进修：爱丁堡大学、伦敦大学、河北医学院教授

秦作梁, Chin, Tso-Liang, 皮肤花柳科教授（兼），湘雅医学院医学博士（1929）河北省立医学院教授

Kao, Hsueh-Chin, 内科、实验诊断教授, 齐鲁大学医学博士（1931）

张俊卿, Chang, Chun-Ching, 神经心理助理教授, 河北省立医学院医学士（1931），协和医学院进修（1936-1939）

刘谷荪, Liu, Ku-Sun, 内科助理教授, 湘雅医学院医学博士（1936）

Li, Shang-Chu, 讲师, 沈阳医学院医学士（1935）

李耕田, Li, Keng-Tien, 讲师, 贵阳医学院医学士（1940）

陈瑞昭, Chen, Jui-Chao, 助教, 贵阳医学院医学士（1941）

杨荣勋, Yang, Sung-Shun, 助教, 贵阳医学院医学士（1941）

李志彬, Li, Tse-Pin, 助教, 贵阳医学院医学士（1941）

徐德, Hsu, Teh, 助教, 贵阳医学院医学士（1942）

董华参, Tung, Hua-Sen, 助教, 贵阳医学院医学士（1942）

谢先英, Sia, Hsien-Ying, 助教, 贵阳医学院医学士（1942）

外科系：周裕德, Chou, Yu-Te, 主任、教授, 协和医学院医学士（1934）

杨静波, Yang, Ching-Po, 教授（兼），协和医学院医学博士（1931），爱丁堡大学进修, 协和医学院讲师

朱懋根, Chu, Mao-Ken, 教授（兼）协和医学院医学博士（1931）

Kiang, Hsin-Man, 教授（兼），浙江省立医学院医学博士

杨济, Yang, Chi, 放射学讲师, 河北省立医学院医学士（1935），协和医学院进修

刘震华, Liu, Chen-Hua, 讲师, 贵阳医学院医学士（1940）

姜蓝章, Kiang, Lan-Chang, 助教, 贵阳医学院医学士（1941）

Wang, Sui-Lan, 助教, 河北省立医学院（1938）

李嘉玉, Li, Chia-Yu, 助教, 贵阳医学院医学士（1941）

梁树今, Liang, Shou-Chin, 助教, 贵阳医学院医学士（1941）

杨集祥, Yang, Chi-Chiang, 助教, 贵阳医学院医学士（1941）

妇产科系：主任、教授（空缺）

Sun, Nai-Chung, 讲师, 河北省立医学院医学士（1938）

李韵菊, Li, Yun-Chu, 助教, 贵阳医学院医学士（1941）

公共卫生系：施正信, Sze, Tsung-Sing, 香港大学医学士、硕士（1930），伦敦大学进修公共卫生, 霍普金斯大学公共

卫生博士（1938）

彭清超，Peng, Chin-Tsao, 助教，贵阳医学院医学士（1941）

卫生工程学校：

杨铭鼎，Yang, Ming-Ting, 中央大学学士（1929），哈佛大学硕士（1933），清华大学教授

Lieh, Chang-Chi, 讲师，清华大学学士（1936）

Lai, Wei-Chun, 助教，Great China University 学士（1939）

(2) 护士、助产士学校：

管葆真，Kuan, Po-Chin, 校长，协和医学院护校（1930），伦敦国立助产士学校（1932）

Yang, Chieh-ai, 学生辅导员，安徽大学（1938）

教员：余道贞，Yu, Tao-Chen, 协和医学院护校（1937）

Chui, Su-Tsen, 江苏省立助产士学校（1934）

Ting, Huei-Chun, 国立中央助产士学校（1935）

吴瑾瑜，Wu, Chin-Yu, 协和医学院护校（1940）

Li, Lu-The, 国立贵阳医学院护士助产士学校（1939）

Chen, Kuei-Chin, 国立贵阳医学院护士助产士学校（1939）

Chao, The-Ying, 国立贵阳医学院护士助产士学校（1939）

(3) 附属医院

院务委员会：

医学院院长（主席）

医学院教务长

内科主任

外科主任

妇产科主任

护士助产士学校主任兼任医院护士长，护士长助理，产房主任，会计，医院总务处主任

专业管理人员：医院上级专业管理人员由医学院临床科系成员组成。

医务人员：

住院医：

李耕田医生，国立贵阳医学院（1939）

姜蓝章医生，国立贵阳医学院（1940）

妇产科住院医：刘式曾医生，国立贵阳医学院（1939）

内科助理住院医：

陈瑞昭医生，国立贵阳医学院（1940）

杨荣勋医生，国立贵阳医学院（1942）

李志彬医生，国立贵阳医学院（1943）

董华参医生，国立贵阳医学院（1943）

徐德医生，国立贵阳医学院（1943）

外科助理住院医：
> 李嘉玉医生，国立贵阳医学院（1940）
> 梁树今医生，国立贵阳医学院（1941）
> 杨集祥医生，国立贵阳医学院（1941）
> Wang, Jui-Lan 医生，河北省立医学院（1938）
> Teng, Pao-Chu 医生，南满洲医学院（1942）
> 李韵菊医生，国立贵阳医学院（1942）

护理部：
> 主任：管葆真, N.A.C. 北平协和医学院护校（1930）
> 助理主任：Shih, Chin-Yu, N.A.C., 1932
> 管理员：Wu, Chin-Yu，注册护士，北平协和医学院护校（1940）
> 护士长：
>> Wang, Ai-Yung, N.A.C., 1931
>> Hsian, The-Tse, N.A.C., 1930
>> Chi, Shu-Chin, N.A.C., 1928
>> Kuo, Kuei-Yun, R.N., 1940
>
> 护士：
>> Ho, Shu-Tse, R.N., 1937
>> Chen, Kuo-Tung, R.N., 1941
>> Yen, Ting-Shiu, R.N., 1942
>
> 病房护士：

王懿	1943
Shih, Wan-Yu	1943
张琛	1943
梁佩贞	1943
彭树徵	1943
蒋蕴玉	1943
Sia, Hsing-Yu	1943

> 助产士：

Li, Pin-Chin	1943
Lu, Kun-T'se	1943

IV. 入学标准
1) 6年制中学毕业证书
2) 需要考查合格的课程：中文、英文、数学、生物、物理、化学、历史、地理、公民
3) 本院体检合格
4) 每个学生必须在保证书上签字——毕业后在公医系统或医学院服务至少6年

V. 医学生课程

	课程		第一年（学时）	第二年（学时）	第三年（学时）
临床前期	中文		108		
	英文或德文		216	72	
	数学		108		
	物理		252		
	生物		324		
	化学（一般）		162		
	分析化学		144		
	有机化学			144	
	物理化学			234	
	解剖			432	
	组织			162	
	胚胎学			90	
	神经解剖				72
	生理学				252
	药理学				218
	病理学				252
	细菌学			108	108
	寄生虫学				216
	内科学	物理诊断			108
		显微镜			108
	共计		1314	1242	1334
	选修（必须在前期完成72学时）				
	实验心理学			90	
	社会学			36	
	统计学			36	

	课程	第四年（学时）		第五年（学时）	
		授课	实践	授课	实习
临床后期	内科学	162	病房	90	门诊
	儿科	72	实习		实习
	皮肤花柳科	90	实习		实习
	神经科&精神病学	18	4个月	36	3个月
	外科	108		36	
	外科实习	72	病房		门诊
	眼科	54			
	耳鼻喉科	36	实习		门诊
	骨科			72	
	泌尿外科		4个月	18	
	泌尿科			18	
	放射科		病房		门诊
	妇产科	108	2个月实习		2个月实习
				72	2个月院外服务
	共计	720		342	
	选修（必须在后期完成54学时）				
	变态心理学		36		
	医学法医学		18		
	医学发展史		36		

临床实习：必须完成一年实习医生训练方可毕业。

VI, 在校学生（1943-1944）

		一年级	二年级	三年级	四年级	五年级	六年级	总计
医学院	男	40	15	9	13	10	15	102
	女	20	13	10	8	9	4	64
	共计	60	28	19	21	19	19	166
专科	（全部女生）		一年级	二年级	三年级	总计		
	护校		20	10	15	45		
	助产士		10	8	4	22		
	共计		30	18	19	67		

VII, 奖学金和贷金：
1) 政府贷金：教育部制定了一个很复杂的高等学校助学金规则
    i. 流亡学生根据需要领取贷金。每个月，政府发给每人食宿费$18。学生再申请贷金（现金或实物）以支付其他费用。有经济能力的学生须支付$18。此外，流亡学生每年还可以申请贷金支付其他费用$36-80。
    ii. 非流亡学生没有食宿费的补助。如有需要，缴$18后，可以申请贷金支付一半或全部费用。
2) 公医奖学金：免食宿费，每年$250制装费，每月$25（1940年9月入学的医学生，毕业后必须在政府部门或学校服务6年以上）
3) 省奖学金和贷金。年度奖学金：东三省（$290）；贵州（贷金$200，奖学金$400）；安徽（贷金$140）；湖南（贷金$200）；甘肃（奖学金$360-600）；山西（奖学金$100）；湖北（贷金$60；奖学金$100）；山东（奖学金$200）；外国留学生（$300-700）
4) 其他奖学金：上海商业银行奖学金（$400/年），Chungchon & Linsen奖学金（$400/年）
5) 贵阳学生救济会：补助达不到获得政府全额贷金、奖学金标准的学生，但需要做一些指定工作。

备注：所有医学生在前四年都是公医生。五年级学生只有一名没有贷金或政府资助。医院为实习医生提供免费食宿。专科生第一年大部分有政府贷金或资助，第二、三年得到学校资助。战争期间所有学生免学费。

VIII, 毕业生：学校1938年6月开学时，有来自49个医学院和专科学校的227个医学生、37个护校生和39个助产士学生注册。1939年2月，第一班护士和助产士毕业，1940年2月第一班医学生毕业。至1943年7月，共有128位医生、65位护士、21位助产士和15位初级卫生工程师从本院毕业。他们现在的职业如下：

	医生	护士	助产士	卫生工程师	共计
公共卫生机构	63	31	9	4	107
军医系统	25	2	1		28
教育机构	21	18	2	8	49
中国红十字会	6	1			7
教会或私立医院	6	2			8
其他	7	11	9	3	30
总计	128	65	21	15	229

IX，研究工作
1) 已完成

人文学科：对贵阳警察中色盲的研究

吗啡对白鼠学习能力的影响

生物科：对中国 Stauromedusae 的研究及近一步研究，林绍文，Lingnan Science Journal, 1939, XVIII, p281, p495

白鲸的消化器官，汤独新，Lingnan Science Journal, 1940, XIX, p39

贵阳的鱼类，汤独新，Lingnan Science Journal, 1941, XX

巨蜥的解剖，李贵真

贵阳大鼠体表的寄生虫——跳蚤，李贵真，《中华医学杂志》，1941

中国鼠蚤的形态和分类，李贵真、金大雄

化学科：酶处理后豆浆的可消化能力，刘培楠

病理科：寄生虫卵和阑尾粪石，李漪，《中华医学杂志》，1940, LVIII, p592

一例血吸虫病人的 Cascocolic 肠套叠，李漪，《中华医学杂志》1942, LXI（A）, p25

一例隔膜狭窄疝气，李漪、Li, C.Y.

一例极度贫血并发肾上腺皮质神经母细胞瘤，李漪，Kao, Y.E., Chen, S.C.

一例新生儿致死性弥漫血管瘤，李漪

两例胆道蛔虫感染的病理机制，李漪

一例胸部联胎的病理解剖，李漪

浙江的两例鼻硬结症，李漪，Li, C.Y.

寄生虫科：贵阳猫的肺吸虫病，金大雄，1938 年远东热带病协会第10届会议，河内

贵阳鼠的蠕虫寄生虫，金大雄《中华医学杂志》1939, LVI, p548

水蛭在人群中感染的观察，金大雄《中华医学杂志》1942, LX, p241

贵阳家猫(Felis Demestica)多细胞寄生虫的调查，金大雄，李贵真《中华医学杂志》1942, LXI（A）, p30

    Trichoskjaoinis Costata From the Pangolin, Manis Pentadectyle, 金大雄

    Thelazia Callipada of Dog, Can and Man in Kweiyang, 马的体内寄生虫，金大雄

  细菌科：贵阳医学院附属医院咽部携带溶血性链球菌的职工和护士，Yue, P.C.

  内科：贵阳儿童惊厥的分析，Kao, H.C.

    Sulfanilamide 治疗天花的观察，Kao, H.C.

2）未完成——19项（略）

3）计划中——12项（略）[1]

10月14日，回答中华医学基金会驻华主任福克纳（Claude E. Forkner）[2]提出的33个问题，并作财政、人事报告。前言部分重申国立贵阳医学院在战后存在的必要性和重要性，兹摘译其要点如下：

  首先，对于一个69000平方公里和1100万人口的地方不可能长期的没有一个好的医疗和教育中心。从医学的意义上来讲，贵阳是一个处女地，没有任何基础可言。而临近的云南和广西，虽有一些基础，但这些基础实际上反而起到了阻碍作用。所以，如果不在抗战中建立的坚实基础上继续发展，将是很可惜的。可以肯定，贵阳在战后仍会是西南的战略重心，特别是在与桂林和广州的铁路修通之后。而且在战后，贵阳不同于大城市，受大规模的商业、工业和政治的影响较小。另外，贵医向来不参与地方政治，这对它在未来的发展也是有好处的。

以下是对33个问题中几个问题的回答

7. 本年度财政预算？   CN$4,258.180

8. 所有经费来源（如政府、美国医药援华会、中华医学基金会、中国基金会、病人收入等，包括1942年和1943年已付及应付的）。

		1942	1943
政府	应付	$2,258,385.89	$3,237,216.00
	已付	$2,233,629.65	$2,427,397.00
ABMAC	应付	$257,309.94	$716,322.18
	已付	$257,309.94	$350,468.52
洛克菲勒基金会	应付	$92,238.18	
	已付	$92,238.18	
中华教育文化基金会	应付	$60,000.00	$60,000.00
	已付	$60,000.00	$30,000.00

---

[1] Columbia University Libraries, Archival Collections, ABMAC, Medical, Education, National Kweiyang Medical School．

[2] Claude E. Forkner, 协和医学院内科襄教授（1932-1936），中华医学基金会驻华主任（1943-1944）。

15. 你们学生的营养充足吗？不充足，他们现在的饮食主要以米饭为主和少量蔬菜，几乎没有动物蛋白。

17. 学生患结核病的百分比？3%

23. 教职员工的工资可以维持生活吗？如果维持生活意味着住房、衣物、食物、最低限度的文化用品，那么一个人的工资是可以维持他的生活的。但是结婚的夫妇就不同了，特别是对孩子的教育和医疗的需要。大多数情况下，家里一个人的收入仅够全家的食物所需。

24. 你们的教员有足够的食物吗？对这个问题只能作笼统的回答。现在猪肉每斤$42，牛肉每斤$18，鸡蛋$2.5一个，我们基本上都成了素食者，没有人一周吃得起两次肉。虽然营养不良的具体数字不易统计，但我们大多数都低于理想体重，特别是孩子们总是处于饥饿状态。我们的服装越来越破，孩子们已经很久没有袜子穿了。

25. 前一年有多少教员因为薪水低而辞职？去年，医学院有四位教员因薪金原因辞职。职业学校的职员离职率则高的多，约 50%。我们的薪金比政府机构低，住房也很紧张。这一情况使我们的效率有所下降。

26. 全职教员中私人开业的和从事其它活动的比例？教员中大约 10%，不过都通知了学校。我们的全职临床教员里没有私人开业的，只有几个在得到学校的允许后兼任其它教职。

27. 学校有无债务？有多少？何由？学院没有债务，但附属医院欠债。附属医院自付盈亏，作为一个公立医院，我们不能采用商业管理的方式。比如，我们不能经常提高收费，如每六个月。但管理费的上升不可预测，我们如果用前几个月的花费按现在的物价调整收费之后，六个月后就会亏欠很多。而且，我们的收费标准必须根据病人的付费能力而调整，这是与提高收费无关的。作为一个小医院，教职员工和学生用床也大大减少这些床位的收入。为防止那些战时的奸商，我们最近向银行借款$100,000.00，存了一些必须的物资，如煤、棉花、酒精。

29. 你们学校和教育部医学教育委员会是否经常联系？李宗恩医生是医教会成员，在情况允许时参加年会。徐诵明医生[1]是一个老朋友。

31. 对于蒋委员长提出的在今后10年中培养23万医生、60万护士的号召，你们学校有什么计划吗？没有，我们不认为以数量代替质量有充足的理由，特别是现在医学毕业生的标准已经到了最低点。现在，由于设备和材料不足，我们每班的学生不多，20至40名。在今后5年内，理想的班级是，一年级60名；二年级50名；三年级45名，高年级40名。要是有足够的设备和扩大的附属医院，我们的班级可以大一些，但将不会超过 80 名新生。这当然只适用西南的这所医学院。[2]

11月27日至30日，陪同应邀参观附属医院的福克纳视察。福克纳日记：

参加附属医院成立两周年活动，参观医学院、附属医院、助产士学校及病

---

[1] 徐诵明，Hsu, Sung-Min，中国病理学奠基人之一。时任教育部医学教育委员会常务委员。
[2] Letter Lee to Forkner, October 14, 1943, RAC, CMB, Inc. Box 96, Folder 685A.

房。记录完整，病人得到医治，整体状况良好，效率亦佳。[1]

（11月30日）到附属医院和20个学生和医生一起查房。看了三个病例：肝肿瘤、腹部囊肿、持续高烧。参观李医生称为他的"难民营"的临时校舍。大概有14间泥地的茅草房，其中很多极不稳固，对仪器的保存、教学和居住十分不利。饭厅的摆设非常简朴，因为资金短缺，学生只能站着吃饭。他们的饮食非常简单而低质。和李医生夫妇、几个教职员一起午餐。参观贵医的新校区。这是离城门2公里，临河的28英亩的一片地。一幢楼正在建造中。李医生迫切希望能在4个月内搬进新校区。[2]

12月1日，我请李宗恩医生和王季午医生一起吃饭。我们谈了2-3个小时，谈及在贵阳的几个学校。李宗恩医生迫切希望协和在战后复校，成为一个研究生院。他认为对医本科生的需求已经不如过去高了。对此，我不能认同。[3]

12月16日，教育部长陈立夫颁发教授证书：

教授证书
姓名：李宗恩　　性别：男
年龄：五十岁　　籍贯：江苏武进
该员经本部依大学及独立学院教员资格审查暂行规程审查，认为合于教授资格。
此证。

教育部部长陈立夫
中华民国三十二年十二月十六日[4]

---

[1] Forkner Diary, November 27, 1943. RAC, CMB, Inc. Box 96, Folder 685A.
[2] Forkner Diary, November 30, 1943. RAC, CMB, Inc. Box 96, Folder 685A.
[3] Forkner Diary, November 30, 1943. RAC, CMB, Inc.（FA065）Box 118, Folder 856.
[4] 协和医学院档案室藏。

1944年 甲申 中华民国三十三年 五十一岁

是年4月起至岁末，日军发起"一号作战"（中方称之为"豫湘桂会战"），在河南、湖南、广西发起大规模攻势。

6月6日，盟军在诺曼底登陆，转入战略反攻。

年初，曾到重庆、成都与福克纳医生会面。致鲁宾斯坦信（5月1日）：

> 福克纳医生去年底到贵阳时来本院视察，我今年初去重庆和成都时也见到他，所以我们在一起花了不少时间，使我对CMB在自由中国的工作有所了解。[1]

1月28日，中华医学基金会批准包括贵阳医学院在内的中国西南医学院系研究资助及部分建设经费，修建永久院舍。据中华医学基金会会议记录：[2]

> 经福克纳医生建议，为中国西南的医学院校院系提供资助，共计$49,250。
>
> | | |
> |---|---|
> | 国立贵阳医学院 | $10,000 |
> | 国立湘雅医学院 | $12,500 |
> | 国立上海医学院 | $11,250 |
> | 国立中山大学医学院 | $3,000 |
> | 国立中正医学院 | $8,000 |
> | 齐鲁医学院 | $4,000 |
> | 华西协和大学医学院 | $500 |

2月9日，中华医学基金会会议记录：

> 为国立贵阳医学院提供50,000美元建筑经费。修建新院舍的需要显而易见。现院舍不仅粗质低效，而且需要不断花钱维修。新院舍除了提高工作效率，还可以提高士气。这所学校无疑是一个永久的学院，需要永久的院舍。所以，鲍夫（Marshall C. Balfour）医生[3]认为尽管现在通货膨胀，这笔资助应该提供。1943年12月6日，福克纳医生到学院访问后写道"……国立贵阳医学院的工作很出色，而且已经有长远规划。希望我们能对他们的建筑计划提供帮助。"毫无疑问，这所学校值得我们的帮助和鼓励。[4]

4月15日，教育部批准国立贵阳医学院接受洛氏基金会捐助：

> 教育部训令 字18121号，中华民国卅三年四月十五日
> 令国立贵阳医学院：
> 案准美国罗氏基金驻华医社代表福克纳氏以该社本年度捐助该院补助费合计美金六万元正，并以副本通知到部。除分令外合行令仰该院于收纳后编具岁入

---

[1] Memorandum on the CMB and the PUMC, RAC, CMB Inc. Box 96, Folder 685A.
[2] Minutes of China Medical Board, Inc. January 28, 1944, RAC, CMB, Inc. Box 96, Folder 685A.
[3] Marshall C. Balfour, 洛氏基金会驻远东地区主任。
[4] Minutes of China Medical Board, February 9, 1944, RAC, CMB Inc. Box 96, Folder 685A.

出追加概算书类各七份（美元折合国币）报部核办。

此令。　　　　　　部长　　陈立夫[1]

5月1日，庆祝附属医院成立两周年。徐治国《附属医院两周年纪念》：

> 附属医院自卅年开设门诊部以来，已经两载，就内科、小儿两科每月门诊统计，内科每月之门诊人数约四千，小儿科每月约四百五至五百（出诊在外），我们只要走进这个医院，就可看到大夫们工作的殷勤；护士小姐们的和蔼态度，病人的舒适表现。在外面也随时听到人们赞许的好评。这个医院，亟但在适应战时的需要，增强医务的技能，嗣后只负有发展医学，保障边民健康的伟大任务！[2]

金收《我对于医院的印象》：

> 真的，在贵阳医学院的病房里，许多大夫整天在川流不息的忙碌着，做着检查、化验、治疗等工作，情绪十分紧张。在他们的脸上，时时流露着专心和负责的精神，绝不因工作的繁琐而有所懈怠。并且常和颜悦色的和病人解释着病状，和告诉他们应该如何治疗，使病人得到无限的安慰。在这病房里，还有一种显著的现象，就是对于病人，不论贫富和身份的不同，都是一律的看待着。虽然病房有等级之分，这不过是物质上稍有不同罢了，对于治疗病方面，是丝毫没有歧视的。真的，当你偶尔在午夜梦醒的时候，还可以看到住院大夫，轻手轻脚的在病床前面徘徊着，看看病人是否安静的睡着。
>
> 护士小姐们也忙碌的周旋在病人之间，时而发药，时而治疗，把病人护理得周周到到，使病人减少了许多痛苦。在工作闲暇的时候，还跟病人们谈几句家常，空气的和谐，使你会忘记病痛。我最觉得感兴趣的是，在每天午饭过后，护士小姐们在病房里，催促病人午睡，好像保姆照顾孩子一样。[3]

同日，致函中华医学基金会主席鲁宾斯坦，对协和医学院的毕业生评估与教育方针提出批评意见。关于贵阳医学院的报告与对协和医学院的批评受到鲁宾斯坦的充分肯定。[4] 致鲁宾斯坦信（摘译）：

> 福克纳医生回美国前，在一封告别信中要求我写信给你，告诉你我对CMB的工作和其主任的印象。这一对批评的邀请，使我更加敬佩福克纳医生的民主精神和公正的态度。
>
> 作为一个同事和朋友，我认为福克纳医生是我认识的人中认真和有热情的一位。作为中华医学基金会（CMB）的主席，他对其在中国医学教育中的位置有明确的定义。他花了很多时间、精力和心血，了解各医学院在这场持久的战争中，维持医学教员的生存所需要和所存在的问题。因为他总是想到什么就说什么，有

---

[1] 贵州省档案馆档案，卷号374。
[2] 《院刊》第59、60期合刊，1944年5月1日，第1页。
[3] 《院刊》第59、60期合刊，1944年5月1日，第3页。编者按：此文作者为附属医院病员。
[4] 此报告在1952年的思想改造和1957年的反右运动中成为李宗恩被批判的主要依据。

些人对他产生了误解，而他对此也坦诚对待，没有怨言。在大家根据不同的原则处事时，发生这样的误解并不足怪。确实，一个外国人很难适应现在的复杂混乱的情况，特别是人为因素。有些事，连我们中国人自己都搞不明白。这些就是福克纳医生的主要困难。

在附件中，我试图对CMB和协和医学院的一些问题表达我个人的观点。

附件：《关于中华医学基金会和北平协和医学院的备忘录》：

以毕业生的业绩来评估协和医学院的贡献

协和对于医学教育事业的贡献，是通过到其他医学院校工作的协和毕业生和教职员们显现出来的。他们卓有成效地把现代教学方法使用到医学本科的教学中，大大地提高了这些学校的教学质量。如条件许可，他们中的很多人也在各自的研究领域作出了出色的成绩。的确，近年来中国医学教育中所取得的进展，归功于他们的努力。

在公共卫生领域，很多协和毕业生都在重要的岗位上工作。无疑，他们在技术方面提高了公共卫生的水平。但除了几个极为突出的例子外，协和毕业生对中国的公共卫生运动还没有起到有力的推动作用。社会的落后自然是一个很重要因素，但另一个原因是，在公共卫生领域官居要职的协和人似乎缺少政治家的能力。在红十字会和抗战中，他们之中很多人在很好的领导下恪遵职守，这种对事业的忠诚和自我牺牲的精神确实令人敬佩，但这样的人毕竟太少了。有些协和毕业生选择了私人开业，他们对医疗职业的道德标准作出的贡献，似乎微乎其微。

综上所述，我们不难得出结论：协和的毕业生中，有很多技术精英，但他们对社会和思想领域的贡献还没有达到预期的程度。

对协和医学院教育政策的批评

虽然与教会没有关联，协和医学院很多方面，很像一所没有融入中国社会和知识界的教会学校。它给人的印象似乎是，一所移植到中国来的美国一流医学院，而不是中国医学教育规划的一部分。其原因为：许多协和的学生来自教会大学，即使那些来自燕京大学医预科的学生，也没有像其他燕京大学的学生那样，有广博的人文基础知识。协和的宗教和社会系比较薄弱，对学生的影响力有限。另外，协和使用英文教学，也是造成其孤立的一个重要原因。诚然，一个中国医学生必须精通至少一种西方语言，而英文可能是最有用的，但这不能以失去母语作为代价。很多协和毕业生不能自如地使用中文，这可能是近代医学在中国生根如此缓慢的一个原因。其结果是，这些学生在一个象牙塔中，渡过了他们最宝贵的年华，接受高度专业的训练，但他们却失去了接触周围社会的机会。[1]

鲁宾斯坦10月4日复函：

我对你的报告极感兴趣。在我看来，你对于贵阳医学院成立之后这些年所遇到的艰难困苦，或许还有感谢之心。我觉得这个报告鼓舞人心，祝贺你这些年在发展一个新的医学院的过程中克服了遇到的主要困难。我对中华医学基金会为你

---

[1] Memorandum on the CMB and the PUMC, RAC, CMB Inc. Box 96, Folder 685A.

鲁宾斯坦 10 月 17 日复函：

> 艾伦·格雷格医生给我看了你在 8 月 15 日写给他的信，和你写的"关于中华医学基金会和北平协和医学院的备忘录"。我读了信，也重读了你的报告，又有一些新的想法。希望你不介意我复印后让中华医学基金会的成员传阅。我敢肯定，他们一定会对你的报告感兴趣的。[2]

7 月 20 日，国立贵阳医学院向中华医学基金会递交学年报告（1943 年 7 月——1944 年 6 月），表示在物质匮乏、学术交流困难、恶性通货膨胀等不利条件下，将尽一切努力不降低教学标准：

> 在今年 5 月之前，远东战场一直没有重大变化。5 月初，日军沿平汉和汉广铁路发起了进攻，目的是打通一条贯穿大陆的供给和联络线，同时对自由中国形成包围。美国在太平洋的海军也加速了他们的行动。同时，盟军正在开辟从印度到中国的运输线，过后可以通过滇缅公路送来一些救济物资。
>
> 物质匮乏、学术交流困难，加上恶性通货膨胀，学院在过去一年里尽一切努力坚持不降低教学标准。现在，衣食的价格已涨到战前的 500 倍，而教学用品和医务设备涨至战前的 100-2500 倍。
>
> 尽管在多方面遇到困难，本院仍旧继续工作，而且在一些方面取得进步。

其中关于附属医院的统计数字：

> 为了促进临床教学，附属医院的床位在上一学年中从 53 张增加到 73 张：
>
> | | |
> |---|---|
> | 私人床位 | 13 |
> | 半私人床位 | 19 |
> | 公共床位 | 29 |
> | 妇产科床位 | 6 |
> | 儿科床位 | 6 |
> | 共计 | 73 |
>
> 由于空间限制，继续增加床位已无可能，因为建筑费用高涨，在新校区修建一个新的附属医院只能等到战后了。

关于新校区建设进展的情况：

> 1942 年，我们争取到贵阳西南两公里处的永久院址后，立即开始建设，到 1943 年底，政府资助的两座建筑已完工。今年初，中华医学基金会批准经费，修建一座两层的科学楼，也将于 7 月份完成。除了这些主要建筑，我们也正在用从地方募捐的款项建设一些辅助设施。我们计划在秋季将前期各科从北门外租借的

---

[1] Letter Lobenstine to Lee, October 4, 1944, RAC, CMB Inc. Box 96, Folder 685A.
[2] Letter Lobenstine to Lee, October 17, 1944, RAC, CMB Inc, Box 96, Folder 685A.

临时校舍搬入新校舍。届时，我们将与湘雅医学院为邻，大大方便两校的合作。[1]

8月4日，教育部部长陈立夫指令：

> 令国立贵阳医学院，卅三年七月五日阳字第四〇六四号呈一件：呈为该院卅二年建筑费超支四四，二八七.二六元，拟在卅三年建筑费内匀支。[2]

秋季开学，在太慈桥建成第一期永久性校舍"罗公楼"一栋、平房三栋，决定先由前期学生迁入。[3]

约夏秋之际，致信鲁宾斯坦告知福克纳在西南考察的情况。鲁宾斯坦9月21日复函：

> 我希望你们的建筑工程没有受到资金短缺的影响。得知CMB通过资助你们的建筑工程的决定时，我很高兴。我真诚地希望日军向广西的挺进，[4]不会将你们在贵阳的工作毁之一旦，或有任何程度的影响。我和你们所有的美国朋友一起，每天都在关注来自各种渠道的关于湖南、广东、广西的消息。局势的发展十分不利。我们希望随着中印公路的开通，中国西南地区将会得到更多的援助。
>
> 福克纳医生一周前抵达印度，不久就回到中国了。他肯定会和你及其它医学院校取得联系。
>
> 我非常感谢你写信告诉我你对他的看法、他遇到的困难、原因和你的判断。[5]

10月4日，鲁宾斯坦来信：

> 我们对敌人在湖南南部和广西的进攻感到十分不安。真心希望这一进攻不会继续，而使桂林和广西的其它地区受到威胁。这也是美国的援助运送不到的重要原因。要是能够阻止日军在这几个月里的进攻有多好。[6]

11月，获中华医学基金会对科系和建筑永久校址的资助，但因战局混乱决定暂不发放。福克纳11月17日致鲁宾斯坦函：

> 两天前，Mr. Sweet 问我，如果美国援华联合会（UCR）[7]为国立贵阳医学院的永久校舍资助 NC$2,500,000，是否中华医学基金会可提供相同的款项。你也许

---

[1] B), Development on the New Campus. National Kweiyang Medical College, Report for the year July 1943 to June 1944, Page 2. RAC, CMB Inc. records (FA065), Box 96, Folder 685A.
[2] 教育部指令 37705 号，1944 年 8 月 4 日，贵州省档案馆档案，卷号 450-451.
[3] 《贵阳医学院院史 (1938-1984)》，第 10 页。
[4] 1944 年 4 月 18 日，日军为打通平汉、粤汉铁路，建立纵贯中国大陆至印度支那的交通线，发动了豫湘桂战役。6 月 18 日长沙失守，8 月 8 日衡阳失守，其后，日军即转攻广西。
[5] Letter Lobenstine to Lee, September 21, 1944, RAC, CMB Inc, Box 96, Folder 685A.
[6] Letter Lobenstine to Lee, October 4, 1944, RAC, CMB Inc, Box 96, Folder 685A.
[7] United China Relief, 1941 年在美国成立的民间组织。目的为用募捐的资金支援中国人民的抗战，让美国了解中国和中国的抗战。

记得，我们今年1月为这一目的提供了US$50,000。虽然这笔钱派了大用途，但离新校舍的费用还差很远。国币2,500,000以300比1的兑换率，折合为US$8400。因为国立贵阳医学院有了永久院址，因为他们的工作出色，因为Mr. Sweet和我对他们继续这一工作的能力都有绝对的信心，也因为他们迫切需要新校舍，我相信中华医学基金会应该提供与联合中华救援会相同的款项。所以我建议，为国立贵阳医学院提供NC$2,500,000。[1]

中华医学基金会12月22日来信：

我代表中华医学基金会，荣幸地通知你，我们已经决定资助国立贵阳医学院NC$2,030,000。这笔钱可以在1945年1至12月间由下面三个科系使用：

NC$600,000　　公共卫生系
NC$720,000　　内科
NC$710,000　　化学系

这笔款项的发放将根据战局而定。如果情况允许，这笔钱将按季度（1、4、7、9月的第一天）由驻华主任直接寄给你。

请你每半年向主任汇报这笔钱的使用。

我也高兴地通知你，中华医学基金会将为国立贵阳医学院的永久院舍建设提供 NC$2,500,000。这笔钱的发放会在战局平定之后，也将有待于美国医药助华会提供相同款项。一旦情况许可，主任将把这笔款项发给你。[2]

12月初，日军攻占贵州独山，迫近贵阳。7日，奉教育部令，组织贵阳医学院师生疏散事宜，共有370位师生撤退到重庆（其中160位步行赴渝），备极艰辛。学生抵达重庆后，安排在歌乐山与上海医学院一起上课。在次年3月8日致福克纳医生信中回顾撤出贵阳时的情况：

近来贵阳的战争给我们学校造成了很大的破坏。 我们把实验室和医院的所有器材打包，用马车运到离贵阳约 30 英里的一个村庄。按照军方的命令，全校370人于12月7日撤离贵阳，其中160人徒步北上。敌军撤退后，贵阳逐渐恢复秩序，但路上兵慌马乱，所以我们无法立即返校。现在贵阳物价暴涨，生活费是重庆的三倍，而且开春后极有可能面临食物短缺的危机。学校的教室和职工宿舍被军队占去后遭受了很大的破坏，如果不彻底修缮，恐怕无法使用。教学医院现在也被用作难民医院了。

面对这种情况，我们不得不在重庆寻求避难。在上海医学院朱恒璧博士的大力帮助下，临床前班以及护士和助产士学生已于1月22日在歌乐山安顿下来；我们计划让高年级学生尽早返回贵阳。返回贵阳路上需要 10 天左右，到贵阳后我会尽力先恢复一些教学楼；大撤退后贵阳中央医院员工短缺，我会争取跟他们

---

[1] Letter Forkner to Lobenstine, November 17, 1944, RAC, CMB Inc. Box 96, folder 685A.
[2] Letter Pearce to Lee, December 22, 1944, RAC, CMB Inc. Box 96, folder 685A.

进行合作，这样的话，我们的一些临床教学就可以在那里进行。我已经劝服所有的医院员工，让他们在2月底和3月底返回贵阳，只有少数的前期学生，基于对他们更好的考虑，会让他们和娄克斯医生及金医生暂留在歌乐山。到8月底时，贵阳那边的事情应该会安排妥当，届时滞留的学生将全部返校。

这次大撤退，学校遭受了很大的损失，除了转移的开销外，学校还必须花钱修缮被严重损坏的建筑、设备和医院器材等。中国医学基金会1月27日召开了会议，同意紧急拨款NC$266万用于我们疏散到歌乐山后的安置费用，我们会把这笔经费用作紧急补助金。另外，我们向中央卫生实验院申请的用于农场项目的NC$20万贷款也已经批了下来，但因为战争这笔款项被扣留了。我们会要求他们6月份放款，届时这笔款项可以支付重返贵阳所需的费用。

虽然形势很糟糕，我们仍有收获。目前与上海医学院的合作对我们的学生和老师都有很大的激励，我确信以后我们还会有更频繁的交流与合作。像我们这些内陆偏远学校，确实需要与像上医这样来自大城市的学校保持联系。[1]

李宗瀛《回忆李宗恩》（删节版）：

1944年冬，美军切断了日军在东南亚与日本本土之间的通道。为了打开一条陆上通道，日军的一支骑兵北上进入贵州境内。居然长驱直入到了独山。紧急时刻重庆当局一面派杨森接替吴鼎昌任省主席，一面派蒋介石的嫡系汤恩伯部南下增援。同时下令所有与战事无关的直属机关和学校疏散。贵医才撤了一部分到重庆，战局就有了转机，日军的一旅之众在独山受阻。于是，贵医的另一部分就留在了原处。

李寿白回忆：

黔贵事变时，我和二哥、妈和郝妈到毕节振振[2]父亲家避难，父亲带着贵阳医学院撤退到歌乐山，借住上海医学院。后来我们经泸州到歌乐山和他会合。[3]

骆炳煌《十年》：

民国三十三年的冬天，日寇由广西北犯黔省，于时贵阳一夕数惊，政府命令各机关及民众疏散，然而疏散的工具——汽车，我们没有办法弄到，当时也根本无法弄到，于是只有步行，全体教职员同学都参加步行，李宗恩院长把他仅有的黄包车，将两只轮盘拆下来，给同学们拖李，在动身的那一天早晨（十二月七日），大家齐集在附院门前的空地里，天气是阴沉的，寒峻的北风，吹的附院的房屋在战漂，也吹去了人们心头的温暖，我们诚有说不出来的悲凉与凄清。院长在一个简单的演说以后，哽咽着喉咙，留着眼泪，颤抖着声音说道："我们来唱——唱一个校歌"，全场已经泣不成声，姜篮章大夫（现留美习X光学）哭着说："我十几年没有哭过，这是第一次"。我们并不恐惧日本人的凶暴，我们也

---

[1] Letter Lee to Forkner, March 8, 1945, RAC, CMB Inc. Box 96, folder 685A.
[2] 编者注：即盛亦振，何晋的亲戚。
[3] 编者根据2012年6月27、28日在广西南宁对李寿白的录音采访整理。

不考虑到个人的安全，我们所以痛哭是惟恐贵医——这刚长成的嫩芽——会经不住狂风暴雨，而枯零凋萎！[1]

与部分教师、学生留守贵阳，保护校舍。12月26日，Stevens小姐（ABMAC）致函中华医学基金会主席鲁宾斯坦，报告贵阳医学院疏散情况：

> 林可胜在贵阳花了一天时间，他说湘雅医学院和贵阳医学院全部疏散了，但李宗恩医生和张孝骞医生没有走。部分贵阳医学院和湘雅医学院的校舍和家具被破坏。学生加入了上海医学院。中央医院（湘雅的教学医院）仍部分开放。贵医护校和教职员都疏散了。[2]

赵德英《同学会概况》：

> 民三十三年十二月黔南吃紧，母校员生强迫疏散至重庆，而贵阳校舍及附属医院财务之保存亦幸有同学罗克聪、夏彭春、于本崇、周士仁、曹鸿缙、管必强、李百亭等冒险留守，拒绝军队驻扎，继续维持门诊。[3]

李四光致朱家骅信（1945年6月12日）：

> 弟在贵阳时曾目睹其情况。及贵阳紧急，疏散一部分员生被迫来渝，而宗恩兄则留贵阳，维持在筑部分之校务，迨时局转危为安，复努力筹划复校之举。[4]

---

[1]《院刊特刊》第6页，1948年3月1日。
[2] Interviews by Lobenstine: Miss Helen K. Stevens (telephone), December 26, 1944, RAC, CMB Inc. Box 96, folder 685A.
[3]《院刊》复刊第1期，第3-4页，1946年9月15日。
[4] 朱家骅档案，中央研究院近代史所档案馆，册名，国立贵阳医学院，馆藏号301-01-09-157。

1945年 乙酉 中华民国三十四年　　五十二岁

1月，前期学生与部分教师客居重庆歌乐山，与上海医学院合并上课。《大事记》[1]记载贵阳医学院歌乐山部的校务活动：

> （渝）2月12、13日为春节，停课二日。
>
> 2月24日，本日开始第二学期注册，定廿六日开始上课，大部分功课将与上海医学院合并。
>
> 3月1日，本日为本院成立纪念日，因客居外地，不便铺张，故仅于晚七时举行茶话会，以资庆祝，由院方供给花生10斤，蚕豆五斤。
>
> 3月22日，歌乐山部份全体同人召集临时会议，议决成立教职员福利委员会，推举金大雄、贾魁、祝维章、王志均、徐儒五人为委员。
>
> 4月19日，教育部专门委员曹仲桓莅歌乐山视察本院，晚间并曾召集学生谈话。
>
> 4月20日，曹专员本日离山返筑，据云，此行目的有二，一为慰问全体师生，一为劝学生早日返筑。
>
> 5月20日，部令自三月份起人事异动仍应分渝、筑两地造册呈报。现三月份名册已经呈部，未见驳回。四月份即分开造送，业由渝与办理，惟自五月份起，筑方应归筑方造送，结果双方通知，以取得联系。

贵阳医学院新建永久校舍遭到严重破坏，附属医院变成临时难民医院，所有实验仪器丢失。因在贵阳与重庆两地办学，经费十分紧张，教师生活极为艰难，不得已决定将贵阳医校舍租给美军作为医药仓库。

3月8日，致函福克纳，告知贵阳新校区严重损坏情况：

> 战乱给学校尤其是城外新校区造成了极为严重的损坏，教学楼几乎只剩下空壳；还有一栋楼，连玻璃都没了；所有的实验室的家具也都不翼而飞。动乱中无政府状态盛行。我意识到已无法将建筑恢复原状，就决定接受美军的请求，把建筑租给他们储存医疗用品。美军将负责维修这些建筑，并安装水电设备。要是我们的临床前期秋天返筑，美军答应帮我们支付租金，在别处租一些临时校舍。这恐怕是当下我们能保存这些建筑的最好方法了。我们市内的医院已用作难民医院，但办公室被士兵们破坏得很厉害，需要彻底修缮。我正竭尽全力接管难民医院，在医务人员3月15日返筑后，能将其恢复为教学医院。
>
> 关于迟交我院教师出国奖学金申请表，我非常抱歉。我希望今年7月1日后，他们还能再有一次机会。我会把您需要的数据在您离开中国前交到您手上。下面是我推荐的顺序：1、张作干，2、金大雄，3、王志均。李耕田和刘震华可

---

[1] 《国立贵阳医学院院刊》在迁渝期间与返筑初期暂时停刊，文书组《大事记》卷一自2月2日至5月26日，主要记载贵阳医学院在歌乐山部（"渝"）院务。《本院日记簿》（"筑"）自3月5日至6月26日记有五年级返回贵阳后的院务。贵州省档案馆档案，卷号608。

以等待下一次机会。根据校规，我得在信中保证为每一位进修后返院的候选人保留职位，但如离校超过 6 个月，继续全薪就很难了。

关于如何帮助核心人员的问题，我想给您讲讲歌乐山采用的一个方法，不过他们也是借鉴了上海医学院的一些类似实践。任何员工的妻子，只要她们有大学或专职学历并能做一些教学、文书或行政工作的，我们就让她们也来学院工作，这样夫妻两人的双份收入就能维持一个家庭了。例如，谢博士的夫人有财会经验，如果能在财务室工作的话，她每月就可以获得 22,312 元（国币）的收入。这样，谢家全家的月收入就变成了足够生活的 55,684 元（国币）。但有些员工的妻子不够到办公室工作的条件，或者她们自己想要在家照顾家庭，这样情况的家庭，就得用其他的方式找补贴了。我们必须通过双职工或者其他曲线办法，保证已婚员工的月收入能满足他们家庭的最低生活开销。现在我们有几个资深员工，因为他们的妻子因各种原因不能赚钱，生活非常艰难。

毕业于协和医学院的周裕德医生，现在是我院的外科教授，已跟着我们 6 年了。他的妻子没有收入，因此他们家庭的月收入只有 40,000 元左右，这样他们家每月至少要增加 15,000 元才能维持他们在贵阳的生活。组织学教师张作干博士也面临同样的情况，不过他的家在重庆，需要的补助少些。刘维德博士的妻子是一位护士，她也做一些私人护理的工作以贴补家用。那些妻子可以从学院领工资的员工，我们可以暂不考虑。尽管我不喜欢这种夫妻两人在同一个单位领工资的方式，但现在通货膨胀严重，我们又能有什么办法呢！

我刚从小道消息得知，纽约 ABMAC（美国医药援华会）总部拒绝了其中国医学部给我院 260 万（我在上封信中提到）紧急捐款的建议。我们今年的财务状况恐怕将会更加紧张了。

你信中提到帮我支付保险金的事情，我几日前刚写好一封给保险公司的信，请求用贷款的方式来支付今年的保险费。我把这封信以及保险公司 1945 年 1 月 28 日保费到期的通知单一并寄给你，如果你能赞助这笔钱的话，请直接交款给保险公司，我的保险账号是 550998。这也是我给我家人的唯一保障了。[1]

福克纳在考察中国医学院校报告中，描述贵阳医学院受到破坏的概况：

学校丢失了很多设备，一些校舍遭到严重破坏，教职员分散多处。高年级学生现在已经返回贵阳，但其余学生要到春天才能回去。疏散给学校带来了很多困苦。美国援华联合会（UCR）为这一紧急需要提供了适当的经费，但最急需的，如食物、住宿、交通，是不能用钱来解决的。现在天气十分寒冷。学校暂时与国立上海医学院合作。中华医学基金会为这所学校在歌乐山部所需的设备资助了国币 900000。[2]

2 月 20 日至 5 月 25 日间，两次往返贵阳与重庆之间，护送高年级学生回贵阳上

---

[1] Letter Lee to Forkner, March 8, 1945, RAC, CMB Inc. Box 96, folder 685.
[2] Excerpt Dr. Forkner's report 1944-45, Status of Medical Schools in China During the Current Year, RAC, CMB Inc. Box 96, folder 685.

临床课程，积劳成疾。《大事记》：

（渝）2月20日，院长14日来函收到。3月7日，奉教部医字第00八五号训令：查该院前以黔战关系由筑迁渝本部，经召集有关方面商讨善后问题，决定（一）该院五年级学生限于三四年二月底以前全部返筑，四年级学生尽先随行，限三月底以前全部到筑；（二）该院应尽速恢复临床工作并与贵阳中央医院取得密切联系与合作；（三）该院一至三年级学生限于三四年八月底以前返筑；（四）该院教职员工单身返筑者由本部酌予补助费用。鉴核（一）本学院五年级学生已于卅四年二月底动身返筑，四年级学生亦准备三月底以前到筑（二）本学院临床工作业已恢复，正与贵阳中央医院商洽合作办法；（三）一至三年级学生现在歌乐山与国立上海医学院合作上课，俟本学期结束自当遵令于本年八月底以前返筑；（四）本学院单独返筑教职员返筑时之补助费用业经列入复员计划中。

（筑）4月4日，王主任季午本日到筑。

4月14日，筑院职务交代王季午主任接收。

4月20日晨，院座乘美国军事代表团离筑赴渝。

（渝）4月21日，院长已于廿一日晚抵渝。

5月2日，院长赴渝接洽车辆送四年级学生返筑。

5月10日，鲍夫到歌乐山，参观贵医与上海医学院联合校舍。

（筑）5月11日四年级学生安抵三圣宫宿舍。医科五年级、产科于25日起开始补课。

（渝）5月16日，感冒，卧床未起。

5月25日，院长病愈，由进城接洽口，当即返山。

5月7日，与朱恒璧访问洛氏基金会远东地区主任鲍夫。鲍夫日记：

朱恒璧医生和李宗恩医生来访。贵医疏散到了歌乐山，现在是上海医学院的客人。李医生讲述了他们去年12月惊心动魄而又极为艰难的经历。他们把一部份设备藏密在附近的一个村庄，教员和学生一起向重庆方向步行，走到100-150公里处才搭上车。他和一些教员留在了贵阳。现在高年级学生已经返回，其余学生将在暑期返回。贵医离开贵阳后，位于城郊的新校舍被抢掠，门、窗等不翼而飞，破坏相当严重。不过，现在美军已驻扎进去，并将修缮校舍，然后作为医药库。

李和朱表达了一些对未来中国医学教育的看法。李认为，继续在贵州省工作，将取决于两个条件：a）学术自由，b）国际援助与合作。两位校长都认为中华医学基金会在未来除了资助协和医学院之外，还应该帮助其他学校。朱恒璧认为，医学教育问题在现阶段最急需的解决办法是意志坚定、坦诚的领导人才。[1]

5月起，医学院返回贵阳部恢复学术活动和各项交流。《大事记》：

（筑）5月4日，美国政府派遣（应中国卫生署之请求）Wallace Haworth 海

---

[1] Excerpt from diary of Dr. M.C. Balfour, May 7, 1945, RAC, CMB Inc. Box 96, folder 685.

军少校于上午来院视察。

5月14日，教育部训育委员会副主任委员周彧文本日来本院与附属医院视察并称甚善，亦有向学生训话之必要，本院中午请茌便餐。

5月15日，奉派专送本年省运动会本院奖品现金五千元到教育厅。

5月16日，中央卫生实验院流行病研究所所长袁贻瑾博士来筑考察斑疹伤寒，招待与住宿于本院并协助。今晚八时医学院与医院举行联合同乐会，到学生教职员一百余人，茶点招待之后，以新闻电影助兴。

5月17日，贵州省卫生处举行第一次防疫会议，由王季午出席。

5月31日，中美文化合作社赠与原版专业书三本，一为生理化学，两本为大脑电流图，现均由美军事代表团自昆明带到。

6月7日，今日由公谊救护队自昆明运到教学仪器拾大箱。根据运单系教部为本院代购交北平图书馆援运者。

7月9日，竺可桢造访贵医未遇。《竺可桢日记》

> 至贵阳城内已四点半矣。即至贵阳医学院，知李伯纶在重庆，贾教务长亦去，由王季午主任代理。余即宿宗恩房中。[1]

春，上海医学院要求接管贵阳医学院，在歌乐山和贵阳的贵阳医学院师生组织了几近半年的护校活动，得到了各界舆论支持。李宗恩亦卷入其中，并蒙受诸多不白之冤，致有请辞主政贵阳医学院之举。李宗瀛《回忆李宗恩》（删节版）：

> 撤至重庆的那部分，借用的是上医在重庆的校舍，复员在望，上医在教育部的支持下，提出了接管贵医的要求。这样，战争一结束，上医迁回上海，贵医就名实两亡了。当初创建贵医时有两个明确的目的：第一是收容来自战区的医学生，为他们创造条件，完成学业，成为国家急需的医务人员；第二是建立一个地区性的医学院，为发展这一地区的医药卫生事业培养人才。到40年代初，第一个任务已接近完成。而第二个任务上升为首位。如果把贵医并入上医，迁往上海，贵医多年为提高落后地区医疗水平所作的努力就落空了。为此，宗恩力主将贵医留在贵阳。他的主张得到了不少师生的拥护；但反对者也大有人在，并入上医就能去上海，对很多人说来，是不小的诱惑。这样，交锋就不能避免了。朱家骅为首的教育部，大概是不满宗恩独立不羁的作风吧，居然怂恿一些学生出来要求并校，并且空穴来风，对宗恩进行诽谤。在重庆护校的那部分学生则出于义愤，在上医校址歌乐山组织了请愿活动；留在贵阳护校的学生也开会声援，反对合并。最后，又是通过在重庆的周诒春先生，凭着他在教育界的声望，在教育部提出了他的看法，才平定了这一场风波。贵医又在贵阳重振旗鼓了。

骆炳煌《十年》：

> 母校抵渝后，约有半年，教育当局，因为某种原因，不了解李院长，院长蒙

---

[1]《竺可桢全集》第9卷，第451页。

受了不白之冤，当时有令李院长辞职，解散本院之议，这晴天霹雳，震惊了全体校友和同学们的心弦，大家奔走呼号，废寝忘食，留渝的校友同学，在大考的前夕漏夜会议，痛哭陈词，笔者当时已回贵阳，贵阳亦有着同样激烈悲壮的镜头，在三圣宫礼堂里，临时主席周裕德大夫，平常最为硬性的也不免痛哭失声，这悲壮至诚的呼唤，博取了教育当局深度的同情，在详细的再度调查之下，明白了本院有其独立的，不可毁灭的特性，明白了李院长的一切，于是贵阳仍成为完整无瑕，永远独立的国立贵阳医学院。[1]

徐国定《忆1945年的"护校运动"》：

1944年春（应为1945年春，编者注）突传上医有兼并贵医消息，伪教育部正在拟议，消息传来，全校震惊，立即在手术室楼上召开全校紧急会议，奋起组织"护校运动"，当时大家提了不少建议并立即与留在贵阳的老师同学联系，由骆炳煌和罗忠悃起草向教育部力陈贵医存在的重要性，同时并派蔡钺侯和我等人寻找关系找教育部面陈，当时并决定，如教育部不采纳便决定全体同学步行至重庆教育部请愿。有一天（我）在国际电影院门口遇到蔡钺侯，他说他需立即去贵阳，原已定好与教育部部长朱家骅面陈的事，嘱我去完成。我立即去牛角沱22号朱的寓所拜会朱部长，我将当时情况如实向他陈述并反映了全校师生的殷切要求，一定要保留贵医。朱当时表示完全理解师生心情并表示撤除并入上医的拟议，待时局稳定贵医仍回贵阳，当晚我就赶回歌乐山，全校师生齐集手术室楼上，我向大家汇报了会见朱部长的详情及朱的表态，大家甚为高兴，学期结束后，我们大家又回到贵阳。[2]

自6月初起，李四光等近20位学者、政要、工商界人士致函教育部长朱家骅，[3] 支持国立贵阳医学院的独立，要求让李宗恩继续担任院长。李四光致朱家骅信：

骝先吾兄道席：

近闻贵阳医学院院长李宗恩兄有乞请辞职之意，该校执教者据弟所知，多引以为憾。个中情形，吾兄或未能完全明了。兹谨就弟个人见闻所及，略陈一二，是否有可供考虑之处，尚祈鉴察。在前任部长时期，贵阳医学院及其附属医院之维持与相当之发展实属甚不容易。弟在贵阳时曾目睹其情况。及贵阳紧急，疏散一部系员生被迫来渝，而宗恩兄则留贵阳，维持在筑部分之校务，迨时局转危为安，复努力筹划复校之举。在此剧变之时期，有少数之职员不得已而被疏散，因此或不免有不满该校当局之意。同时迁渝部分人力与设备皆甚形缺乏，在办事手续上不无欠缺甚至错误之处。至宗恩兄个人之人格及其热心办理该校之苦衷，则弟敢担保者也。日来因贱体略感不适，口口交通困难，未能前来趋候并面陈一

---

[1]《院刊特刊》第50页，1948年3月1日。
[2]《通讯》第13期，1995年12月25日。作者时为贵阳医学院学生，后转学。
[3] 朱家骅档案，中央研究院近代史所档案馆，册名，国立贵阳医学院，馆藏号301-01-09-157。

切，深为抱歉，尚希原谅。耑此即颂

　　暑安！

弟李四光□，六月十二日

朱家骅复李四光函：

仲揆吾兄大鉴：

　　顷获十二日手书，得审尊体曾感不适，未悉近已痊复否，悬之望似。承示一节，弟对李宗恩兄之学问素所钦佩，惟其中情形复杂，业於目前不得已准其辞职，并派上海医学院朱院长恒壁暂行兼代矣。知注敬复。

　　顺颂

时祺！

弟朱家骅启　十四日

何辑五致朱家骅信：

骝先生生赐鉴：

　　睽违榘教，倏阅时日。返筑后，尘事纷集，未即脩候。缅想尊仪，益深景慕之思。兹恳者，此间国立贵阳医学院自创立以来，于地方医药卫生裨益甚宏。频年以来，胥赖李院长宗恩努力策进，克著成绩。刻闻李君有他调之讯，筑中人士纷为设法挽留，并嘱代将此意特陈公前。窃以李君于本省卫生教育之促进，助力孔多，如蒙准其蝉联，庶得驾轻就熟，以竟前功。谨为恳请，至祈衡裁，以慰禺望是祷。

　　肃颂

崇礼！

何辑五　谨上　卅四，六，一九

朱家骅复何辑五函：

辑五先生大鉴

　　比获手书，忻聆种切。承示贵阳医学院之事，前因该院情形复杂，内部颇不安定，兹已责令李院长负责整顿，并速迁回贵阳矣。知注特复。

　　顺颂

台祺！

弟朱家骅启　十五

傅启学致朱家骅信：

骝公部长钧鉴：

　　拜别榘辉，倏尔逾旬，遥企山斗，曷胜景念。兹陈者，贵阳医学院院长李宗恩为国内医学界杰出人才，在筑主持校务七年，卓有成绩，表现深得社会好评。去岁黔南战起，贵阳仓卒疏散，学校措施诸多困难，固不能尽如人意，有以贪污等情向钧长呈控者，按诸事实，率多不实不尽，有类恶意攻讦。近闻李院长有辞职之说，用敢略抒所见，敬备参考，倘能挽其留任，深信李院长必能使校务蒸蒸日上，勿负钧长栽成盛惠也。

耑肃敬请

勋安！

职 傅启学 谨启 六，十八

朱家骅复傅启学函：

叔之吾兄大鉴

比获手书，忻聆种切。承示贵阳医学院之事，前因该院情形复杂，内部颇不安定，兹已则令李院长负责整顿，并速迁回贵阳矣。知注特复。

顺颂

台祺！

弟朱家骅启 十五

谭克敏致朱家骅信：

骝公部长钧鉴：

叩别回筑，瞬逾两旬，每念在渝备承训迪，曷胜感愧！近维兴居清胜，定符远颂。此间国立贵阳医学院院长李宗恩先生闻钧部准其辞职，另派上海医学院朱院长兼任，以敏就近得知真像，特为钧座陈述，籍供参考。查贵阳医学院及附属医院，实为贵州千余万人民之所必需，八年以来，李宗恩先生一手擘划经营，略具基础，颇得社会人士之信仰，较之其他国立省立医院学校均有成绩。而一般医学人才，高明纯洁，完全以服务为目的，济世活人不啻万家生佛。现时贵州全省各县，每县均有卫生院之设立，其医药卫生人员亦多出于贵阳医学院，此皆李宗恩先生作育领导之力。李先生不仅在国内为一医学行政之人才，其在国际间亦享有盛名。贵阳医学院及附属医院房舍之建筑，规模宏大（附该院建筑计划图片一本），器械药物之补充与时俱进，罗致医学之人才，日有增胜，凡此又为李君由国际间募款征求而来。李君如一旦离去，以上所述皆将成泡影，罗致之人才必然星散，病者之福音必然寂寞无闻，此可断言者也。克敏为贵州计，为西南之医事计，为贵州千余万人民之疾病痛苦、卫生基础计，不得不向钧座一言，如能设法挽回李宗恩先生，实为事实上所需要。再，医学院及附属医院方面，对于李先生之辞职亦表示一致挽留，出于至诚，亦望钧座俯如所请，以免纠纷停顿，并以奉闻。又此信原拟与傅启学厅长共同呈报，乃昨日启学兄尊公逝世，悲恸之中，不便再乱其心思，谅亦极端赞同此意。伏乞卓裁，见示为祷！

专此虔叩

钧安！

后学 谭克敏 敬启 六月十九日

（附贵阳医学院建筑图一册）

朱家骅复谭克敏函：

时钦吾兄大鉴：

比获手书并件，忻聆种切。承示贵阳医学院之事，前因该院情形复杂，内部颇不安定，兹已则令李院长负责整顿，并速迁回贵阳矣。知注特复。

顺颂

台祺！

弟朱家骅启

蔡堡致朱家骅信：

骝先先生钧鉴：

久未修函问候，歉者顷外间有谓钧部有调动贵阳医学院长之遥传，未知确否？弟意在此胜利在望，整备复员之时，首宜整饬功令，安定人心，为当务之急，而调动机关首长，就前不得已，似应从缓谋也。况该院李院长办理已多年，成绩尚称不恶，且亦有终生办学之职志，望乞先生从长考虑为要。弟居遵义，耳目较近，故敢据实奉达，且素承知遇之感，敢违心之论也？礼乞原鉴为幸！启礼所进行如尝，礼乞勿念。贱体亦健吉如昔。

曷此敬请，并颂。

弟作屏谨上，六日廿一日

朱家骅复蔡堡函：

作屏吾兄大鉴：

比获手书，忻聆种切。承示贵阳医学院之事，前因该院情形复杂，内部颇不安定，兹已则令李院长负责整顿，并速迁回贵阳矣。知注特复。

顺颂

台祺！

弟朱家骅启　十五

施正信致朱家骅信

骝公部长钧鉴：

未瞻钧范，倍切萦思。敬维勋猷彪炳，景福骈增，为祷敬肃者。

近闻贵阳医学院李院长伯纶有辞职之说，不胜惊惶。该院自创立以来，即赖李院长规划筹谋，有今日之宏规。晚近年亦曾任该院教职，对李院长之辛劳热诚至表钦佩。且近来更罗致大批人才，锐意推进，该院前途实有无限希望。设李院长一旦离去，人物恐有星散之虞，影响实非浅鲜。晚有鉴及此，用特不揣冒昧，肃函上陈，拟请对于李院长辞职一事加以考虑。是否之处，仍祈俯赐卓裁。晚忝主黔省卫政五月于兹，才疏学浅，毫无建树，并望惠予指导为祷。

专肃敬叩

钧安！

晚　施正信　谨上　八月　日

朱家骅复施正信函：

正信先生大鉴：

接诵惠函，忻聆种切。承示一节，本部早已责令李院长负责整顿，并速迁回贵阳矣。知注特复。

顺颂

台祺！

朱家骅　十五

李寰、杨公达等十七人致朱家骅信：

骝先部长赐鉴：

敬启者，此间国立贵阳医学院李院长宗恩，近闻大部准其辞职，另派上海医学院朱院长兼任，又令贵阳医学院高年级生之重庆者勿庸迁回贵阳。寰等居住贵阳，深知李院长在此时以不离去贵阳医学院为宜。因李院长数年来对于医学院及附属医院擘划周详，向国际间募款补助修建房舍，规模宏大，此时尚未全部完工。医学院及附属医院以李院长领导有方，罗致人才，社会极端信赖，不啻疾病痛苦者之福音，黔省医药卫生教育向极落后，此时各县皆有卫生院一所之设立，亦为医学院七八年来培养医学卫生人员，始克至此。李院长如一旦离去，则所计划之学院医院建筑必然全功尽弃，罗致之人才必然星散，医事教育必然中断。寰等不忍使贵州千余万人所仰望之国立贵阳医学院遭受打击，或进而纠纷停顿，以至于瓦解，故不得不请先生加以考虑，如何转圜，仍以李院长回院完成其对于医学院之计划，数乞先生卓裁为幸。专此，即颂。

李寰、谭克敏、杨公达、谢耿氏、傅启学、何辑五、何玉书、叶纪元、施正信、周达时、贺鸣缨、尚传道、赵连福、马守援、宋思一、王鸿儒、张成达

同叩 六月廿日

朱家骅复十七人函：

公达、时钦吾兄暨诸先生大鉴：

比获惠札，忻聆种切。承示贵阳医学院之事，前因该院情形复杂，内部颇不安定，兹已则令李院长负责整顿，并速迁回贵阳矣。如注特复。

顺颂

台祺！

弟朱家骅启　十五

7月9日，竺可桢访贵阳医学院未遇。《竺可桢日记》：

至贵阳城内，已四点半矣。即至贵阳医学院，知李伯纶在重庆，贾教务长亦去，由王季午主任代理。余即借宿宗恩房中。[1]

8月10日，因贵阳医学院撤退到重庆的账务管理，被检察院监察员邓春膏弹劾

---

[1]《竺可桢全集》第9卷，第451页。

事登报申述自辩：

> 钧监察院弹劾案中有邓委员春膏弹劾贵阳医学院院长李宗恩及代理总务主任金大雄违法失职一案，不胜惶悚。窃宗恩服务教育事务已二十余年，自奉命创立贵阳医学院，迄今已八年余，兹尽心竭虑，一意以学校之前途为重，自感未尝稍懈，以至于违法失职者。代理总务主任金大雄为寄生虫学副教授，平日潜心研究，亦非甘于违法失职之人。再四思维，或以宗恩等书生习气，不通庶务，因而获罪于人，加以去冬黔南之变，学校于贵阳变危之时，师生徒步迁渝。当时群情惶惶，既无交通工具，后少迁校经费，苦为筹划，始得成行。迨至时局转稳，而学校已为军队难民所占。后又多方设法恢复医院，筹备开学。于此迁播不定之时，只能急其所急，手续或有不能及时依照法令规定办理者，迫于紧急措施，只有候安定后补办之一法。宗恩一时应变之权宜，问心自无愧怍，而一二同事挟平素不恰之心，或即撷拾传闻，乘机控诉。邓委员至歌乐山查询之时，适宗恩以医院事物尚留贵阳，致未能作一全盘之陈述，兹遽弹劾。宗恩个人固感二十余年尽瘁教育之心，不无懊丧，而于学校，亦深受影响可否。
>
> 赐发弹劾案全文一份，使有答辩机会，苟却有违法失职之处，自甘制裁，不敢辞咎也，临书不胜屏营待命之至。专肃，敬请钧安。[1]

中央社讯：

> 监察员顷发表自七月二十日至八月二日止纠弹案如下：一，弹劾案：监察员邓春膏弹劾国立贵阳医学院院长李宗恩及代理总务主任金大雄违法失职案。二，监察委员邓春膏弹劾财政部贸易委员会前总务处长周健堂利用职权舞弊营私案。以上隔岸均审查成立，先后移送惩戒机关审议办理。[2]

贵阳医学院财务弹劾案以"事出有因，查无实据"结案。兹据《大事记》录贵医关于账务的记录如下：

（渝）2月26日，审计部派马专员视察本学院收支情形，盘账极详，到翌日方去。结果由贾、金二主任出一字据，大意为"来渝所领旅费捌拾万余，仅就已开支之数字而言，尚有欠缺，又所领应变费收支数字六百差欠，又会计出纳尚未按照程序办理故无从稽查云云。

（筑）3月30日，回筑会计组核算院长旅费。

兹摘录《大事记》有关财务记载如下：

（渝）2月8日，罗氏基金驻华医社[3]寄来国币五十万七千五百元。

2月9日，教部训令追加本院工友膳宿补助费二二一.三四〇元。

2月16日，遇湘雅张（孝骞）院长，云湘雅员生食米本年一月份仍在贵阳领

---

[1]《本院长钧鉴敬呈者本月十日报载》，贵州省档案馆档案，卷号441。
[2] 中央社讯，贵州省档案馆档案，卷号441。
[3] 编者注：即 China Medical Board, Inc. 又称中华医学基金会。

得，惟本学院如何未悉。教部代电本院员生工役生活补助费及食粮已分函财政部粮食部分筑、渝两地具领，现本院正赶造名册依人向粮食部洽商中。

2月20日，食米与煤迄未正式领到或购得，颇成问题。

2月21日，本年度二月份经常费已到（问一月份已汇筑），计得二一一,六〇〇元。

3月2日，美援华会汇到一月份补助费计五十八万三千六百八十三元整。

3月12日，美援华会寄到二月份辅助金款计五十八万三千六百八十三元整。

3月13日，三十三年工友膳宿补助费二二一三四〇〇元已到。

3月27日，张作干先生廿五日抵渝，带来国币一百万元，旋即开始发放一月份米贴。罗氏基金汇到国币五十万零七千五百元。

4月6日，教育部四月二日总字第一六七八〇号代电：国立贵阳医学院3月19日渝阳字第八六号呈件均悉，查该院员生食米应按所在地实有人数请领，业经会知在案一、二月份现已在筑全部具领。三月份起，应按员工食米一百九十五市石，学生食米四十二市石八斗六升（按学生一八二名算）分渝筑两地各半数，具领每月人数转移以后再行统算。

（筑）4月11日，附院月会晚七时半开会，伙食津贴自三月份起一律取消。

4月12日，国际协会借款五十万元已归垫。

（渝）4月19日，因现金不敷周转，歌乐山贵医向中央卫生实验院借用国币二十万元。4月20日，曹专员云，部核复员经费为五百八十万元，又师生救济费为三十万元正。

4月23日，罗氏基金会驻华医社寄到国币一百五十万零七百五十元正。

（筑）4月23日，中央银行透支款原订合约仅六个月，去岁因时局紧张未能如期缴还，至今已过期六个月，今中央银行催还该款。因限于合约订期及机关威信势必归还，故于本月廿日如数结清，但仍去函要求中行及呈请教部给予展期。

（渝）4月24日，前借中央卫生实验院国币二十万元归还。

（筑）4月25日，王季午随同贵大张校长、师大曹校长及十四中章代校长于今晨谒见杨（森）主席及粮局何局长，请求源源接济各校粮食。

（渝）5月1日，医教会汇到援华会款一百一十六万三千八百六十七元四角。

5月10日，财政部通知本学院增加之生活补助费共计一千二百余万已拨交歌乐山支库照付。

5月14日，生活补助费已拨到，现正设法汇四百五十万元至筑方应用。

5月15日，渝方教职员应领四、五月份米贴，尚未领到，现正交涉中。5月16日，财政部奉拨本院修建费五百八十万元，发拨旅费共计六百三十万元。

5月25日，部令自一月份起，各院校经费加倍发给。

（筑）6月2日，学生救济委员会告本校需救济之学生自十名增至廿名，五、六两月份每月每人到生活津贴用三千元，此项收入均移作四年级学生伙食津贴之用。

6月4日，五月份四年级学生伙食，附院已算出，每人为用八千七百五十元，以五月份米代金每人为国币三万元之折价计，则每名二斗三升，折合六千九百元，再加每名三千元之副食费，合九千九百元，故本月份学生之伙食无需救济会之救济金。

6月13日，因端午节关系，提早发薪。

李贵真《我的回忆》：

在歌乐山贵医是上海医学院的客人，从教室到住房都是。我们的住房是新盖的，竹笆墙抹的灰和三合土的地都还没干。…（金）大雄每日到学院办公室上行政班，也正因此，他派人去接我，而自己则守着岗位做他的总务主任。这主任可谓卖力。也因此受到同事，国民党走狗王成椿的攻击，到教育部无故告了一状，说李院长与大雄有贪污之嫌，经派人来审查，最后的评语是"事出有因，查无实据"。[1]

8月15日，日本宣布无条件投降。

9月11日，教育部朱家骅收回成命，指令贵阳医学院迁返贵阳。教育部训令045909：

令国立贵阳医学院李院长，查该院院务应切实整顿，并照原定计划迁返贵阳。朱家骅[2]

约9月间，支持进步学生组织"阳明学社"。李宗瀛《回忆李宗恩》（删节版）：

在护校运动中得到了锻炼的学生，认识到自己的力量与使命，就组织起来，成立了一个"阳明学社"。明代哲学家王阳明因反对当时大搞特务活动的太监刘瑾而被贬至贵州修文县任尤场驿丞。习惯于对号入座的特务们自然要怀疑学生的用心，他们虎视眈眈地盯住了"阳明学社"。学社成立之初，两位领头的医学生——林敦英和卢亮曾去宗恩家谈过两三次。他们倡议结社的宗旨是：联络感情，建立良好学风，使频于崩溃的贵医复兴。得到宗恩的理解和支持。他们联络了二三十位同学和贵阳师范学院的部分学生一起开了一次座谈会。讨论的题目为：什么是最完美的大学训育方针？主张国民党应退出大学的人，占绝大多数。据与会者说，那次讨论，以林敦英的发言为最激进。作为学社，他们还搞了一些学术活动，请了王季午、周裕德等教授作学术报告。这一学社，团结了不少同学。成了有进步倾向的学生的核心组织。

《贵阳医学院院史（1938-1984）》：

1945年8月25日晚上，我院学生林敦英、殷序彝【殷叙彝】、卢亮等议论政局，认为当前的教育暮气太重，这或许是党化教育的结果。但任何国家都必向

---

[1] 李贵真：《我的回忆》，第58页。
[2] 贵州省档案馆档案，卷号314。

民主的途径前进，教育也应该趋向民主，故商议组织一个团体。经与其他学生协商并在李院长家中汇报，得到了李院长的支持，在学生中正式组织了"阳明学社"。同年10月9日与贵州大学、贵阳师范学院学生代表商谈，决定出版半月刊和墙报，以评论时局和学校发生的大事等等。10月13日在商业学校宿舍，该社组织讨论会，有贵阳师范学院和我院二十余个学生参加，讨论题目是"最完美的大学训导方针"。讨论中大多数学生主张国民党退出学校，其中发言最激烈的为我院学生林敦英，他对国民党的反动训导方针进行了有力抨击。[1]

10月中旬，迁返工作全部完成。10月23日，面临生员严重流失、学校前途渺茫，为扭转局面，特向教育部呈文建议。致教育部呈文（阳字4623号）：

> 案查本学院留渝员生已遵令于本年八月底全部迁返贵阳。鉴察迁返之后因原有太慈桥永久院舍为美军征用，所由贵阳市政府拨用之商业学校亦因驻军不允撤退无法全部接收，再四交涉始获让出房屋数间免作课室应用。兹已于本月十五日先行上课。至太慈桥永久院舍美军约可于十一月底退出本学院亦将陆续前往接收，所有前期各科实验室当可于是时开始。本学院因鉴于过去行政机构不甚健全，回筑之后经将各处科行政负责人员重予聘定，革故启新藉资发展。各科教授计新聘外科教授一人、内科教授一人、化学科教授一人、数理科教授一人。其余副教授以下人员亦增聘多人，教学阵容益为整齐。本年度招收之新生医科原录取七十六名，药学专修科录取十七名，嗣因抗战胜利，新生中或因随家迁返故乡，或则改入他校以便随迁返籍以是到院报到者医科仅三十七名，药学专修科仅八名。复以奉钧部令自本年度起改变学生领取公费办法，本学院不复实行公医制度，新生中有未获得公费而不克赓续学业者又不在少数，再则本学院之员生依据过去统计口百分之九十九均系籍隶外省，兹抗战胜利，人人兴还乡之念，加以文化教育中心亦将转移至平、京等处，西南诸省地位远不如前重要，以此颇难维系人心，形将影响本学院之发展。奉令前因理合备文呈报敬祈。[2]

11月上旬起，组织迁入永久校舍工作。次月全部完成，进一步着手筹建学生和教员宿舍。《大事记》：

> 11月5日，昨日星期日，院座在公馆召开太慈桥院舍接收委员会会议，下午中华医学会理监事联合会。本日院座亲至太慈桥院舍视察，发现内部木料为附近居民偷窃，并探知美军将于明晨四时开拔，乃积极准备迁移事，并将空出之商业学校改作教职员宿舍通知各员于明晨八时迁入。
>
> 11月6日，本日一、二、三年级及药科一年级学生全部迁至太慈桥永久院舍，向中央银行盐务局图云关借用大卡车四部搬运，于一日内迁移完毕，下午院座亲往视察，认为结果圆满。
>
> 12月14日，院座因感于院舍分散数处殊难联系，尤以太慈桥院舍内一、

---

[1]《贵阳医学院院史（1938-1984）》，第34页。
[2]《呈教育部》，阳字4623号，1945年10月23日，贵州省档案馆档案，卷号530-1。

二、三年级学生乏人管理，乃决定于 17 日将院长室文书组迁至太慈桥院舍办公，以资就近管理一切。院座每日上午至城外，下午至城内，来往公文信件由马车夫传达，城内外各有收发员一人管理。

12 月 17 日，自上午九时起院长室及文书组全部迁至太慈桥院舍，时值雨雪齐降，搬运至感困难。

12 月 22 日，自院座迁至太慈桥办公后，所属人员精神振作，工作效率大为增进，准备各实验室之设备已逐步进行，可能于下周起开始各科实验。

12 月 23 日，连日为筹建男生宿舍，经院座召开建筑委员会，并于 22 日请审计处派代表莅临指导，比价开标，结果以太固营造厂标价最低中标，经决定暂建男生宿舍一幢，如经费许可，可再以男生宿舍为标准改建教职员宿舍一幢。可容眷属四家之用。

《贵阳医学院院史（1938-1984）》：

学校前期由重庆歌乐山迁回贵阳，太慈桥新校舍驻扎的美军尚未撤走，暂租箭道街商业学校复课，教职员宿舍则暂租兴业新村房屋一座，并租用中国植物油料库及交通银行房屋作为宿舍之用，直至 1947 年，全部迁入新校舍。[1]

医学院全部迁返贵阳后，在恢复学校各项活动上竭精殚力，频密参加或主持学校管理、校务会议及社会活动。《大事记》：

10 月 22 日，上午九时，院座莅校对本学年新生训话。奉院长条谕"附校教员其薪金在式百廿元以上者照讲师待遇"上项专口发放援华会津贴标准，故已由院长室通知出纳组及会计组。

10 月 24 日，拜会傅厅长，研讨黔籍生公费办法。

10 月 26 日，上午拜谒杨(森)主席，讨论医科专科制度并建议贵州省设立出国公费生办法。下午参加国际协济会及学生救济会例会。

10 月 31 日，下午三时，院座出席卫生处会议，研讨黔籍学生奖学金办法。

11 月 1 日下午，院座出席教学设备委员会会议。

11 月 9 日，上午八时，院座往青年会开国际协济会会议，下午六时应联青社四十四次聚餐会。

11 月 14 日，晚七时，院座召学生代表谈话。

11 月 15 日，函部督学黄问岐任泰，请求三事：

一．工役数请维持预算原合订六十名

二．会计室请准予增加雇员一人，派在附院工作

三．请指示学生训导新办法（因导师制已废止）。

11 月 16 日，下午三时，院座出席教学设备委员会会议，五时半主持中央机关第七次联谊会。

11 月 17 日，下午三时，院座与三处主任至省立民众教育馆参加十四中学主

---

[1]《贵阳医学院院史（1938-1984）》，第 10-11 页。

持之四院校联席会议。

11月19日，上午到花溪参加清华中学董事会。下午三时，院座假贵惠路31号教职员宿舍召开前期教员谈话会，讨论前期学生训导问题。结果：（一）积极的——将来遵照教部新颁办法推行导师制；（二）消极的——请训导处从速搬至太慈桥永久院舍就近管理。

11月20日，下午三时，院座赴省卫生处召开之省医药卫生人员奖学金会议。

11月21日，决定拍摄赠送美国医药助华会照片题材：附校三张，附院七张，教职员宿舍三张，太慈桥院舍五张，花溪卫生实验区四张，预计廿六、七两日摄制。

11月22日，下午二时，院座至省府参加边胞文化研究会。

11月24日，下午四时，院座前往卫生处参加中华医学会理监事会。

11月26日，下午四时，院座赴青年会参加学生救济委员会会议并邀李训导主任同往。

11月28日，院座函医学教育委员会戴天佑秘书，请于该会秘书中遴选一员，兼任本学院驻渝一切事宜。

11月29日，连日，院座赶办本学院送美国医药助华会第二、三期报告。

12月6日，院座以感于近来各部分对于所属人员进退多不依一定手续，经呈准后即予任意进退殊属不合。特饬拟定办法通知各部份遵照办理以期管理周密。

12月7日，本日通知各部份关于人事进退管理办法重要点：一，新进人员必须经呈准后方得任用，不得先予到职或迳行通知会计室起薪；二，新进职员均先试用一月；三，离职人员必先移交清楚方得发给应领薪金。

12月8日，上午九时，院座应杨（森）主席约赴梅园茶叙。

12月10日，奉教部颁发请授胜利勋章要点，特摘录第四点，通知各部份查照，如有合于该条规定者，可于即日起核同证件呈请院长择保请授。

12月13日，下午二时，院座出席教厅中等学校教员资格审查会。

12月15日，下午二时，院座偕三处主任参加师范学院召开之四院校联席会议，主要议案为商讨中央自明年元月份起之减薪问题。

12月19日，三十四年度即将终了，为考核各职员服务成绩起见，特于今日分查各员考绩表与各部份主管人员嘱于本月廿五日前送还本室，以资考核。

12月20日，奉部令颁发请授胜利勋章要点及办法，业经抄录要点第四条通知各部份兹据呈验过去服务证件，请求授勋者四人口余。院座就教职员中服务本院四年以上赞襄医学教育有功者保荐十九名拟呈部请授。

12月24日，今晨微雪，泥泞载道。院座七时许即莅太慈院舍。拟明年元月二日在太慈院舍欢宴本院讲师以上人员，宴后举行训导会议，通知事务组备酒席四桌。

11月，接待来贵医学术交流的娄克斯教授。《大事记》：

11月6日，娄克斯教授由昆抵此，寓图云关。11月8日，午后三时，院座假教务处召开教职员福利委员会会议，六时与各机关招待娄教授。11月10日和13日，下午四时娄教授临床讲演。11月30日，娄教授应中华医学会之邀在科学馆演讲，院座参加。12月4日，娄克斯教授行将于明日离筑赴渝，今午本学院特设宴欢送，到本学院医师数十人。12月5日，娄克斯教授十二时飞渝。

12月12日，主持召开教职员福利委员会会议，议决日前去世的医学院首任解剖系主任尹觉民治丧抚恤费用。《大事记》：

> 12月12日，解剖科教授尹觉民大夫于上月廿八日在重庆歌乐山去世，所遗孤孀生活堪虞。本日院座特召开教职员福利委员会会议，当决议援款二十万元以为治丧费用，并拟专案呈教部请恤。

12月9日，重庆中央大学新闻社刊发攻击贵阳医学院及其院长的新闻：

> 贵阳医学院自迁渝后，XXXX护校运动，XXXX赖部份师生之挽留，而得延长其寿命。院长特将有口教师晋级，将各同学功课减少，以示酬谢。
>
> 该院同学对于院长处事，深表不满，唯院长自受口蔡院长之褒扬后，已立志改善：第一件为解散自治会，以免后患。第二件为检查壁报，将指责校方之文件扣留。闻同学拟将学校详情呈报教部，希望派员调查。
>
> 该院同学百分之九十五为外省籍，最近学校日趋腐败，莫不长叹，校方为对付此种现象，决不发转学证书，并延长开学日期，降低程度，籍故不开实习课。
>
> 该院生理课主任由王志均教授担任，近王氏鉴于大学同学有赖自助，故生理学三分之二的节目均由同学担任，该口有时稍容易的节目令同学自习，难的节目留作同学口[1]

12月12日，向教育部呈文，对中央大学新闻社的诽谤予以辩驳：

> 呈教育部，为呈报中央大学新闻社所载诽谤本学院新闻，各节拟请予钧部鉴核予以。
>
> 案查重庆沙坪坝国立中央大学新闻学系所办大学新闻卅四年十二月九日第四十三期刊载本学院新闻一则，标题"如此贵阳医学院，解散自治会，严查壁报，不发转学证，不开实习课，院长无功反受褒扬"等语，本学院全体员生及毕业同学阅之无不愤慨，查本学院自去岁黔南事变迁渝今岁八月复奉。
>
> 钧部令迁返贵阳，两经播迁，教学设备等自须从新布署，尤以院舍数处均为军队驻扎，开课及实习未能如期举行，业经呈报。
>
> 钧部备案，然于延聘教授充实设备，仍积极进行。关于学生转学，本学院为顾全学生学业，曾经教务会议议决对于高年级学生之转学稍有限制，并非绝对不发转学证书。至于学生言论，素允自由交流，无查禁壁报情事。对于学生自治会，学院曾一再督导，促其早日组织，乃以章程尚未拟定未据呈请备案，是根本

---

[1] 贵州省档案馆档案，卷号524。

无解散自治会之可能。总之，所载各节，纯系不肖之徒捏造事实，蓄意毁谤学院。本学院除函该社依法更正，并将原投稿人姓名住址告知，以便依法严办外，惟查大学新闻社为国立中央大学新闻学系学生实习之刊物，为教育界之喉舌，应主持正谊，对于此种不法言论，若不能剖白是非，滥予接受刊载，殊失该刊之本意。拟请钧部予以纠正，应少流弊，为谨此呈报。[1]

12月20日，为贵阳医学院的持续发展，尽力争取国际援助。致函鲍夫：

娄克斯教授刚结束对我们的非常有启发的访问，他5日去了重庆，再经印度回家。

我们还没有缓慢的恢复。学校的前途正在被考虑中。教育部似乎有决心在中国西南发展一个教育中心。如果国际援助和合作能够保持在战时的水平，也许持续发展还有希望。CUNRRA[2]对我们的附属医院极有兴趣，承诺装备40张床的设备，甚至还有一个可移动的心电图装置。[3]

12月，复函竺可桢，婉拒其邀任浙大医学院院长，表示不愿离开贵阳医学院。与竺可桢互访。《竺可桢日记》：

15日，今日接李伯纶函。余邀其任浙大医学院院长，渠以任贵阳医学院院长已十年，不便离去。如离去，亦不愿再任行政。

29日，膳（后）李伯纶来，谈及迪生病状，知肾已失去80%之效用，故不能救。

31日，伯纶寓次南外建业新村十号。至其寓见其夫人（常州人）及卫大夫（湘人）及张太太（上海人）。在伯纶处晚膳。伯纶又以一线装旧书见示，书名《医林改错》道光时直隶王勋臣（名清任）著，其中绘有改错五脏图，批评古代知识之错误。因氏于瘟疫之年曾亲自视察人之五脏，故知心肺胃肝肾之位置大小，但因未动手，故以大动脉血管为气管。中国素来不只有Pancreas胰，氏亦未检得。氏又为最初中医知腹中有二层隔膜。总之其人有革命头脑，是亦不易矣。九点别伯纶，回招待所。[4]

---

[1] 贵州省档案馆档案，卷号524。
[2] China United Nations Relief and Rehabilitation Administration 联合国善后救济总署中国分部。
[3] Letter Lee to Balfour, December 20, 1945, RAC, CMB Inc. Box 96, folder 685.
[4] 《竺可桢全集》第九卷，第587页，第598页，第600-601页。

1946 年 丙戌 中华民国三十五年　五十三岁

1 月，由国民党代表张群、共产党代表周恩来、美国代表马歇尔组成的军事调处执行部成立，在协和医学院办公。

1 月 3 日，"阳明学社"被解散。多方营救被捕学生、学社原领导者林敦英。《贵阳医学院院史（1938-1984）》34 页：

> 1946 年 1 月 3 日，国民党反动当局派特务分子将林敦英秘密逮捕入狱。至此，"阳明学社"被迫停止了活动。

李宗瀛《回忆李宗恩》（删节版）：

> 在当时，大后方学生的民主运动正风起云涌，特务组织对于阳明学社当然不会等闲视之。1946 年 1 月，林敦英被捕了。在这之前，阳明学社的壁报被撕毁。据卢亮说，林的被捕是因为有人告密。训导主任当然不会出面营救。宗恩只得亲自出马。他多方活动，"以身家性命，力保敦英"，才使林获释。但这种自由是有限的。担保人必须保证把林羁留在学院内，不准外出活动。宗恩把林安排在生物教研室当实验员，为林创造了完成医科学业的条件。林后来从事生化研究，成为一名药学家。在文革中，林投水自尽。看来他当年被捕而又获释的历史，给他带来了无法承受的灾难和打击[1]。

卢亮、殷叙彝《回忆"阳明社"》：

> 阳明社是 1945 年秋在贵医短期存在的一个学生社团，主要发起人是林敦英。他和殷叙彝从1942年至1944年在南京中央大学医学院同班，1944年春先后离开沦陷区来到大后方，由教育部分配到贵医，与卢亮同班。1945年冬湘桂战役中日寇攻占独山，贵医逃难到重庆，在歌乐山与上海医学院合并上课，我们在那里读了二年级下学期。暑假学校复员，学生也分批在 8 月间回到贵阳。正是在这一期间，林敦英分别和我们二人以及时光达等同学交换思想，提出成立一个社团的想法。
>
> 由于贵医校部在阳明路（王阳明曾被贬在贵州），而我们从小都对这位大儒的人格和学问非常尊敬，所以把社团定名为"阳明社"，但我们从未想到过把阳明先生的思想和政治事业同我们的活动联系起来。"阳明社"成立时，大约有二三十人，都是二、三年级的学生。我们拟了一个章程，其中提出的宗旨是"联络感情，开展业余活动，加强学术气氛，创立一个良好的学风"。我们的活动方式是：办壁报，开座谈会，请教授们举行学术讲座。我们的组织很松散，入社没有什么手续，打个招呼就行，也没有规定什么义务。成立后曾开过一次全体会，通过章程和选举负责人，林敦英、我们二人和时光达当选负责人，有什么名义也记

---

[1] 编者按：据包怀恩作于 2011 年 4 月的《沙河烟云——贵医"文革"往事》（未刊）："1966 年 7 月 16 日，贵医生化教研室教师林敦英不堪迫害投水自杀。"

不清了。林敦英是主要发起人，活动能力最强，理所当然地成为主要负责人，但似乎也没有什么正式名义。

阳明社在 1945 年 8~9 月开展了一些活动。我们出了二三期壁报，内容有根据外文资料所做的科学知识介绍，如电子显微镜的原理、鸭蛋的营养成分（说明鸭蛋并不比鸡蛋差，但价钱便宜，因此我们办伙食应当买鸭蛋）等等。还发表过一篇文章。结合当年的"护校"对散伙思想提出意见，主张师生合力办好贵医，并且搞好贵州的医疗工作。还曾举行过一次学术报告会，据卢亮 1945 年 8 月 27 日日记记载："今晚以阳明社名义请外科主任周裕德教授讲'人体体温的调节'"。第三种活动是召开座谈会，而恰恰是一次题为"大学是否需要训导制？"的座谈会惹出了大祸。

座谈会很受贵医同学欢迎，师院也来了一些人，把饭厅坐得满满的。两位训导主任准时到会[1]。会上发言很热烈，卢亮等同学主要批评王成椿的劣迹[2]，成国富还引用了鲁迅关于年青人应当"敢想、敢说、敢怒、敢骂"的话。殷叙彝在发言中认为大学生和中学生不一样，已有自治能力，应当允许他们发展个性，不需要训导。只有林敦英提到，"现在国民党宣布退出学校，我认为这还不够，最好的办法是让国民党、共产党都进学校，可以互相竞争。"他的这次发言使我们很感意外，因为他从来没有与我们谈过对共产党的看法，事先也未告诉别人他发言的内容。

1945 年 12 月下旬的某一天，林敦英发现放在床头的日记本突然不见了。他没有声张，也没有特别感到紧张。12 月 31 日全院举行迎新年联欢，太慈桥店前期学生下午都到城内院本部（三圣宫）参加联欢会，晚上聚餐。林敦英没有参加这些活动，留在太慈桥。我们晚饭后回来时没有见到他，以为他出去散步，没有在意。但他晚上未回，第二天上午也未回来。于是我们去找训导长李方邕教授打听情况，请他设法找人，不久他就通知我们林确已被捕，并要殷叙彝拿林的换洗衣服和一些零用钱交给他。当时贵阳没有任何有组织的学生运动，我们得不到任何组织力量的支持或指导，也很难采取什么行动。在这种情况下，我们只有把希望寄托在院方特别是宗恩师身上。我们相信宗恩师是反对国民党这一行动的，他为此也做了努力。林敦英被捕后曾遭严刑拷问，但他不是共产党员，也没有其他组织关系，没有什么可招供的，他也没有胡乱编造，实际上也就保护了别人。到 1946 年 8 月，也就是在他被捕半年多以后，还得感谢宗恩师，他终于把林敦英保释出来。林敦英起初曾到北京，很可能是想在协和医院当一名技术员，但很快就回贵阳了。这是因为保释的条件是他不能离开贵阳。林起初在贵医当技术员，后来复学，大概在 1952 年毕业，曾到北京医学院进修生理学，后来回校担任病生理学教员，但被捕这一受迫害的经历却成了他沉重的历史包袱，不但影响他职称的提升，而且使他在文革一开始就成为重点批斗对象，被迫在 1966 年 6 月自杀。[3]

---

[1] 编者注：时任贵阳医学院训导主任为李方邕，贵阳师范学院训导主任为刘文修。
[2] 编者注：王成椿时已离校。
[3] 《通讯》第 45 期，2012 年 7 月 20 日。

《大事记》：

　　5月22日：函杨主席、周主委询林敦英案究竟。
　　8月20日：函省党部周主委请函告本院学生林敦英可否准予离筑。

8月20日，致周主委信：

　　本院医学科学生林敦英蒙准保释已深感荷，兹据该生以母病呈请返里省视，复迭核其家长来电促其返里，惟该生甫经保释，可否准予离筑，弟未敢擅专，谨将原电及报告三件一并随函奉上。[1]

林敦英信（1948年8月）

　　亲爱的院长：我已回家三周了，现在在等船，有船就立刻北上。我不知道怎样做才可慰你对我的关心，我想只有尽我的力量来工作与学习了。我想起了你未离筑的话：我应该受过一个科学的基本训练，而且要修完一个学程。一切见面再仔细告诉你，（不知在九月半能否到平，因为现在的船期无定，飞机票也难买）。

　　在我回家中，我在看到的就是泪！我觉得感情是一切痛苦的源头，而人们又酷爱这痛苦，不愿与石头一样！你以前常劝我回家一趟，我却不懂得这种为父母的感情，现在我能体味一点点了，而又被年老双亲的泪水在绞痛着，亲爱的院长，为什么做一个长者的，常常要过分的关心一个幼小者呢，直到他觉得口口口口[2]

1月5日至2月22日，赴重庆处理贵阳医学院校务，会见鲍夫博士。鲍夫1月4日来信：

　　我敢肯定，你提交的1946年继续资助的申请会被认真考虑的，娄克斯医生回来后也会帮助的。你可能听说，由中华医学基金会、洛氏基金会和协和董事会的代表组成的计划委员会，从10月开始开会。在他们作出决定之前，任何资助中国医学教育的机会都会被认真考虑的。但我应该指出，现在的倾向是把中华医学基金会的资源集中用于支持像协和医学院那样标准和目标的学院，尽早停止对其他项目的支持。我已经向纽约提议延长某些平衡措施，我相信董事会和计划委员会不久会对未来的资助项目作出决定。

　　现在我计划1月25日至2月4日和Dr. G.K. Strode，我们的卫生部主任，到重庆，我当然很希望能见到你。不过我应该告诉你我与CMB的关系已在1945年底结束。我们此行主要与公共卫生有关，不过要是你也在重庆，见到你会是非常愉快的。我很高兴得知国立贵阳医学院正在恢复正常的秩序。[3]

---

[1] 致周主委信，1946年8月20日，贵州省档案馆档案，卷号611，信稿，1946年7月。
[2] 林敦英致李宗恩信，写于1948年8月。协和医学院档案室。
[3] Letter Balfour to Lee, January 4, 1946, RAC, CMB Inc, Box 96, Folder 685 (NKMC).

《大事记》:

　　元月四日，晴。院长拟赴渝，召集三处主任及附院校主任商院长离筑后院务维持问题。

　　元月五日，晴。院长乘西南公路局谢局长文龙车赴渝。院务由王教务长季午代行。

　　二月廿二日，阴。院座自渝返筑。

　　二月廿六日，晴。院长定今日午后二时在植油料厂本院教职员宿舍公共会客室召集讲师以上人员报告在渝接洽校务经过。

1月，成为协和董事会考虑的下任协和医学院院长候选人之一。

本月 7 日，重庆协和医学院执行委员会 [executive committee，成员：翁文灏，李廷安，周诒春] 复函施肇基（驻纽约协和董事长）：

以下是我们对您 12 月 30 日电报的答复：
1. 协和的地位：我们认为协和医学院是美国提供资金和技术的中国医学院，设附属教学医院。
2. 董事会：我们同意现行的有中美董事的组合，不反对重组。
3. 资助：我们建议两千五百万，不要分开基金会，用会员的形式来吸引高水平的中国人，如 K. C. Li。
4. 管理：全职中国院长，美国副院长。
5. 教员：首选中国人，如果没有合适候选人，可选用美国或其他外籍全职教员。
6. 院长候选人：刘瑞恒，林可胜，张孝骞（湘雅），李宗恩（贵阳）。[1]

本月 31 日，纽约协和董事长施肇基致董事：鲍鲁（Earle H. Ballou, 1892-1987）[2]、李铭[3]、本尼特（Charles. R. Bennett）[4] 信：

我收到来自重庆的协和院长提名：
　　翁文灏、李廷安、周诒春提名：刘瑞恒、林可胜、张孝骞、李宗恩；
　　陈志潜（成都代理主任）提名：娄克斯医生。[5]

1 月上旬起，贵医接收行政院善后救济总署拨赠 200 张病床及部分仪器设备。

《大事记》:

---

[1] Letter Wong Wen Hao, Li Ting An, Tsur Yet Sung to Alfred Sze, January 7, 1946, RAC, CMB Inc. Box 49, Folder 342.
[2] Earle H. Ballou, 协和医学院董事（1936-1948）。
[3] 李铭，著名银行家，协和医学院董事（1944-1951）。
[4] Charles. R. Bennett, 协和医学院董事（1929-1939，1944-1947）。
[5] Letter from Sao-Ke Alfred Sze, January 31, 1946, RAC, CMB Inc. Box 96, Folder 685 (NKMC).

元月九日，阴。下午接收善后总署赠送物资委员会在太慈桥院长室开会。

元月十日，晴。接收善后总署物资，自今日始。

元月十二日，晴。今日为接收善后总署赠物资之第三天，连日接收铁床棉被军毯繁多。

元月十四日，阴。接收物资，赓续进行。

元月廿二日，晴。善后总署，因需整理物资，暂停与本院交接。

二月四日，阴。赓续接收善署见赠物资。

二月十一日，阴。善署近赠本院爱克斯光及手术用具多种，已交附院应用。

三月十五日，晴。院座今日下午假青年会食堂欢宴善后总署驻筑人员。

2月3日，娄克斯致信施肇基，提及与周诒春的交流和与协和董事们对院长候选人的讨论：

> 我于1月17日下午到北平，很巧当晚就见到了周（诒春）博士，把你的信给了他，还和他长谈了两小时。关于你提议他做院长，他看上去很高兴，也很感兴趣，他的第一反应是，尽管他愿意接受，但不太可能离开他负责的政府工作。当重申这是我们的一致意见时，他又说，这将是最使他高兴的事，但他实在无法脱身。他看上去因工作过度而显得疲倦，尽管明白他若能领导协和，对今后几年会有多大的价值，我认为他更需要在北平过一段平静的生活。
>
> 周博士向我解释了他和翁博士寄给你的电报，回答你去年12月关于校长提名的电报。虽然刘医生的名字在了第一位，但周博士自己的意见并不比你我讨论时的意见更积极，不过现在把他的名字放在第一位是明智的。周博士认为，对名单上的第二位林可胜，支持的人和反对的人各半。周博士认为更应该考虑张孝骞和李宗恩。这一点我同意，但作为一个能在今后极为困难的几年中领导协和的人，我认为他们两位都不如周诒春。[1]

2月23日，董事会在纽约举行特别会议，收到协和医学院院长提名候选人为刘瑞恒、林可胜、张孝骞、李宗恩、陈志潜、金宝善与周诒春。各候选人存档简历如下：

> 刘瑞恒医生：1890年出生于河北，哈佛大学学士（1909）医学博士（1915）协和医学院襄教授（1918-1926）；协和医院院长（1924-1929）；协和医学院院长（1929-1930 离职，就聘于卫生部）；卫生部副部长（1928-1930）；卫生署署长（1930-1938），兼任卫生署驻美代表，中华医学基金会战时委员会委员。
>
> 林可胜医生：祖籍福建，1897年出生于新加坡；爱丁堡大学医学士（1919），博士（1920），D.Sc., (1924), Goodsir Memorial Fellow (1920), 爱丁堡大学讲师（1919-1923）；协和医学院生理系教授、主任（1924-1939）；中国红十字会救援总队主任（1937-1942）中国红十字会顾问（1943-）；中国生理杂志编辑，中央研究院主任（1945）

---

[1] Letter Loucks to Alfred Sze, February 3, 1946, RAC, CMB Inc. Box 49, Folder 342.

张孝骞医生：1897年出生，湘雅医学院医学博士（1921），湘雅医学院组织学、临床实验室讲师，助理住院医、住院医（1921-1923），协和医学院总住院医、内科助理教授（1924-1937）；湘雅医学院代理院长（1937），院长（1939-）。

李宗恩医生：出生于1894年，格拉斯哥大学医学、外科学士学位（1920），伦敦热带病学院热带病学证书（1921），协和医学院内科助教、内科襄教授（1923-1939?），国立贵阳医学院院长（1938【1942】-）。

陈志潜医生：协和医学院医学博士（1929），哈佛大学 C.H. Ed.（1931），麻省理工学院（1931），协和医学院荣誉讲师，农村公共卫生部主任，协和城市卫生事务所（1932-1938），四川省卫生局局长（1942），四川省卫生专员（1943-），协和医学院执行委员会委员。

金宝善医生：1892年出生于浙江，日本中国医学院医学博士（1918）；霍普金斯公共卫生硕士（1927），国立北平大学医学院教授，杭州卫生专员，国立流行病防疫站站长，中央实验卫生站副站长，民国卫生署资深技术顾问，副主任，1940年后任主任，中华医学会主席，中华医学基金会战时委员会委员。

周怡春博士：1883年出生于汉口，耶鲁大学学士（1909），威斯康星大学硕士（1910），圣约翰大学荣誉学位，清华大学校长，中华文化教育基金会主席（1924-1928，1944-），燕京大学校长（1933-1934），工业部副部长（1935-1937），贵州省财政专员，中华医学基金会战时委员会主席，协和医学院执行委员会主席。[1]

3月1日，贵阳医学院110位学生上书教育部，恳请准迁移武汉。《本院全体学生恳请转将本学院迁设武汉》：

> 窃溯本学院于筹创立始，原为武汉医学院，定设于武汉，嗣因战局伸长关系，复奉令南迁，移设贵阳，即更名为贵阳医学院，以利抗建，无如黔中交通梗阻环境失宜，于一切学术研究恒受限制，尤以师资来源缺乏，学生招收不易，虽历共八年，暂系勉强维持，设若今后学院再留此而勿东迁，则前途诚难如钧部与各方之所预期。统计本院历年师生籍贯，有百分之九十九非黔籍人士，即各届招考新生，虽远在重庆昆明湖南等地多方设法招收，结果终以地址欠宜，致名额不足。今抗战胜利，在复员声中，本院教授多半拟定归去，即学生方面，亦群思还乡。钧部首在作备人材，用创立本学院，若仍将本学院委诸黔中，则往后员生必形寥落，将来学院中设备简陋，亦为必然趋势，并以黔中中等学校近多半正在奉令兼并或空【恐】他迁，自后黔中中学毕业生盖形锐减，将来招收新生则更感困难。本学院之衰落景象是在既定之中。学生等为此拟恳请钧部取一适合处置，将本学院于最短期间迁往武汉，以武汉地处全国中心，交通便利，为通水陆要道，人士易于荟萃，俾合环境，并利学业，承师生近招，亦属方便，医院林立，实习

---

[1] Nomination of Director for PUMC，1946年2月23日，RAC, CMB Inc. Box 49, Folder 342.

机会亦多。一举而有数得。上可符钧部培作育人材之首，下使学生得教育无上圆满之宝果。为特奉呈，仰祈鉴核。
  谨呈   院长李宗恩
  转呈   教育部部长朱家骅
      国立贵阳医学院全体学生呈   共一百一十人签章[1]

3月11日，向教育部提交《国立贵阳医学院为谋发展所拟各项建议之呈文》，主张贵阳医学院仍应留在贵州，并对其今后发展提出具体建议：

  谨呈者：本学院创办迄今已逾八载，前者因抗战关系，西南人才荟萃，故虽物质条件极感困难，而员生来源不虞匮乏，是以院务推进尚称顺利。今战事胜利结束，形势大为改变，其可能发生之情况太多，而其中影响最大者莫如员生之移动。以教员而论，本学院教员十之八九为外省籍，彼辈离乡别井，多年在外，一旦有机会返乡一省，亦为人情之常。且收复区范围广大，需才孔殷，将来交通畅达，人才流动性增大，亦为意料中事。其次，本学院所有学生籍本隶本省者为数寥寥，以现有学生而论，黔籍者仅有七人，此外各生皆属外省籍贯，彼辈前此就学此间，或系不堪敌伪压迫逃难来此，或系父兄徙居后方随同迁来。今者形势不同，义民纷纷返乡，择其距离较近之学校入学，亦在情理之中。故无论就教员抑就学生之来源而言，今后困难必然日益增加，苟欲使本院继续维持于不坠，对于上述二项困难，不可不预谋解决之道。窃以为在教员方面，首宜给予种种进修机会，鼓励其上进。盖不少教师，前者以战事关系，有志进修而不可得，多年服务于此，虽恪尽职守、力求进步，无如交通梗阻，文化交流缓慢，其固有之学识自不能与外界之新知识并驾齐驱，而有彼此脱节及落伍之感，今正宜乘此机会，给予国外国内进修机会，使彼辈能利用今后一二年之时间，充实其学问，扩大其经验，使成为督学上更有效之师资，此不仅有利于本学院之前途，则对于整个督学教育言，亦良有裨益也。但此举不但不能解决目前之师荒问题，亦且足以促使本问题益趋严重，是则不能不另谋补救方法。盖欧美各国复员以后，人才济济，一部分行将告老之教员，欲利用退休前一段时间，赴国外作种种实际工作者大有人在。苟国家能订出具体办法，延聘此辈人才前来讲学，绝非不可能之事。如果成功，不但师荒问题可以获得一部分解决，亦且对于教育水准可以相当提高。其次，则为如何谋教员生活之安定，以便罗致人才。假设生活安定，应包含食宿问题之合理解决，返乡旅费之津贴及教学设备之充实。故希望政府方面能迅予拨出巨宗款项，迅予建筑合理之教职员宿舍及住宅，并希将返乡旅费津贴办法作具体之决定。对于教学设备之充实，尤希尽可能速予进行。苟生活安定、工作环境适宜，则人才之罗致有所依据，进行自比容易。至于学生方面，本学院固可将标准略予降低，吸收较多学生，但标准之降低仍有一定限度，否则无法施教。故拟请钧部今后对于边疆各校之学生，其开班人数不予名额上之上限制，即少至五六名亦须准予开班，相信此种情形系过渡期间必有之现象，苟学校基础稳固，学生人

---

[1] 贵州省档案馆档案，卷号314。

数必随之加多也。此外，边疆学校学生待遇亦希望能全部公费，一方面可予学生术学、物质上之鼓励，一方面亦可表示政府对于边疆教育之重视也。窃以西南为抗战时期之重要基础，相信在建国时期亦有其价值，而本学院之维持，亦为事实上所必需，同时钧部亦有维持之决心，则如何衡量客观情势作为今后之努力之准绳，实为目前刻不容缓之要图，用贡一得之愚，聊作决策之参考。如何之处，敬候钧裁。[1]

3月27日，协和董事会改选，胡适任董事长，决定在听取洛氏基金会考察团的报告后再确定协和院长的任选和复校事宜。

3月29日，胡适致鲍恩（Trevor Bowen[2]）电报：

年会于3月27日举行，执行委员会改选，胡适被选为董事长、鲍鲁被选为副董事长，你被选为总务长，福美龄为秘书。经讨论决定，推迟选举院长、恢复医院和招收新生，待洛氏基金会考察团4-5月到北平，做出报告后再决定。[3]

4月1日，协和医学院院长选举委员会报告：

从2月23日成立以来，选举委员会召开多次会议。并向以下各位征求了意见：胡恒德博士、娄克斯医生、弗斯蒂克（Raymond B. Fosdick, 1883-1972）[4]先生，格雷格医生，洛克菲勒三世和冯德培博士，王世濬医生和汪凯熙少将（后三位为在纽约的协和中国教员）。

以下是董事会在2月23日前收到的候选人提名：刘瑞恒医生、林可胜医生、张孝骞医生、李宗恩医生、陈志潜医生、金宝善医生、周诒春博士。

在后来的会议中，又有一些人被提名，包括：朱恒璧、朱章赓、沈克非、颜惠庆、蒋梦麟

委员会一致认为，由于以下原因，本次会议还不能任命院长，这一决定应该由董事会下一次在中国举行的会议前或会议上做出。

简而言之，1946年1月16日的联合规划委员会第二次会议提出"会议一致认为应该由洛氏基金会派一个考察团到北平考察"，考察结果将"有助于基金会决定是否增加中华基金会的基金"。

委员会已接到通知，洛氏基金会将派专家考察团4月底或5月初到北平。

因为洛氏基金会考察团的目的与协和未来的发展、与洛氏基金会和中华医学基金会的关系有关，而且考察团由医学教育专家组成，选举委员会认为最好等听取洛氏基金会考察团的专家意见后再选举院长。[5]

---

[1] 贵州省档案馆档案，卷号530-1。
[2] Trevor Bowen，协和医学院总务长（1935-1949），兼财务主任（1948-1949）。
[3] Telegram from Hu Shih to Bowen, March 29, 1946, RAC, CMB Inc. Box 118, Folder 855.
[4] Raymond B. Fosdick，洛氏基金会主席（1936-1948）。
[5] Report of the Committee on the Directorship, April 1, 1946, RAC, CMB Inc. RG 1, Series 100, Box 3, Folder 25.

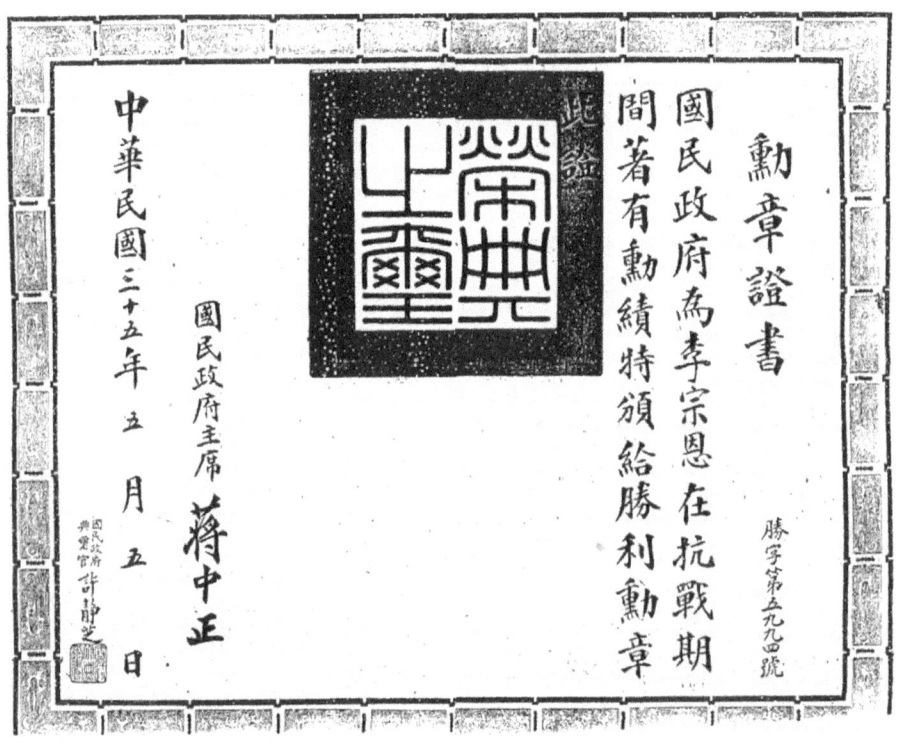

抗日战争胜利勋章

4月8日，因3月11日的"呈文"，接到教育部指令称：

> 卅五年三月十一日阳字第4825号呈一件。为谋本院今后发展建议各点，祈鉴核由。呈悉。分别核示如次：
> 一、聘请外籍教授，现正拟订办法，俟呈奉核定后饬遵。
> 二、后方各省国立专科以上学校教员服务奖励办法经订定并呈院核示，俟奉准后饬知。
> 三、教授休假、进修，本部已订有办法，应遵照该项办法办理。
> 四、每班学生人数，应视将来实际情形再行决定。
> 五、学生待遇，本部已于注意并正核议中。
> 以上各项仰即知照。此令。
> 部长　　朱家骅　　民国三十五年四月八日[1]

4月5日，皮尔斯（Agnes M. Pearce[2]）来信，通报中华医学基金会向贵阳医学院提供最后一笔资助。

> 我很高兴向你报告，中华医学基金会为国立贵阳医学院提供$5,789的资助。这笔基金应用于资助科系，与过去基金会资助的用途相同。和以往一样，这笔资助可全部用掉，但基金会需要一个有关资金用途的报告。鲍夫医生的办公室将和你联系。
>
> 我非常遗憾的告诉你，也许你已经有预感，这将是基金会提供的最后一笔资助。你知道，中华医学基金会在战前一直为协和医学院提供资助。现在战争结束了，基金会的资金又将用在支持及修复协和。再为其他项目提供资助就不大可能了。[3]

5月5日，荣获抗战胜利勋章。[4]

> 国民政府为李宗恩在抗战期间著有勋绩特颁给胜利勋章。
>
> 　　　　　　　　　　　　　　　　国民政府主席　蒋中正

5月15日至7月22日，洛氏基金会考察团到中国实地考察战后援华需要。《洛氏基金会考察团报告》（11月15日）：

> 在1946年4月3日，洛氏基金会董事会议做出了如下决定：主席有权任命一个三人以上的考察团，实地调查中国医学和公共卫生事业的发展问题，在下一次董事会或执行委员会议上报告其结果和建议。
>
> 根据以上授权，洛氏基金会董事长斯图尔特（Walter W. Stewart, 1885-

---

[1] 贵州省档案馆档案，卷号530-1。
[2] Agnes M. Pearce，时任中华医学基金会秘书。
[3] Letter Pearce to Lee, April 5, 1946, RAC, CMB Inc. Box 96, Folder 685 (NKMC).
[4] 此证书现存于协和医学院档案室。

1958）¹先生任命了由哈佛医学院院长布尔维尔（Sidney Burwell, 1893-1967）²医生，中华医学基金会及前协和医学院外科教授娄克斯医生及洛氏基金会格雷格医生组成的考察团，为洛氏基金会和中华医学基金会到中国进行考察，并准备关于中国医学的需要的报告。其考察范围不应该局限于协和医学院或医学教育，而应向洛氏基金会和中华医学基金会提供中国现在的急需和如何提供有效援助的项目。

考察团于5月15日从旧金山飞抵上海，考察了上海、南京、北平、张家口、成都及重庆，经南京、上海，于7月22日回到美国。详细记录可见格雷格医生的日记。感谢中国政府的款待和马歇尔将军的行政总部，我们充分地利用了时间，并考察了一些禁区。³

6月28日至7月14日，应洛氏基金会考察团之邀到重庆约谈。《大事记》：

> 六月廿八日，晴。接罗氏基金委员会电，赴渝开会。
> 七月一日，晴。院座乘邮车首逢赴渝，院务由教座代行。
> 七月十四日，星期日。院长昨日乘邮车返筑。

格雷格7月2日致洛氏基金会主席弗斯蒂克信：

> 在重庆，我们将见到李宗恩，另一个协和毕业生和院长候选人，陈志潜也同样。重庆有三个流亡学校，国立上海医学院、贵阳医学院和湘雅医学院，现在都回到原校址了。李宗恩是贵阳医学院院长，带着学校一起回去了。⁴

格雷格日记：

> 7月4日，贵阳（医学院）院长李宗恩医生来了。我们发电报请他来的，允诺付他旅费，这样可以省去我们旅行400公里到贵阳的时间和费用。贵州是一个贫穷的省份，每年只有500个中学毕业生，其中最多有40个可能考虑学医，能有15个入学就很不错了。所以他们学校的学生基本来自贵州之外的省份。贵州的学生智力很好，但恒心不足，也不太愿守规矩，所以六年的医学院对他们来说太长了。大多数外省学生想回去完成他们的学业。学校支付他们所有的费用。现在学校有135个医学生、50个护士和助产士学生，56位教师，其中25位是全职。至于学校的资金来源（包括医院），1945年他们从政府获得一亿，两千五百万来自其它组织（如ABMAC）。今年1946的支出已到一亿。贵州只有9、10所中学，只有一所有一台显微镜。政府的会计系统对医学院来说效率不高。医学院院

---

[1] Walter W. Stewart，经济学家，洛氏基金会董事长（1939-1950）。
[2] Sidney Burwell，哈佛大学医学院院长，洛氏基金会第三次考察团（1946年）成员。
[3] Alan Gregg, M.D., Chairman, C. Sidney Burwell, M.D., Harold H. Loucks, M.D. Report of the Commission Sent by the Rockefeller Foundation to China to Study the Problem of the Development of Medicine and Public Health, November 15, 1946, RAC, Rockefeller Foundation — China Commission — Report, 1946, Box 140, Folder 1006, 1007 (abbreviated as Alan Gregg's Report, 1946 below).
[4] Letter Gregg to Fosdick, July 2, 1946, RAC, RG 1.1, series 601, box 2, folder 15.

长与教育部的关系对此有极大影响。电灯、取暖、清洁及仪器每月需 60 万。如果没有 ABMAC 和 CMB 的帮助，他们将极为困难。ABMAC 每月提供 2400000。贵州有 1 千万人口，75%的医院病人来自外省。除医学院的医生之外，全省只有 10 位合格医生。自 1939 年以来，有 200 多学生毕业。医学院与贵州大学没有什么关联。

7 月 5 日，李宗恩医生说教育部不认为医学教育必须要有一个医院。中国有教学医院的医学院不多。他还说，中文还没有科学用语必须的准确性；符号较难，涵义较浅显。学习科学需要特殊的中文训练。所以贵医有一个人文科，帮助学生提高心理和文化素质。中国学生现在一般受家庭的影响和支持。

李宗恩同父异母的弟弟和周诒春的女儿结婚。李宗恩的叔叔和丁文江是同学。在协和，他供养继母和三个现在已经成年的同父异母的弟弟妹妹。现在他要供养自己的妻子和孩子们。一个中国人的主要动力是他对于家庭的责任和对和睦、舒适和幸福的追求，而不是追求功名和成就。李认为中国人对于"面子"的看法和西方人不一样。年资很重要。

李认为家庭结构在中国有很大压力，学生现在有更多的个人自由，缺乏家庭的支持和引导。李认为一个工业社会即将来临，但完全代替以家庭为中心的结构还不太可能。他在这儿刚找到一批 ABMAC 的物资，必须即刻运到贵阳。这批物资价值约 3 千万，从重庆运到贵阳需要一百万。

记得李宗恩在格拉斯哥的房东老太太教他英语，只给他能叫出名字的食物！当中国人遇到苏格兰人……[1]

夏，选派骨干教师与优秀毕业生出国进修或深造。《放洋喜讯一束》：

本学院前奉教育部令：略以承美国国务院资助，饬各专科以上学校选派优秀毕业学生二名赴美深造。本学院由第一届毕业同学李耕田大夫及第三届同学姜蓝章大夫膺选（李姜二同学现均服务本学院）。旋以李同学拟习科目为内科，美国此项目人材甚为拥挤，暂缓成行。姜同学拟习科目为放射科学，已于八月十日首途赴渝飞京，约于八月底可以启程。

本学院解剖科主任张作干教授，原系燕京大学研究院毕业，复在北平协和医学院研究有年，在本学院任教六年余，卓著成绩。近应美国康奈的克大学蓝道教授之约前往研究。已于七月二十日携眷返回原籍浙江再转京沪办理出国手续。张教授此行拟完成其博士学位云。

本学院生理药理科主任王志均教授，毕业清华大学后，在北平协和医学院随林可胜、张锡钧诸生理学权威研究有年，对于内分泌学特富心得。著有《内分泌学》一书，即将出版。近应美国芝加哥西北大学 Ivy 教授之约前往深造，拟对内分泌学更作进一步之研究云。

本学院解剖科刘占鳌副教授毕业于北平师范学院，复在北平协和医学院研究有年，对于大体解剖特富研究，近应美国华盛顿大学医学院解剖科 WF. Windle 之约，前往研究，已于八月十六日与王志均教授联袂赴京办理出国手续云。

---

[1] Alan Gregg's Diary, RAC.

本学院第二届毕业同学于本崇大夫现服务本学院病理科，成绩优良，兹由罗氏基金会驻华医社资助，经本学院选派赴美深造。现正接洽交通工具，准备首途中。

本学院第一届毕业同学刘庭傑，近由军医署考送赴美深造，现在沪候船首途中。[1]

8月20日，为《国立贵阳医学院毕业同学录》撰写导语：

本学院自民国二十八年即有毕业同学，迄今八载，计十四班共约三百余人，散处全国各地服务。八年战乱，迁途倍常，学院与诸同学及同学相互之间殊少联系。然关切之情时时在念爱。由同学会从事各毕业同学职务及住址之调查，历时数月，草草竣事编印成册名曰"国立贵阳医学院毕业同学录"，分寄各同学人手一册，盖所以便于通消息，益感情云耳。民国三十五年八月二十日[2]

8月24日，参加由贵州大学召集的三院校联席会议。《三院校联席会议》：

设于贵阳之国立四院校（即国立贵州大学、国立师范学院、国立贵阳医学院、国立十四中学）为推动校务起见，向于每月末联席会议一次，以期共策进行。兹国立十四中学业已归并，联席会议由三校院继续举行。八月二十四日由贵州大学召集联席会议，兹摘录其要案于次：

一、边疆各校院优待办法奉教育部令知业经行政院废止。决议：根据全国教育善后议会决议案及有关电令；以三校院联名代电由行政院秘书蒋梦麟先生转呈行政院力争，并呈宋院长，翁副院长及教育部查核。

二、三校院先修班结业学生可互相转学，互相保送，其录取保送学生名额及成绩审查标准，由各校院自定之。[3]

9月6日，贵医师生为他庆祝五三岁寿辰。《李院长五三华诞》：

九月六日为本学院院长李宗恩博士五十晋三寿辰，李院长对本学院九年辛勤，功在国家，当此胜利周年，本学院光荣前程，尚待李院长领导发扬。故教授会发启全体教授副教授集资公送绣绸一幅，时钟一座，全体职员公送金章一枚，以资庆贺！毕业同学会并于是日下午七时，假本学院阳明路三圣宫新修大礼堂举行晚会，恭请院长夫妇，并请本学院暨附校各教员作陪，凡在筑毕业同学及全院员生，均热烈参加，至晚十一时始尽欢而散。[4]

《大事记》：

九月六日，星期五，晴。第二次新生考试开始举行，院座五旬晋三华诞毕业

---

[1] 《院刊》复刊第1期，第6页，1946年9月15日。
[2] 李贵真、金大雄教授收藏。
[3] 《院刊》复刊第2期，第1页，1946年10月15日。
[4] 《院刊》复刊第2期，第2页，1946年10月15日。

举行同乐晚会以示庆祝。

9月15日，在《国立贵阳医学院院刊》复刊号刊发《本学院现状及今后计划》，发表对贵阳医学院的现状和未来的意见：

> 本学院自民国廿七年开办，迄今九载，其间适值抗战，艰难困苦缔造之情形，谅为社会人士所能想像，兹不赘述。自去岁抗战胜利，本学院奉部令于九月全部自渝迁返贵阳，实为学校复员之第一个，惟当时原有在太慈桥永久院舍为盟军供应站征用，本学院向贵阳市政府暂借前市立商业学校校址为前期学生上课及住宿之用，并租若干民房以为教职员宿舍。至十一月盟军供应站撤退，其所留存之医药设备全部移交国际善后救济总署，再由国际善后总署移交行政院善后救济总署，从事分配予临近数省医药卫生机关。而同时本学院前期学生全体迁入，分配工作赓续进行，院舍亦相继腾出，各科实验室随之设备。至三月份善后救济总署分配工作完毕，本学院新建之办公室亦告落成，爰将总办公室自城内迁入办公，各科实验室更加扩充，自是本学院之大本营奠定于永久院舍。仅附属医院为诊务便利，仍暂设于黔明路原址。设备方面：本学院蒙行政院善后救济总署捐赠一百六十张病床设备，医院设备焕然一新；前期各科亦承美国医药助华会捐赠药械二十余箱，较前更为充实，足敷学生实习及教员研究之用。人员方面：本学院旧有人员除少数出国进修外，余均未异动，现并尽量延揽各项专门人才，阵容当益整齐。本学院复员工作即告完成，今后计划，拟于永久院舍内修建疗养院一座，收容需长期修养之病人。因自中央医院迁移后，本院附属医院门诊及住院病人倍增，原有床位不敷分配。又本院教职员家眷大部尚住于租赁之二三宿舍内，今后拟修建教职员住宅若干幢，以期生活更为安定。至学生人数亦年有增加，去年增设药学专修科一班，本年度复奉令增收先修班学生一班，原有宿舍不敷应用，拟再建男女生宿舍各一幢。其余本学院永久院舍之建筑计划亦当次第完成。内容方面更力求充实，当本百年树人之旨，以建立西南医学教育之楷模。[1]

抗战胜利以来，经一年来的组织与推动，学校、附属医院的各项工作恢复正常运行。赵德英《同学会概况》介绍学校现状：

> 母校太慈桥院舍大部建筑完成，主要部分均已迁入，各科设备亦较前大为充实。复员期间虽有少数教职员及学生返乡，然以收复区情形并不较西南诸省为安定，故又纷纷返回母校。李院长仍坚持以发展贵医为奠定西南医学教育的基础为信念，故母校确有光明伟大的前途。且李院长更以长久计划注重毕业同学师资人材之培养，竭力向国外发展。请求增加留学名额，本年度由校方保送者两名。于本崇姜蓝章。另由考选工作机关保送者四名计刘庭傑，李迎汉，洪素娴，马茸庭。
>
> 近来毕业同学征调期满返校服务者颇多，因医院之扩充，工作日形忙碌，留校同学之服务，每每超过工作时间，然均精神焕发，充分合作，同学间相处极为

---

[1]《院刊》复刊第1期，第1页，1946年9月15日。

愉快，故仍希望多有毕业同学返校服务，尤以护理人员为然，关于工作人员生活方面，医院当局正竭力改善，如职员之浴室设备，洗衣设置及超时工作之营养补助，均能使工作人员充分享用。[1]

刘震华《附属医院之现状与将来之计划》报告附院近况：

> 本学院开办之初，因系招收各年级学生，后期学生急需实习场所，故临时门诊部（附属医院之前身）于二十九年十月四日，在杨济时医师领导下成立于阳明路两广会馆原址。三十年，因需要关系，开办十个病床及一间小手术室。至三十一年十月，学院房屋扩充，附属医院正式成立，有床位六十个，由杨静波医师任院主任。三十二年本院周年纪念时有床位七十五个，三十三年增加至八十六个，不幸黔南事变本院工作临时停顿，且曾一度改为难民医院，至三十四年春经周裕德医师重新整顿之，七月份即已恢复旧观，胜利后本院承行政院善后救济总署转赠美军所留医药器材一批，故设备方面，计现有病床一百六十余张，均为钢丝床；手术室除无肺部手术之必需特殊器具装置外，其余一切手术之器具全备；检验室有电气离心器等之装置；放射科有最新式的大爱克司光机一架，更有全部物理治疗器械正在装置中。
>
> 病房现有普通内科、外科、妇科、小儿科头等二等及产房，共有病床一百六十张，然常有人满之患。
>
> 门诊部各科具备，每日门诊人数，常到三百号以上，致应诊各位医师忙碌异常，每每不及进餐，只得由医院另外供给佐餐费。
>
> 现本院所存设备器材尚多，惟房屋不敷应用，不能增设病床，故拟于太慈桥修建疗养院一座，收容慢性需长期疗养的病人，随而永久院舍亦当陆续建筑，俾将来整个医院迁移过去，目前则拟另开职员工友宿舍，将现有宿舍改作病房。
>
> 本院赖李院长热忱的领导及亲切的指示，得以粗具规模，以后当更求充实与改进，以为各同学良好的实习场所，及本省患病者认为满意的治疗机关，尚希各方面予以匡辅是幸。[2]

11月12日，应邀主持浙江大学医学院与武汉大学医学院的筹备工作，赴汉京沪杭平考察医学教育。兹追录《竺可桢日记》拟聘其为医学院筹备主任纪事如下：

> 2月23日，研究生院主张用大陆制。法学院院长，以为范阳（在考试院）与李浩培（武大）二人可聘，医学院亦主设立，但不主张李伯纶。
>
> 9月18日，晤宪承，请其担任代理师范学院院长，并约季良代理学院院长，发表李浩培为法学院院长，李伯纶为医学院筹备主任。
>
> 9月27日，中午回校。则王季午已到，即偕季午中膳。膳后与季午谈，谓有协和毕业至John Hopkins习公共卫生之吴朝仁君，愿来浙大暂时任筹备委员，俾果可回贵阳医学院。余以季午既到此，自以留季午为第一着，故即主张打一电与

---

[1]《院刊》复刊第1期，第3-4页，1946年9月15日。
[2]《院刊》复刊第1期，第3页，1946年9月15日。

李伯纶，询其是否可以由浙大聘季午支浙大薪，而李伯纶来此时，可由季午赴黔暂代。庶几季午不致吃亏，因贵医生活津贴只薪水 320 倍，而杭为五百四十倍也。

10月4日，晨六点起，八点送季午至车站，李天助同行。约其去贵州后即促李伯纶来杭；俟伯纶返黔，季午即来浙。[1]

武汉大学周鲠生10月2日来函：

贵阳医学院李院长宗恩兄鉴：念函敬悉，本校向上海行总方面接洽医院设备，已有成议，决定即行恢复医学院筹备工作，现正向部呈请核准。筹备委员会拟于 11 月上旬在此开会，仍希兄鼎力主持。弟本月二十日必到京，可否请兄提前于本月下旬赴京，以便在京晤聚后同返鄂开会。盼电复。 弟周鲠生[2]

《李院长赴汉京沪杭等地考察医学教育》：

教育部因感国内医药卫生人员之缺乏，乃令各大学增设医学院，以造就上项人才，如国立浙江大学、武汉大学、山东大学均正筹设医学院。本学院李院长办理医学教育近十年，既具热忱，尤富经验，且前为武汉大学之筹备主任，而浙江大学医学院之筹设，亦迭请李院长代为计划，此次王季午主任返里，曾数度赴杭，即所以代表李院长代浙大筹划医学院之课程及设备，并为延揽师资。现武汉大学医学院筹备委员会即将开会，特敦请李院长前往参加。医学院有如雨后春笋蓬勃而生，惟国内外所造就之医学师资人才殊感缺乏，旧有师资实不敷分配，各医学院均有同感，非独本学院僻处西南，偶者为然也。故李院长已于本月十日赴汉、京、沪、杭、平等地一行，一则参加武汉大学医学院筹备会开会，并赴杭察看浙大医学院筹备情形，且至京、平各地参观各医学院，拟与各医学教育界名流，共商今后我国医学教育之发展，统筹全国医药师资之培植与分配云。[3]

《李院长形踪略志》：

李院长于上月十二日飞抵武昌，出席武汉大学医学院筹备委员会，复于二十七日飞抵上海，参观复员之上海医学院，新迁江湾之联勤司令部卫生勤务训练所，及其他公务访洽，倍极忙碌，定一周后赴杭筹划浙大医学院，并拟赴京平等地考察及接洽要公，约明年一月中始能回筑云。[4]

《李院长形踪续志》：

本学院李院长于去年十一月十二日乘车转渝飞汉，出席国立武汉大学医学院筹备委员会，复于二十七日飞沪转杭为国立浙江大学医学院筹划一切后，已于年前抵京，向部中陈述本学院复员后概况。在京时，校友高永恩，周葆珍、管葆

---

[1]《竺可桢全集》第10卷，第51页，第208页、第215页、第219页。
[2]《武汉大学周鲠生代电》，1946年10月2日，贵州省档案馆档案，卷号440。
[3]《院刊》复刊第3期，第1页，1946年11月15日。
[4]《院刊》复刊第4期，第1页，1946年12月15日。

真、张孝骢诸先生，及全体旅京毕业同学于去年十二月二十七八两日，先后设宴欢迎于励志社。现又赴沪接洽留沪教学仪器转运来筑事宜，留沪校友薛中孚、杨松森、何宗禹等十余人欢宴李院长及杨大夫济时于大来饭店，并留影志念，李院长即将赴平，预定勾留十天，即可返筑云。[1]

《李院长盛况补志》：

  李院长于去年年底莅京，二十八日晚留京校友欢迎于励志社。是日适值周末，到校友三十余人，欢聚一堂。首由赵东海、张长民二校友致意，并请训话。李院长略说年来贵医复员建设情形，及此行之任务，并谓贵医成立于抗战初期，聚各方贤才在一起，奠下很好的基础。胜利后，所有最初参加人员，多陆续散到各地去了。为求贵医的新生，校友们应有牺牲的精神，多尽一点力，来继承贵医的新生命。自比是一个助产士，希望这个宁馨儿活波地长成起来。这次参加各医学院筹备工作，也抱着同样的志愿。并望校友不断自修研究，增强学识，现在各地服务的人数已不少，均能得各主管人的好评，实为最大欣慰云。当晚成立留京校友会，议定每月集会一次，由赵东海、张长民、陈贵静三校友召集。第一次集会，定于二月之第一周末举行，由赵东海、顾亚夫二校友作学术报告及研讨。[2]

在上海咨询李宗瀛对去香港卫生署任职的意见。李宗瀛《回忆李宗恩》（删节版）：

  我 1944 年离开贵阳，45 年日本投降后不久，我就回到上海。年底经友人介绍入大公报社工作。在这一年多时间里，我很少和大哥通信，对他的情况了解得不多。好象是在 1946 年秋天，宗恩突然出现在我的采访室里，神情很严肃。他告诉我，香港的医学界朋友问他能否考虑去香港主持医务卫生署的工作，他想听听我的意见。我把自己对形势的看法对他讲了一讲，我认为战争最多不会再超过三年，到时候取胜的将是共产党。"您如果一如既往，想对国家对同胞继续有所贡献，可以留下来，共产党是重视知识分子的（我那时还没有'接受党的领导'的概念）。否则，您就此去香港做事也好。"大哥走时没有再提去留，只是谢谢我给他提供了这些情况。后来我才知道，1947 年 3 月，他接受了北平协和医院董事会的邀请，於 5 月底到达北平，就任协和医学院的院长了。就在这年下半年，接任的香港医务卫生署署长到任了。从时间上看，宗恩略经考虑就决定留在国内了。1948 年底中共进入北平之前，胡适之先生曾动员在北平的著名教授、学者去台湾。不少人拒绝了，宗恩也是其中之一。他决心留在国内办医学教育。

  11 月 15 日，洛氏基金会考察团提交考察报告，决定继续通过帮助中华医学基金会以支持中国的医学教育，建议大部分资助用于恢复协和医学院，使其成为具有最高

---

[1] 《院刊》复刊第 5 期，第 1 页，1947 年 1 月 15 日。
[2] 《院刊》复刊第 6 期，第 1 页，1947 年 2 月 15 日。

科学水准和道德理念的医学院。兹节录洛氏基金会考察团报告的总结部分如下:

1. 在西方的知识和思想开始传入百年之后，中国正处在改变的关键时期。共和国在成立之初已经确立的政治、经济和文化方面的改变，因为战争而加速到了势不可挡的趋势。因为这种趋势和中国之大及政治地理位置，各种可能性和机会在中国超乎寻常之多。
2. 中国最需要的是和平、经济稳定、更好的交流和教育的改进和拓展，包括初级、中级和专业。这些需要是相互关联的，但这些需要如此之大，之紧迫，不是一个私人机构所能提供的多项而广泛的帮助能够奏效的。在某一领域选择重点非常重要。
3. 医学专业教育，尤其在公共卫生和预防医学方面，是中国人民最大的需要之一。同样重要的高等教育还有农业、工程、管理。另外，已经被中国人热心接受了而且已投资的建筑和富有经验的协和医学院也是重要的考虑因素。作为传播人道主义和科学的思想方法，医学教育比其他专业教育更为有益。
4. 我们建议，洛氏基金会继续通过帮助中华医学基金会来支持中国的医学教育。
5. 我们建议，大部分资助用于恢复协和医学院，把它办成一个高质量的医学院，培养教师及预防医学和公共卫生方面；另外一部分支持中国其他医学院校。
6. 我们建议采取如下措施：

    a. 洛氏基金会应给予中华医学基金会一笔基金，使其足够支持协和医学院和其他中国医学院，不需要追加。中华医学基金会将把数额提前5年通知协和董事会。我们建议，这笔资金为600万，最初五年以每年60万美金计，五年共需300万，总共900万。

    b. 中华医学基金会和北平协和医学院的关系应重新调整

    　　i. 协和董事会应有全权制定学术管理、教育政策和使用从中华医学基金会和其他组织得到的资金。

    　　ii. 中华医学基金会继续行驶其对资金的管理，享有对协和医学院的土地和建筑的所有权。我们还建议，中华医学基金会永远有一位中国成员。

7. 我们认为，在协和医学院的发展史上，将责任和控制权转交的时刻已到。我们相信，这一改变将适应中国的国情，也有利于协和医学院的管理，使其成为具有最高科学水准和道德理念的医学院。[1]

12月，与贵州大学和贵阳师范学院联合上书教育部：

> 窃查贵阳区国立贵阳师范学院、国立贵阳医学院及国立贵州大学皆创立于抗战最艰苦时期，一切财力、物力均极缺乏，以至设备异常简陋，教职员生仰体国家艰难，粗衣粝食，安之若素。胜利之后，即宜大事充实，第以复员经费未能充分配给，不仅校舍无法增建，即教学上应需之书籍、图仪、机械、器具亦无法添置，知识之源泉即属枯竭，学生之程度难期提高，加以教职人员外籍者十之八九待遇过低，原任人员纷纷返乡，新聘人员皆裹足瞻望，前途曷胜危惧。兹将三院

---

[1] Alan Gregg report, 1946. RAC.

校共感困难情形及要求改善意见分述于后：

一、解决师荒问题。自胜利复员以来，收复区教员多相继返乡，政府对边远省区教授又无优待办法，故本学期三院校均感教授补充之困难，故拟请政府对黔省各院校教授加以优待，庶可解决师荒问题。

二、充实设备。三院校均缺图书、仪器，甚至教室不敷分配，家具、教具亦感不足。

三、提高学生程度。各级学校学生程度低落，乃全国普遍之现象，欲加纠正。

四、纠正学生志趣之偏枯。近来各院校学生以习经济、法律者为最多，攻数学、物理、化学等科者为最少，此种现象影响科学发展者极大，拟请教部对专攻纯科学之学生予以优待，或可纠正此种偏枯现象。

五、救济迄未核正学籍学生。抗战以来，青年逃亡，学校迁徙，情形特殊，拟请教育部对于因证件不合尚未核准学籍学生尽量设法以补救。

六、毕业生出路。各院校毕业生拟请教育部商同有关机关统筹分发工作，庶可免毕业失业之苦。

七、关于训导及学生救济问题。

八、关于经费建议事项。[1]

---

[1]《贵阳国立三院校联合意见书》，贵州省档案馆档案，卷号530-1。

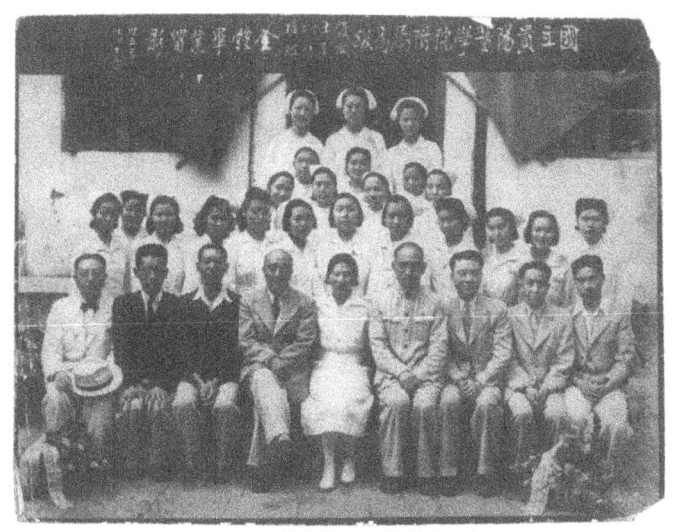

与贵医护校1946年毕业生合影

卷四 1947 — 1950 年

1947 年 丁亥 中华民国三十六年 五十四岁

是年初，军事调停失败；其后，国共内战全面爆发。

1 月起，继续在北平、上海等地考察医学教育。本月 24 日到北平。《福美龄日记》：

> 1 月 27 日，和胡适与李宗恩共进晚餐，他要在这里呆几天。李医生看上去很好，他已经去了上海和南京，处理一些与贵阳医学院有关的公务，也去了正在筹备中的国立武汉大学医学院，杨济时也许做院长。他们要李医生做院长，可他觉得现在他必须留在贵阳。他有一些人正在国外进修，如果他在，他们就会回去，要是他走了，这些人才就没有了。同时，部里给他的支持和信息都不充足，尽管他努力不懈，但工作难以开展。有这种精神的人，让人不得不敬佩。
>
> 1 月 28 日，与李宗恩和何博礼医生午餐。钟惠澜和林巧稚在一个新开的很不错的广东饭馆请李宗恩医生晚宴，大约有 24 位客人，比较杂，如外国人雇用的清洁工。[1]

2 月 23 日，自沪抵港考察。《院刊·简讯》：

> 李院长于上月二十四日抵平，闻已于本月十日返沪，定二十三日赴港。[2]

3 月 7 日，抵达广州考察。次日，出席留穗校友欢迎会。9 日后考察广州各大医院，并游览黄花岗。《留穗校友欢迎：李院长莅穗散记》：

> "遍走沿海各大城市，见自己同学分布各地医教卫生机关，尽忠职守，热烈的追求进步，增加知识，而颇受各主管人员的好评和赞许，此种为母校争光的事实，令我感到十年来惨淡经营医学教育，得到无穷的收获和安慰——李院长语"
>
> 在三八妇女节的前夕，母校校长李宗恩博士，翩然莅止南国的丽都广州市。同学们鹄候将近半月的消息，直到这天下午三时二十分，才算被证实了。
>
> 李院长这是初次到广州，虽然西濠口太平路一带大商店的霓虹灯和熙来攘往的人流，远不及京沪一般的繁华，这里却有南国的美丽情调，引起李院长的新奇和兴趣。

---

[1] Ferguson Diary, RAC, CMB Inc. Box 57, Folder 401。
[2] 《院刊》复刊第 6 期，第 2 页，1947 年 2 月 15 日。

李院长驻节太平南路新亚酒店的五楼五二号，每日的生活日程表，早由他人代拟定，连留穗同学的欢迎会，也抽不出时间，我们的老大哥查树兰大夫提议将三八晚上的中央医院锺游两副院长的约会，改为校友欢迎会，并请锺游两副院长作陪，这样才临时决定在三小时内准备我们的欢迎会。

六时后，同学先后齐集汉民北路太平餐室，锺游两副长陪着李院长准时赴会。我们离开李院长已有两年光景，今天在这里重观他的丰采，每个人都像小麻雀般快乐，这次仓促集会，共到同学十四人，尚有七八人未能赶来参加，可是我们欢快的热情，陶醉着醇香的葡萄洋酒，在银白色的刀叉与灯光交辉中，"欢迎院长"，"为院长洗尘"，"谢谢院长六年教育恩"，"祝院长健康"……我们干杯，再来一杯……如此院长在环敬之下，连干五六杯以上，从他焕发的容光，平添了分外的红润，表现多么的慈祥和蔼！

在查大夫的欢迎词后开始训话了。他说这次离筑参加各地医院学筹备工作，参观医教卫生状况，已逾三个多月，所到各地都有同学良好的工作表现，这是我们贵医真实的成绩表现。他又说到母校最近教学情形，颇为完善充实，并望以后的发展，同学们多予帮助。最后代表母校致谢锺游二副院长对校友之关怀和指导，这样院长的训词随着干杯声中，告一结束。我们听了院长的训词，我们都感到母校的光明前途而喜慰，同时希望在校的师长们与学校同甘苦，在院长的英明领导下，改善行政，提高学术水准，承受既得的盛誉，继续发扬医教而努力。以冀人才辈出，为我们打前锋的后续生力军。

这次欢乐的气氛非常浓厚，真有点令人不忍见那离散的宴席，当时有人提议以跳舞来助余兴，但因院长风尘仆仆，应该早一点的休息，便结束了此次三小时的欢聚。希望明年三月一日母校十周纪念，我们分散各地的校友都能同时聚首于贵阳，来一个扩大校庆的全家福。

以后的几天中，院长参观柔济医院，博济医院，中央医院，两广浸会医院，中山大学医学院，岭南大学医学院，并游览历史名胜之黄花岗七十二烈士墓道，石碑等等处，流光易过，他于三月十二日的中午离穗，乘粤汉火车北上衡阳，转搭汽车返筑。我们以至诚的愿望，祝愿院长平安抵达贵阳，并代致谢各位师长，且慰问在校各位同学健康快乐！[1]

3月21日，结束在各地的教育考察，返回贵阳医学院；次日，出席欢迎音乐会。

《本学院简讯》：

李院长此次赴沿海一带考察复员后医教设备情形，历经重庆、汉口、上海、杭州、北平、香港、广州、衡阳等处，为时四月余，已于三月二十一日返筑。本学院附属医院医师协进会特于二十二日晚七时，举行欢迎李院长返筑晚会。[2]

《李院长旅行归来》：

---

[1] 《院刊》复刊第8期，第3页，1947年4月15日。
[2] 《院刊》复刊第7期，第1页，1947年3月15日。

本学院附属医院医师协进会，于三月二十二日在三圣宫大礼堂举行欢迎李院长音乐晚会，其盛况犹如往年医师节晚会相似，院长说的话不多，可是非常深刻，虽则风雨大作，礼堂中却济济一堂，皆欲瞻仰阔别的院长先生也。[1]

4月2日，在贵阳医学院大礼堂向师生报告此行考察医学教育情况：

李院长此次赴京公干，并转往沿海区考察医学教育及本院毕业同学工作近况，历经重庆、汉口、上海、杭州、南京、北平、天津、香港、广州、衡阳等处，行程一万两千余公里，费时四越月，现已公毕返筑，于四月二日晚七时在本学院三圣宫大礼堂集合全体员生，报告此行经过情形，兹特略记于次。

这次离开贵阳四个月，在旅行中的时间感觉，因为今天到这里，过几天又到那里，各处接洽的事情繁多，似乎日子过得很快；有时遇到等车候船，又牵挂学校和家庭，便觉得日子过得太迟慢。这次走了许多地方，回来后觉得大家的生活仍尚安定，甚为安慰。院务也能与日俱进，表示慰问和感谢！

此行第一个使命，向教育部报告本学院复员后情形，第二个使命，顺便转赴沿海一带考察复员后的医教卫生，各方师资分配情形，及各地校友之工作表现，并参加武大浙大医学院筹备工作。自去年十一月十二日乘邮车赴渝转飞汉口，参加武汉大学医学院筹备，本人战前曾参与武昌医学院筹备工作，旋因战事，部令移拨该项筹备费创办贵阳医学院，故贵医与武大医学院颇有历史渊源。近来中央认为武汉地理关系的重要，仍须成立一个完善的医教机构。我们的计划，应做较长的准备。今秋开始招生，由理学院作基础学科训练，而在两年内训练成自己的师资。附属医院先行筹设，用武大城内原有校舍，由行总拨发设备，教育部确定修建费。现由杨济时大夫负责主持，也有校友在那里协助，很快的开展工作，已有很满意的成就。本人留汉一周余，于十一月二十七日飞往上海。

在沪所得的一般印象，第一是"大"，宽广的马路与天相接，其他叉路纵横，稍不经意，很易迷途。第二是"平"，四周全无山峦的影子，市内除苏州河上几处大桥以外，绝无坡道，所以从战时代替汽车的三轮车，才能成为很便利的交通工具。第三是"乱"，全市人口在四百五十万以上，贫富悬殊，房荒特甚，路上各种车辆首尾相接，每一叉路口有红绿灯管制交通，从外滩到跑马厅，汽车须行二十五分钟。行人摩肩接踵，在大马路上如欲穿过对面行人道，须等候十数分钟，才能过去。到处显得紧张混乱，尤其抢劫迭闻，火警频赴，物价跳涨，失业众多，生活极不安定，一般厂商均感不易维持，彼时正遇摊贩事件，实为混乱局面的大暴露。

上海医学院正在开始恢复，原有的皇宫式房屋尚未修复旧观。且于搬回时损失三船器材，颇受影响，学生甚多，现有实习医院二处，一为红十字医院，又为邻接的中山医院，院长沈克非氏，有病床三百余，规模较为完善。宝隆医院为同济的实习医院，接收美海军的中美医院设备，最为富丽堂皇。卫生局因受政局牵制，仅能勉强支持，不易发展。

杭州为名胜地，西子的美丽不减当年，只是湖滨的几所庄子（别墅），多已

---

[1]《院刊》复刊第8期，第1页，1947年4月15日。

破败失修，显得褴褛毕露。全市人口四十万，仅有一个市立医院，两个教会医院，共有病床一百四十张，因沪杭距离较近，有钱病人多赴沪就医，以致医院业务颇形落后。杭州医专有悠久历史，复员后正在恢复期中。浙大迁回后，学生增三倍，原校舍不敷应用，已得行总竭力援助，当可逐渐建立新舍。医学院去冬已招新生一班，理学院的教授们颇为帮忙，设备也可借用。竺校长尚在美未回，拟与武大医学院采取同样的准备计划。附属医院因无房屋，尚未成立。

十二月二十六日由杭抵京，晋谒朱部长，报告本学院复员以后情形，承示贵医决予继续维持。南京中央医院，大致已恢复战前规模。中央大学医学院，因房屋不敷，戚院长现在竭力于初步恢复中。在京参加第二次武大医学院筹备委员会会议后，于十二月三十一日折回上海，原定一月五日飞平，因故改作海行，四天抵秦皇岛，天气奇冷，在零下二十二度。乘火车一天，于一月二十四日到北平。

离开十年的北平，觉得景象依然，引为快慰。有几处的道路较前更宽，惟入晚萧条异常。清华校舍损失颇大，梅校长正在全力设法恢复中，燕大设备亦颇受损失。北大设备图书均甚充实，北大医学院亦很像样，可称上轨。协和原址，无大损害，近为军调部借用。北平原为文化中心，至今觉得人才过剩，生活甚苦，燕大学生吃的只是窝窝头和青菜，其他也可想而知。二月十日离平赴津。

天津中央医院，近由重庆迁往，院长陈崇寿氏，现有房屋百余栋，门诊已开始，医院尚仅病床四十张，最近可接受美军医院。在津留二天，搭美机仅三时半返沪。二月二十三日乘轮赴香港。

三月七日抵广州，参观中山大学医学院，岭南大学医学院（孙逸仙博士医院，院长李廷安氏），及中央医院等。广州市挂牌医师极多，实为中外稀有的现象。十二日乘粤汉火车抵衡阳，转搭邮车于三月二十一日返筑。

本学院适与沿海相反，僻处西南，环境较为安定，惟因交通不便，师资不易延揽，设备不易补充耳。

本学院在初创时招收各陷区流亡学生，毕业后仍散布各地，均能适应环境，受人欢迎，且均有求知的进取心，以冀在学术界站得住，这是最可宝贵的现象，也引为衷心的快慰！

最近协和董事会电邀本人回平服务，当利用国际机会，为协助我国医学教育而努力。至于本学院的前途，只要能将最近两年维持过去，将来交通畅通，师资得以充实，发展不应成甚问题。[1]

3月8日，经提名委员会和协和董事会一致推选为协和医学院第一任中国院长。

《福美龄日记》：

3月6日，和胡适、聂毓禅乘美军用飞机去上海。在万里无云的晨光中，西山出奇的壮丽。[很巧，感谢美军，我们仨坐这一航班，几天后鲍鲁先生，鲍恩和威尔逊（Stanley D. Wilson）[2]去上海的航班，还有所有人的回程全部免费，省去董

---

[1] 《院刊》复刊第8期，第1、2页，1947年4月15日。
[2] Stanley D. Wilson，协和医学院董事会董事（1941-1949）。

事会旅费预算$800。这是一架 C—47s 飞机，只有吊篮椅，没有暖气，但飞行时间不到 4 小时。]

下午两点半，福美龄刚到她上海的兄弟家，胡适博士就让她电话通知刘瑞恒医生，邓勒普医生和李铭先生于当晚 6 点到他在 Park Hotel 的房间开委员会第一次会议，讨论院长和副院长的提名。这 3 个小时的会议为第二天晚上的会议做好了准备。

开完会回家后，福美龄收到信息，陈志潜当晚刚下飞机，正在 MCB 晚餐。她电话陈，约他次日见面。听到 MET 仍在上海，就也约她次日早上见。

3 月 7 日，早晨，在 MET 的 Metropole Hotel 房间，会见陈志潜、聂毓禅、周美玉、朱壁辉[1]，安排下面的活动。

晚六点，第二次选举委员会会议，胡博士请陈医生参加。三小时的讨论理清了不少问题，但始终没有提到任何候选人的名字，主要的一个问题是政策——院长应是非专业人士还是医学专家，几乎所有人都倾向于一个有医学背景的院长，一个中国人。

在这个会议上，有人提出一个好主意，请周诒春或翁文灏从南京到上海来参加会议，这样，两个人从首都来，而不是八个人去那里。胡博士同意当晚和周博士联系一下，看是否可行。

3 月 8 日，胡博士的电话传来了好消息，他昨晚在上海碰到了周博士，而且他同意在上海开会。如果翁博士能来自然好，但不大可能，因为现在政府的危机重重，即使会议在南京他也不一定出席。

选举委员会的最后一次会议于中午在 Park Hotel 举行，周博士写来了信，重申他在前晚和胡博士谈的意见，他不能成为候选人之一。因为他现在无法从农业部的工作脱身，如果被选上，他不可能也不会接受的。他建议考虑两个候选人，如果是非专业人士，蒋梦麟；如果是医学专业人士，李宗恩。另一个电报是娄克斯发来的，回答福美龄前些天的问题，他建议黑斯廷斯（Albert Baird Hastings, 1895-1987）[2]医生做副院长。

既然周博士谢绝做候选人，大家很快达成共识，没有其他出色的非医学专业人士可被考虑，所以决定只考虑医学家。周博士对李宗恩的提议使他的名字摆在了前面。刘医生说他准备同意，胡博士、李铭和陈志潜也表示赞同。大家在讨论李医生的候选人资格时提到，李医生在贵阳有很好的记录，抗战期间一直坚持在那里，他的廉正和对中文的熟练运用，使他能够独立和中国学者共事。其他提到的候选人有沈克非、林可胜（已表示不感兴趣）、张孝骞、朱章赓（有人对他的脾气提出疑问）、陈志潜（据说他是毕业生中最不受欢迎的，但是最聪明的一位），但大家每次都回到李宗恩，他具有最多最好的资格，不久被一致提名，沈克非为候补。

至于副院长，当娄克斯的电报中建议黑斯廷斯医生作为格雷格医生的候补时，大家一致同意，格雷格医生为最佳候选人，哪怕他只能来 6 个月或 1 年。格

---

[1] 朱壁辉，Bernice Chu，协和护校 1925 年毕业生，后留校任教（1926-1932）。
[2] Albert Baird Hastings，时任哈佛大学生物化学系主任。

雷格医生成为副院长的候选人。

经过9个小时让人精疲力竭的审议，提名委员会的工作到此结束。福美龄再一次被协和董事会认真负责的精神折服。当一位大学校长、一位中国银行协会主席和上海最有影响的银行家、一位百忙之中的专家和中国善后救济总署的医务主任，每天三小时，连续三天花在协和医学院的事务上，恐怕没有几个董事会能做到这样吧！[1]

3月12日，在协和董事会年会上被任命为协和医学院第一任有实权的华人院长。

《协和医学院董事会会议记录》：

出席人：胡适（董事长）、鲍鲁、陈志潜、邓勒普、李铭、刘瑞恒、周诒春、威尔逊、鲍恩（总务长）、聂毓禅（护校校长）、福美龄（秘书）

选举院长、副院长：主席宣布，协和复校的第一步是任命一位院长和副院长，以制定和执行政策。他请提名委员会主席刘瑞恒向与会者宣布委员会的推荐。刘医生介绍了其他提名委员会成员：邓勒普医生、李铭先生和胡适博士，陈志潜医生出席了一次会议。委员会在决定候选人之前花了相当时间讨论了提名的原则，并达成共识，如果可能，下一任协和院长应该是一位中国的医学专家。

然后，刘医生宣布提名委员会的推荐：

院长候选人：李宗恩医生，1894年生；1914-1920年格拉斯哥大学医学、外科学士；1920-22年伦敦热带病学院热带病及卫生学学位；1922-23格拉斯哥西部医院内外科住院医助理；1923-26 协和医学院内科助教；1926-31 讲师；1931-35 助理教授；1935-37 襄教授；1937-38 国立武汉医学院院长；1938年至今国立贵阳医学院院长。

副院长候选人：格雷格医生，1890年生，1911-1926哈佛医学院医学学位；1916-17 麻省总医院实习医师；1922年开始，洛氏基金会任职，1931年开始任医学教育部主任；1946年，洛氏基金会考察团主席。

委员会的第二位院长候选人为沈克非医生。

接下来，董事会进行了充分的讨论，有人提出，格雷格医生可能难以接受一个长期的职务，但大家同意，如果他能做协和的副院长，即使不到一年，也会给协和巨大的帮助，特别是在复校最初阶段聘用外籍教授的过程中。

董事会一致通过，李宗恩为协和医学院第一任中国人院长，格雷格医生为副院长。[2]

《福美龄日记》：

3月12日，年会在Park Hotel第十四层的私人餐厅举行。10点整，除翁文灏博士因南京公务，李廷安因最近公务繁多不能出席外，所有中国董事及聂毓禅、鲍恩都到场了。这是一个很成功的会议，充分地讨论并且坦诚地表达意见，这是

---

[1] Ferguson Diary, RAC, CMB Inc. Box 57, Folder 401.
[2] Minutes of the Peiping Union Medical College Board of Trustees, Annual Meeting, March 12, 1947, Shanghai, China, 10 a.m., RAC, CMB Inc, Box 154, Folder 1126, page 13-14.

一群有责任感的人，对协和的一些问题发表他们深思熟虑的意见。虽然对有限的资源进行了现实的讨论，但与会者一致同意即使有这些限制，复校势在必行，而且同时任命高级管理人员，因为不会有人在不辞去原职的情况下接受院长的任命的。与会者认为时间可暂定为1947年秋，具体复校日期和其他可由院长和副院长根据具体情况而定。会议决定已记录在案，此不赘述。中饭后，下午的会议至四点三十分结束。与会者对此次会议作出的决定感到满意。

  福美玲回家后为胡博士起草了发给李医生和格雷格医生的电报，及一个给媒体的英文稿，胡博士本人在会后立即被媒体团团围住。[1]

3月中旬，滞留在湖南返回贵阳途中，致使未能及时获知当选消息。《福美龄日记》：

  3月21日，福美龄收到周诒春从南京发来的电报，李宗恩不知道滞留在湖南的什么地方，他自己的人还没有联系到他。胡博士同意第二天通过衡阳站长找找他。

  3月22日，胡正详正在通过衡阳总司令部联系李宗恩。丢了——一个院长！

  3月23日，胡博士打电话说，他终于收到了李宗恩的电报，是他22日回到贵阳后发来的。

3月22日，返回贵阳医学院始获知任命，即发电报给胡适，要求考虑一周后作出决定。格雷格婉拒协和医学院副院长任命。福美龄3月26日致娄克斯信：

  胡博士收到格雷格医生的电报，"你发来的消息使我感动，不过我还是继续在这里工作为好。"虽然这在意料之中，但还是令人失望。一旦胡博士得知李医生的最后决定，他就召开执行委员会开会，讨论副院长的候选人。

  年会次日，当胡博士给李医生的电报到贵阳时，李医生被滞留在湖南到贵阳的路上，直到22日才回到贵阳。他立即给胡博士发了一个电报，我们于23日收到。下面是英文翻译："对协和董事会给予的信任，我不胜感激。请您给我一周时间认真考虑一下，待把贵阳医学院的事务安排好后再做最后决定。"胡博士认为，尽管这个答复相当于接受，最好再等一周，待他的电报到后再召集执行委员会商量副院长的人选。[2]

3月31日，接受协和医学院院长的任命，着手安排贵阳医学院事务。

4月3日，致函胡适确认任命，告知必须在找到继任后才能离开：

  经过一周的深思熟虑，鉴于过去我在协和的愉快经历以及我对中国医学教育的强烈兴趣，我认为有责任接受协和医学院董事会的任命，将我在中国医学教育领域的一些经验贡献给协和医学院。我1947年3月31日曾发出受命电报，此为确认函。

---

[1] Ferguson Diary, RAC, CMB Inc. Box 57, Folder 401.
[2] Letter from Ferguson to Loucks (P42), March 26, 1947, RAC, CMB Inc. Box 47, Folder 331.

"接受董事会任命，深感其荣誉和责任。但 5 月初之前不能离开贵阳。请告知格雷格医生的决定和到达的时间。"

董事会授予我这样（为协和医学院）服务的机会，是我莫大的荣幸，同时也感到责任的重大。您的鼓励给了我很大的勇气，能邀请格雷格博士来协作也是董事会的明智之举。在您的指引下，我会全力以赴。

在离开（贵阳）之前，我必须竭尽全力确保这所大学（贵阳医学院）能够继续下去。我已经写信给周诒春博士，咨询谁可以来接替我的位置。我希望这个人此前就与贵医有关联，并能全力支持这里的老师。否则的话，这个学校很可能会毁于一旦，这将给中国的医学教育造成极大的损失。一旦收到周博士的回复，我会立即正式提交我的辞呈。不过交接工作也需要一些时间，所以恐怕我 5 月初之前是无法动身离开的。

您 4 月 1 日的电报昨天刚刚收到。我希望格雷格医生能改变他的决定。如果他能来北平，将对我们初期的工作起到至关重要的作用。若有新消息，请及时告诉我。

我在得到南京的消息之前不能离开，所以现在还不需要款项。同时，烦请福美玲女士寄给我一些（协和医学院）历史、行政、组织和课程方面的资料，这样我可以早做准备。

前几日在当地的一份报纸上，我看到一个消息好像说顾临先生去世了。如果消息属实，您给顾临太太发吊唁函的时候，请帮忙转达我的慰问。

4 月起，着手遴选继任的贵阳医学院院长，为接任协和医学院院长做准备。

4 月 4 日，致函胡正详，告知近期计划，探询其能否担任协和医学院教务长之职：

北平一别已快两月。我一路经由上海、香港、广州和衡阳到达贵阳，差不多花了 6 周的时间。途径广州的时候，听人说你在南京参加会议，希望是在讨论与 O.M.E.A. 有关的事情。我本打算一到家就给你写信的，没想到回来后事务缠身，实在不得空处理私人信件，以致拖到现在。把军调处搬离北平，随之而来的裁员工作，恐怕也让你忙得不可开交吧。

协和医学院的进展完全出乎我的意料，我猜这也许有你的参与。经过深思熟虑，内心深处的声音告诉我，必须接受挑战并全力以赴。我明白，虽然格雷格医生不一定会接受董事会的提议，但董事会能邀请他来协助已是非常明智之举，这也给我接受任命增加了很多信心。格雷格医生如能来北平的话，对启动艰难的复校工作将起到至关重要的作用，尤其是在建立强大的核心教师团队方面，格雷格医生的价值更是不可估量，所以我仍非常期望至少在初期能得到他的帮助。

这里的情况是这样，我必须保证我一手创办的贵阳医学院能够健康持续地办下去，这是我的责任，不过这很大程度上取决于谁来做我的接班人。如果我们不能找一个德才兼备并取得我们教员的绝对信任的人来接任，贵医恐怕将毁于一旦。要是这样，我个人更情愿把它彻底关掉，这样所有的设备和员工还可以在其他的地方发挥其价值。

不过，卫生部无论如何都不会同意这样做的。那么最好选一个得力的人，让全院团结一致，并逐步将本院发展成为一个与时俱进的教育机构。我也在竭尽全力向部里申明我的意愿。一旦合适的接班人确定下来，我会立即正式递交辞呈。工作交接恐怕要耽误些时间，所以我现在也不确定到底何时我会到新职位上任。我现在暂定 5 月飞去北平，家人估计得等到孩子们完成这一学年，再通过海陆交通北上。

你有什么打算呢？虽然我并不能承诺什么，但我个人认为，没有谁比你更能胜任教务长的职位。纵观所有能共事的人，我对你的评价最高。我希望你能明白这一点，不过此事仅你知、我知、天知、地知。

经过漫长的 4 个月、近八千英里的长途跋涉，我原本期待一段短暂而安静的休息，但生命哪有停歇！不过，我自己感觉还是像 40 岁时那样健康。我也希望你能早日恢复昔日的健康和活力。[1]

4 月 10 日，致信娄克斯，告知自己近期计划：

首先谢谢你 1946 年 9 月 13 日的来信，收到信后不久，我就离开贵阳，开始了在国内的长途旅行。我到了重庆、汉口、上海、南京、北平、天津、香港、广州和衡阳。因为飞机大多时间不飞，旅程比我预期的要长，而且也多了不少辛苦。我最后在上月 22 日回来了。旅途中，我有机会搜集了现行中国医学教育的第一手信息。

在旅行了 4 个月，我以为可以过一段平静的日子了。显然我想错了。协和的发展完全出乎我的预料。我真心感谢协和董事会给我的这一荣誉。不过，我感到自己可能担不起这个责任。回想我曾经在协和的愉快的时光和我毕生对中国医学教育的兴趣，除了服从董事会的任命，我没有其他选择。在我做出决定时，董事会明智地邀请格雷格医生合作，增加了我的信心，他如到北平来，会在复校中起到关键作用。

我现在不能确定何时到任。我觉得应该把我在贵阳医学院的工作安排好才能离开。选择好下一任院长及完成移交手续要花不少时间。我估计 5 月才能脱身。我很抱歉耽误的时间，但现在没有其他办法。我很想知道你是否有可能不久来北平，期待得知你的消息。[2]

4 月 16 日，致函施正信，希望他接任贵阳医学院院长：

3 月 28 日收到你 3 月 19 日的信，我感激备至。接到你的信之前，我已经写信给周诒春博士，请他设法从朱部长那里得到一些我的继任者的消息。我希望能有一个我们教职员信任的人来接任。你是我们的首选。不过部里的事情很微妙，我们不想干扰他们的选择权。所以我请周博士办公室探听一下朱部长的意向。周博士的消息昨天才到，这也是为什么我推迟到现在才给你回信。周博士的消息说，朱部长请他转告我，他很愿意考虑我们的建议。因此我赶紧来征询你的意见，是否能一起解决我们的问题。我真诚地希望你慎重地考虑一下这个邀请。如果没有

---

[1] Letter Lee to Hu, April 4, 1947, PUMC Archive.
[2] Letter Lee to Loucks, April 10, 1947. RAC. CMB Inc. Box 96, Bolder 695.

一个像你这样合适的掌舵人，贵医已经建成的一切很有可能毁于一旦。从中国现代医学发展的角度，倘若这个学校垮掉，我们注入的大量心血也将付之东流，那将会令人非常痛心和愧惜。在长江以南，我们有最好的设备；近日部里又给我们拨款5亿元（$500,000,000）的建筑和设备费。虽然我们现在师资短缺，待我们今年出国深造的老师回来，这个问题就会迎刃而解。协和医学院复校后，两校之间寻求一些合作应该不成问题。总而言之，我对贵医的未来充满信心。在耐心的专业人士的带领下，贵医一定会成为一个有价值的医学中心。尽管你和琼（Joan[1]）要牺牲很多，但我相信这一定不会太影响你的决定。就基本生活条件而言，贵阳也有很多可圈可点之处。因此我殷切地期待能够得到你肯定的答复。

协和医学院的事情对我来说实在是太意外了。这事我一直蒙在鼓里，直到3月21日回到贵阳才知晓。这对我来说很荣幸，当然也是巨大的挑战。鉴于我过去在协和的愉快经历以及我对医学教育的强烈兴趣，我别无选择，只能接受这个任命。我也不确定我能为协和做多少贡献，但我已经做好了全力以赴的准备。谢谢你的祝贺，同时也非常感谢你对协和未来发展的意见和建议。

你第一点提到，协和的功能应该是培养有社会意识的医生而不是贵族医生，我想你的意思是，我们应该培训无论是能力还是意志都能满足中国当今社会需求的医生。这应当是高等教育中所有社会科学课程的目标。培养学生，不仅要培养他们熟练的技能，也要培养他们以后面对各种困难的态度。至于培养学生品格，如热情、毅力、耐心、忠诚、责任感以及牺牲奉献精神，就难上加难了。严格的科学训练可能会在一定程度上帮助他们的发展，不过更多的社会实践和人际交流并不一定能培养出领导者。我常想"领导能力是天生的而不是后天培养的"这句话是否有道理。如果你能发明一个科学的测试，从茫茫人海中挑出天生的领导者，那么你就为解决中国高等教育的问题作出了最杰出的贡献。

你在第二点中提到研究生的培养，我完全赞同你的观点，这一点，现在比以往任何时候都更需要被重视。关于培养公共卫生领域研究生的方法，希望你能说得更具体点。你说产品需要满足市场的需求。难道我们不能为自己要销售的产品创造相应的需求？我不知道协和对创造这样的需求能做些什么。这在很大程度上取决于政治、经济和社会的进步。

在南京，你有没有闻到什么新的政治气息呢？是要全面改组，还是只重组重要领导？无论怎样，希望都是往好的方向变化吧。现在这里的生活很平静，物质生活也很惬意。我接下来的计划很大程度上取决于你的决定。如果贵医能迎来一个可靠的掌舵人，我准备自己先行北上，家人则等到孩子们完成这一学年后再一起去上海。期待从你和琼那儿得到好消息。[2]

4月15日，收到协和医学院原同事胡正详的贺函：

来信收到，我应该打电话告诉你弟弟。他前几天来打听消息时，我还无可奉告。

---

[1] 王春箐，施正信夫人。
[2] Letter Lee to T.S. Tsz, April 4, 1947, PUMC Archive.

> 这里的人都很高兴听到你被任命为协和医学院院长的消息。我还没有听到任何负面的意见。作为你的朋友,我向你表示祝贺。作为一个医学教育者,我应该祝贺协和医学院。[1]

是日,张孝骞致娄克斯信:

> 我很高兴得知协和董事会决定在今秋复校。李宗恩医生是一个很令人欣慰的选择,我相信在他的领导下,学校将有一个光明的未来。[2]

4月30日,胡适致函中华医学基金会主席帕克(Philo W. Parker)[3],汇报协和医学院院长选举经过,表达董事会对协和医学院复校的决心及对新院长的信任与支持:

> 自从1945年秋日军撤离北平的建筑之后,我们一直尽全力及早复校。这一期待也来自协和毕业生、以协和为标准的中国医学和护理专家们、怀念协和医院优质服务的北平大众和希望恢复医学精英和教师训练的政府。
>
> 显然,复校不能没有一位校长。如果董事会不作出尽早复校的决定,也没有哪位合格的候选人会对这一职务感兴趣。这就是3月12日上海年会要解决的两个首要问题。
>
> 校长选举如此重要,以至于我一到上海就组织了提名委员会,接连开了三个三小时的会议。会上有人认为周诒春博士将会是一位令人尊敬的校长,但他明确地告诉我如果被选上他也不可能接受,因此谢绝候选人的提名。我们一致认为,应请一位中国的医学专家做协和校长,虽然周先生不是医学专家,但他不同凡响的资格让我们格外看重。他自己退出后,我们决定请一位医学专家,并一致推选了李宗恩医生。除了他的能力和做国立贵阳医学院院长的经历之外,我们相信他具备把协和恢复到高水准的能力。
>
> 考察团建议1947年9月15日开学,恢复协和医院。我们认为最好不要规定具体日期,就把开学时间定在1947年秋,这样可以灵活掌握。毋庸赘言,李医生不久上任后,董事会将会认真考虑他的意见,根据那时的局势来重订开学和复院日期。实际上,他接受任命时已经知道这一情况,所以我们觉得他是可以做到的。
>
> 现在我想提出一个想必你也在考虑的严肃的问题:面对恶性通货膨胀、运输仍旧不畅及燃煤紧缺等诸多不确定因素,现在就复校是不是一个明智的决定?如果再等它至少一年,待政治和金融方面稳定下来,那样我们可以节约不少资源,再来复校是否会更好些?
>
> 请允许我向您汇报,董事会对这些问题给予了长时间的认真考量,我们的复校决定是考虑了要面对所有上述的困难后做出的。董事会一致认为,以我们的财力物力,如果不尽快付诸使用,就是最大的失职。到1947年秋,战争已经结束两

---

[1] Letter Hu to Lee, April 15, 1947, PUMC Archive. 编者注:信中说的弟弟,指李宗津。
[2] Letter Chang to Loucks, April 15, 1947, RAC, CMB Inc, Box 96, Folder 683.
[3] Philo W. Parker, 中华医学基金会主席 (1945-1956)。

年了，有些学校在战后立即得以恢复，有些在1946年秋返回原校址，我们是唯一仍旧关闭的知名学校。在军调处借用时复校不可能，但现在建筑已经腾空。我们难道就让它们这样空置着吗？我们参观了一些已经恢复的医院和学校，看着那些只经疏略修缮的简陋建筑、用预制板搭建的平板房，然后走在协和医学院在战争中基本保存完好的建筑里，它们就像在30年前一样完好如初，我们只有一个回答：不。我们参观了图书馆，书架上有7万册整齐排列的图书，期刊室有最新的医学和科学杂志，还有一摞摞的过刊等待上架，那是中华医学基金会在战争中前瞻性地积存的，这不就是师生们对知识如饥似渴而求之不得的营养吗？我们惊喜地看着走廊里一堆堆的医院病床、病房和办公室及宿舍的家具；数间实验室里摆满了的各种玻璃器皿和科学仪器，虽然还有欠缺，但我们清楚地看到我们充足的设备与国内其他医学教育机构的状况的巨大反差。我们认为，中华医学基金会提供的资金，最乐观的估计约60万美金，这不仅少于我们战前的预算，而且大大低于战前的购买力；但我们感到幸运，因为你们允诺的资金在任何情况下都会如数兑现的，这是现在中国其他教育机构所缺乏的一种保障。那么燃煤呢？这当然是我们的大难题，但这也是每个中国人的困难。我们正在储存燃煤，以防短缺和涨价。待李医生到任，他的主要问题之一是研究如何合理地安排燃煤的供求。尽管如此，燃煤的短缺并不能减少对训练领导者和教师的需求，也不能减少需要医治的病人，实际上，只会让这些需要变得更迫切。协和医学院在过去被认为太富有、师生太舒适，和中国的现实格格不入。如果我们推迟复校到战前的条件，同时让他人在不利的环境中担负起教育和医疗等责任，也许对协和不能克服困难的非难就有了一些事实的根据。幸运的是，这些非难因我们师生在抗战中的出色表现而减少。李医生就是这样一位有献身和自我牺牲精神，克服一切困难，坚持工作的人。我们坚信，他的经验和品格会感染师生的，而这正是在基金会的慷慨支持下使学校恢复正常运行所必需的精神。

如上所说，我们的工作将由校长根据有限资源和实际情况来执行。这一点，他将享有协和董事会的绝对支持和信任。我们对格雷格医生和黑斯廷斯医生不能接受副校长的任命感到遗憾，将尽一切努力找到一位有丰富的经验和智慧的医学教育家作为副校长，给我们以指导和激励。[1]

5月12日，娄克斯来信祝贺院长任命，表示今后仍将尽力协助：

不久前收到了你4月10日来信。

简而言之，你被任命为协和校长的消息令我极为欣慰。这是你应得的荣誉，我为你高兴。我认为你会对协和作出很多贡献，做校长当之无愧。我敢肯定，你过去的同事，不管他们在不在协和，还有董事会及其他有关人员，都会给你他们绝对的支持。我知道我会尽全力帮助你的。[2]

5月初，赴南京出席全国医学教育会议，并正式向教育部面递辞去国立贵阳医学

---

[1] Letter Hu to Parker, April 30, 1947, RAC, CMB Inc., Box 118, foler 855.
[2] Letter Loucks to Lee, May 12, 1947, RAC, CMB Inc., Box 47, Folder 332.

院院长职务的呈文。《李院长赴京出席全国医学教育会议》：

> 李院长于五月五日赴京出席全国医学教育会议，在李院长离筑期间，院务由教务主任王季午、总务主任朱懋根代理。该会议定于五月十二日在京举行，预料李院长返筑当在暑假期间，并因王主任亦将离筑，总务处朱主任特于五月四日上午十时邀集全体员生在太慈桥院舍，请李院长，王主任先后训词，并摄影以留纪念，是晚并在三圣宫举行游艺会。[1]

协和医学院执行委员会会议记录（5月5日）：

> 收到李医生电报，他将于5月10抵达南京，希望能和秘书在那里见面。李医生将参加5月12日在南京召开的医学教育会议，还将在到北平之前在南京和上海会见政府官员。他的家属将在贵阳逗留到学年结束，于夏天到北平与他会合。[2]

5月20日，日前抵沪，出席协和校友会欢迎宴。《协和医学院今秋复校招生》：

> 北平协和医学院院长李宗恩，日前来沪。本市协和校友会，昨晚设宴欢迎，李氏定日内赴京与教育卫生两部有所洽商，然后飞平就职。
>
> 据李氏告记者：据渠接获北平方面之报告，协和医院在北平沦陷时期，日人占作医院。故一切设备，甚少散失，殊非初料所及。据估计损坏而需补充之器材，不过占总数百分之三十。图书馆全无损失，病案依然完好，发电厂仍可工作，建筑物亦无大损坏，而协和之所以迟迟不复校者，亦以校舍为军调处执行部所借用，其最后一批至本月一日始行迁出也。
>
> 关于协和之基金据李氏称：战前为一千二百万美元，即以其利息为充每年经费，其不足者再由罗氏基金补助。此次复校，罗氏基金会决定增加至基金二千二百万美元，而停止在之前每年增加补助办法。但由于现在美国投资利息之低落，货币购买力之减少，及外汇率之管制，协和现在每年所得，仅可及战前六分之一，故此次复校之困难尚多，均待逐渐解决。此外，复校所需之复兴费用，现尚无着落，或即将由每年经费中提拨一部改充，如需款过巨，则或须向基金会另请特别款。
>
> 协和定于本年秋季开学，先恢复一年级及医院之一部分。护士学校于珍珠港事件后即迁成都，已于去夏迁返北平开学，今后自将赓续，协和当局已通知各大学，凡已肄业三年而其所修基本科学课程合于协和规定者，均可即日申请入学。
>
> 李氏谓"协和今后之目的，乃在尽力成为中国整个医学教育之一部分，而尤其注意于医学师资之训练。[3]

5月31日，由上海飞抵北平，正式接任协和医学院院长。随即着手恢复各项工

---

[1]《院刊》复刊第9期，第1页，1947年5月15日。
[2] Dr. C.U. Lee's Plans, Minutes, PUMC Executive Committee, May 5, 1947, RAC, CMB Inc. Box 47, Folder 332.
[3] 上海《大公报》教育与体育栏，1947年5月21日。

作，与中华医学基金会建立联系，与协和董事会合作，组织协和医学院的管理团队。

6月13日，中华医学基金会秘书皮尔斯来信表达基金会的全力支持：

> 自从我到中华医学基金会工作后，就熟悉了你的名字，起初是从你在协和医学院的工作，在后来的战争中你的名字又经常被提起，总是伴随着对你的工作的敬佩。另外，我还记得1936年你到纽约时我们愉快的会面。我觉得你已经是一位我尊敬的老朋友了。今后，经常的联系会让我们的关系继续发展，我为之激动，你应该知道，中华医学基金会的工作人员随时准备帮助你。尽管我们想做的不一定都能做到，我们一定会尽力的。
>
> 我希望在不久的将来有幸再见到你。与此同时，我很高兴协和医学院有你的指导，我乐于为协和医学院从远方尽一份薄力。[1]

6月25日，复函皮尔斯，表示将为恢复协和传统而努力，并告知返平受阻与辞免贵阳医学院院长遭拒的情况：

> 昨天收到了你6月13日的信，请接受我诚挚的谢意。在这么多年，这么多事情发生后，你的问候格外温馨。把我招回北平，完全出乎我的预料。这既是一个荣誉，也是一个挑战，其严重性在我面临这么多的紧迫而不确定性时，才开始感觉出来。我虽不确定自己能贡献多少，但会不遗余力地将协和医学院恢复到我的前任们缔造的辉煌传统。娄克斯医生能在复校初期到来，将会给我们极大的帮助和鼓舞。
>
> 我在回北平的途中被耽搁了。教育部因找不到能够接掌贵阳医学院的合适人选，在找到之前拒绝接受我的辞呈。现在，朱懋根医生（协和毕业生）在代理我的工作。因此，我只能在7月再回贵阳，完成交接工作。时间如此紧迫，我很抱歉又耽误了几个星期。不过，这里的工作不需要停止。
>
> 也许我应该在近期来美国一趟，见一下有关人士，但我不知在明年春天之前是否可以离开这里。不过，我期待不久能再见到你和其他朋友们。[2]

6月30日，胡适来信代表协和董事会通知院长薪酬等事项：

> 在我今年三月份通知你被选为北平协和医学院院长的时候，我没有提到你的薪酬，因为董事会认为你的薪酬将根据修改薪酬的等级而决定。
>
> 现在，我荣幸的通知你，执行委员会于1947年6月27日作出决定，你的薪酬为年薪CNC￥12,000，每年根据董事会的计算调整。也请你上交在7月1日离开贵阳之前的旅费和生活费用的账目。
>
> 我们了解到，因为我们迫切的需要，你没能完成交接就离开了贵阳。所以我们准备支付你回贵阳处理交接事宜的往返旅费。学院也会支付你的家属从贵阳到北平的旅费。

---

[1] Letter Pearce to Lee, June 13, 1947, RAC, CMB Inc. records, Box 47, Folder 332.
[2] Letter Lee to Pearce, June 25, 1947, RAC, CMB Inc, Box 47, Folder 332.

我代表董事会，再次感谢你在这一关键时刻执掌学校的管理工作。在你的领导下，我们相信复校后的协和医学院将和过去一样，对中国的医学教育起到重要作用。对此，我们给予你我们的信任和支持。[1]

7月12日，返回贵阳。16日，出席贵阳医学院新旧院长交接仪式，将院务移交继任院长朱懋根。18日，自贵阳经重庆飞抵北平。《李院长七月中返筑》：

> 本学院李院长宗恩，自创办迄今，艰苦经营，人才辈出，实现奠定西南医学教育基础之宏愿。胜利以后，声誉益隆。北平协和医学院董事会电聘出长该院，因渠原属协和旧人，此次复校义不容辞，于上月赴京出席全国医学教育会议同时向教育部朱部长面递辞呈，已蒙邀准。本学院丁秘书志恭近接李院长由平来电，略谓"已于五月三十一日由沪飞平，忙于筹备协和复校，日鲜暇晷，返筑之行，恐须俟月底（六月）或下月初方能动身。[2]

《教育部聘朱懋根大夫接长本学院》：

> 本学院奉教育部六月廿四日总字第三五三〇三号代电"查该院院长李宗恩辞职照准，遗缺派朱懋根接充，并派国立贵州大学张校长延休前来监交，仰迅办交接汇报。"业于本月十六日下午三时，在太慈桥举行新旧任交接仪式，并摄影留念。至应行移交事项，亦正陆续办理云。[3]

《本学院全体员生举行欢送李院长晚会》：

> 李院长此次出掌北平协和医学院，业经教部令准辞去本学院院长职务，特于七月十二日返筑，在十六日办理移交手续。因协和方面亟须前往部署，即于十八日晨转渝飞平，本学院全体员生特于其临行前夕在三圣宫礼堂举行盛大欢送会。并由毕业同学献绣屏一方，全体教职员赠银鼎一座，以表去思云。[4]

7月下旬，回到协和医学院，即组织工作团队，制订年度财政预算，确定长期工作目标。娄克斯7月19日致函帕克，转达对协和新任院长的高度评价和热切期待：

> 一回北平我就想给你写信，但中国在我离开后发生了很大变化，这些变化表现在方方面面，而且复杂得我在一开始觉得自己只能看看听听。我回去不久，李医生不得不返回贵阳交接他那里的工作，我在他走之前不得不用所有的时间和他讨论、交换想法和获取信息。
>
> 我很高兴地向你报告，我来之后对李医生深感敬佩。他精力充沛、乐观并有常识。他想问题直截了当，对很多事情能很快抓住要点。他似乎可以激发他人的信心和热情，具备领导者的资质和才华。我们一起解决问题时，他十分坦诚和客

---

[1] Letter Hu to Lee, June 30, 1947, RAC, CMB Inc. Box 89, Folder 635.
[2] 《院刊》复刊第10期，第1页，1947年6月15日。
[3] 《院刊》复刊第11期，第1页，1947年7月15日。
[4] 《院刊》复刊第11期，第2页，1947年7月15日。

观。他迫切希望能够尽早复校，可能因为有在战争中管理一个医学院的经验，他在困难面前从不退却，也可能他觉得要是设备继续闲置，也许会被他人占用，还可能他觉得我们的这些建筑和设备应该马上利用起来，但最主要的是，他认为医学教育领域迫切需要协和医学院起到领导作用。

毫无疑问，协和今秋复校的通知使十几个中国大学的科学系十分兴奋。特别是那些有希望符合协和录取标准的学生。燕京大学生物系主任说，这个通知是他们学校自1945年10月复课以来的一针最强的兴奋剂。胡适博士也认为北大、燕京、清华和协和现在坚持办学对鼓舞士气极为重要。他正尝试今秋为他们学校申请一笔建筑基金，虽然这并不是大兴土木的时候，他只是向世界表示北大对其未来有信心而已。同理，他谢绝了带领中国代表团去参加伦敦的大西洋关系学院会议。他认为自己在此时离开肯定会引起误解，并会带来不好的影响。

关于政局，谁也不敢预言。在上海的感觉是，共产党的成功，与其说是他们重获战斗力，不如说是政府的衰弱，很多国军部队拒绝打仗。就在我回来之前，情况极为悲观，帮我订机票的朋友事先打电报给北平，问是否会有危险。最近，自从收复四平市后，满洲的局势据报告平静了一些。

你也许明白，一个人准备向前推进时，立即就会遇到很多看起来无法克服的困难。我相信李医生和他的团队对这些情况有充分的了解和清醒的认识，每个人都在尽自己的最大努力，争取作出恢复一部分学校的预算。我们希望在李医生7月22日回来之前至少有个草案，8月1日之前能有初步的预算。说到这儿，让我告诉你李医生把抗战中的国立贵阳医学院比做一个漏水的舢板，只要有一点风就可以摇摇晃晃的向前走一点；但协和医学院就像一艘玛丽女皇号游轮，没有巨大的人力和物力，一尺也走不动。[1]

8月9日，夫人何晋举行告别宴，答谢贵阳医学院教职员；次日携子寿晋、寿白前往长沙，看望长子寿复后，再经武汉飞赴北平。《李院长夫人离筑赴平》：

李院长于上月十六日办理移交手续后，因协和复校伊始，亟待前往部署，即于十八日只身转渝飞平。李夫人何晋女士整束行装，携其二、三两公子寿晋寿白，于本月十日晨离筑赴湘。拟顺道会见其现在湘雅肄业之长公子寿复后赴汉，廿五日飞平。其行李由久随之女佣照料转沪北上。闻其二公子寿晋将在天津南开中学入学，三公子寿白则在北平育英中学入学。李夫人并于离筑前一日在老燕市酒家邀宴本学院讲师以上全体教职员，籍表辞别云。[2]

8月21日，**帕克发来中华医学基金会邀请访美的信函**：

我很荣幸地代表中华医学基金会邀请你在1947—48年间访问美国，基金会将支付你的所有旅费及生活费用。我们希望这一访问能给你自己一个机会，在美国找一位副校长。而且，基金会的成员们也都希望有机会见到你，谈谈学校的计划

---

[1] Letter Loucks to Parker, July 19, 1947, RAC, CMB Inc. Box118, Folder 855.
[2]《院刊》复刊第12期，第2页，1947年8月15日。

和问题。

我们希望你会在今秋娄克斯医生回来时进行访问，但如果行程拖后，我们也充分理解，北平的紧急事务更需要你。你应该了解，在这一非常时期，你有我们大家的同情和对你的克服困难的能力的信任。[1]

8月28日，受聘为卫生部天津中央医院审议委员会委员。《聘书》[2]：

卫生部聘书 人（36）字第7073号
兹聘李宗恩先生为本部天津中央医院审议委员会委员。此聘。

部长　　周诒春

8月30日，就协和医学院年度财政预算致函胡适，并对协和今后能否执中国医学教育之牛耳贡献己见：

随信一并送上1947-48年度北平协和医学院(PUMC)的预算草案。在您为其召开的执委会上，它将得到充分且深入的讨论。附上我们编制预算所依据的原则，或许对诸位会有帮助。

我接受董事会委任我为院长一职的思想主导是我对发展中国医学教育的信心。中国医学教育在战争后期走向低谷，亟待重振。过去曾是中国医学教育楷模的协和医学院（PUMC），战后应重新取得这一领先的位置。我进入医学教育行政工作——去组建国立贵阳医学院并担任行政领导——多少有些偶然，要归因于抗日战争的爆发吧！工作中我积累了一定的经验，一心想把这些经验加以推广。这一点，如果留在贵阳医学院就很难做到了。从外部来帮助贵医和其他一些跟贵医类似的学院，比在其内部做行政工作或许更为有效。那时我还没有看到洛氏基金会的报告，对医学院的财务情况，也知之甚少。但基于我对未来的中国医学教育的忧虑和对协和医学院应起的作用了解，我愿为之一搏。如果失败，我准备随时引退。

在去西南之前，我在协和医学院工作了约13年。您是知道的，我的职位是襄教授，从事教学和临床。这次一回北平，就要直面行政工作的方方面面，这对于我是陌生的。给我印象最深的是协和医学院的庞大建筑。办好一个医学院可以没有非常堂皇的楼宇，但不能没有精密、优良的仪器设备。而我们已经有了这样的条件，这是要认真对待的现实。这并不是说，我们就不能设法缩减一些开支。事实上我们正在考虑怎样把行政开支缩减到最低限度，在全部开支中占最小的比例。例如：执委会已经批准的我的建议，把书记和秘书两个办事处合并成为一个秘书处。也请您允许我旧事重提：按1936年提出1941年进一步确定的原则修改的章程的细则，把原来规定的两个财务官员改为一个。这一修改，能加强财务工作者的权限和责任感，是在精简机构中迈出的有效的一步。得到您的同意后，我将尽快地提出一份可行的缩减行政开支的修改草案，供执委会讨论时参考。

---

[1] Letter Parker to Lee, August 21, 1947, RAC, CMB Inc., Box 47, Folder 332.
[2] 协和医学院档案室藏。

为使协和医学院今后能在中国医学教育界成为执牛耳的角色,重点必须放在质上而不是量上。不管我们做什么,事无巨细,都必须认真对待,不得马虎。过去经费充足,工作条件好,协和医学院曾享有国际声誉,注重的是追求卓越的成绩,而不在于省钱。现在则必须在最节约的基础上,做出最卓越的成绩,这是我们新的着眼点。要适应它并获得最大的成果,就必须建立团队精神,迈向一个共同的目标。在总预算还没有确定前,我们就必须把各个级别的工资待遇定下来。在决定工资级别前,又必须先考虑以下两个问题:

(1)必须让我们的员工有不必再为温饱操心的工资收入。只有这样,他们才能勤于职守,全心全意地投入工作。

(2)必须让他们在物价上涨时所受到的损失得到补偿。

您也许已经得知,6月21日执委会上通过我提出的方案,考虑到节约开支,已经做了些削减。修订的具体内容将提交下次执委会会议。目前,收入最低的员工的工资数额是战前的40000倍,中层员工的工资数额为战前的10000倍,高层员工是6000倍。在生活指数远高于战前40000倍的今天,显然他们的收入都只能维持最低的生活水平。除了在战前收入也只能维持最低生活需要的工人外,其他人员的生活水平都远远低于战前。不过,我们的待遇仍然是北大或其他地方教育机构的一倍。但我认为,只有不必为温饱去疲于奔命、去打工的人,才有可能提供优质的工作。再说,在北京地区,我们的待遇目前也不是最高的啊!

为了做到上述两点,并把他们列入预算,特别是在预算中留有余地,以抵消通货膨胀的影响,就必须强调以下三点:

(1)汇率:这是我们无法控制的。在制定预算时,我们就意识到只有保证汇率不低于40000的情况下,护士学校和医学院才能勉强维持下去。幸运的是,就在我们做预算的最后一周,新的汇率真的宣布了。希望以后物价上涨时,生活指数也能随之提高。这样,或能抵消市场汇率上涨给员工生活带来的损失。

(2)目前,燃煤价格高居不下,它已成为我们忧虑的中心问题了。

(3)中华医学基金会对年度经费和修复经费的规定十分严格。事实上,在复校的第一年度里,这两项经费是难以分开的,有些项目既可以是常用经费,也可以说是修复经费,所以需要一些灵活性。但我还是感谢中华医学基金会的关心,在我们努力复校时,也应该维修更新设备,这是保持一个高质量的长远计划所必需的。因此我们愿意按这个规定,把预算分成两个部分,年度经费320,000美元和修复费200,000美元两个预算,而不是520,000美元的总预算。

现在所呈上的这个预算,包括护士学校、卫生事务所这两个已经开始运行的机构,图书馆、行政部门和供电所,加上医学院解剖、生理和生化三个系科的设备。对这个预算我们做到了逐条逐款仔细认真的审核,并落实到每个人和每一笔费用上。您也许会注意到,在这个预算中没有列入附属医院的经费。这不是说,我们对尽早恢复附属医院的重要性认识不足。护士学校需要实习医院;社会呼吁医院能早日开放;今年入学的新生两年后要在医院里开始临床实习。但目前我们实在没有可能从中华医学基金会拨给的320,000美元中,挤出即使只是维持附属医院三个月的开支!最主要的限制是供电所运转所需开支太大。我们正在尽一切努力减少这笔开支,让附属医院能在1948年4月1日开业。我向您保证,为此我们将竭尽全力。附属医院不仅是我们教学计划中不可或缺的,它还为医学院和地方提供相互支持的机会。我们希望最终能从社会上取得一定数量的经济支持。

虽然这只是本年度的预算,但在其制订中我们始终明白,这不仅是一年的计划,也是一个长远规划的开端,因为我们必须承担此后的全部责任,而且我们必须遵守为达到使其成为长远规划这一目标所制定的各项有关政策。协和医学院要在中国医学教育的发展进程中发挥作用,这是我们的机遇,也是我们的责任。我们有的毕业生已经成为一些新建医学院的负责人,他们采用的是协和医学院的办学模式。我们要与这些毕业生保持紧密的联系,这不仅能帮助他们的发展,保持一定的学术水准,而且我们还能通过他们与中国医学教育的主流互动,并从中受益。[1]

1948年7-8月,准备1947-1948年度报告,内容包括薪资等级与年度预算等:

薪资等级:我于1947年5月31日到职后,立即组织了一个委员会,制定教师和员工的工资等级。最终决定了计算方法,对于所有员工,特别是最高等级的,按生活费计算薪酬。根据燕京大学每月颁布的指数,这个公式将根据生活费用的上升而自动调整。[2]

9月1日,开始招考医学院与护校学生,定于10月22日复课。董事会执行委员会记录(9月15日):

院长报告了医学院和护校招生的情况:
医学院:入学考试于9月1-3日在北京和上海举行,22位考生在北平赴考,12位在上海赴考,共34位。这些学生来自以下学校:辅仁大学、天主教辅仁大学、国立北京大学、北大医学院、苏州大学、圣约翰大学医学院、燕京大学。感谢清华大学科学系教授撰写生物、化学和物理考题,并阅卷。上海考场位于苏州大学,由该学校医预顾问Y.S. Hsu医生监考。[3]

9月8日,向董事会提交年度财政预算。董事会执行委员会记录:

院长向董事会提交了由业务部门起草的1947-1948年财政预算。
一并提交的还有助理总务长写给院长的有关预算的备忘录及院长写给董事长的一封信。
董事会详尽地讨论了预算,院长很遗憾现有资金不够在今年恢复协和医院,尽管所有人都希望协和医院尽早开放。他认为有希望用复校后节省下来的资金,

---

[1] Letter Lee to Hu, August 30, 1947, RAC, CMB Inc, Box 47, folder 332.
[2] Second draft of annul report 1947-1948, March 1948, PUMC Archive.
[3] Minutes of the Peiping Union Medical College, Board of Trustees Executive Committee, September 17, 1947, RAC, CMB Inc, Box 154, folder 1126.

特别是燃煤开支的节约,在1948年春开放协和医院。[1]

9月24日,中华医学基金会执行委员会正式邀请访美。执行委员会会议记录:

讨论事项如下:
1. 在1947春季的董事会议上,有人提议应尽快邀请协和医学院新任院长李宗恩医生访问美国。但将决定推迟到娄克斯医生到北平后,权衡一下这一访问是否有必要之后再做决定。
2. 娄克斯医生7月19日信中报告,李医生希望到美国来,如有可能和他在秋季一起旅行。这一访问将让李医生参与协和副校长的选择。也给他机会直接了解美国的医学发展、会见中华医学基金会成员并换一下环境,缓解一下。
3. 正式邀请李医生在1947-48年访问美国。因学校的经费紧张,就不用再支出旅费,预算5000美元。[2]

1947年10月,首届中研院院士150名正式候选人名单公布。与洪式闾、袁贻瑾、马文昭、张孝骞、汤飞凡、冯兰洲、刘士豪等8人名列医学科候选人,候选理由为:"列体虫病、线虫病、疟病、回归热等研究,曾主持贵阳医学院"。他由北京大学、武汉大学和贵阳医学院提名。[3]

10月9日,在同乐会上对教职员工做演讲:

    本人离开协和差不多有十年,最近回到本校服务,一方面觉得非常的荣幸,一方面能有机会同诸位老朋友老同事在一起工作,感觉到非常的愉快。

    因为都是老朋友老同事,用不着什么正式的介绍,所以兄弟回来北平之后并没有举行任何仪式,同诸位见面谈话。

    明天是双十节,总务处陈先生提议今晚举行一次同乐会,借此给本人一个机会同大家见见面,谈几句话,我就很高兴的答应了。

    今晚是同乐会,我不愿意多用时间做一种演讲式的谈话,不过有一点意见,愿意提出来同大家互相勉励的。

    我们抗战是胜利了,但是经过这几年的破坏,政治、经济、社会以及教育各方面一时都不能上轨道。在这种不正常的环境之下推动一件工作,确是有很大困难的。本人回到协和,首先就感觉到协和虽然经过一个长时期的停顿,她的一种特殊精神依然存在,这种精神就是"不论任何一件事、一件工作,要么不做,要做的话就要达到一种标准。"绝不马虎,绝不苟且,这种精神目前在任何其他机关很少见到的,这种精神我们必须保持的。

    但是这种精神是经过许多年培养成功的——在抗战以前,我们的经济力量比

---

[1] Minutes of the Peiping Union Medical College, Board of Trustees Executive Committee, September 8, 1947, RAC, CMB Inc, Box 154, folder 1126.
[2] Meeting Mintues, CMB Executive Committee, September 24, 1947, RAC, CMB Inc, Box 89, Folder 635.
[3] 郭金海:《院士制度在中国的创立与重建》,第144-145页,第170页,第225-232页。

较充裕，所以我们在工作方面能集中我们的注意力，造成一种最高的理想的可以给别人做榜样的标准，有时候是不计代价的。

现在环境不同了，拿我们现在的经济力量同过去比，只有八分之一。换句话说，从前有八块钱，现在只有一块钱，假设因此我们就降低我们的标准，这是万万不应该的。

最近董事会决议，先恢复协和医学院，医院暂缓开办。这项决议亦就是因为要保持我们协和的标准，设备不齐，经费不够，我们不愿意轻举妄动。

我是最不赞成贴标语的。假设一定要提出口号，那么就是"在最经济的条件之下来维持我们协和的特殊精神。"我不愿多费诸位的时间，现在我请主席开始今晚上的节目。[1]

10月14日，登报《北平时事简报》（Peiping Chronical）公布协和医学院当务之急、本年计划及长期目标：

协和医学院李宗恩院长于上周日（10月12日）举行协和医学毕业生和护校毕业生招待会，向他们报告了学院的近况，本学年的计划及筹划中的长期目标。

两个学校的约100位毕业生参加了招待会，与会者充分地讨论了李医生的报告，说明他们对恢复母校的热情。下面是李医生的报告总结：

本学年计划 1946年夏回迁的协和护校继续开课；继续支持提供公共卫生服务的第一卫生事务所；恢复协和医学院，招收第一班学生，组建解剖、生理和生化等基础医学系；修复并装备协和医院，为1948年春开放第一批病房做准备。

医学院将有22位新生在10月20日注册，包括4位女生。护校已在10月1日招收了15名新生，一月份还会有20名护校学生注册。

长远规划 组建并装备医学院每年级的科系，逐步增加医疗服务，至1950年，医学院和护校将恢复正常，教学医院将提供所有医疗服务。

对1947-48学年，管理协和资金的中华医学基金会提供了52万美元的资金，并规定其中20万将用于修复和装备，32万美金将用于学校的运行。所以学校的工作计划是根据这些资金而制定的。

全院的修复和装备考虑了轻重缓急，希望在此学年能够满足急需，剩下的待来年解决。

当务之急 在日军的长期占领期间，建筑没有任何维修，所以屋顶和外墙需要大修，否则将会造成结构的损坏。现在这一需要减少了用在设备上的经费。

希望中国善后救援总署能够从其库存中提供一些医院设备，帮助解决一些问题。

最近洛克菲勒三世访问了北平，有人预料洛氏基金会可能增加给协和的资金。缘于协和医学院由洛氏家族创办，洛克菲勒先生自然很有兴趣参观，但应强调洛氏基金会在1947年1月提供给中华医学基金会最后一笔资金后，就与协和医学院没有直接关系，也没有责任了。

---

[1] 《协和任校长时的讲演》，手稿保存于协和医学院档案室。

设备消费 在1947-48年的全部32万美金经费中，三分之一以上被指定为保证设备的运行。这和战前的预算截然不同，那时设备运行费不到预算的10%。这是由高价的燃煤造成的。学校管理人员正在想方设法降低燃煤的消耗，但这些设备必须保证最低的运行，不然建筑和机械装置就会遭到损坏。

我们采取的措施之一是关闭礼堂和三条胡同9号院的三栋主楼，不久将把办公室和教室搬到发电厂附近。

另外值得提起的是，董事会1947年6月通过的薪酬计算与行政院推荐的教育工作者薪酬原则基本相同，最重要的是根据生活费用的上涨自动调整。

10月15日，娄克斯致函帕克，通报了协和医学院年度预算的情况：

现在1947-48年的预算已经完成。因为我离开北平的时间还没有确定，先向你再汇报一下现在协和的情况。忙碌的夏天刚过，但对于我们每一个参与规划的人来说，我们完成了很多。在工作刚开始时，基本上和我工作的每个人都是新手。但在李宗恩医生的领导下，一种难得的团队精神逐渐形成，每个人不知疲倦地为了共同的目标——协和复校——而工作。所有人都乐于奉献，这只能来源于相互的信任和理解，为了共同的利益在必要时牺牲个人的利益。虽然目标没有全部实现，但每个人现在都知道没有实现的原因，对面前的问题有充分的了解。如果需要的是克服困难的决心和寻求达到目标的途径的意愿，我认为未来肯定大有希望。

工作人员和董事会非常明白，在此时复校是伴随着危险的。不承认这个事实也不可能。虽然大多数观察家还看不出，政局有可能发展到中国北方都落在共产党手中。在那种情况下，协和可能又会被踢出去，或董事会认为不可能继续工作。面对这一现实，如果协和是一个以盈利为目的的企业，完全保守的观点是无可厚非的。但作为一个教育机构，协和医学院存在目的除了人道服务和科学追求，还应该发展某种精神和道德价值。这正是中国现在迫切需要的，特别是协和医学院所能提供的服务。这种服务对那些在过去和平时期曾得到我们帮助的人尤其珍贵，此时不提供服务将会失去一个难得的机会。也许洛克菲勒三世最近到北平来时说的话是有道理的，以上所说的只有现在在中国的人才能明白其意义。只要在这里很短的时间，人们就会意识到这种需要和挑战的巨大。所以，每个人在得知中华医学基金会批准了今年的财政和修理预算时，都怀有深深的感激和满足之情。[1]

10月24日，向中华医学基金会报告协和医学院和护校新生入学情况：

在34个考生中，19名通过考试，准许入学：辅仁大学（5）；国立北京大学（1）；苏州大学（4）；圣约翰大学医学院（3）；燕京大学（6）。另有两名燕京大学学生，在1941年已经通过入学考试，但因学校被日军占领未能入学。他们免考入学，新生总共21人。

---

[1] Letter Loucks to Parker, October 15, 1947, RAC, CMB Inc, Box 47, Folder 332.

12位新生有学士学位，3位在抗战中从军，一位在美军工作，六位在大学毕业后从事教学或研究工作，一位从商，一位在报社工作。平均年龄23.5岁，最大28岁，最年轻20岁。

护校：17位学生1947年10月1日入学。他们来自齐鲁大学（1），华中大学（1），辅仁大学（8），岭南大学（1），国立中正大学（1），苏州大学（3），华西大学（1），燕京大学（1）。

2位有学士学位，2位有三年大学学历，5位有两年大学学历，8位有一年大学学历。[1]

10月15日，娄克斯医生致帕克先生信，通报李宗恩因国内政局将推迟赴美访问的日期：

> 中华医学基金会邀请李宗恩医生访问美国的信收到，董事会立即给了他4个月的时间。本来李医生希望下个月和我一起走，但有几件事可能推迟他的行程。比如，一周前中国的货币飞快贬值，政治和军事局势也可能恶化到他必须留在学校。此外，联合善后总署的计划进展很快，如果要获得最大的效益，可能需要一位高级管理人员出面。可能再过1-2个星期这些事会有眉目，李医生就可能做出决定了。长期规划也应该在几个星期内完成。据我估计，我应该在11月1日后不久回来，李医生或和我一起走，或不久出发。[2]

10月30日，收到帕克复函：

> 感谢你来信中的详细报告和所附的预算。首先，让我衷心祝贺你做出的这个预算。在我看来，你和你的团队已经在实质上解决了不少难题。作出决定的过程一定很艰难，让我再次衷心的祝贺你。因为资金有限，你能快速而有效地解决这些问题，说明你的能力远不止于此。[3]

12月11日，娄克斯致胡正详信，请转达对李宗恩来美的期待：

> 如果李医生还在北平，请转告他，这里的每个人都盼望他的到来。南京和上海校友会非常希望见到他。Hamilton Anderson和胡恒德将去接他。在芝加哥和东海岸，大家也希望见到他。前些天美国助华医药会在晚间开会，梅莱尼医生要我保证CU（宗恩）一到就通知他。布尔维尔昨天来办公室，邀请他去波士顿，和他花几天时间。[4]

12月14日，应中华医学基金会之邀，飞赴美国述职并访问。协和医学院董事会会议记录（12月9日）：

---

[1] Enrollment in School of Medicine & School of Nursing 1947-48, October 24, 1947, RAC, CMB Inc, Box 47, Folder 332.
[2] Letter Loucks to Parker, October 15, 1947, RAC, CMB Inc, Box 47, Folder 332.
[3] Letter Parker to Lee, October 30, 1947, RAC, CMB Inc, Box 47, Folder 332.
[4] Letter Loucks to C.H. Hu, December 11, 1947, RAC, CMB Inc, Box 47, Folder 333.

院长报告,他已经取得护照,应中华医学会之邀,经董事会批准,计划于12月14日离平赴美访问。他计划于1948年2月下旬返平,并推荐医学院教务长胡正详医生在他旅行期间代理院长职务。

决议,胡正详医生在李宗恩医生旅行期间代理院长职务。[1]

12月18日,在上海逗留期间致函福美龄:

你也许在纳闷我出了什么事。明天胡适要回北京,我必须赶快让他给你带封信。

周二,我见到了他和李铭。对于放松管制,他认为最好不要到黑市去冒险,并建议我去见张总裁。张总裁把我介绍给了银行Shew先生。我们就在总裁办公室谈了话。他说,考虑了我们的问题之后,他认为中央银行可以为我们提供的最大帮助是,继续以公开市场的价格兑换我们的美金,同时为我们提供一笔相当于公开市场和香港黑市兑换率差价的70%的贷款,月息3.6%。贷款可以在6个月到1年内还清。我觉得月息太高,如果兑换率降低,我们就吃亏了。我没有接受这一建议,但也没有拒绝。我坐夜车到了南京,因为我没买到卧铺的票,只能在车上冻了一宿,而且火车晚了3个半小时。我在南京见到了胡适博士、周诒春博士、翁文灏博士和Watson博士。他们都认为我们也许不得不这样做。翁、周博士告诉我,他们会和张总裁讲,不要对我们过于苛刻。周三,我和胡博士坐夜车回到上海,得知张总裁和李铭先生都去了南京。因为胡博士明早就要北归,也许有机会碰到他们。刘瑞恒医生说,只有傻瓜才把美元卖给政府(别告诉别人)。我准备去Chase银行见Shiffee先生,讨论Watson博士的建议。

因为我周六早晨就走了,不可能解决这个问题的技术细节,而这又是对我们的生存至关紧要的财政问题,所以你有必要尽快到上海来一趟。你介意在上海过圣诞节吗?

大部分美国人都愿意帮助执行官。无论结果如何,我都愿意对结果负责。陈(KT)先生觉得不会太严重。

兑换必须在上海进行。至少这里有更多的渠道。你无论如何也要到上海完成我没有时间完成的交涉。刘医生和Watson博士都会给你出主意的。

中国战后救济总署(CNRRA)[2]的物资已经安排好了。物资清单近1-2天寄出。IRC的Brain Jones先生负责物资的运输,附上我给Jones先生的信。[3]

同日,皮尔斯来信告知在美行程安排。

欢迎到美国!我们很高兴收到你周一的电报,得知你按计划出发,不久就将到来。我们期待在纽约欢迎你。

---

[1] Minutes of the Peiping Union Medical College, Board of Trustees Executive Committee, December 9, 1947, RAC, CMB Inc, Box 47, Folder 332.
[2] Chinese National Relief and Rehabilitation Administration: 中国战后救援总署,国民政府于1945年—1947年成立的机构,与联合国善后救援总署一起,接受和发放救援物资。
[3] Letter Lee to Fugerson, December 18, 1947, PUMC Archive.

如果你在上海时接到我的电报，应该知道我已经在旧金山的 Taylor 街和 Geary 街交界处的 Clift Hotel 给你订了房间，这是一个不错的旅店，也很方便。房间在你名下，不会有问题。

你也许知道我给你订了 28 日飞到纽约的飞机票，联航，504 号班机，下午 6 点从旧金山起飞，第二天上午（29 号）9 点 45 分到纽约。你可以在旧金山机场联航办公室拿到你的机票，我已经付了款。也许你应该一到旧金山就把机票拿到，以防万一。

最后，我给你在纽约的希尔顿酒店订了一个房间，就在我们办公室所在地，这样你一到纽约就有住处了。你要是喜欢其他地方，之后还可以换。[1]

12 月 22 日，抵达美国旧金山，即致函皮尔斯，告知近期在美行程。

我中午到达，路上耽误了些时间。胡恒德医生昨天下午来接我，我们明天下午一起去 Carmel。26 日，我安排好了坐火车去洛杉矶看一个老朋友，27 日飞回来，换乘去纽约的飞机。

感谢你的电报，我在离开上海之前收到了。我一到这儿就看到了你的信。我还收到了一封范代克(Harry B. Van Dyke)[2]博士的信，让我到他家过新年。请转告他我接受邀请，并致以谢意。

期待和你见面，也祝你新年快乐![3]

12 月 31 日，福美龄致皮尔斯信:

虽然 26 日下了 26.6 英寸的大雪，李医生于 29 日周一安全抵达纽约，他和胡恒德医生夫妇过了圣诞节。明天，他将到范代克博士那里去过新年。他正忙着和老朋友们取得联系。我们计划在一月底左右开董事会会议。如果希尔顿酒店合作的话，希望之前在这里的办公地点搞一个协和校友聚会。不然就找一个公共房间。很高兴他能来，希望他觉得不虚此行。[4]

---

[1] Letter Pearce to Lee, December 18, 1947, RAC, CMB Inc, Box 89, Folder 635.
[2] Harry B. Van Dyke, 协和医学院药理学教授（1932-1938）。
[3] Letter Lee to Pearce, December 22, 1947, RAC, CMB Inc, Box 89, Folder 635.
[4] Letter Pearce to Ferguson, December 31, 1947, NY114, RAC, CMB Inc. Box 47, Folder 333.

1948年 戊子 中华民国三十七年 五十五岁

是年 8 月，国民政府改革币制，发行金圆卷，导致货币严重贬值，物价急遽飞涨。11 月，辽沈战役结束；其后，淮海战役、平津战役相继开始。

1-2 月，因公仍在美国。回国以前，广泛会见协和校友与教授，为协和医学院招聘教师。

1 月 1 日，《协和校刊》[1] 复刊。在复刊号上刊登《致全体医学院和护校毕业生信》，致以新年祝福：

> 新年是辞旧迎新之际，人们总是习惯在这时总结过去一年的得与失，并为新的一年开始新的计划和打算。今天的这个简报，算是我给你们的一个新年献词吧，在过去你们是协和的一员，在未来你们也是最关心母校的人。
>
> 无论你们在何方，我都衷心地祝愿每一位同学在新的一年里，能够悬壶济世、志得意满。
>
> 可以预见，未来你们对母校的关注和支持，会让协和的影响力与日俱增。
>
> 作为 1948 年的赠言，我想把已故洛克菲勒基金会主席乔治·文森特(George E. Vincent, 1864-1941)[2]博士在一份报告中的一段话送给你们，也正是因为这份报告，协和医学院才得以成立。
>
> "为了实现伟大的目标，训练有素的科学家和精湛绝伦的科学技术缺一不可，但对于目前的中国来说，真正最需要的其实是'一切科学知识和技术技能都以为人类创造福音为宗旨'这一坚定的信念。"
>
> 文森特博士的话虽然说于 30 多年以前，但现在看来，这句话仍然充满智慧和洞察力。让我们带着这种信念，迎接新一年的到来，也在这种信念中，寻求新的喜悦。

同期，《协和医学院——1947》总结一年来协和医学院的重大变化：

> 1947 年 1 月 1 日的协和是什么样子的？作为一个机构，没有领导人，没有资金，没有任何项目，连校舍都被马歇尔(George Catlett Marshall, 1880-1959)[3]将军军事调停处执行部（军调处）[4]占领着；作为医学院，没有院长，没有教员、学生，也没有实验室和可用的设备；作为护校，没有校长，没有老师和学生，也没

---

[1] Peiping Union Medical College News Bulletin, Vol XLII, No. 1, January 1, 1948. 《协和校刊》在复校后出版两期英文版，1948 年 1 月 1 日，10 月 10 日。

[2] George E. Vincent，洛克菲勒基金会主席（1917-1929），中华医学基金会主席（1917-1928，1934-1936）。

[3] George Catlett Marshall，美国军事家、战略家、政治家、外交家、陆军五星上将。1953 年诺贝尔和平奖获得者。

[4] General Marshall's Executive Headquarters: 北平军事调停处执行部简称"军调处"。1945 年，抗战胜利后，中国内战即将全面爆发，美国应国民政府之邀，到中国参与国共双方的军事调停。美国总统杜鲁门特派遣前任陆军参谋长五星上将马歇尔作为总统特使，来华进行军事调停。军调处于 1945 年 12 月初在北平成立，办公地点就设在协和医学院。

有教室，办公室、宿舍和病房设施都临时安设在别的医院；作为医院，没有警司，没有工作人员，也没有医疗设施；作为健康中心，也没有确定的教学规划——这就是那时的协和医学院。

到1月底，突然一道明亮的光照向了这个静寂的校园——洛克菲勒基金会宣布向中华医学基金会捐赠1000万美元，作为协和医学院的最后一笔基金。董事会立即开始协和医学院的复校计划，他们的第一步是3月12日在上海召开年会，任命李宗恩医生为新的院长，把1947年秋季开始招收学生的计划列入日程，重新开放医院，继续支持协和护校和公共卫生事务所。

巧合的是，马歇尔将军的军调处也决定关闭，并计划于2月初开始逐步撤离协和的大楼。超出预想，校舍提前回归，这意味着协和医学院的复校计划可以提早进行了。主要的大楼4月就清整好，等李宗恩院长5月31日抵达时，军调处的最后一批人员也从文海楼和南院撤离了。协和恢复自由，李院长医生也走马上任。

之后的几个月内，我们逐步完成了艰巨且耗时的行政机构的组建；为复校制定了即时和长远的财务预算；组织骨干人员为全面复校做好准备；修复发电厂及车间设备；考查申请入学的考生；找友校老师进行这学期的教学合作；解决建筑内外急需的装修；在设备和器材上，向中国善后救援总署寻求物资，将收到的捐赠进行最有效的使用；修理日军遗留的杂乱的设备；重新整理完好无损的图书馆和病历，并准备收集中华医学基金会在战争时期订购的刊物；这是近几个月中诸多事务的几个重要的方面。[1]

岁末年初，全国恶性通货膨胀，严重影响协和医学院的财政运转。经胡适、张嘉璈等斡旋，与中央银行交涉美元与法币的汇率，暂时纾解困难。中央银行总裁张嘉璈致胡适信（1947年12月16日）：

> 听到你们的美金不够支付你们的开销，我感到不安。我和广大公众都对协和医学院的优良传统怀有最高的敬意，所以对你们的难处极为关心。不过，你关于把手里的美金拿到黑市出售的想法，我劝你绝不要这样做。现在政府决心不惜一切代价取缔黑市交易，黑市交易一经发现，就会被认为是犯罪行为。所以，为了协和医学院的利益和名誉，请不要这样做。
>
> 为了减轻你们的困难，我有以下建议：
>
> （1） 虽然协和医学院还是应该按外汇兑换委员会(Eoreign Exchange Equalization Fund Commiittee)规定的汇率，中央银行可以提供一笔上至相当于在公开市场兑换的70%的贷款。
> （2） 此笔贷款每月利息为3.6%，贷期三个月，如需要可以继续。
> （3） 这一贷款只适用于兑换委员会的兑换率有别于黑市兑换率时期，兑换委员会一经确定了可行的兑换率，这一提议将重新拟定。[2]

---

[1] Peiping Union Medical College News Bulletin, Vol XLII, No. 1, January 1, 1948.
[2] Letter Chang Kia-ngau to Hu Shih, December 16, 1947, PUMC Archive.

胡适函复张嘉璈（1947年12月22日），告知派福美龄赴沪交涉汇率：

你帮我们渡过难关的提议很有意思。我相信贵银行部主任在我们院长李医生路过时和他谈过。不过，他要乘飞机去旧金山，没有足够的时间做出决定，所以我让董事会秘书长福美龄小姐，代表我们立即到上海。她一来上海就到你办公室来，希望你安排她见沈先生或其他人。[1]

1月10日，收到福美龄来信，获知交涉汇率进展：

我最终在周六（1月3日）离开北平。周日，我见到Watson医生，谈得的很融洽；周一见到李铭和（刘）瑞恒。我越想中央银行提出的相当于70%在公开市场兑换的贷款，越觉得这一做法对我们不利——因为我们并不是想少用美金，而是要得到我们的美金的全部价值，而这一点中央银行非但不能帮我们，还让我们承担要在今后偿还的义务。我和李铭仔细谈了这一想法，他也同意这不是好主意，建议我见张嘉璈，和他详细解释，问他要一个优惠（我们知道美国领馆和美军都有这样的优惠）。如果不行，就要求和过去一样，先付给我们钱，不收利息，等以后兑换率好些了再还。我们确实需要：在生活指数是40000时，我们预算的兑换率是40000；11月的生活指数是75000；12月是115000，12月底最后10天是136000，但公开市场的兑换率是89000。如果我们不未雨绸缪，这种悬殊差异不久就将成为灾难。[2]

1月13日，福美龄再次来信，汇报交涉汇率结果：

自从给你的上一封信，我和张总裁谈了两次，和李铭先生谈了几次，又和Thomas先生(National City Bank)、Little先生还有其他人谈了几次。今天早上，张总裁为协和医学院的需要提出以下建议：中央银行将给协和医学院与上海联合国办公室同样的优惠，即在公开市场的兑换率之上，加与香港兑换率差价的60%：

Hong Kong rate: 149,000 — Open market rate: 113,000 = 35,500, 60% of 35,500 = 21,300

协和医学院的优惠兑换率为：113,500 + 21,300 = 134,800

张总裁还同意协和的汇款可以在上海兑换，通过商务银行在北平提款，这样可以高10%，比我们用其他的办法高25%。

一听到张总裁的提议，我立即请示了李铭先生、Little先生和孙锡三[3]先生，他是财政委员。他们都觉得这是现在我们可以期望的最佳安排。[4]

1月15日，母校格拉斯哥大学决定授予荣誉法学博士。格拉斯哥大学元老院书记

---

[1] Letter Hu Shih to Chang Kia-ngau, December 22, 1947, PUMC Archive.
[2] Letter Ferguson to Lee, January 10, 1948, RAC, CMB Inc, Box 47, Folder 334.
[3] 孙锡三，T. Alfred Sun，中孚商业银行总经理，协和医学院董事(1941-1944, 1947-1951)。
[4] Letter Ferguson to Lee, January 13, 1948, RAC, CMB Inc, Box 47, Folder 334.

员来信：

> 我受格拉斯哥大学元老院指示，荣幸地邀请您接受荣誉法学博士学位（Honorary Degree of Doctor of Laws）。希望您能接受这一荣誉。
>
> 荣誉授予仪式将于6月23日周三举行。虽然我们非常希望您能亲自出席，但元老院理解您也许有困难做长途旅行。如果这样，请告知我们，这一学位将在您缺席的情况下授予。[1]

1月16日，格拉斯哥大学校长来信：

> 随信您将接到元老院书记发给您参加荣誉学位授予仪式的正式邀请。我一起寄给您我的个人信件，表示我们所有人为您已获得的成就的祝贺，这象征着我们对您从事的非凡的事业的祝愿。预祝您，即使在目前的困难条件下，一切顺利，并且学校也繁荣兴盛。[2]

1月27日，福美龄来信，告知美国大使馆通知在华的美国机构，北方出现反美活动，提醒注意个人安全：

> 1月22日，我收到美国大使馆Clubb先生信："希望你能在1月27日，周二上午11点，出席在北平的美国机构领导人会议，讨论大家感兴趣的话题"我把信给胡正详看后，他同意我去。
>
> 十六个人参加了会议，代表各教会组织、新教和天主教、燕京大学、基督教青年会、石油公司、美国学校，我代表协和医学院。Freeman先生也在场。Clubb先生首先证实了报纸报道，长春美国领馆关闭、最近湖北的几位美国传教士被杀及共产党近几个月的反美宣传，他提请在边远和偏僻地区的美国人注意。虽然美国政府还没有召回这些人，但如果以后通讯被切断，将很难帮助他们离开。是否离开的决定应该由这些组织和个人来做。当问及北平、天津、青岛的安全时，他说边远地区撤离出来的人，应该到这些大城市去。又说，即使在被共产党占领之后，美国政府将维持在这些城市的领事馆，包括张家口。他个人认为，美国人和美国机构在大城市的危险比在边远地方小，又说医学机构提供社会服务，危险更小。在回答国务院是否签发到中国北方的护照时，他说对去大城市的人，暂时还没有变化。他认为如果想在共产党到来之前离开，会发现局势稳定之后将很难再回来；而原地不动的人则可以继续留在此地。他还说，如果张家口陷落，对北中国的军事防御将会加强，国军将回撤到长城，守军的人数会增加。
>
> 会议的气氛比较现实，没有慌张。看来在保定的美国传教士家庭将会撤退，其他人还不会从北京、天津撤回，或改变现在的活动。[3]

1月27日，娄克斯致福美龄信，告知李宗恩在美行止：

---

[1] Letter Fordyce (Clerk of Senate) to Lee, January 15, 1948, RAC, CMB Inc, Box 89, Folder 635.
[2] Letter Hector Hetherington (Principal) to Lee, January 16, 1948. PUMC Archive.
[3] Letter Ferguson to Lee, January 27, 1948, RAC, CMB Inc, Box 47, Folder 334.

中华医学基金会的会议将在6天后举行。我们预料不会有什么大问题，但在开会之前很难知道会发生什么情况。希望有好结果。

李医生在会后将访问波士顿、费城、巴尔的摩、华盛顿、芝加哥和明尼那波利斯，再从那里起飞。[1]

2月2日，应中华医学基金会董事会邀请，在纽约董事会年会上报告协和医学院的复校情况。《在中华医学基金会董事会年会上的报告》：

为了节约时间，请允许我简要地介绍一下协和医学院复校以来的工作进展。不过，我得先向基金会的邀请表示深深的谢意，让我有幸与董事们会面。

1947年3月12日的董事会年会上，我被任命为协和医学院院长。彼时，我正担任国立贵阳医学院校长，在交接完贵阳医学院事务后，我于1947年5月底抵达北京。阔别九年半之后，我欣慰地发现，虽然经过了这一段悲惨的岁月，学校所有的建筑和相当一部分科研设备基本保存完好。经过初步考察，我认为应该尽快复校，否则将错过促进医学教育发展和提供人道主义服务的最佳时机。如果任其空置不管，这些美观而坚固的建筑很可能被挪作它用。时不我待，我们火速投入到复校工作中。

在制定本年度预算之前，我们按照现有的资金制定了一个支付教职员工的方案。我们没有采用简单的薪酬等级制，而是考虑每个员工的具体情况，尤其是高级员工，以满足他们的生活所需。尽管我们的标准稍高于政府教育机构，但仍低于银行、一些国营企业及某些私立教育机构。

我们非常感谢董事会及时批准了1947-1948学年的财政预算，使我们能够招收第一批医学生，让教学人员准备就绪。截至10月22日，22名新生注册；第二天正式开课。尽管我们错过了本季度教职员工的聘用期，但还是成功地从其他学校邀请到了客座老师或兼职老师，他们正在为本学年提供高质量的教学。这也给了学校更充足的时间选聘永久教职人员。另外，战时坚持办学的护校和卫生事务所都恢复了正常，开始与其他医院合作，护校已有15名新生正式注册上课。

我曾经提过，1947-1948学年的预算并不包括附属医院的开支。我们必须尽早纠正这个遗漏，这不仅因为医院可以服务社会，更重要的是它可满足护校实习的急需。在这方面，我们得到了中国善后救济总署（下属于联合国善后救济总署）的大力支持，为我们分配了相当于250个床位的器材，现在这些器材正在运往北京。之后，美国政府也承诺为修复医院提供物资援助。因此，今年我们可以从复校的经费中省下一笔可观的资金。如果把节省下来的资金用于修复医院，我们应该在4月左右就可以诊治病人了。这些物资援助对我们确实起到了雪中送炭的作用，而我们也物尽其用，并且好钢用在刀刃上。

兑换率也是我们担心的一个问题。目前官方市场兑换率和北京黑市兑换率的差价不断扩大，我12月中旬离开北京时，差价大约为50%。换句话说，在经过官价兑换后，我们只得到了可从黑市兑换的美元价值的一半。不过，我们已经和上

---

[1] Letter Loucks to Ferguson, January 27, 1948, RAC, CMB Inc, Box 47, Folder 334.

海的中央银行达成了一项协议，他们将为协和医学院提供高于官方市场 25% 的优惠兑换率。

展望未来，必须坦率地承认，在中国北方政治、经济和社会形势如此动荡的局势下，我们很难做一个笼统的保证。假如目前的政治局势不变，那么协和医学院是有可能逐步地为其他医学院培养一批教师的，因为我们仍有较好的建筑、设备、私人捐助和相对的学术自由。但是，美元贬值和中国失控性的货币膨胀，造成我们收入的购买力明显降低，与此同时燃煤价格的上涨，又使我们的开销迅速增高，这些都可能使我们达不到先前的标准。尽管如此，我仍然坚信，事在人为，我们将继续领先于其他医学院，并成为医学教育事业的中坚。为了实现这个目标，我们也许应该减少次要的开支，而集中精力专攻当务之急。

讲到这里，我想向大家强调一下建立强大的教师队伍的一个重要环节：奖学金。由于资金短缺，我们今年没有这一款项，但在未来我们一定要认真考虑这件事情。

以上所述，是以目前政局不变为前提的。不容忽视的是，包括北京在内的中国北方，很有可能发生重大的政治变革。如果这种情况发生，医学的重点可能会从科学教育转移到社会方面，我们仍然希望，教育活动能够不受政治的干预，继续享有相当大的自由。

最后，由衷感谢校董事会能够让娄克斯医生在去年夏天——我们的重要规划时期——亲临北京。如果没有娄克斯医生的合作和不断鼓励，我们的工作会更加困难。[1]

2月10日，娄克斯致福美龄信，通报与协和医学院有关的董事会决定：

对你最近在来信中提到的美国领馆 Clubb 先生召集的会议，我一点也不奇怪。这和最近的消息是一致的。我希望我们不至于重复 1941 年，这里所有人都认为，我们现在只能听其自然，就像我们希望最好的结果一样。

经认真考虑，董事会同意明年给学校 60 万美元的经费，这当然要还看预算是否合乎要求。李医生和我听到这个数字通过了都很高兴，这是我最大的希望。

第二个好消息是董事会执行委员会非正式地同意对 1947-48 预算的修改，将 2.5 万美金用于恢复协和医院。

第三个决定是我作为董事会代表的任期延长一年，自 1948 年 4 月开始，条件是学校同时任命我为客座外科教授。这是帕克先生和李医生的共同决定，因为我对和李医生一起工作很有信心，这样安排的风险不大。至于董事会成员在协和兼职，似乎没有先例，但这是李医生率先提出的建议，表示他会执行的，所以我们也可以接受。

这样做的好处是，学校不用付我的工资和旅费，董事会也希望如此。对于我个人（因为我现在不能下决心把家搬到中国），这会给我一个明年再回美国的机会。

---

[1] Report made by Dr. C.U. Lee, Director of Peiping Union Medical College, at China Medical Board meeting held on February 2, 1948, RAC, CMB Inc, Box 47, Folder 334.

接到这一任命之后，李医生和我开始讨论我何时回北平。他将于 2 月 26 日乘坐西北航空经明尼那波利斯，大约于 3 月 1 日到达北平。他希望这将给他充足的时间修改 1948-49 年的预算，在 3 月中旬上交给董事会，在年会上讨论，然后在 4 月 1 日送到纽约。按照这个计划，如果董事会这边需要一个月的时间，我可以在这里确保预算的通过，同时准备 4 月中旬离开。

李医生计划下周去华盛顿，如果可能，我希望能和他一起去，哪怕只是一天时间。

纽约一直和北平一样寒冷，圣诞第二天开始接连下雪，在我姐姐 122 街的住宅门前，已经堆成一个冰川了。我们觉得它随时都可能移动。接近零度的天气估计会从 1 月延续到 2 月。恐怕纽约将比北平有更多的人没有燃料。[1]

2 月 19 日，娄克斯致福美龄信，通报李宗恩近日在美的社交活动：

李医生昨天 5 点离开纽约去芝加哥了。我们都舍不得他离开，在这么短的时间内，他为自己在这里确立了稳定的立足之地。我们当然知道，北平有很多紧急的事情等他回去处理，希望他旅途平安。他的到来是一件非常好的事情。无论到哪里，他给每个见到他的人都留下了深刻的印象。我敢肯定，他为协和发展了很多朋友。虽然这几个星期他大多时间在纽约，但也有机会出去转转，看了很多朋友。Lilian Wang 等人在波士顿为他开了一个派对。上周六晚上，Mary 和我在巴尔的摩和大家吃了一顿中餐，参加人有 Canby Robinson 夫妇、C.C. Cort 夫妇、Eastman 夫妇、Stevenson 夫妇、鲍夫夫妇、Faye Whiteside、Percy、杨崇瑞、Jeanette Lin、Eutrope Ho 等。

周二下午，中华医学基金会在 Carlyle 酒店举行了招待会，约 75 人参加。有董事会的帕克先生、Mallory 先生、Echer 先生和范代克博士，还有弗斯蒂克先生、洛克菲勒三世、梅莱尼夫妇、Charles Leache 夫妇、Opie 夫妇、Willner 夫妇、Korns 博士、朱章赓，还有很多过去和协和医学院有关系的人。招待会开得很成功，你也会乐意参加的。

董事会会议开完了，招待会也开了，李医生就要回来了。我们现在可以恢复正常工作，至少可以及时互相通信了。[2]

2 月 24 日，在明尼那波利斯起飞前向娄克斯致谢信：

我的行程很顺利。我已整理好行装，准备出发了。车来接我去机场之前，这里的小伙子们请我吃了顿饭。

随信寄上一封给帕克先生的信，请转交。

再见。我简直说不出多么感谢你给我的帮助。[3]

2 月 28 日，回到上海。

---

[1] Letter Loucks to Ferguson, February 10, 1948, NY-131, RAC, CMB Inc, Box 47, Folder 334.
[2] Letter Loucks to Ferguson, February 19, 1948, NY-131, RAC, CMB Inc, Box 47, Folder 334.
[3] Letter Lee to Loucks, February 24, 1948, RAC, CMB Inc, Box 89, Folder 635.

3月6日，复函格拉斯哥大学校长，对授予荣誉法学博士表示感谢：

> 我本周从美国短期访问回来，看到您1月15日的信和元老院书记发来的正式通知。元老院的决定完全出乎我的预料。我谦恭地接受这一邀请，也为能得到我的母校的认可而骄傲，在那里，我度过了很多幸福并有收获的时光。
>
> 对中国医学教育发展的关注尤其令人鼓舞。尽管我们有很多问题，但这是值得做的工作。您那里要是能有医学教授愿意来做访问学者，我们将非常欢迎。
>
> 现在，我们正在准备医院在5月1日重新开业。医学院和护校已经恢复。我们正在把学院恢复到过去的标准。[1]

同日，复函格拉斯哥大学元老院书记员，向元老院深致谢意，告知因公不能参加荣誉学位授与仪式：

> 在接受这一荣誉时，我深知自己的作用是有限的。应该说，这一荣誉当属于所有在艰难困苦中为中国提供医疗服务的医生们。请代我向元老院表示深深的谢意。从培育我多年的母校接受这一荣誉使我感到骄傲。
>
> 我刚出国旅行归来，正在全力准备让我们的医院在5月1日对外开张，很遗憾不能参加6月23日星期三举行的荣誉毕业仪式了。因此，我只能缺席接受这一荣誉学位。[2]

3月5日，与胡适晤谈协和医学院年度预算。福美龄致娄克斯信（3月6日）：

> 昨天下午李医生与胡适博士见面。今天早上我和他通了电话，我们业务部门开会讨论了1948-49年预算。董事会年会将于3月24日在上海召开。我们下周会努力工作，希望在3月15日前把预算寄出，给董事会一周时间。我们同时会把预算直接寄给你，你在上海开会时收到，一开完会我们就给你发电报，你就可以交给中华医学基金会了。[3]

3月上旬，在1947-1948年度报告中，汇报美国之行与复校进展情况：

> **访问美国** 我于1947年12月14日离开北平，20日离开上海，又于1948年2月28日回到上海。在美国，我在纽约度过了约一个月，其间参加了中华医学基金会在2月2日举行的年会。除了娄克斯医生因故缺席之外，所有董事都出席了会议。与会者对长远规划进行了充分的讨论，表示了同情和理解。最后董事会同意明年将考虑提供60万美金的资金。
>
> 会后，我访问了一些重要的医学中心。通过这些访问，我建立了很多有用的关系，对美国医学教育和研究的进展有所了解。在纽约，我有幸在格雷格生去欧洲前拜访了他。在波士顿，我和黑斯廷斯医生交谈过几次。两位先生对协和复校极感兴趣，也感谢董事会任副校长的邀请，并对因为工作而不能接受表示遗憾。

---

[1] Letter Lee to Dr. Hector Hetherington, March 6, 1948, PUMC Archive.
[2] Letter Lee to Fordyce, March 6, 1948, PUMC Archive.
[3] Letter Ferguson to Loucks, P217, March 6, 1948, RAC, CMB Inc, Box 47, Folder 334.

布尔维尔医生就管理问题给了我极为有价值的建议。娄克斯医生又被任命为中华医学基金会的代表,将于 4 月下旬回到北平。中华医学基金会主席,帕克先生和董事 Herod 先生不久将访问北平。不少在美国的前协和教师表示,有机会将愿意回来工作。由于远东的局势不稳定,以前没有到过中国的候选人对邀请都表示犹豫。那些已经在美国有教职的中国人也是如此。我有信心,一旦中国北方的局势稳定下来,我们将会在国外找到合格的人选。不过,我们还是希望明年能够找到两位客座教授,在复校期间,他们的帮助和活力将是不可或缺和极有价值的。

复院的准备工作 1947-1848 年的预算没有提及恢复协和医院。这个遗憾应尽快弥补,这不仅是迫切需要的服务,而且也可以给护校提供急需的实习场所。就在我们想方设法开始临床服务时,我们有幸得到中国善后救援总署的鼓励和捐赠的设备,主要包括:250 张病床及设备、1 架诊断用 200 M.A. X 光机、1 架治疗用 220 KV X 光机、1 架治疗用 400 KV X 光机、1 架军用可移动 X 光机、1 架牙科 X 光机、2 套透析设备、电冰箱、培养箱、洗衣机、缝纫机、1 辆救护车、200 mgm 镭。我们非常感谢中国善后救援总署的无价援助,希望这些设备能在 4 月底运到北平。

我们也很幸运地从中国救援会[1]得到了一笔复院的现金资助。加上我们自己省下来的资金,我们计划在 5 月 1 日协和医院开放,以证明这些资助用在了指定的用途。现在我们的主要困难是,医院在学年中间开张,不容易找到足够的医务人员。过去的协和教员已在其他学校担任主要职务,不可能在 7 月 1 日之前离职。对在北平和天津私人开业的,我们现在的薪酬水准难以竞争。这种情况迫使我们考虑采取兼职的做法。唯一可行的安排是,按全职薪酬的水准,按工作时间支付临床医生。比如,要是一个临床医生花一半或四分之三在协和工作,就按全职水准支付一半或四分之三的薪酬。这可能是最简单可行的安排,即给个人和学校足够的自由,又没有长期的承诺。[2]

3 月 14 日,在欧美同学会年会上当选为新理事。《北平和平解放前后的欧美同学会》:

> 1948 年 3 月 14 日,欧美同学会召开了常年大会,51 名会员出席,理事长胡适主持了会议。议题主要有三项:一是报告会务及财务,大会一致通过;二是讨论了对会章的修改;三是对三分之一理事、监事进行改选,吴严彩韵、聂传儒、梁致和、李宗恩、陈宗城等五人为新当选理事,张怀为新当选监事。

3 月 26 日,与袁贻瑾、张孝骞三人当选为第一届中央研究院医学科院士。据郭金海《院士制度在中国的创立与重建》记载,本日,中研院评议会正式选举院士,李宗恩以 25 票全票当选院士。同时当选医学科院士还有张孝骞、袁贻瑾,他们都是第一次入选,皆为 20 票。本次会议,第一次选出 67 位院士,次日补选 4 次,共选出 81 人为

---

[1] China Relief Mission for Rehabilitation.
[2] 2nd draft of annul report 1947-1948, March, 1948, PUMC Archive.

首届中研院院士。[1]

本年春季，为组建协和医学院的核心团队积极招聘教学和医务人员。邓家栋《重返协和母校》：

> 1948年春，李宗恩校长来天津，亲自邀朱宪彝和我回协和。医院已于1947年恢复收治病人，学校定于1948年秋开学[2]。李校长说已约好张孝骞教授回校担任内科教授兼主任，朱宪彝和我将担任内科副主任，以协助张教授，我将为襄教授，月薪三百余元。我接受聘任，虽然我在天津已有一定基础，颇有名气，病人甚多，收入颇丰（约为协和工资的 10 倍），且与张、方、柯、苏[3]和天和[4]的同事相处得甚融洽，我们也买了房子"安居乐业"。使我作出重返协和决定的一个重要的因素，是耀云的坚决支持（耀云在天津家中挂牌，兼任市立医院顾问，并与顾学琴合作妇科手术，也已有了一定基础）。我们一致的想法是：第一、我们都不愿意把在天津开业作为长久的、终生的事业，不愿意使二十余年的教育结果变为只为少数患者的金钱服务；第二、我们的兴趣是在教育与科研，愿意在这方面发挥自己的才能，同时也做临床治病救人的工作。我们不希望发财致富，而满足于科教工作者的工资收入。我和朱宪彝大夫商量，他也有与我相类似的意见，并且答应于一年后回协和参加内科工作（他家在天津，家庭事务需作安排）。我和耀云的主意已定，就欣然接受李宗恩校长的邀请，约定于1948年的秋天分别辞掉天和医院和市立医院的工作回北京去。[5]

方圻《第一次和李宗恩院长晤面》：

> 1948 年年初我那时在天津中央医院做内科住院大夫，闻知协和医院将正式复院，同学们十分欣喜奔走相告。我无缘在协和完成学业，但决心到协和工作，于是找到朱宪彝教授为我写推荐信，连同申请书寄到北平协和医学院，不久我接到通知，北平协和医院的李宗恩院长将要来天津对我们进行面试，心中十分喜悦但又忐忑不安，不知这位院长是否十分严厉。那天是在天津中央医院内进行面试的。李宗恩院长十分和蔼可亲。先问了问我的简历，然后向我提了几个有关内科疾病的问题，我都较好地做了回答，最后他问我："甲状腺机能亢进怎样治疗？"我阐述了药物控制机能亢进再做外科手术治疗。李院长继续问：同位素碘怎样治疗甲亢？我当时对于同位素一无所知，只好说：碘能迅速地被甲状腺所摄取，至于同位素碘我就不知道了。李院长看出我的窘迫，微笑着说，同位素碘是具有放射功能的，我才恍然大悟，他接着说这种疗法我国还没有，美国也还起步不太久，知之为知之，不知为不知，很好。我才释然。不久，接到通知我被接受

---

[1] 郭金海：《院士制度在中国的创立与重建》，第 144-145 页，第 170 页，第 225-232 页。
[2] 编者注：应为 1947 年秋开学，医院定于 1948 年 5 月收治病人。
[3] 分别指张纪正、方先之、柯应夔、苏启桢。
[4] 即天津天和医院。
[5] 《邓家栋画传》，第 96 页。编者注：耀云，即王耀云，邓家栋夫人。

为北平协和医院的内科住院医师，并于1948年4月下旬报到上任。[1]

湘雅医学院院长张孝骞1948年4月3日复函：

感谢你3月10日来信，很高兴知道你访美的诸多收获。我相信最近上海的董事会议也很成功。

约一周前，我收到朱部长接受我的辞职的信。我正在抓紧时间，把学校事务交代给继任校长凌敏猷医生，但如你所知，我还要再在这里呆一段时间，帮他起步，处理一些未完成的事务。

现在交通还通畅，我迫切希望北上。但上述原因使我不能在本学年结束之前成行。我同意你对时局的分析。无论如何，我更愿意离开南方，到北平来。

不过，因为医院在5月复院，请不要因为我的晚到影响你的计划。请按你的计划安排内科人事。你应该知道我不愿再担任行政职务。一旦我可以离开，就来加入你，除了内科主任都可以。你可以相信我会做好任何工作的。[2]

5月1日，克服资金不足、设备短缺等诸多困难，协和医院宣布复业；陪同新闻界及北平市长何思源等政界人士参观协和医院与医学院校园。《北平时事简报》（5月2日）：

中国培养医学专家的机构，北平协和医学院，在二战被关闭后东山再起。

昨天，几百位客人在医院再次开放病房时参观了学校。新闻发布会之后，校长李宗恩医生带领当地报社代表和外国记者参观了校园。

从下午两点半到六点半，很多参观者从三条胡同进入医院，其中有市长何思源夫妇、市政府局长和文化教育机关首脑。

印象深刻 所有客人都对医院的整洁有序印象深刻。给普通访客印象最深的是宽敞、干净和高效的厨房及洗衣房，而专业人士则是实验室、图书馆和医疗设备。门诊部将从明天起对外开放，目前每天只能接待15位病人。住院病人也为数有限，现在只有25张病床，但不久会增加30张。

上次最后一个病人到门诊看病是1941年12月6日，在日军关闭医院之前，最后一位住院病人于1942年1月28日出院。战争期间，日本人把协和医学院的建筑作为一个军队医院和血清学机构。

日本投降不久，关押了四年后重获自由的总务长鲍恩先生代表董事会接收了协和的财产。日本伤兵离开后，立即开始了清洁工作。那时，还在美国的大多数董事们已经开始筹划恢复被中断的教学和医疗工作。

5月2日，协和董事会特别会议记录：

代理董事长宣布开会，这次会议的历史意义：协和医院复院，董事会议自1937年3月27日以后第一次在北京召开。因此董事会借此机会表达了他们非常荣

---

[1] 方圻《忆李宗恩院长》，2008年3月，应编者之邀撰稿，未发表。
[2] Letter Chang, Hsian Ch'ien to Lee, March 30m 1948, PUMC Archive.

幸能有 William R. Herod 代表中华医学基金会——协和医学院的精神和物质支持者，参加会议。

Herod 先生则表示很高兴出席本次会议，并宣读了刚收到的中华医学基金会主席帕克先生的电报：很高兴也很感谢你能代表基金会出席协和医院复院后的首次董事会议，请代我祝贺他们在这一困难时期所取得的成就，预祝继续进步，取得更大成功。[1]

5月26日，在欧美同学会第四次理事、监事联席会议上当选为常务理事。《北平和平解放前后的欧美同学会》：

1948年5月26日，欧美同学会召开了第四次理、监联席会议。胡适、陈岱孙、陈福田、聂传儒、梅贻琦、吴严彩韵、陈宗城、常文熙、李宗恩、石志仁、梁致和共11位理事及叶景莘、李麟玉、齐如山、张怀四位监事出席。会议先由梁致和报告常年大会以来两个月的会务情况，主要是会所修理、餐厅生意、添置设备等情况，还报告了其他开支及会所登记等事情。会议接着选举胡适为本届理事长，石志仁、李宗恩、梁致和、梅贻琦四人为常务理事，叶景莘为常务监事。[2]

6月7日，致函小洛克菲勒，汇报协和医院再次对外开放情况：

在纽约与您共进午餐时，您所表达的对协和医学院及其恢复工作的强烈兴趣，让我觉得您会欣赏这张在5月1日协和医院重新开业时，学生、教师和董事们在我们秀美的庭院里所拍摄的照片。当然，这只是一个开始，我们还需要做很多工作才能全面恢复。请允许我们荣幸地与您分享这一殊荣，因为我们重新开始了。在此振奋人心的时刻，我们将担负起实现先贤们的理想的重任，因而深感责任重大。[3]

6月22日，小洛克菲勒复信：

非常感谢你6月7日的来信和所附的照片。

北平协和医学院复校确实是非常重要并且令人振奋的消息。与学校有关的人员已经召集得如此之多，很让人鼓舞。我向你和所有同仁表示衷心祝贺！

在纽约和你共进午餐，也令我十分愉快。

感谢你的周到和很有意义的来信。[4]

---

[1] PUMC Board of Trustees Special Meeting, May 2, 1948, RAC, CMB Inc, Box 154, Folder 1126.
[2] 《欧美同学会简史（1913-2013）》，第94页。
[3] Letter Lee to Rockefeller, Jr, June 7, 1948, PUMC Archive.
[4] Letter Rockefeller Jr. to Lee, June 22, 1948, RAC.

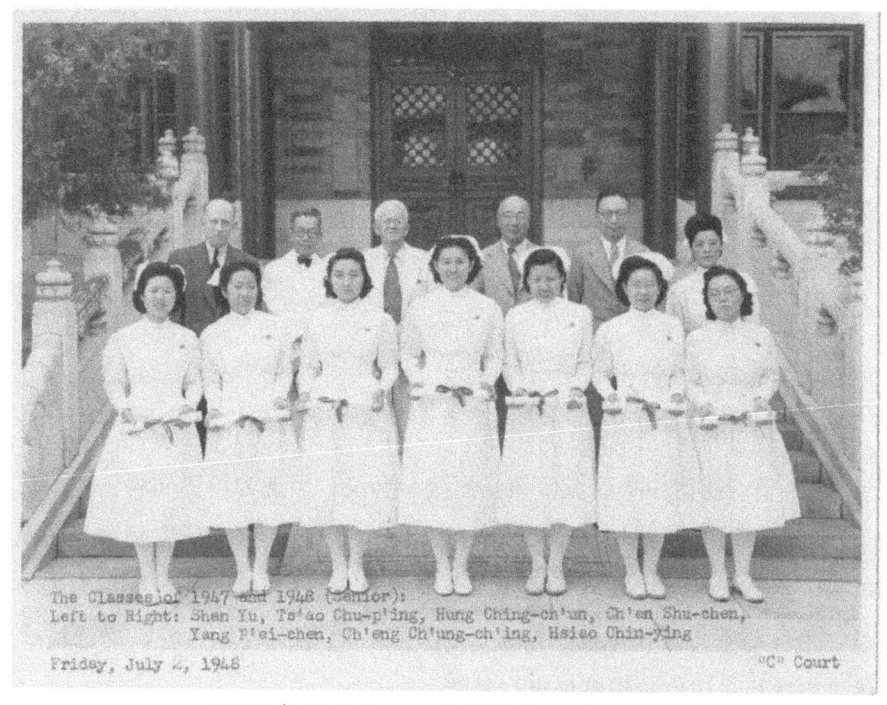

1948年7月2日，与护校毕业生合影。
后排左：娄克斯（一），李宗恩（四），聂毓禅（六）

6月24日，格拉斯哥大学Fordyce教授来信告知昨日缺席颁发荣誉法学博士的情况：

> 在昨天的毕业典礼上，校长向你颁发了荣誉法学博士学位。注册处将把学位证书和致辞稿寄给你。我的同事们希望借此机会寄上我们的祝福。[1]

9月3日，致皮尔斯信：

> 我们正准备在9月9日开学。之后我要去南京和上海一趟，与经济合作委员会（Economic Cooperation Administration, ECA[2]）商谈我们修复医院的申请。中国救援会（China Relief Mission, CRM[3]）已经停止支持包括我们在内的所有中国医学的项目。其中一些项目ECA也许会考虑，但非常有限。我们只希望他们能考虑给予医院一些支持。在南京，我还会去参加中央研究院的一个会议。希望月底之前回来。[4]

9月14日，致Fordyce教授信：

> 请允许我感谢您6月24日信和毕业典礼节目单，其间我被缺席授予法学博士学位。因为我不在北平，迟复为歉。
>
> 我的母校给予我的荣誉将激励我为中国发展现代医学科学继续努力。[5]

9月24日，出席中央研究院第一届院士会议，当选为第三届聘任评议员。郭金海《院士制度在中国的创立与重建》：本月23——25日，中央研究院第一届院士会议在南京鸡鸣寺路一号本院总办事处举行。李宗恩于24日与会。并被推举为生物组议事小组委员，最终与秉志、伍献文、陈桢、胡先骕、钱崇澍、林可胜、冯德培、汤佩松、俞大绂等当选第三届生物组聘任评议员。[6]

《协和医刊》：

> 祝贺李宗恩医生最近接受两项荣誉。6月23日，他的母校格拉斯哥大学（缺席）授予他荣誉法学博士学位。3月25日，他当选为第一届南京中央研究院院士（共80位成员）。[7]

---

[1] Letter Fordyce to Lee, June 24, 1948, PUMC Archive.
[2] China Relief Mission, 1947-1948年美国政府成立的，与中国政府合作的救援机构。
[3] Economic Cooperation Administration，美国政府1948年成立的"马歇尔计划"执行机构。
[4] Letter Lee to Pearce, September 3, 1948, RAC, CMB Inc, Box 89, Folder 635.
[5] Letter Lee to Fordyce, September 14, 1948, PUMC Archive.
[6] 郭金海：《院士制度在中国的创立与重建》，第260-265页。
[7] Personal Notes, Peiping Union Medical Dollege News Bulletin, Vol XLII, No. 2, October 10, 1948.

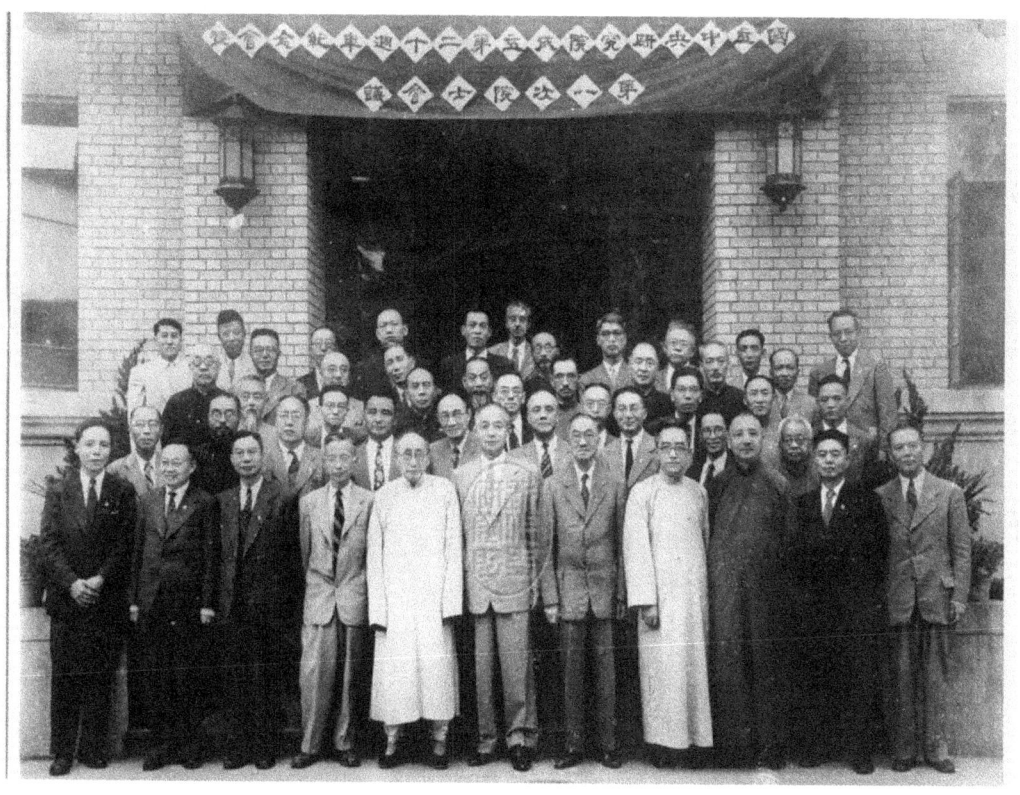

1948年9月24日南京，中央研究院第一次院士会议合影
第一排左起：萨本栋、陈达、茅以升、竺可桢、张元济、朱家骅、王宠惠、胡适、吴学周、饶毓泰、庄长恭；
第二排左起：周鲠生、冯友兰、杨钟健、汤佩松、陶孟和、凌鸿勋、袁贻瑾、严济慈、李书华；
第三排左起：杨树达、余嘉锡、梁思成、伍献文、周仁、萧公权、戴芳澜、叶企孙、李先闻；
第四排左起：邓叔群、谢家荣、李宗恩、秉志、陈垣、胡先骕、李济、贝时璋、汤用彤；
第五排左起：吴定良、俞大绂、陈省身、殷宏章、柳诒徵、冯德培、傅斯年、苏步青、姜立夫；第六排：钱崇澍。

9月开始，中共地下党进入协和医学院，在教职员和学生中发展力量。邹德馨《北平解放前后地下党组织在协和》：

> 1948年北平协和医学院及附属协和医院重新复院后，我地下党北平城市工作部学委，通过各种方式和关系进入这块阵地开展工作。最早进入协和高级护校的是冯宝万，由于她的政治活动引起美方代理人的不满，院方迫使她离开护校，于是她去了解放区。继而，饶毓菩、顾承英、沈淑尹、吴绥先、邹德馨、李佩珊、郑企静、祝寿河等同志先后由党组织派遣，进入协和工作和学习。他们来自四面八方，各受自己组织单线联系，执行党组织的任务；站住脚跟，建立发展党的外围组织，迎接北平解放。
>
> 1948年9月始，地下党为了发展革命力量，迎接北平解放，派党员联系协和学生和职员孙玉珊、孙国贤、陆忠琦、张铁梁、刘士廉、邹维谦、林煌、赵月如等，成立了党的外围组织"秘密读书会"，组织学习《新民主主义论》等党的文件。解放前夕，又根据工作需要，扩大发展党员，将读书会改为"协新社"（包括全体地下党员及党外积极分子）；继而职工中的"协新社"成员分出成立"唯物社"。协新社和唯物社这两个党的外围组织，在1949年8月党组织公开后，经上级党指示，青年均转为共青团员，年级超过团员年龄的陆续培养发展为中共党员。[1]

10月，协和医学院复校工作进行顺利，学校管理结构初步形成。10日，《协和医刊》报道协和医院近况：

> 在上期本刊于1月1日出版时，复院还希望渺茫。确实，1947-48年预算中不可能提供复院的资金。不过，就在一月中旬，我们收到了美国国务院中国救援会（China Relief Mission）将资助复院的消息。接着，我们又收到复院的其他资助，及中国善后救援总署提供的设备和物资，加上我们从预算中节省下来的资金，我们于1948年5月1日恢复了协和医院。
>
> 在当天举行的招待会上，众多北平人参观了刚装修好的病房和实验室。董事会在5月2日召开特别会议，庆祝这一复校中的重大事件。除了在北平的董事，诸福棠医生、威尔逊医生之外，下面是从上海和南京特地来参加复院的董事：翁文灏博士、周诒春博士、刘瑞恒医生、邓勒普医生，Mr. L. K. Little, Mr. C. F. Thomas, 孙锡三先生。还有中华医学基金会的代表Mr. William R. Herod，他正巧在远东访问，特别从上海来参加招待会和董事会会议。很多在北平的医学院和护校毕业生也都来参加了开幕式。
>
> 复院最初的规模较小：P楼的两个病房，内科和外科共25张床，地下室手术室，几位辅助人员，门诊在K楼地下室，每天可看两个科的15位病人。但最重要的是开始了。从那时起，复院的工作稳步前进。7月初，H-1和K-3开放，J-1作为普外手术室和普通门诊开放，还有私人门诊。如有人员和资金，H-2和 K-2

---

[1] 《话说老协和》，第456-457页。

随时可投入使用，剩下的病房和门诊将逐渐恢复工作。[1]

10月10日，协和医学院举行第一次返校节。《校友会欢迎词》：

今天，协和医学院举行第一个返校节，欢迎平津地区的医学院和护校毕业生。我们希望每年都有这样一个节日，附近或在远方的校友们可以相聚在熟悉的校园和医院里，畅叙友情和工作成就，倾听老师和工作人员讲述现存的问题和未来的希望，告诉师生你们的新想法和对走向未来的鼓励。[2]

11月11日，协和董事会执行委员会开会，做出如下决议：

董事会认为北平的一切工作应正常进行，没有任何离开这个城市的想法。而且，董事会将尽其所能，帮助教职员工和学生克服可能遇到的的困难。[3]

11月22日，向董事会提交书面报告，建议每年10月第二个星期日列为返校节：

返校节 53位医学院毕业生和26位护校毕业生参加了返校节。大家对学校在各方面取得的进步极感兴趣，并提出很多对我们有启发性的建议。最后一致同意在每年10月的第二个星期日举办返校节。[4]

同日，在向董事会的报告中，就恶性通货膨胀下如何解决教师生活问题汇报具体解决办法：

财政形势和薪酬补偿：虽然医学院和护校运行正常，管理人员对经济形势十分忧虑。 8月19日，新的经济调整政策[5]冻结了工资，但10月的生活费用已经高出8倍。10月的第一周生活费用比9月初高出54%，执行委员会在征求意见之后，发了50%的"冬季补助"。10月30日，执行委员会开会决定为10月再发50%的补助，每个VI, VII级职工GY13补贴，并在11月继续同样补助。对VI, VII级职工发GY13补贴是为了这些工资最低的职工有足够的生活费用。可想而知，如10月的生活费高于8月份8倍，即使补助100%也不够生活费用，但汇率一直是4:1，执行委员会觉得不可能支付更多。幸亏10月份接到了3-8月的面粉配给，学校发给每位员工3袋面粉，解了燃眉之急。

执行委员会11月11日开会，批准总务组50%的补助加一袋面粉（市场价）的建议。同时，执行委员会意识到，如果汇率还是4:1，这些补助将在12月底之前用光过去省下来的钱，一月份的工资将比现在的27,000美金预算高出近22000美

---

[1] Peiping Union Medical College News Bulletin, Vol XLII, No. 2, October 10, 1948.
[2] Peiping Union Medical College News Bulletin, Vol XLII, No. 2, October 10, 1948.
[3] PUMC Board of Trustees Executive Committee meeting minute, Noverber 11, 1948, RAC, CMB Inc, box 154, folder 1126.
[4] Report to Board of Trustees, by C.U. Lee, November 22, 1948, RAC, CMB Inc, box 47, folder 334, page 1.
[5] 1948年8月19日，国民政府再次进行币制改革，规定金圆为本位，开始发行金圆卷。但金圆卷膨胀速度比法币更快，十个月上涨一百七十万倍。

金。但为员工的情绪，我们不得不如此。

11月12日，就在管理人员修改预算以保证支付必需的费用时，新的20:1的汇率公布了。这个消息让我们大大地松了一口气，希望可以回到过去按生活指数计算薪酬的办法。在做决定之前，会计组重新做了财政预算，将结果和建议于11月20日递交给了执行委员会，要点如下：

原有的1948-49年预算显示亏损84,177美金，经执行委员会批准，用1947-1948年的全部结余支付了71,650.55美金，将亏损减至12,536.45美金。

提交给执行委员会的修改预算将显示从原有预算中节省的65,000美金，包括在1949年1月新开放的病房。这些结余的来源有二：因为某些职位暂时没有合适人选，医学院聘用了临时教授；医院因中国善后救援总署捐赠的大量物资而节省的开销。说明：这个数字不包括预算中支付意外费用的15,082美金。

12,536.45美金的亏损成为使用这些结余的第一笔费用，之后本学年剩下的结余约52,000美金。会计组认为，这笔钱应该留着，以防生活指数的上升再次超过汇率。但生活指数再如10月中急剧上升，这笔结余未必能解决问题，如果真到那一步，学校的财政就要全面考虑了。现在，薪酬的计算可以回到原来的计算方式，而不再像在11月11日，需要挪用先前的结余来支付补助造成的亏损了。

以上建议一经批准，待金圆卷兑换好之后，财务组就根据计算发放11月下旬的薪酬。但这一流通货币有两个问题：1）中央银行本地分行还没有收到按照20:1兑换的指示；2）北平的货币短缺。会计组正在想尽一切办法为这次发放薪酬搜集足够的金圆卷，给在过去六个星期里极为困难的教师和职工带来救助。

现行政策：在11月11日执行委员会议上，董事会就学校对现行政策的一些问题重申董事会制定的如下政策：

董事会将照常工作，没有搬离此城市的意图，并将尽力帮助教师和学生克服任何困难。[1]

11月29日，平津战役开始，华北危在旦夕。被蒋介石列入"平津学术教育界知名人士抢救计划"。总统手谕：

四类人士为（一）在平教育行政负责人如梅贻琦、李书华、袁同礼…（二）因政治关系必须离平者如朱光潜、毛子水…（三）在平之中央研究院院士如许宝騄、张景钺、陈达、戴芳澜、俞大绂、李宗恩等（四）学术上有地位，自愿南来者，杨振声、罗常培、钱思亮、马祖圣、赵乃波、钱三强、严济慈、张正良、沈从文…[2]

12月，北平围城期间，仍主政协和医学院，为稳定师生情绪，应付可能的变化，作各种努力与尝试。12月15日，向中华医学基金会请求紧急指示：

---

[1] Report to Board of Trustees, by C.U. Lee, November 22, 1948, RAC, CMB Inc, box 47, folder 334, page 1-2.
[2] 台湾，国史馆，总统档案，A2768。

我现在有必要向你们紧急请示，告知我们现在的一些想法。在读下文时，请相信我们对你们的判断有充分的信心，请根据目前的局势作出相应的决定。

1. 集体保险：请按现行规定发到1949年6月30日。
2. TIAA养老年金保险费：继续发到1949年6月30日。之后可按个人的指示做修改。
3. 美金津贴：继续发到1949年6月30日为止。
4. 杂志订阅：继续订阅1年，先在纽约存放。
5. 物资和设备：如可能，取消所有没运出的货物，请厂家等接到指示后再发出，除绝对需要，请不要库存。
6. 奖学金：保证学者完成计划的学业，安排他们在指定日期返回北平原单位，或中国其他地方。如果回不了中国，或者他们通过其他机会在美国找到与协和及中华医学基金会无关的资助，可由中华医学基金会根据实情决定旅费的保留。无论如何，在学业完成后，奖学金不应超过6个月。
7. 本年度未使用的资金：请保留银行存款，以便在情况允许时支付1948-49年的计划开支。[1]

同日，福美龄致信皮尔斯，通报北平围城情况：

我在等人把这封信送给一个明天乘Lutherans教会特别航班起飞的人，就加上一点关于李宗恩医生的紧急指示的情况。局势一下子紧张起来——你难以想象，上周日我妹妹还和我到西山，从八大处走到苹果园（Hunting Park），风景简直不能再平和了。我们经过守卫碉堡的几个国军士兵，他们一副满不在乎的样子，说没有看到那边有人的踪迹。老乡们也是若无其事的样子，谁也没想到那就是第二天下午枪声大作的方向。昨天是周二，城里谣言四起，传说和平协议就要签订了，还有一个令人兴奋的谣言是蒋委员长下午三点辞职了，但人们又因不能确认而失望。所有城门都关闭了，最近两天每天只有一两架飞机起飞和降落，平津铁路停运，有一段时间好像通讯也要被切断了。不过，似乎确实在进行某种交涉，因此我们希望和外界的联系不会被切断太长时间。同时，我们每个人都还好，明天大家都会领到月中发的薪酬，有足够的金圆卷按12月的汇率发出1月份的薪酬——如果那时还用金圆卷的话，保险柜里也有一些美钞，早晚会有兑换的价值。因为还有足够的粮食和燃煤，我们心安理得地等待着即将发生的变化。别为我们着急，我们都很兴奋，谁也没有后悔没有撤离——不过我们希望不久就能再次和你直接联系。[2]

同日，董事长胡适离开北平。次日，福美玲致皮尔斯信述及其离平情况：

昨天我们把这封信交给一个可能今天乘特别飞机离开的人。今早我们听说又有一架特别飞机可能离开，希望其中一个人可以到你那里。我们昨天下午在电报局发给你"一切都好"的电报，现在你也许看到了一些可怕的头条新闻。实际

---

[1] Letter Lee to Pearce, December 15, 1948, RAC, CMB Inc. box 47, folder 334.
[2] Letter Ferguson to Pearce, December 15, 1948, RAC, CMB Inc, box 47, folder 334.

上，我们不仅一切都好，而且一切照常。晚间 6-8 点之间开始戒严，之后不准上街，不过现在天黑后呆在家里也好，我们也无所谓。我们经常听见枪声，但都在城外，不知具体在哪儿。一直在谣传和平解决，似乎也有某种谈判的迹象。为防止难民进入，城门已经关闭，胡适博士和他的太太有两次试图出城去机场，都未果，终于在昨天下午飞走了。这样，现在我们只有两位董事了，燕京大学的威尔逊，在城外离共产党的村子很近的无人区；和城里的诸福棠，看来我们只能根据情况做相应的决定，以后再征求董事会的批准。[1]

北平围城期间，收到中共地下党秘密送达的《中国人民解放军平津司令部布告》《告北平同胞书》英文本，决定留在国内继续医学教育事业。邹德馨《北平解放前后地下党组织在协和》：

> 1948年12月，中国人民解放军迅速地包围了北平、天津、张家口、新保安、唐山地区，为了配合解放，地下党组织党员把《中国人民解放军平津司令部布告》、《告北平同胞书》译成英文，通过邮局发给协和医学院院长李宗恩，协和医院院长李克鸿，美方代理人福美龄，著名教授林巧稚、张鋆、张锡钧、胡正详等。党还通过在协和的中孚银行（给协和教职员工发工资）的关系，掌握协和工作人员名单；了解知名教授的动态；绘制协和平面图；了解重要仪器设备，保护这所高等学府。当时，地下党为配合解放军占领主要地方，曾试图把协和的总钥匙拿到手，但因北平和平解放迅速，而没来得及进行。
>
> 在围城期间，国民党政府企图动员一批教授离开北平，地下党员带领外围组织发信给知名教授，请他们留下为祖国工作，使原有的要走的人，动摇、犹豫以至终于没有离开北平。地下党还发信给当时美方代理人，让他们负责保护好医学院的财产、设备，严防破坏。党员同志并通过师生、朋友等关系，说服要逃离北平的教授、学生留下来。例如护校生司徒黎明害怕解放后对资产阶级出身的人歧视，要去美国，顾承英同志（护校党员）说服她留下来，完成了学业。与此同时还秘密地做了迎接解放军进城的准备。[2]

12月27日，中华医学基金会来电，决定全力支持现任院长的全权领导：

> 就最近的时局发展，基金会决定继续支持北平协和医学院，前提是协和董事会能够有效地使医学教育和附属医院践行中华医学基金会的宗旨，并且由本会信任的现院长和管理人员全权领导。[3]

12月28日，致帕克信，报告协和医学院在围城期间的运行情况及近期计划：

> 我们对您因为局势紧张不能造访北平深感失望。我们一直盼望着您能亲眼目

---

[1] Letter Ferguson to Pearce, December 16, 1948, RAC, CMB Inc, box 47, folder 334.
[2] 《话说老协和》，第 456-457 页。
[3] Cablegram from China Medical Board, December 27, 1948, RAC, CMB, Inc, box 47, folder 334.

睹学校现在的情况和活动，盼望着和您讨论我们在今后 1-2 年内使学校全部恢复的计划，听取您告诉我们中华医学基金会对未来的展望。但是，我们只好把所有这些写在这封信及附件里，希望您通过信件和电报告知我们您的意见。

特别提出的是，修复和装备项目的报告总结了我们为此花费了 389,267.46 美金，其中 247,833.33 来自中华医学基金会的指定款项，47,830.54 美金来自基金会 1948-49 年的运行款项，93,603.59 美金来自其他地方，主要是中国救援会（China Relief Mission, CRM）和经济合作委员会（Economic Cooperation Administration, ECA）。那以后，我又从 ECA 收到两笔为修复医院的资金，300,000 金圆卷和 375,000 金圆卷。这些资金，加上其它预算中复校用款，我们相信，全面复校工作可以在 1948-49 学年完成。就在 1 年前，我们还觉得需要 4-5 年才能完成复校，现在我们有理由感谢基金会、CRM 和 ECA，帮助我们完成这一计划。

如上所述，我希望您有机会看看这些数字说明了什么。也许告诉您如下的景象，可能更说明学校的现状。10 月和 11 月，医院的 95 张病床的利用率达 95%，按一般标准，这是一个很高的利用率；10 月的门诊病人为 3288 位，11 月为 3312 位，12 月的数字还没有统计出来。我们计划在 1 月 3 日再开放一个病房，那时全部病床将为 125 张，为战前的 35%。其他病房将在资金和人力允许的情况下随时开放。

医学院和护校的课程始终没有停止，学生们没有受时局混乱和前途未卜的干扰。员工的士气高涨，每人都专注于他的日常工作和责任，所以我们的学术工作没有被打乱。而且，我们在本周将毕业证书授予给 10 位 1943 年的毕业生，他们的学业因为医学院在 1942 年被关闭而中断，后来在其他学校完成了学业，但因为教育部的规定，没有得到那些学校的毕业证书。这 10 位学生最近完成了所有协和医学院的规定课程，所以获得我们的毕业证书。

我们的燃煤储藏够用半年，医院的食物储藏可用三个月。北平城已经没有电和水，这让我们庆幸有自己的发电厂和水井，让我们可以继续工作。宿舍原来由协和供水，但供电被日本人切断了，这让我们这些住宿舍的人和北平人一样点起煤油灯，不过我们还有用之不竭的自来水。

您从以上可以看出，我们一切运行正常，没有改变任何计划和意图。当然，我们不知道取代现政府的新政权是否会阻碍我们的工作，我认为我们应该照常工作，直到不能控制的因素迫使我们停止。从张家口、济南和燕京大学的消息表明，我们也许可以继续，我们也衷心希望继续下去。否则，唯一的选择是关闭学校，弃置发电厂，其结果对我们是难以设想的。就像执行委员会 11 月 11 日所说"董事会将照常工作，没有搬离此城市的意图，并将尽力帮助教师和学生克服任何困难。"这也是我们所有人的希望和决心。

我们将尽一切可能与董事会和中华医学基金会保持联系。我向您保证，忠实践行创始人和支持者的原则和目标，竭尽全力领导学校渡过这一动荡时期并使其完好无损，为中国医学教育和医疗工作作出贡献。

最后，我想告诉您，娄克斯医生在这里作为中华医学基金会的代表，对我们至关重要。他的存在给了我们强有力的支持，是学校保持稳定的重要因素。同时，您应该为基金会有这样一个有智慧和主见的代表而高兴。[1]

同日，娄克斯致帕克信，说及协和医院仍旧开放，肯定李宗恩院长在围城期间的应急能力及其团队的高效工作，对共产党主政后协和医学院的命运持观望态度：

> 皮尔斯小姐的电报通知我们，你1月3日到上海。得知你不可能来北平了，我们非常遗憾。不幸的是，你到来的时间，也许正是这个国家近代史中最黑暗的时刻。
>
> 自从一年多前得悉你要到东亚来考察，我们就盼着你能光临协和医学院。我们想让你亲身感受一下这所著名的学校，只有亲临其境才能明白它在远东对医学教育的重要性和产生的影响。我们也想让你亲眼目睹复校的进展和剩余的工作。全校员工对所取得的成绩感到骄傲，我敢肯定，当你身处一个四面楚歌、战火纷飞的围城之中，看到这样一个繁忙、正常运行的医院和学校时，会被深深地感动的。
>
> 学校仍有水电和暖气，而整个城市除了电话之外，已经停止供电、供水、供暖。除了协和医院以外，大多数医院也已经不能工作了，这是因为协和医院可以自给自足的缘故。还应感谢美国领事馆、市政府和傅作义将军的司令部，如果没有他们保护所有建筑不被军队占领，我们也不可能坚持工作。总而言之，学校没有停课，医院仍旧开放，我可以肯定，在一个混乱的市中心有这样一个学校，对稳定民心和鼓舞士气极为重要。
>
> 我很抱歉不能在夏天常给你写信，我要组建外科系，要同学校所有的委员会保持联系，还要对付随时变化的经济状况，所以很少有时间顾及其他事情。而且，我期待在秋天有机会当面把所有情况向你仔细汇报一下。不过，我应该说，学校在过去的一年中取得了很大的成绩，比我上次回纽约时想象的要好得多。
>
> 附属医院的恢复进展良好。2月份提交给董事会的长期规划在加速实现，所有的工作有望于1949年6月底结束。这一成就应归功于学校的管理人员和董事会与UNRRA[2]、CNRRA[3]、CRM和ECA。你可以在李宗恩医生寄给你的1948-49年修改预算里看到，他们想尽一切办法，向这些机构争取物资和帮助。因为很难准确地估计，我们无法用图表来显示接受的物质援助（医药、医院物资、病床、床上用品、X光机和仪器等），但认为价值达300,000美金。
>
> 毋庸赘言，所有这些援助都能对复校助一臂之力。值得提出的是，要不是学校和医院及时恢复，这些援助也不会到位，因为各种组织都明文禁止资助不工作的机构。
>
> 在组建教师团队方面，由于可以理解的原因，进展不是很大。从一开始，因为迅速恶化的政局、搬家的困难和协和可提供的薪酬，几乎不可能找到愿意来北平的人。而且完全不可能从国外找到即使是短期的客座教授。尽管如此，一个精

---

[1] Letter Lee to Parker, December 28, 1948, RAC, CMB Inc, box 125, folder 910.
[2] United Nations Relief and Rehabilitation Administration，联合国善后救济总署。
[3] Chinese National Relief and Rehabilitation Administration, 中国善后救济总署，民国政府与联合国达成协议，于1945年至1947年成立该机构，目的为发放救济物资。

心挑选的核心教师团队已经初步建成，这可避免增加太多低质的教师而付出高额费用。李医生寄给你至10月1日为止各科系的教员名单。我完全赞成在复校过程中采用这一小心谨慎的做法，这些做法已经被证明有益于稳定情绪和保持奠基者对学校提出的标准。

顺便指出，我相信能有李宗恩医生做校长，协和非常幸运。他的崇高理念和领导方法，确保了协和在这一经济和政治局势未卜的时期能够取得这样的成就。我不知道还有谁可以在这样一个时期能够组织和领导这样一个忠实的团队，为将来打下基础。

当然，现在我们大家都在考虑的问题是，在共产党当政时期协和的命运。虽然没有人可以回答这个问题，但就从天津、张家口及最近从燕京大学听到的共产党对专业和技术工作的态度而论，我们有继续工作的可能。我们了解，共产党的策略是机会主义的，现在可以接受的政策，可能在下周、下月、明年会有改变。不过，我们相信前景还是不错的，那么我们就应该坚持下去，看其发展。

中国要是没有足够的设备和发电厂，中华医学基金会是不会有兴趣支持的。这些设备和实体建筑也不可能运到别的地方去。而且也没有那么多资金来让这些建筑报废，再在中国其他地方另建一个。董事会明白这一点，并在11月11日宣布，学校一切照常，没有搬离的意图。我们相信，共产党明白协和医学院的价值，不会轻易丢弃。他们应知，协和90%的资金来自海外，他们也不能把一个医学院搞得不像样子，还期望获得资助。除非像RF, CMB, ABMAC这样的基金会不久放弃在中国的工作，在我看来，只要有可能继续工作，我们就必须坚守在这里。我们相信，保持联系和继续工作比撤退而留下一个将来不可弥补的空白要好得多。所以，如有你和董事会的准许，协和员工将坚持在这里工作。

如果资金不能运转，如何积累足够的资金储蓄是一个大问题。我们搜集了一些美金，有三个月的粮食和5-6个月的燃煤。白银因为价格过高而不适合投资，黄金稀少而且价格波动太大。我们预计塘沽和天津将在北平之前陷落，所以应该有海上的通道，Butterfield和Swire已经宣布，不管政治局势如何，他们将保持香港到天津的服务。这样，外汇应该还有一个流通的渠道。所以，我们要求皮尔斯小姐把协和在纽约银行的存款保持在1948-1949年的正常上限；这样如果我们在不能接受的条件下，可以用其他渠道兑换，学校的工作就不会停止。

北平与一些南方的城市不同，相当平静有序。城里到处都是傅司令的军队和他们的家属，他们占据了几乎所有的学校、庙宇、公共场所和很多私人住宅。我们希望战争在城外打，但过去两周发生事情使我们的希望破灭了。傅司令在城里有强大的军队，士气高涨，他应该可以一直防守下去，除非他没有粮食而投降。一般以为，他在观看南京的发展。我们不相信共产党准备接受正面冲突带来的损失，或者毁坏这座城市。

北平已经失去了原来的两个飞机场，但又在城内的马球场和天坛修了两个跑道。我们希望航空邮路不久会再开通，不过这封信会由一个朋友，乘军用飞机带出。电报通讯还没有中断。

得知你不可能来北平后，李宗恩医生和我讨论了很长时间，我想试试能否到上海见你，但最后放弃了，因为不能确定在你离开之前赶到上海，而且现在到上海的路程很危险。我对没有机会和你见面深感遗憾。不过，我们预计你应该能见到 L.K. Little 先生、李铭先生、和其他协和董事，你还可能见到胡适博士和周诒春博士，或者翁文灏，如果他们正巧从南京过来。胡适博士一周前离开北平，此前一直和学校保持紧密联系。

  取决于时局的发展，我仍计划春天回纽约，将 1949-1950 年的预算带给基金会。今后几个月里，我们会寻找机会将事态的发展告诉你。其实，局势并不像谣言传说的那样坏。[1]

---

[1] Letter Loucks to Parker, December 28, 1948, RAC, CMB Inc, box 125, folder 910.

1949年 己丑 五十六岁

是年1月，北平和平解放；4月，南京解放；5月，上海解放；9月，中国人民政治协商会议在北平召开；10月1日，中华人民共和国成立。

1月，在协和董事长胡适离开后，着手重建协和的决策机制。1月3日致董事会信：

> 你们一定想知道中华医学基金会秘书12月27日的电报：中华医学基金会于12月27日决定'就最近的时局发展，基金会决定继续支持北平协和医学院，前提是协和董事会能够有效地使医学教育和附属医院践行中华医学基金会的宗旨，并且由本基金会信任的现院长和管理人员全权领导。'
>
> 你们也一定想知道，在我上次联系后，董事长建立了临时委员会，由诸福棠医生（主席），威尔逊医生，娄克斯医生和我自己组成，在没有执行委员会法定人数时有决策权。在现在运输困难，执行委员会不可能达到法定人数时，这将保证学校的工作继续进行。
>
> 我12月28日信之后，城内的水电有所改善，虽然仍旧不稳定，但员工最近几周的不便大大改善了。
>
> 中国北方的非常情况造成了物价飞速上涨，现在的生活指数比一个月前上升了四倍。我们的美金的兑换率允许我们在1月上旬支付相当于12月两倍半的工资。这当然给员工造成很大困难，但整个城市都是如此。我们只希望时局会很快改善，并带来经济方面的稳定，以使工资和生活费用达到平衡。[1]

1月19日，解放军与傅作义达成协议，北平和平解放。

2月3日，中国人民解放军举行入城仪式，受到北平人民的热烈欢迎。协和医学院的党员、学生和部分职工参加了迎接队伍。邹德馨《北平解放前后地下党组织在协和》：

> 1949年2月3日，协和的党员和学生冒着被开除、解雇的危险，组织以学生为主、有部分职工参加的队伍迎接解放军进城。同学们热情很高，准备的纸旗出了校门才亮出来，校方阻拦已来不及。按照上级党的指示，地下党员这次没有暴露身份。[2]

王台《参加青年团和共产党》：

> 1948年暑假，我从清华大学医预系考入这所由美国洛克菲勒基金会创办的协和医学院。全班共有24名同学，大多来自燕京大学医预系。后来得知，其中既有地下共产党员，也有党的外围组织成员。可能由于我对当时的社会感到不满的态度和言论引起他们的注意，在第二学期被选为班长。

---

[1] Letter to the Board of Trustees, January 3, 1949, RAC, CMB Inc, Box 48, 335.
[2] 《话说老协和》，第457页。

1948年底北平和平解放后，1949年1月正式举行中国人民解放军入城仪式。于是，有一位同学鼓动我组织大家前去欢迎解放军。当时本已怀有厌恶腐败的旧政权，盼望改朝换代的思想，加以身为班长，自知理应负起这个责任。于是组织了十几位同学加上几名职工，举着横幅和标语，排队走上街头。

　　我们这支小小的队伍站在作为检阅台的前门箭楼的东侧，远远望去，站满城楼上的将领们正向迈着整齐步伐通过检阅台的战士们挥手致意。我也随着周围的人群振臂欢呼，非常兴奋，眼里含着泪花。

　　战士们身着土黄色粗布军装，头戴缀着红五星的军帽，表情严肃，精力充沛，毫无长途跋涉、疲惫不堪的表现。恰恰与不久前仍在城里四处乱窜，胡作非为，破衣烂衫的国民党散兵游勇形成鲜明对比。

　　隆隆驶过的坦克拖着大炮的美国 GNC 卡车，都是从国民党军队手中缴获的战利品。给我留下无限感慨，难怪国民党军队节节败退，一溃千里。这是给我上的第一堂政治课，让我亲身理解了"解放"的涵义，从而展开双臂，热情迎接这一新时代的到来。

　　在医学院两个班级的40多位同学中，参加欢迎解放军的只是一小部分，却被学校当局视为异端，指派学监对我们进行监视和调查，并把一张以我为首的黑名单送交上去。[1]

2月1日至5月，为排除干扰，维护正常的医学教育，组织了12次教授午餐会，讨论协和医学院的教育方针。在首次午餐会上作开场讲演，就医学院应培养怎样的医生及其对社会和医疗事业的责任，全面发表了自己的见解。《中国医学教育之目的及协和医学院的作用》：

　　医学教育是一个宽泛的题目，我们的讨论必须限制在一定的范围之内。作为这次的范围，我们仅局限在医学院要培养什么样的医生。而且，我们只讨论一般的原则，而不是具体的方法和技巧，那将是以后要讨论的内容。除了医本科教育之外，我们也应该讨论医学教育的另一个被忽略的方面，即医学院对社会和医疗事业的责任。

　　（1）**医学教育之目的**：我在上一次会议上提出，中国在恢复和平之后，发展面向广大的农业人口的国家医疗服务势在必行。我还提出，建立这一服务的问题不是经济上的，而是没有足够合格的领袖。随着服务条件的改进，这些人不情愿到乡村服务的态度会改变。我们最需要的，是那种可以管理5-10万人口的"基层医生"（Basic Doctor）。这些基层医生将成为医学界的普通成员。

　　因为合格和愿意服务的人员紧缺，医学院经常感到需要造就大批医生的压力，国立医学院就有课堂拥挤的问题，而我们应该顶住这个压力。现在师资短缺、设备有限，我认为任何国立医学院的班级不宜超过40人。

　　对于中国学生，应特别强调实际训练。很多有经验的老师都认为，中国学生

---

[1] 王台：《协和医学院的灰暗时代（1949-1976）》，第44-45页。王台1948年秋入学，为协和医学院复校后第二班学生。

有学习的天赋，但在实践中缺乏动手和动脑的能力。在训练中国学生时，应牢记个人主义不利于现代医学所需要的社会合作。

（2）**协和医学院的目标**：1946年洛氏基金会考察团的报告指出："培养医学教师是协和医学院最有价值、最能生效并且影响最大的工作。协和医学院的主要目的是培养优秀的教师，即为中国医学院校提供教师。"

这基本上就是我们的目标，也回应了包括我在内的一些人的意见。协和应该把资源用于研究生教育，把本科教育交给其他医学院，就像曾经把医预交给其他好学校一样，以便更好地为医学教育服务。

如要担负起训练教师、专家和管理者的责任，我们在招生时就应在考生中寻找那些有领导能力的候选人。除了要满足做一个基层医生的条件之外，我们还应要求心智成熟并且具有领导者的特质，如自觉、廉正、有毅力及驱动力。

有人批评我们，比起中国其他医学院来，协和一直享有两个特权，有经济保障及有变革维新的动力和自由。但我们从来没有尝试过变革，而是总体上在中国沿用美国的传统医学教育模式。协和还没有完全适应中国的环境，所以毕业生离校后与外国人首次到中国别无两样。学生在校期间与社会的脱节这一点，可从他们进入中国社会后的窘态看出。总之，协和到目前为止成功地培养了贵族医生，但不是中国社会大量需要的医生。我不确定这一批评是否公正，只要接触社会问题就一定能成为领袖？不过，我经常听见这样的批评，认为应该考虑一下。

如果准备培养教师和领导者，我们就应该牢记毕业生除了应该达到基层医生的要求，还应该有教学和管理的经验。所以我们的毕业生不仅应该有良好的医学训练，而且要有良好的教学能力。

（3）**医学教育的社会责任**：医学院除了培养医学生，也需要承担对社会的责任。1922年，协和医学院创立后出版的论文集中，有一章是关于中华医学基金会的工作的。我将有关部分引用如下：

> "洛氏基金会和中华医学基金会的目的，是与其他机构合作，在中国逐步发展医学科学。在其他国家，基金会首先发展预防医学，因为公共卫生的开展，不论是国家还是个人，比治病在花费要有效得多。不过，中国有几个因素使洛氏基金会不得不延迟公共卫生工作的开始。"

从这里我们不难理解，对基金会而言，首当其冲的是公共卫生。自从这一观点发布后，我们知道基金会为中国的公共卫生事业做出了重要的贡献。

那让我们看看那时有哪些阻止基金会的因素？

> "首先，用公共卫生来有系统地预防疾病应该是政府的工作；私人机构的努力只有在与政府的某一目标相同时才最有效。（地方或中央）由于中国的政治局势混乱，政府把主要精力用于解决其他更迫切的问题时，大规模地开展公共卫生是不明智的。
>
> 第二个困难在于医学科学还没有普及，所以得不到人民的合作而不能达到最佳效能。
>
> 另外，虽然大部分西方的预防医学可以在中国应用，但中国在生物、社会及经济等很多方面与西方相去甚远，所以在大规模开展公共卫生时应该详细研究

地方的条件，以保证所采取的措施能够适用。

最后，必须承认，公共卫生项目需要训练有素的专业人员和医务人员，中国医生的人数还不足以开展这些工作。

总之，医学教育必须解决最急需的问题。所以建议开展以下工作：

1. 医预教育，通过加强大学的科学课程加以进行。
2. 医学教育
   a. 本科课程；
   b. 通过长期的研究生课程和有指导的实际操作，培养研究人员、教师和临床专家；
   c. 通过短期研究生课程，激励中国和外国的开业医生和传教士医生；
3. 医学研究，尤其是那些与远东地区有关的问题。
4. 将附属医院改进成为实习医生和护士的培训中心和示范机构，这对<u>兼职的医生和普及教育也是不可或缺的</u>。
5. <u>在中国普及现代医学和公共卫生的知识。</u>
6. <u>从医疗服务的态度和理念，培养职业道德标准。</u>"

最后三个目标比较宽泛，但也指出医学院社会责任的多样性。现代的趋势为将医学院看作所有社会医疗活动的中心，是决定所有与医学有关事务的地方。

每当提到附属医院，我们自然骄傲地强调它是一个教学机构，但对社会和学生来说，是不是应该把服务放在教学之上？病人的利益不总是医院和医生最关心的吗？我们只需从效果和质量中获知服务的效果。

顾临在讲到医学院的社会责任时指出，一般而论，在有医学院的社区，医疗的质量比较高。医学院有义务与从业人士合作，不断提高社区医疗服务的质量。

我们的医院现在因为人员短缺而不能产生广泛影响，但我肯定大家都明确我们对社会和医学同仁负有责任。在这方面，我认为卫生事务所与医院提供的服务没有合作得很好，因此没能产生最大的影响。[1]

2月5日，施正信从英国剑桥来函，对其境遇与安全深表担忧：

自从离开中国后，我们一直担心你的安全。最近，北平的命运已经决定了，我们都想知道你的情况。我和我的妻子一直惦记着你们一家。在贵阳的记忆使我们经常想起你。即使有你执着的乐观主义精神，我也很难想象再遭受一次那样的苦难的情景。谁想得到南京会再次撤退？历史多么有讽刺性啊！命运不可抗拒！这个小小的老城市的平静与你们那里的混乱的相比，有天壤之别。这到底是会变好呢，还是政治家的交易呢？现在也只能持怀疑和悲观的态度，这些我们还没看够吗？虽然事情的发展还难以预料，我仍是固执的悲观主义者。不过，我们希望，也只能希望，你们都平安。请你有空时写信给我们。[2]

---

[1] Intraductory remarks by Dr. C. U. Lee at Medical Faculty Luncheon Conference on the subject "Aims Of Medical Education In China In General And Of Pumc In Particular", February 1, 1949, RAC, CMB Inc. Box 48, folder 335.

[2] Letter T. S. Sze to Lee, February 5, 1949, PUMC Archive.

2月18日，致协和董事会信，汇报近期管理协和医学院的情况：

> 我非常满意地向你们汇报，学校和医院在过去的六个星期里一切如常，即没有受到损害，也没有中断正常的教学活动。有30张床的男病房于1月3日开放，现在医院共有病床125张。1月份实际占用的日总床数为2,863，比12月增加了250；1月的门诊病人总共2,688，其中2,299是对外门诊病人，比12月增加190人。
>
> 2月8日，护校给1948届的3位护士颁发了毕业证书，她们1945年在成都入学，1946年和学校一起返回北平，刚完成所有学业。这个班级的其他4位学生不幸在几周前因个人原因离开了北平。
>
> 我们用自己的储蓄支付了工资，这一情况没有任何改变的迹象。医院和门诊的修复按计划进行，除了一些室内油漆因为买不到而没有完成之外，我们希望所有工作能在2月底结束。
>
> 2月11日，副董事长自12月初后第一次从燕京大学到学校参观，我们很高兴向他汇报学校的工作。管理人员现在开始准备1949-1950年的预算。如平津铁路按期通车，我们希望能在预算完成时执行委员会有法定人数开会讨论。与中国北方之外的邮政服务还没有恢复，但电报业务一直畅通，所以学校一直和中华医学基金会保持联系。
>
> 最近几周，官方一直没有对教育政策或对协和这样的学校发出任何通知。非官方的消息表明官方对协和在培养医学教师和领导者的工作很感兴趣，还善意地提请我们保护设备和建筑。对于未来的发展我们无从而知。我们向你们保证，我们清醒地意识到肩负着执行创始人和董事会制定的目标的责任。[1]

2月，共产党协和支部成立，职工支部书记祝寿河与李宗恩有亲属关系。邹德馨《北平解放前后地下党组织在协和》：

> 北平解放初，协和尚未由人民政府接管，地下党仍处于秘密状态。1949年2月，按上级党指示成立了协和党支部，支部书记吴绥先，副书记饶毓菩。4月，祝寿河同志由北医第一附属医院[2]通过和李宗恩亲属关系，申请到协和医院工作，接任支部书记，李佩珊任副书记，职工组委、保委邹德馨，学生组委郑企静。
>
> 全市地下党组织是1949年5月公开的，为了防止协和采取解聘手段迫使地下党员离职、离校，直至同年8月份，协和的地下党组织才宣布公开。公开后分为两个支部：职工支部，支书祝寿河，副书记邹德馨兼组委，沈淑尹为保委；学生支部，支书李佩珊，郑企静为组委，饶毓菩为宣委兼团支部书记。[3]

期间，与新政权虽有非官方接触，尚未有官方联系；仍定期向纽约董事会通报协

---

[1] Memorandum to the Board of Trustees, February 18, 1949, RAC, CMB, Inc,, box 125, folder 910.
[2] 应为北京大学医学院附属医院，之后有第一附属医院，而北京医学院是1953年院系调整后成立的。
[3] 《话说老协和》，第457-458页。

和医学院的情况，为稳定教职员工的情绪，维持正常教学与医疗秩序，进行高效的工作。3月11日，福美龄致皮尔斯信，转告院长与协和医学院的近况：

> 两周来，报纸一直说北平政府和包括颜惠庆博士在内的和平代表团达成了协议，要恢复北中国和上海、香港的邮政联系，但直到昨天我们才开始收到信件。六个星期的积压信件可想有多少？打开这些邮袋时，虽然这些信件在时间上已经杂乱无序，但每一封国外来信在我们眼里都是那么赏心悦目，可爱至极！实际上，我们没什么可抱怨的，因为电报通信一直没有中断，让我们没有感到与世隔绝，你接到我们的第一封信时肯定会有同样的感觉。
>
> 但愿你和纽约的朋友们已收到李医生和娄克斯医生每周的电报，知道我们都好。我们知道你们一定在为我们感到焦急，所以我们也很想告诉你们我们都很好。以下信息——一切正常、我们没有被干扰、我们用银行存款支付工资、情况乐观——并不是做个样子，实际上也确实如此。管理人员正常办公、委员会经常开长会、门诊部病人很多，其中还有解放军。学生复习考试到深夜，他们上周按时考完后，在春假前到西山野餐庆祝。至于我们的私人生活，唯一的不便是外国人出城门需要通行证，我们都还没有申请，因为发通行证的办公室还没有成立。所以，自从我们燕京的朋友在这一规定前来看过我们几次，我们还没有去看他们，他们也没再来，不过我们期待这些都会过去的。冬季晚上的戒严令已经在一月底解除。为卢沟桥临时机场在街道摆放的障碍物已经清除，所以我们现在比冬天的时候活动容易也自由多了。物价开始稳定下来，可是前几天汇率突然升高，估计也会影响物价，因为我们的存款也随之浮动，学校目前为止没有什么困难。
>
> 我们和新政权还没有官方接触，就是说他们的教育官员还没有来过，也没有接到他们任何指示。常有非官方的接触，而且也很友好（就是说他们和中国职员之间）。我们的印象是，他们明白这个机构的价值，并希望能继续下去。没有官方接触的原因是，他们有太多事情需要处理，所以满意我们的正常工作。毫无疑问，我们肯定会面对很多问题，但就现在的感觉，还没有不能解决的问题。在现在这样的困难时期，我们最宝贵的财富是，我们的能应付自如的中国领导人——李宗恩医生。他是一位值得尊敬的院长，他出色的领导稳定了大家的情绪，使我们每个人都在高效地工作。在他的领导下做事，让人很有成就感。[1]

3月13日，主持欧美同学会会员大会并致开幕词。19日，当选为欧美同学会理事长。《欧美同学会简史》：

> 1949年年会于3月13日召开，61位会员出席，比和平解放前的1948年多了10人。常务理事李宗恩主持会议并致开幕词。会议听取了叶景莘常务监事关于会务的报告，并补选了11名理事、四名监事。
>
> 11名理事是：叶景莘、唐悦良、诸福棠、鲍国宝、陆宗贤、蒯淑平、刘景芳、周炳琳、傅佩青、郑华炽、胡正详。

---

[1] Letter Ferguson to Pearce, P306, March 11, 1949, RAC, CMB Inc, box 125, folder 910.

四名监事是：凌其峻、陆志韦、水钧韶、裴文中。

3月19日，同学会召开了第六次理、监联席会议，李宗恩被推选为理事长，叶景莘、何思源、聂傅儒、陆宗贤四人当选为常务理事。[1]

3月22日，复函施正信，略述围城期间协和医学院情况，对局势仍持乐观态度，思考医学教育改革：

> 在6个星期的邮路中断之后，我很高兴在上周收到你2月5日来信，特别是得知你们一家已经在和平的剑桥安居。你真运气，在暴风雨到来之前离开了中国。
>
> 我们十分幸运地度过了围城的40天。你会高兴地知道我们一切都好。在情况最紧急的那段时间，学校的工作也没有中断。大概有一百发炮弹落在城里不同的地方，但我们唯一的损失只是一个窗户的玻璃。职工们的情绪一直很高。我们还按计划在1月初开了一个新病房。交接和平有序，如果你在这里，不会看出有什么不同，至少在这个校园内。迹象表明，我们的正常活动不会受到任何阻碍，我们当然不时要做出调整，不过那也会是很有趣的经历。我们仍希望不久的将来会有某种和平解决的方式。我们很少听到外面的消息，但总感觉国际局势的发展令人担忧。不过，我希望这么多现代武器不会导致大灾难，人类完全有能力毁灭自己，那么我们的人道主义及其他呢？
>
> 我对你信中提到的英国在医学教育方面的发展趋势极感兴趣。请告诉我伯明翰的综合课程的内容。我们这里的教员开了14个会议，集体讨论中国医学教育的问题。大家倾向于增加协调和综合的课程，取代旧式的按科系的教学方法。每个人都在原则上接受了，但实际做起来就是另一回事了。多年前，协和试验过综合课程，但因技术原因没有成功。不过，我们现在正准备再试一次。我的感觉是，医学教育的进步最终还取决于教师和学生的质量，而不是课程安排。我们对现在的医学二年级就十分满意，他们之中有不少人非常成熟和独立。这是我们有史以来最好的一班学生。
>
> 我们现在的主要问题之一是如何保证有年轻的教员。如果你旅行时或在认识的人里知道有正在英国学习的华人，尤其是在生化和药理方面的，我非常感谢你能把他们的信息告诉我。[2]

4月9日，向协和执行委员会提交报告，汇报上半年以来新增教师的情况：

> 1948年5月2日董事会全体会议之后的1年中，学校和医院都在稳步扩充。最近的政权更替没有给学校带来多大影响。我们的工作在围城期间没有中断，是我们团队的昂扬的士气在支持着我们。所有的损害不过是一个被流弹打破的窗子。学校还为国家卫生院在北平的两个研究所提供了避难场所，我们也得到了其他机构的一些宝贵器材。

---

[1] 《欧美同学会简史（1913-2013）》，第97页。
[2] Letter T. S. Sze to Lee, March 22, 1949, PUMC Archive.

1948年5月以来，医学院和护校的教师队伍新增加的人员如下：

Dr. Willian H. Adolph	窦威廉[1]	生化教授
Dr. Chang, Chun	张鋆	解剖教授
Dr. Chang, Hsi-chǔn	张锡钧	生理教授
Dr. Chang, Hsiao-chien	张孝骞	内科教授
Dr. Lim, Kha-ti	林巧稚	妇产科教授
Dr. Teng, Chia-tung	邓家栋	内科襄教授
Dr. Wu, Ying-kai	吴英恺	外科襄教授
Dr. Chang Nai-ch'u	张乃祁	细菌科讲师
Dr. Chu, Irving	朱贵卿	内科讲师
Dr. Hu, Mao-hua	胡懋华	放射科讲师
Dr. Tseng Hsien-chiu	曾宪九	外科讲师
Miss Tsai, Heng-fang	蔡衡芳	护校讲师
Miss Wang, Loh-loh	王乐乐	护校讲师
Miss Li, Yi-hsiu	李懿秀	护校助理讲师

以下是聘任的名誉教员：

Dr. Liu, Shih-hao	刘士豪	内科临床教授
Dr. Char, George Y.	谢元甫	泌尿科顾问
Dr. Chung, Huei-lan	钟惠澜	内科顾问
Dr. Liu, J. Hua	刘瑞华	耳鼻喉科顾问
Dr. Meng, Chi-mao	孟继懋	骨科顾问

在组建一个永久性教师队伍时，我们遇到了以下问题（1）我们可提供的薪酬难以雇到资深教员，（2）每年续签合同不能保证长久工作，尽管有退休年金，（3）北平以外的人员旅行困难，（4）政局阻碍聘用国外资深客座教授。因此，各系人员不足，高级教员的教学任务和临床负担沉重。医院扩充缓慢，现在开放了五个病房和三个门诊。因为社会的支付能力下降，医院的收入也有随之下降的趋势。这是扩充缓慢的原因之一，未来可能更加严重。

最后一个问题是薪酬的计算公式。使用这一公式是为了应对汇率和其他不稳定因素，去年没有达到预期的效果。如果没有可靠的生活指数，我们只能把没有严格控制的汇率作为此公式的基础。除去在生活指数冻结期间，我们的薪酬标准基本持平生活费用的上升。与其它机构相比，我们的薪酬水平要高出 2.5-3 倍，不过我们认为这更接近实际生活费用。我个人认为，这是在最近的危机中的一个稳定因素。[2]

---

[1] Willian H. Adolph（1890-1958）：1915 年获宾夕法尼亚大学博士学位，来华任教齐鲁大学。1926年回国，1929 年来华任教燕京大学化学系，曾任系主任。太平洋战争爆发后，被日军拘禁，1943 年返美，任教耶鲁大学。战后返华，曾代理燕京大学校务长，1947-1950 年任协和医学院生化系教授，系主任。著有《近世无机化学》，由曹惠群编译，1922 年由博医会出版。

[2] Report of the director to the executive committee, April 9, 1949, PUMC Archive.

5月，将第12次教授会议讨论结果写成总结报告：

两年前，我们开始复校。很幸运，我们有经过多年实践检验了的宝贵模式可以借鉴。从一开始，我们就清楚，协和模式就像一个正在成长的小孩子，必须与时俱进，而不能一成不变。因此，当我们的核心教师队伍一组成，就立即安排时间重审协和的办学宗旨、目标、方法以及程序。我个人认为，大家在参与这些非正式的讨论中，心情都很愉快；而且对一些基本原则也达成共识。在这一重要时刻，这些意见对于实现我们的共同目标至关重要。

医生的基本素质

因为医学教育是我们关注的首要问题，我们首先就要考量什么样的人是国家医疗服务发展中最迫切需要的人材。鉴于此问题宽泛而复杂，我们很难得出一定的结论，但我们基本认同，至少有一类人是迫切需要的——基层医生——医疗事业的中坚力量。我们认为，从事医生工作，应具备如下基本素质和资格：（1）他应该身心健全。精神健康，我们是指社会适应能力，即对他人的同情和理解，对他人的需求给予回应，个人的悟性包括对自己的了解、自信和随机应变的能力；（2）他必须有足够的综合的知识积累；（3）他必须具备专业知识，具有平衡而综合地运用预防医学、治疗方法、社会学等各方面知识的能力；（4）最后，他必须具备作为一个公民和医生的责任感。我们一致认为，培训出这样的人材至少需要在高中毕业后再接受6年医学教育和临床实习。我们还认为，现在的中学教育水平有相当大的提高空间。

协和医学院的办学方针

我们一直认为，协和是一所特殊的学校，肩负的使命仍在于培养教师、专家和研究人员。这一特殊使命，我们可以通过保持我们高水平的（医学）本科教育来实现，同时在所有科系培养研究生。我们明白，我们的社会责任是不断提高医疗的质量和种类。

新生的选择

因为我们有意在毕业生中培养领军人物，所以在录取标准上应该格外用心。我们不仅要看申请人的大学成绩，而且还应该听取医学预科院长和教师的观察和建议。作为一种尝试，我们对把个人面试作为录取的手段之一也很感兴趣，这种方法对评估人格特质很有益处。还有人提议要开发出一些适当的资质测验。

过去，我们选择新生的范围基本局限于几所私立大学，但我们已经开始并将继续努力扩宽招生范围，包括一些拥有较强理科的国立高校。

我相信，招生委员会将会很快重审现在的入学要求和录取标准，这是一件30年来都没有完成的事。

医学本科教学

协和的本科教学侧重于基础医学、临床医学、公共卫生和预防医学三个专业。

在这些讨论中，一些重要的原则得到了大家的一致认可。

（1）要反复强调医学的整体性，即要教育学生把医学作为一个完整的体系来看，而不是一系列独立的学科。甚至基础医学和临床医学被分开来教，也只是一种权宜之计。

（2）就此而论，我们必须在教学中强调将基础医学和临床医学相互渗透和整合的重要性。我们正在进行一些实验，想必不久就会看到一些有意思的结果。例如，生理系的张锡钧教授带领学生去病房观察一些异常体征，目的不是为了教他们疾病知识，而是让他们通过对比异常情况来加深对正常体征的印象。解剖系的张鋆教授强调，特殊感觉器官与女性骨盆的教学必须结合临床进行。公共卫生和预防医学的教学应该贯穿于四年的医学课程中。最近，临床和公共卫生系开始用联合研讨会的方式，教授学生一些病理知识。

（3）社会医学的重要性得到了大家的一致认可。对于预防、社会和环境因素对医疗的影响，我们认为，由临床医生在学生实习时，针对个别病例进行教学是最好的方式。张孝骞教授认为，医疗中的人文元素应该随着科学知识一起讲授给学生，这样他们不会顾此失彼。从社区的角度解决医疗问题，是公共卫生系的职能所在。

（4）目前教学人员的短缺，使得每个人都肩负了沉重的负担，没有余力从事任何科学研究。开支问题也严重限制了正常教学所需的免费床位的数量。必须寻求补救措施来改善这种情况，否则学校的教学水平将会下降。有人建议寻求社会和政府的捐款，但这将产生什么影响，我们还没有充分地讨论。

考试与评分

对现行医学本科生考试和评分制度的考量，引起了热烈的讨论。我们讨论了传统的论文考试和比较客观的考试方法的优缺点，以及某些比较主观的测试方法。我们一致认为，没有一种方法可以满足所有要求，必须用多种考试方法才能达到目的。有一些方法需要更多的实践检验，才能确定其可靠性。谢（少文）教授强调，要让老师和学生们意识到，考试应该是一个友好的练习，对双方各有益处。我们研究了1942年以前协和医学院学生的记录，比较了他们的医学预科、医学院入学考试成绩和毕业成绩，发现它们之间有一些相关性，但也有明显的差异。我们试图比较他们的学习成绩和毕业后的业绩，截止目前的数据显示，在300多名毕业生中只有五分之一成为教师和科研人员，这与优秀生和普通生的比例是一致的。 最好和较好的学生在私人诊所的比例则要高得多，在政府和医院服务的最优秀学生的比例最低。当然，现在这种分布情况也受许多外部因素的影响，因此，无法从这些分析中得出绝对准确的结论。例如至1941年，272名毕业生中只有8名在私人诊所。但我们必须切记的是，无论他们在哪个领域工作，我们的学生都在提供创新式的服务。

教学改革

在教学改革方面，胡正详教授的发言被所有人认可：医学院的成功与否，如果不是百分之百，但至少很大一部分是取决于学生和老师的质量以及他们之间的关系，课程安排只是一个单纯的教学计划。

目前教学改革与现代教学的趋势是一致的，即远离说教式教学，采用在实验室和医院病房实习的模式;远离课本作业,利用图书馆;从书本知识到基本原理;从填鸭式教学到独立学习。我们已经把课时从 1922 年的 4785 小时所缩减到现在的 3937 小时,而且每周专门留出空余时间让学生们去做自己感兴趣的事。在这里,我要对狄维德医生在课程设置方面所作出的经历了时间检验的贡献表示敬意,狄维德医生所设置的课程体现了现代教学中的最佳原则。尽管如此,课程设置是需要不断进行审核的。根据过去的经验,我们认为,心理生理医学、社会医学和法医学等课程应该受到重视,但胡正详教授强调,如果增加这些课程,就必须相应地缩减其他课程的课时,以保证总课时不会增加。胡教授还建议,我们应该鼓励学生尽可能地使用中文表达科学概念。关于以临床病理研讨会(CPC)的方式来教授生理心理学或社会医学的建议,得到了一致赞同。另一个有意义的提议是,要求学生在书写病历时建议预防措施。关于这个话题的其他讨论,不过是对上面提到的一些原则的重复。

基础医学教学

我们为研究生设立了基础医学和临床医学两个专业的教学。窦威廉医生提醒我们,研究生教学的目的是培养教育者。那么谁将是这些将被培养成教育者的人选呢?他们具备成为教授、研究某种基础医学的潜质,他们也许是临床医生,希望通过时间或短或长的基础医学学习,准备进入某一临床专业领域。现在的研究生临床教学似乎比基础医学更规范化,因此,相应于实习医师的示范性教学,基础医学教学需要加强。这当然要把财务因素考虑在内,但如果实施,我们可以开始鼓励医学生专攻基础科目。此外,我们需要更大程度的规划基础医学毕业生的培养。与正规课程相比,导师制应该更灵活地满足个人志趣。安排一个科室的研究生到另一个相关的科室工作一段时间,将会拓宽对他们的培训。对临床医生在基础医学方面的培训是一个特殊问题。我们可以参考美国的专业考试制度,把完成相关基础医学的必修课定位成进入临床专科学习的先决条件。

和临床领域的提升空间相比,基础领域的机会有限,这是医学毕业生对基础领域不感兴趣的重要原因。为改变这一现状,我们建议增加基础医学教员的工资,使其稍高于临床医生。另一个办法,是为基础医学培训结业时提供证书或学位。我们尤其要鼓励医学院的毕业生从事病理学、药理学和免疫学等领域的工作。

关于教学方法的问题,我们的共识为,对教师的培养,实际参与教学至关重要,保留医学本科的原因之一就是确保研究生教学的成功。尽管我们中的大多数人认为教师是天生的,而不是教出来的,但教学方法的讲座仍然有它的价值。不过,每种教学方法都是一种尝试。

培养生物物理研究生的进展引起了我们的关注。大家认为,目前发展生物物理技术的最好的方式是通过跨部门的合作。

临床研究生教学

至于临床研究生培养,目前流行的住院实习医生制度非常令人满意,而且卓有成效。实习阶段的训练很有价值,为确保两年的本科临床教学有效地进行,每个学生至少要有 3 个床位,每个实习医生或住院医助理至少有 15-25 个床位。非住院医研究生一般希望花大量时间进行一些专业的学习,他们也会被安排学习一些特定的课题。精修课程过去只限于妇产科,现在所有的临床科室都可以恢复精修课程,这对很多地区因为急需大批医疗人员,开始进行速成医学教育,应该是有益的。虽然我们不确定速成医生教育是否是最好的解决办法,但我们能够在某一层面影响参与这些实验的教师的水准。基于这种考虑,我们应该在不影响我们自己工作的前提下,计划开设一些短期课程,为他们做一些努力。我们将对这些课程进行仔细地研究。[1]

5月1日,协和医学院工会成立。27日,因美籍总务主管鲍恩解雇12名员工,引发劳资纠纷。6月1日起,院方、教授会与工会多方交涉近两个月,劳资纠纷终获解决。孙玉珊《一次解雇工人的事件》:

> 1949年5月1日,工人会成立。5月27日,医学院机务处突然宣布解雇11名工人和1名职员(均是工会会员),这主要是主管总务工作的美国人鲍恩决定的。此事引起全院职工的惊异和关注,广大工人纷纷要求工会维护工人的工作和生活权利。6月1日,工会派代表与院方商谈,要求恢复被开除工人的工作,并得到学生会、教授联谊会的支持和调解。在北京总工会的领导下,经过两个月的谈判交涉,终于有理、有利、有节地与院方协商一致,妥善解决了这一问题,提高了工会的威信,团结了广大职工。商谈过程如下:
>
> 6月1日,工会代表邹德馨等八人与李宗恩院长商谈被解雇工人问题。
>
> 6月2日,工会函请解释解雇理由;院方复函谓,经费困难,且复院工作大部完成,已不需要瓦、木、油漆工。
>
> 6月3日,工会提出五项质询意见;院方于是日晚与工会代表座谈解释,无结果。
>
> 6月4日,教授会表示愿意了解解雇工人情况,并提出解决的建议。
>
> 6月7日,教授会提出三项具体建议。
>
> 6月8日,院方对工会所提出五项意见作出书面答复,副本送教授会、学生会。
>
> 6月9日,院方复函教授会,同意在商谈期间11名工人仍付给原薪,其余待各方提出意见后定;教授会致函院方和工会,表示商谈最好克日开始。
>
> 6月10日,送工会16(位)代表名单,每次出席8人。
>
> 6月11日,院方定4人参加商谈。
>
> 6月13日、15日、17日、20日、21日、22日、24日、27日,双方八次商谈。
>
> 6月29日,院方书面答复工会,同意安插工人的原则。
>
> 7月29日,院方书面答复工会,安插11位工人和一位职员,自8月1日开始

---

[1] C. U. Lee, "Recapitulation of Informal Medical Faculty Conferences", January — May, 1949, PUMC Archive.

工作。¹

自 5 月起，应新政府之邀，参加教育界与学术界各种会议。5 月 5 日，参加北平军管会文化管理委员会召开的学术界座谈会。《中国学术界举行盛会》：

> 平市军管会文化接管委员会于五日下午三时假北京饭店举行学术界座谈会，到有梁希、范文澜、马叙伦、汤用彤、陆志韦、沈志远、严济慈、袁翰青、张志让、沈体兰、曾昭抡、周建人、胡先骕、潘菽、胡愈之、黎锦熙、杨振声、杨人楩、李宗恩、张子高、吴晗、夏康农、钱端升、费孝通、樊弘、费青、钱伟长、向达等学术界人士共二百余人。周恩来同志亲临讲话，这是中国学术界的一次盛会。座谈会开始，周扬同志致开会词后，前南京中央大学农林学家梁希讲话称：科学界愿意学习革命理论，希望人民政府组织科学界为人民服务，并实行计划科学，沈志远先生报告中国科学工作者协会的工作概况后，周恩来同志在掌声中讲话，他详细地讲述了中国新民主主义革命的历史过程和经验教训，分析了新民主与旧民主的区别，从经济、政治、军事、文化各方面说明新民主主义革命必须由无产阶级领导。最后，鼓励学术界、科学界积极参加新民主主义的国家建设工作，使科学真正为人民服务。之后，袁翰青教授报告中国科学工作者协会情况，并提出筹备召开全国科学工作者代表大会的建议，继有樊弘先生、范文澜同志讲话，至七时散会。²

6 月 1 日，施正信来函，赞同其重视教师质量与慎选学生的看法：

> 我完全同意你说的最终教师的质量和慎重选择学生比课程安排更重要。如果你只有好的课程，但没有合适的人来教，是不会成功的。我不得不承认，过去中国的医学教育失败了。我们造就了一批没有社会责任和道德取向的高级技术人员。医学教育工作者不根据国家的需要，盲目培养学生。现在政权易手，我不知道将来会怎样。³

同日，当选为华北高等教育委员会委员。《统一实施高等教育方针，华北高等教委会成立》：

> 华北人民政府为统一实施高等教育方针、计划，指导学术改进及图书文物之管理，决定设立华北高等教育委员会，已于六月一日颁布了"华北高等教育委员会组织规程"（附后），并任命董必武为华北高等教育委员会主任委员，张奚若、周扬为副主任委员；董必武、张奚若、周扬、马叙伦、李达、许德珩、钱俊瑞、曾昭抡、吴晗等九人为华北高等教育委员会常务委员；郭沫若、吴玉章、徐特立、马寅初、黄炎培、范文澜、成仿吾、邓初民、张志让、汤用彤、梁希、郑振铎、钱端升、蓝公武、杨秀峰、叶企荪【孙】、陈岱荪【孙】、陆志韦、张东

---

¹《话说老协和》，第 463-464 页。
²《人民日报》1949 年 5 月 6 日。
³ Letter Sze to Lee, June 1, 1949, PUMC Archive.

苏、雷洁琼、黎锦熙、徐悲鸿、李宗恩、严济慈、晁哲甫、于力、刘鼎、乐天宇、恽子强、胡锡奎、周泽昭、沈体兰、黄松龄、张宗麟、张子丹、张国藩、邓拓、俞大绂、冯乃超为华北高等教育委员会委员；张宗麟为该会秘书长。[1]

6月6日，参加华北高等教育委员会第一次会议。《华北高等教委会首次集会讨论学制等问题》：

> 华北高等教育委员会昨（六日）在六国饭店举行第一次会议，到会董必武、张奚若、周扬、马叙伦、李达、许德珩、曾昭抡、吴晗、郭沫若、吴玉章、徐特立、马寅初、范文澜、成仿吾、邓初民、张志让、汤用彤、郑振铎、钱端升、蓝公武、杨秀峰、叶企荪【孙】、陈岱荪【孙】、陆志韦、张东荪、雷洁琼、黎锦熙、徐悲鸿、李宗恩、严济慈、裴文中、晁哲甫、于力、刘鼎、乐天宇、周泽昭、沈体兰、黄松龄、张宗麟、张国藩、俞大绂、冯乃超等四十二位委员。会上正副主任委员董必武、张奚若说明了高等教育委员会成立的意义与任务。高等教育委员会副主任委员周扬与黄松龄委员，分别报告平津各大学接管以来工作进行情况。继就大学学制、课程改革、私立大学之管理、秋季招生、本期各大学毕业生训练与分配等工作，广泛交换意见，讨论甚为热烈。会议一致同意授权常委会对所讨论诸问题继续研究并分别筹组各种专门委员会，提交将于最近召开的第二次会议正式通过，以利工作进行。[2]

6月中旬，被推荐为全国第一次科学界会议筹备委员。《全国首次科学界会议筹委会明成立》：

> 中华全国第一次科学界会议筹备工作正积极进行中。由于人民解放的事业迅将全面完成，经济建设即行展开，各方面都切望召集一个全国性的科学界会议，来研讨科学与生产建设配合的各项问题。五月中曾由中国科学社、中华自然科学社、中国科学工作者协会、东北自然科学研究会四团体发起组织促进会。该会已在北平举行会议四次，讨论全国第一次科学界会议的筹备问题，并推定筹备委员二百余人。因筹委散在平、津、沪、宁、香港、武汉各地，一时不易到齐，乃决定先于六月十九日召集能赶到的筹备委员，成立筹备会，组织临时干事会，以便迅速进行筹备。并订于七月十日举行筹委全体会议。
>
> 兹探悉该筹备会名单如下（次序依笔划数）：
>
> 丁仲文、丁瓒、于复新、王成组、王家楫、王洛合、王承周、王朝杰、王学书、王斌、王淦昌、王新民、王筱程、王净、王琎、支秉渊、毛燮钧、尹赞勋、石志仁、任美锷、任鸿隽、伍献文、江泽涵、曲正、朱先煌、吕炯、李方训、李四光、李世俊、李旭旦、李志中、李克鸿、李宗恩、李承干、李强、李辑祥、李烛尘、李宪之、吴大任、吴有训、吴英恺、吴学周、吴觉农、吴襄、吴藻溪、吴蕴初、沈元晖、沈其震、沈其益、沈鸿、沈霁春、宋名适、宋枝茂、祁开春、贝

---

[1]《人民日报》1949年6月3日。
[2]《人民日报》1949年6月7日。

时璋、佟城、谷镜汧、竺可桢、周仁、周立三、周承佑、周拾禄、周培源、周建人、周泽昭、屈伯传、孟少农、孟目的、孟昭威、孟广哲、孟继懋、林巧稚、林宗扬、林绍文、林国镐、金月石、金善宝、金涛、秉志、胡正祥【详】、胡昌炽、胡经甫、胡祥璧、胡传揆、胡懋廉、施士元、施嘉炀、侯德均、侯德榜、茅以升、洪式闾、姚克方、祖德铭、计苏华、俞大绂、韦斌、孙本忠、孙云铸、孙鏮、马大猷、马文昭、马兴惠、徐正、徐驰、徐硕俊、徐纬英、高尚荫、高崇熙、高惠民、高镜莹、高济宇、袁复礼、袁翰青、梁希、梁思成、殷希彭、秦元勋、唐钺、夏康农、涂长望、曹日昌、张乃召、张克忠、张克威、张孝骞、张明远、张昌绍、张孟闻、张锡钧、张彬、张景钺、张国藩、张毅、张鸿逵、张辅忠、张鋆、张鹤宇、陈中熙、陈大受、陈世璋、陈郁、陈维稷、陈凌风、陈章、陈康白、陈桢、陈凤桐、陈鹤琴、章鸿钊、陆志韦、陆达、康迪、郭栋材、许宝騄、屠守锷、黄宗甄、黄家驷、黄秉维、黄瑞采、黄瑞纶、黄国璋、冯德培、冯泽芳、冯兰洲、程孝刚、程义法、曾昭安、曾昭抡、曾呈奎、曾省、汤佩松、汤飞凡、恽子强、傅钟荪【种孙】、裴文中、童第周、华南圭、齐仲桓、须恺、嵇铨、靳树梁、贺诚、叶在馥、叶企孙、裘祖源、裘维裕、诸应璜、杨石先、杨廷宝、杨舟、杨国亮、杨济时、杨钟健、杨树勋、蔡邦华、蔡翘、熊大仕、赵九章、赵祖康、赵寿芳、刘士豪、刘仙洲、刘雨辰、刘伊农、刘锡瑛、刘崇乐、刘慎锷、刘聚宝、刘鼎、刘朴、郑桐荪、郑集、郑万钧、黎亮、邓叔群、蒋葆增、鲁宝重、乐天宇、齐燕铭、钱三强、钱志道、钱崇澍、钱伟长、卢于道、卢统之、卢鋈、鲍国宝、诸福棠、谢士青、谢家荣、钟俊麟、薛愚、潘菽、聂毓禅、颜福庆、戴松恩、戴芳澜、魏曦、罗宗洛、罗清生、严希纯、严济慈、严镜清、苏井观、苏步青、苏烂如、饶毓泰、顾功叙（尚未解放地区筹委名单暂予保留）。[1]

7月8日，致函娄克斯，向中华医学基金会汇报劳工纠纷的处理情况，对鲍恩离去后的工作安排，谈及对参加各种会议与对新政权的看法：

> 附上鲍恩先生7月1日写给威尔逊医生的信，他的决定应在意料之中，我原来希望他至少能等到你回来再走，没想到他这么快就要离开。最近的劳资纠纷让他觉得在当今的外界环境下，不会讲中文、他的脾气、还有作为一个外国人等因素，他对学校的用处有限，所以决定提早离开。
>
> 我是从他给威尔逊医生的信中得知他的决定的，所以我没有机会在之前影响他做出离开的决定。不过，我昨天和今天跟他进行了比较满意的长谈，从中我欣慰地了解到他没有怨言和不快，他是在理智地考虑了所有情况之后才做出这个决定的。确实，最初他通过翻译解聘了11个人，接下来发生的一系列事情他没有直接参与，虽然他列席了总务处决定调解政策的所有会议。在我们的谈话中，我问他是否可以晚些离开，但他说由于以上所说的原因，宁愿一办好手续就走。
>
> 根据你对北平解放后的观察，肯定理解在目前交接时期，各级管理甚至高层都不可避免地会有感到混淆杂杳和举棋不定的问题。共产党本身也意识到他们缺

---

[1]《人民日报》1949年6月18日。

乏政府管理的经验，特别是大城市。所以他们有意识地推迟作出决定、制定政策，希望在真正建立落实政策和制度之前积累时间和经验。他们的做法是开很多会，在长长的讨论中耗费时间。此间，学校的管理就只能靠猜测了。

仅举一个混乱的例子，虽然当局已经承认学校工会和工厂工会不同，但具体有何区别却无从而知。就我们的情况而言，总工会指示我们的工会面向学校的所有人员，但同时教育当局说除了工人工会之外，还要有一个由教授、其他教员和职员组成的工会，最后把两组人合并成一个由中央工会领导的"垂直"的工会。

希望不久在新的管理体制建立起来后，这种情况得到改善。现在中央政府成立了，待国际关系得以发展后，这些事情早晚应该得到一定程度上的解决。不过此时，政府方面的所有事务都不稳定。教育当局、医疗当局、甚至劳工当局还不能对我们这样一个机构的管理做出明确的指示。同时，过去的规则和政策又不再有效。所以对我们来说，最好的办法就是尽可能避免出"事故"，在特殊情况下使用这一缓兵之计也许很有必要，直到我们有一个政府的条例可以遵循。

你会理解这一情况让我们所有人都感到不快，特别是像鲍恩先生那样脾气的人。我曾经请他能再工作几个月，特别从你那里得知帕克先生对他和Alston先生离去的反应，我尽了一切努力挽留他。此刻我们的管理队伍并不强大，我真不愿意失去任何人，但他看不到在现在的外部环境中，他对学校还有什么用处，让他改变这一决定已无可能。不过，我不认为他的国籍在这一事件中有什么特别之处。

因为一安排好行程他就会离开，我向他征求谁来做他留下来的工作，下面是他的建议：

1. 签署支票：请董事会找其他管理人员
2. 出纳员：向院长汇报；负责兑换和跟银行有关的事务，每次需经业务部门特别批准
3. 代理工程师：向院长汇报设备和修理问题；和院长每周开一至两次会议，汇报所有设备问题，按期向工程师顾问咨询
4. 采购部门：Emslie先生暂时每天花1-2小时，处理采购和订单事务

你会看出来，除了采购部门，他的建议实际上把财务的责任转到我的肩上了。为了解决眼下的问题，我准备暂时担负起这些多出来的责任，但希望在今后几个月内会找到永久的解决办法，特别是现在新政府总要求我去开这样那样的会议，又增加了我的额外的负担。我问鲍恩先生是否可以推荐一个接班人，他说没有，但坚信不能是外国人。当我告诉他孙锡三曾开玩笑说，他厌倦了银行工作，要是鲍恩先生走了，他可以补缺。鲍恩非常赞同，说想不到更好的人选了。他越想越喜欢，好像这个想法让他在精神上得到了解脱。[1]

7月10日，协和医学院董事会执行委员会决定：

根据教授会的协调，学校代表与工会代表开了5次会议。工会同意将11人暂时调到学校其他部门，薪酬相同，时间长短待定。2人已经安置，其他9人在清洁

---

[1] Letter Lee to Loucks, July 8, 1949, RAC, CMB Inc. Records, Box 47, Folder 334.

软水器。

已联系总工会、党总部和其他官方机构，如无果，将联系劳动处。

职工工会和教员工会正在组建，教员和职员可以加入。情况暂时没有进展，有待于这些组织的合并。

目前还没有宣布有关劳工关系的条例，所以只能等待指示。[1]

7月13日，参加全国首次自然科学会议筹委会全体会。《全国首次自然科学会议筹委会今开全体会》：

> 中华全国第一次自然科学会议筹委会全体会议定于十三日在北平举行。此次会议将讨论及通过该会筹委会简章、报告及各方面的工作经验，选举筹委会常务委员会，推选自然科学界参加新政协的代表，准备提交新政协的提案，及筹备召开全国第一次自然科学会议事宜。该会筹备委员共二百八十五人（名单略），到平参加此次会议者，截至十二日止，已有一百六十九人。中共中央统一战线部特于十二日下午七时半假北京饭店举行茶话会，招待参加此次会议的全体筹委，会上李维汉部长致欢迎词后，吴玉章曾被邀讲话。[2]

7月14日，在全国第一次科学会议筹委会正式会议上当选为主席团成员，并获选为医组政协代表。《全国第一次科学会议筹备会正式会议揭幕》：

> 昨日（十三日）是中华全国第一次科学会议筹委会正式会议的第一天，到会筹委二百零五人，包括优秀的理、工、农、医四方面的科学工作者。政府首长，各民主党派和各界人士吴玉章、徐特立、李济深、郭沫若、茅盾、谭平山、史良、叶剑英、陈其尤、蔡廷锴等均出席参加。今晨大会中，首先选出吴玉章、梁希、吴有训、曾昭抡、竺可桢、刘鼎、李宗恩等四十一人为主席团。吴玉章、徐特立、叶剑英、周恩来、李济深、郭沫若等相继致词。叶剑英同志代表中共北平市委会北平军管会和北平市人民政府向全体致欢迎之意；并预祝会议成功。他并希望中国的科学工作者要把自己改造为人民的科学家，有坚决的人民的立场，老实的科学态度，真诚团结，积极工作，促进生产发展。他以苏联做例子指出中国科学的远景。李济深先生说明科学服从政治的必然性。郭沫若先生提出文化战线各方面的朋友们，在纵的、横的各方面团结起来，改造自己，改造社会，共同为建设新中国而努力。讲演之间掌声不绝，大会在热烈与兴奋的情绪中进行。
>
> 大会共四日，将报告各方面的工作经验，推选自然科学界参加新政协的代表，准备提交新政协的提案，并将推举筹委会常务委员，组织秘书处，达到推进召开全国第一次自然科学会议的任务。会议并通过了向中国共产党中央委员会和毛主席致敬电。[3]

---

[1] Board of Trustees Executive Committee Minites, July 10, 1949, RAC, CMB Inc, Box 154, Folder 1126.
[2] 《人民日报》1949年7月13日。
[3] 《人民日报》1949年7月14日。

《校长校外服务》：

> 李宗恩校长荣任华北政府高等教委员会委员并在全国自然科学工作者筹备委员会大会中被选为医组四位政协代表之一。[1]

7月17日，列名698位中苏友好协会发起人之一。[2]

7月18日，在全国自然科学工作者代表大会筹备会上当选为常务委员。《全国自然科学工作者代表大会筹委会闭幕》：

> 中华全国第一次自然科学工作者代表大会筹备会，已于昨（十八）日闭幕。昨日全体会议中，讨论和通过了筹委会简章、代表大会代表产生办法、和提交新政协的提案。并根据简章的规定，选出吴玉章、刘鼎、袁翰青、严济慈、曾昭抡、丁瓒、乐天宇、沈其益、钱三强、陈康白、贺诚、竺可桢、吴有训、梁希、涂长望、夏康农、沈其震、叶企苏【孙】、李宗恩、×××（待解放区常委，姓名暂不发表）、茅以升、陈郁、钱伟长、孟少农、童第周、蔡邦华、汤佩松、恽子强、苏步青、沈霁春、陆志韦、沈鸿、谢家荣、刘再生、鲍国宝等三十五人为筹备会常务委员会委员，陆达、李志中、曾昭安、苏井观、卢于道、王斌、齐仲桓、张克忠、张昌绍、徐硕俊等十人为候补常务委员。会议一致通过致电国际友人，呼吁国际科学家团结合作，制裁战争贩子的暴行。
>
> 闭幕会系由梁希、吴玉章致闭幕词，梁氏号召科学工作者团结起来，跟共产党走，为建设新民主主义新中国而努力。吴玉章说明这次会议表现了中国科学工作者的团结精神，希望大家站稳革命立场，为人民服务。会议结束后，该会筹委四十余人将组织东北参观团，预定本月二十一日出发前往东北参观。[3]

本月，三子李寿白15岁，参加南下工作团[4]离京。李寿白《父亲》：

> 也许是受西方思想的影响，他对我们三兄弟的教育是民主开放的。除了一些做人的基本理念，如做人要诚实，要与人为善，不要乘人之危等，他从不干涉我们的思想自由。就是我后来辍学投身革命，他也是支持的。记得我第一次参加南下工作团，第一次领到生活费，给他买了一包进口的骆驼牌香烟，他高兴地说："老三也懂得赚钱了。"[5]

8月2日，复函施正信，陈述在政权鼎革之际的内心想法：

> 收到你6月1日的信快一个月了，那时我正在北平参加一个有意思的自然科

---

[1] 《协医周刊》第62卷第3期，第4页，1949年9月7日。协和医学院首次发行的中文刊物。
[2] 《中苏友好协会发起人名单》，见《人民日报》1949年7月17日。
[3] 《人民日报》1949年7月19日。
[4] 《四野南下工作团组建始末：以革命的名义》
http://www.china.com.cn/culture/txt/2009/11/04/content_18823649.htm。
[5] 作于2009年，未发表。

学家会议。他们中有很多教育家及 60%的中央研究院院士。如果你在这里，也一定会高兴看到这么多老朋友的。这只是一个预备会议，正式的自然科学家会议大概在明年初举行，估计会有上千人参加。

可以肯定，北平将是国家的政治和文化中心。新的政协会议即将举行，目标是在 10 月成立一个联合政府。置身于些活动之外，几乎是不可能的。当务之急是国家经济的恢复，但这恐怕是一个缓慢的过程。

你对于国际局势的分析很有意思。我很同意你所说的，我们正处在人类进化史上最关键的时刻。你的所谓感情上的不成熟和心理上的不平衡的诊断也许是正确的，可是，我亲爱的医生，你的治疗方案呢？我绝不同意战争会提供答案。对于中国来说，不管谁当政，只要能改善 95%的人口的生活的，就应该支持。

你的论文使我觉得你应该会对此信的附件感兴趣，这是过去 6 个月中我们的教职员对同一题目举行的一系列会议的总结。在上述的科学会议中，我们有机会从共产党领导人那里得知，他们正在寻找训练能够满足军队和农村所需要的大批医务人员的途径。他们有的方法有些建树，但不一定是系统的教学方法。不过，他们还是支持像协和这样一个高质量的学术机构的。我们的教学也不希望受到干扰。我们的困难是找不到合格教学人员来填补空缺。

我知道你要在国外两年时间。我很期待你回来能到此访问。那时，我们应该会有值得你北上的新的进展。[1]

8 月 5 日，致函皮尔斯，通报两个月来劳资纠纷调解、国内经济与协和招生等情况，陈述对频繁参加各种会议的看法：

6 月和 7 月初的劳资纠纷使我们很头痛，我们不得不努力说服工人们把刚获得的那种集体的力量用在有益的地方。按现在的做法，这意味着多次长长的会议，但如果我们能够得到很多职工的合作，与学校协力，也许是值得的。这 11 个在 5 月底被解聘而造成问题的人，现在已经安置在学校其他部门工作了，我们也为此调整了预算。

K-II 病房将在 8 月 8 日开放，一半病床给妇产科，另一半给儿科。这个病房可以这样合理分割，但其他病房大多不行。周诒春的儿子周华康副教授将负责这部分。

招生考试于 7 月的第一周在北平举行。27 个考生中录取了 18 人，14 人来自燕京、2 人来自北大、1 人来自天主教大学还有 1 人来自南京大学，其中有 7 个女生。此外，7 个学生在苏州和南京参加考试，肯定也会有 1-2 个被录取。加上 2 个留级学生，所有这一班新生至少会有 20 人。过去的一年时局混乱，我们对此很满意了。

在新政权下，我们不得不习惯被叫去开各种会议。虽然会议可能因为暑假而增加，但这些会议占用了大量时间，而且这些冗长的会议也消耗体力。一个发言经常要讲 3-4 个小时！这些会议也有令人愉快之处，就是可以见到很多从解放区

---

[1] Letter Lee to Sze, August 2, 1949, PUMC Archive.

来的老朋友和同事。比如，上个月的科学工作者会议就有很多生理学家，中国生理学会召集了一个会议，计划恢复他们的出版物。这些人里有你认识的冯德培。

今夏很多地方降雨成灾，经济形势恶化，很可能会影响秋季收成。最近几周物价上升很快，7月底的物价几乎是月初的3倍。中国银行继续允许汇率随物价浮动，7月1日汇率1,300；5日1,500；15日1,600；21日1,800；23日2,000，28日2,300；8月1日2,700。不过你可以看出，汇率不如物价涨得快。我们继续为过冬储存足够的燃煤。虽然价格比期望的高，我们今年的预算还可以勉强支持。[1]

8月24日，参加全国自然工作者代表大会筹备会组织的科学工作者对"美国对华关系"白皮书的讨论会。《在平科学工作者座谈白皮书》：

中华全国自然科学工作者代表大会筹备会，于二十四日下午三时半在欧美同学会邀请在平的科学工作者，座谈美国反动政府发表的"美国对华关系"的白皮书问题。参加座谈的除科学工作者筹备会的筹委外，包括各生产机关的科学技术工作者、各大学的理、工、农、医学院教授、讲师、助教及新近由国外抵平的科学工作者贺诚、刘鼎、曾昭抡、陆志韦、李宗恩、黄子卿、饶毓泰、张子高、严济慈、李麟玉、周建人、丁燮林、华南圭、傅种孙、张景钺、米乐斯、蒋豫图、张大奇、高士其、江泽涵、孙云铸、恽子强、袁复礼、朱维衡、袁翰青、乐天宇、夏康农、杨曾艺、马大猷、屠守锷、李宪之、张宗炳、杨捷等八十余人。这是在平科学界最热烈的一次座谈，会中大家发言极为踊跃。细菌学家高士其【奇】并作"白皮书"一诗当场朗诵。座谈会由刘鼎主席，分两组同时进行，曾昭抡、袁翰青被推为两组临时主持人。讨论是围绕着下列几个问题谈的：（一）白皮书所显示的美国对华关系，（二）何谓"民主个人主义"，以及科学工作者对此应有的认识，（三）中国科学工作者对美帝新的侵略政策应当做哪些具体工作？（四）美帝的前途怎样。座谈会讨论达三小时之久。两组的讨论中，共同指出白皮书所叙述的美国对华关系，是一部侵略的纪录，是对于中国人民的公开的侮辱。美国政府继续破坏中国人民事业的阴谋，值得严重的警惕。会上大家一致认定依赖美帝国主义帮助的错误思想一定要打断。科学工作者要努力坚持自己的岗位，对本身要加紧团结，对国内要与中国广大的工农大众以及产业界密切联系起来，在国际上要与友邦苏联取得密切合作，共同对付美帝的阴谋。会议又指出：艾奇逊的打算必然会失败，美国政府无论怎样凶恶，究竟不过是一只"纸老虎"而已。最后，会上决定由到会者分头发动所在机关、学校的科学工作者展开"白皮书"问题的进一步讨论。（柏生）[2]

8月，聘任新教员：

医学院新聘教员——
周金黄　　　　　　药理科襄教授
刘永　　　　　　　病理科副教授

---

[1] Letter Lee to Pearce, August 5, 1949, RAC, CMB Inc, Box 48, Folder 335.
[2] 《人民日报》1949年8月26日。

冯应琨	神经与精神病学组副教授
周华康	内科小儿组副教授
张作干	解剖科副教授
张学德	内科讲师

周、刘、冯、周、张大夫皆系本校毕业生，张作干教授则系燕大毕业生，周华康大夫已于七月一日到院，周金黄大夫可能即来，其余大夫们于最近期内将由美国返校任职。[1]

9月8日，协和医学院教授暑期参加东北参观团，返校公开演讲观感。《观光东北》：

全国自然科学工作者筹委东北参观团有本校张孝骞、张鋆及裘祖源三位教授利用暑假随往，护士学校王琇瑛女士亦参加北大东北参观团，赴东北参观，九月八日星期四下午五点半，协医教联，敦请三位教授在大礼堂，公开演讲，对于医院院校及公共卫生方面之观感及印象，务请全校同仁，踊跃参加。[2]

9月13日，皮尔斯回信，赞赏其向董事会的及时汇报与超负荷的工作日程：

你8月5日来信中的新消息让我很兴奋，而且我们8月23日就收到了。我已经将影印件发给了所有董事，有几位已经在回信中表达了他们的兴趣。我觉得让董事会看到这种一般情况的汇报很有益处，特别是那些没到过协和及对医学院知之甚少的董事。这样的信多多益善。不过我知道你非常繁忙，我想象不出你怎么找得出时间写并不必要的信。现在你要去开这么多长长的会议，还要负起鲍恩先生留下的职责，你的日程一定是超负荷了。我很高兴夏季的劳资纠纷得到解决，希望以后不再有这样的麻烦了。[3]

9月23日，福美龄致函皮尔斯，通报协和医学院近期的变化，全国政协会议期间将借用文海楼学生宿舍：

我知道娄克斯回来之后尽管很忙，仍给你写了几封信，所以你对学校和我们现在的情况有所了解。他和我那天谈了一次，我们觉得有一种说不出道不明的东西，是一种气氛的特殊变化，主要是来自外部而不是内部的，并不只是外国职员，每个人都能感到。很多改变的效果非常好，有些不重要，还有一些因为其含义而值得关注。也可以说，我们越来越意识到我们处在快速的变化中，所以要发生的事情不可预测。看一个马戏团的表演非常激动人心，但娄克斯和我认为我们现在的角色不是在表演，而是提供道义上的支持。

现在进行的人民政治协商会议的意义深远。娄克斯肯定写信告诉你李宗恩医生是600多位代表之一，还被其他医务界人士选为5位科学界代表之一，我们也

---

[1] 《协和周刊》第62卷第3期，第3页，1949年9月7日。
[2] 《协和周刊》第62卷第3期，第3页，1949年9月7日。
[3] Letter Pearce to Lee, August 5, 1949, RAC, CMB Inc, Box 48, Folder 335.

了解一些会议进程。这意味着，他在办公室的时间不能保障，不过他很了不起，尽管外界的需要，他或早来或晚来办公室，或在会议之间来参加我们的会议。政协会议也许将在一周或10日内结束，届时我将为他高兴，因为这是一个长时间的消耗。

娄克斯可能告诉你了，这些会议对我们的一个直接影响就是代表们借用了文海楼。从李医生到每个人都不情愿接受这一请求，但拒绝它带来的烦扰最终可能比暂时安排教师和学生宿舍带来的混乱和困难更严重，这就是为什么我上周一点该干的事情都没做。现在大家都在新住处安顿下来了，搬回去应该容易些，也不会占用太多的时间。

开会在学校一直是工作的重要部分，但复校后更加重要了。因为现在的做法是"商议和说服"，如果第一次不成，就再来，再来——开始好像每个工作应该两个人来做，一个去开会，一个工作，因为你要是去开会，就不能工作。或者你可以白天开会晚上工作，我还没开始，但别人差不多都开始了，也许我有一天会接受这个事实。[1]

夏秋，收到儿子寿复的来信，介绍病人陈明仁夫人，汇报自己在湘雅医学院的学习和生活情况：

> 父亲：很久没有跟您直接通信，也没有收到您的信了。在北京解放以后，相信您看到的听到的和学习到的一定很多吧！同时也因为工作的繁重，空闲会很少吧！
>
> 现在有一件事要麻烦您了。陈明仁将军（湖南省主席）的太太——谢芳如女士因病住在湘雅已经三次了，经内科吴执中主任、启勋医师、妇科胡信德医师诊断的结果，有子宫癌、高血压等病症。湘雅的医生们认为此地设备人才均不如北京及天津，所以将结果及病理切片寄给您，请您和别的人讨论后，将结论告诉我，陈太太以便早日启程北上治疗。
>
> 因为她的病较为复杂，开刀此地认为不宜，同时镭锭治疗湘雅无专家，不敢轻易尝试，所以要另请高明了。她现在住在院中。Intermucosal bleeding till continuous, marked animia with around 4-5 gm Mb. General condition is rather poor.
>
> 她的小儿子和我是同班同学，所以她病了之后，我一直在招呼她。这件事希望您从速决定后，打电报或寄快信了，因为她一家人和我们都在焦急的等待着回音。
>
> 我很好。不过长沙这一个月物价上涨三倍余，米由月初一万六涨到七万二一石，我们学校曾数日吃粥和红薯果腹。我每月交伙食约三百，如需营养少许，则须费很多，现存八万元已不济事，这月交饭费及洗衣被鞋，……已无剩余，如能拨款救急很好，如不能拨款，汇款则吃亏多矣。下月饭费不知可寄来否，至于冬衣，先不谈了。

---

[1] Letter Ferguson to Pearce, September 23, 1949, PUMC Archive.

我这月外科，下月产科实习，忙的很，但其味无穷，一、二日后有信给妈妈，谈家常不写了。

老三在口口，为广西工作大队物质接管部粮食组，一二日后也许请假去看他（我在等他的回信来再决定）

祝安好，

妈妈好！

大儿 寿复谨上　廿四日

回电报：

湘雅医学院李寿复

长沙电悉，拟介绍陈夫人至津天和医院柯应夔大夫处镭锭治疗

李宗恩　协和医学院 5-3731

寿复复信：

父亲：十八日的电报已收到，当与陈将军商谈后，决定赴协和作初步检查诊断，因陈太太之病并未经本院病理诊断，同时她又有高血压及血管硬化等并合症，故经协和检查后由协和医师们决定修养及治疗办法。病人当遵医嘱口口，赴津治疗，故初步检查诊断工作仍在协和完成。

此信当由陈秘书赴平后即前往见您，以决定一切办法。

儿一切甚佳，寒假回家问题还没有最后决定。

祝健康！

儿寿复谨上　二十日[1]

9月，协和复校后第一班学生钱宇年以美海军情报特务被捕判刑。祝寿嵩回忆同学钱宇年。《和张大中同志谈协和思想改造运动》（2008年9月）：

钱是不是美海军情报特务？协和档案究竟有什么记载？我在后来曾多方了解，更详细询问过钱宇年本人，可以说真相是大白了。钱宇年 1949.9 被捕判刑二十年，1969 刑满，正值文革，留场继续管制劳动，1979 年恢复公民权，他选择留在九三农管局第一中学当英文教员。1989 年 9 月他获平反，1989 年 10 月他被评为全国优秀教师，1990 年 9 月被批准离休，九三局党委给他恢复为 1949 年 9 月参加工作计算工龄，理由他在解放后自动登记，按政策不应判刑。1989 年 9 月他曾来上海，我们见面时，我问起他关于美海军情报特务之事，他详细讲了一段文革中，他突被提审，也承认过去他的交待是好的，但一而再，再而三动员他交待这新问题，外调人员穿军服，来势汹汹，但几天后实在审不下去，钱在这情况下，恳求对方可否多少给些提示，最后对方拿出一小字条，前前后后的字都被遮挡，只露出一句，上面是这样写的："He did the OSS work during the Sino-Japan war …"。钱见后立即恍然大悟，于是他把这句话的出处，指出一定是燕京医预系主任 Miss

---

[1] 以上两封信和电报原件存于协和医学院档案室。

Boring 在钱进协和时"推荐信"上的话。钱还就此又详细告诉对方，他和 Miss Boring 在 1946 燕京复校之际，两人曾有一次谈话，她问钱这几年都作了些什么？钱因一些单位如"抗团"、"军统"的英文译名，他不知，也不对外，他后借用中美合作所的英文缩写，但 Miss Boring 还是弄不清，钱又告她曾回平津从事抗日地下工作，并说到类似 OSS 情报工作。所以钱是很有把握猜出这字条的来历。钱还把 OSS 一词这里的解释告知对方。钱还对我说外调人员这次一直细听，一反过去提审时态度，以后这个有关'美国海军情报特务'问题，再未提。查字典上 OSS 或 O.S.S. 有两种解释：一为 Office of Strategy Service；二为 Oversea Service。字条上分明写着："He did the OSS work…"，OSS 前有个 the 字，竟就胡诌成为'美国海军情报机关'，这类类似的冤案或悲剧，在'左'的大环境下，在群众运动中最易产生，到文革更是如此。[1]

9 月中旬，以中国人民政治协商会议第一次大会召开在即，调度协和医学院文海楼作为代表住所；10 月中旬，恢复文海楼作为"社教中心"的正常活动。《文海楼搬家忙》：

> 政协大会，不久即要开会，各地代表，会师北平，协商国事，共奠新中国万年之大业，北京饭店、六国饭店、翠明庄、华文学校等，预备招待代表及来宾，惟因代表人数众多，招待的房舍，不敷分配，政府乃与学校商谈，拟借文海楼宿舍，学校当局转达学生会，征求同意，同学等以各代表来自远方，为国勤劳，理应招待，政府即以文海楼宿舍，为招待代表之适宜住所，自当退让四星期（自九月十五日起至十月十四日止）以供各代表协商国策后憩息之所，学校自九月十三日至十五日放假三日，以便学生搬迁及布置临时宿舍，此特假期中所旷之课，将于第一学期之末补足。[2]

《文海楼恢复旧观，开始娱乐活动》

> 自九月十五日至十月十四日文海楼借与政府招待一部分政协代表之用，今政协代表业已公毕离京，文海楼腾出，归还学校，男女学生教员与眷属已于十七与十八日两日，迁回原处，恢复"社教中心"之活动。第一次唱片音乐晚会曾于二十日晚九时，在客厅举行，由医校学生娱乐组主持，王台讲解每唱片之背景，及所描写之情绪，非常透彻，到会者除医校同学及教员外，尚有护士学生十余人。[3]

9 月 21 日，中国人民政治协商会议第一届全体会议开幕，作为正式代表[4]参加开幕式。《周恩来与第一届人民政协会议的召开》：

> 9 月 21 日晚，中国人民政治协商会议第一届全体会议在中南海怀仁堂隆重开

---

[1]《燕大校友通讯》第 53 期，第 31 页，2008 年 9 月。
[2]《协和周刊》第 62 卷第 5 期，第 3 页，1949 年 9 月 21 日。
[3]《协和周刊》第 62 卷第 9 期，第 1 页，1949 年 10 月 26 日。
[4]《中国人民政治协商会议第一届全体会议代表名单》，见《人民日报》1949 年 9 月 22 日。

幕。出席开幕式的各党派、团体代表634人，来宾300人。6时后，与会者陆续入场，每人胸前都别着一枚刚刚赶制出来的新政协徽章。[1]

10月1日，作为协和医学院庆委会主席团成员，参与组织师生参加国庆游行，同庆中华人民共和国成立。《协医庆委会举办人民政协座谈会》：

> 协医庆委会于九月二十九日（星期四）下午七时半在大礼堂举行人民政协座谈会，由祝寿河主持，座谈之提纲：一，人民政治协商会议"全国人民的大团结"，二，新旧政协，三，中华人民共和国成立的历史意义，四，中华人民共和国的成立对于国际的影响，五，为了建设一个繁荣昌盛的新中国，我们应该如何完成我们的任务？出席人数众多，发言非常踊跃，末由华北人民政府秘书齐一飞同志演讲，强调学习政协所议决之三大文件，并说明此次政协之成功，皆赖各人民团体之统一战线的精诚团结。[2]

《欢欣鼓舞热烈庆祝中华人民共和国的成立》

> 协和医学院同人，为庆祝中华人民共和国诞生，成立庆委会，组织分配如下：
> 主席团：校长，教务长，及各单位代表一人，由祝寿河召集
> 宣传组：医学院护校学生会，讲助会，工会宣传部，由医校学生会负责召集
> 游行筹备组：工会及医护校学生会。
> 校内布置组：校当局
> 救护组：护校学生会护士住院医师
> 十月一日中国人民共和国成立大典在天安门广场举行。本院工会随全市私立医院工会参加，教联及学生与学联会合，工会约三百人衣制服，队伍齐整，于上午十时出发。教职员与学生一百余人则于十二时十五分出发，沿途欢呼歌唱，精神渤渤。到会场时几无隙地，全场可容三十万人以上。三时开会，鸣礼炮二十八响，升国旗，由毛主席公告中华人民共和国成立，及选出之各委员，继阅兵式。最精彩者为会场四周六处同时放射火炮射击天空五色之烟火灯，每发十余个，约历一时。会场同时总有六十余五色灯在天空照耀，继续不断，诚壮观也。阅兵式毕，各队点灯及火把循序经主席团检阅。工会自王府井绕灯市口而归，教职员与学生则经南长街，北池子，东华门大街，王府井大街提灯游行唱歌而归，抵校约十时，游兴未尽，在C院中唱国歌后方散。二日十一时，工会约二百人整队出发游行，由秧歌队领队，配以锣鼓，后跟救护车，路经米市大街，东四牌楼，马市大街，王府井，东单牌楼，沿途观者，对于队容齐整，扭术精巧，欣欣赞赏。[3]

栅《新中国诞生中的协和》：

---

[1] 《党史纵览》，2011年9月26日，
http://www.cppcc.gov.cn/2011/12/16/ARTI1513486845703385.shtml
[2] 《协和周刊》第62卷第7期，第16页，1949年10月8日。
[3] 《协和周刊》第62卷第7期，第16-17页，1949年10月8日。

在这次庆祝的狂欢浪潮中，我校也出现了空前的澎湃气象。首先由校当局、党支部、教授会、讲助会、住院医师会、工会及医护校学生会等组成了全校筹委会，这不但表示了全人民对新中国的热爱，也表示了协和的大团结！

九月二十七号的清早，全校各处，Ⅰ楼，图书馆前，饭厅宿舍里，都出现了巨幅的报纸剪贴！走过的人们都被惹人注目的标题吸引着，不自觉的站了下来！原来这是筹备会的宣传组工作同学在前一天晚上，娄公楼内客厅里，忙到十二点的成绩！

新鲜的事情还有呢！第二天的清晨，Ⅰ楼走道内，站着更多的人们，他们在称赞着"这位教授说的话真不错！""你看我们厨房的工友也发表了意见！"走近一看，原来墙头又贴满了大字报，这是教授工友学生等谈话，他们无不对新中国怀抱着无限希望与建国之热诚！

最高兴的要算工人了！你看游行时所提的小灯笼火把，都是职工们在业务余暇赶制成功的！参加糊灯的人真不少，工作得也真积极，两三天内，竟糊好了数以百计的纸灯，还赠送给同学数十只。大家都感到"工人学生是一家！"

"嘿！你瞧，XXX多神气！穿着干部服，忙来忙去的！"的确，职工们是兴高采烈穿起了列宁服！四五天才忙着量尺寸，今天就如期赶制成功！为的是用一个整齐而庄严的队伍，来迎接中华人民共和国的诞生！

绿屋檐下，飘起了红旗和彩灯，多么引人注意的一副景色！谁走过都忍不住要多看两眼！你别光看外表，病房里面也美着哪！红旗红灯多么喜气洋洋！连馒头也都印着红的"庆祝"字样，该住五天的病人，三天就可以出院啦！

这些都没什么，宣传的最高潮，是九月二十九日晚的座谈会上！到会的人，多么踊跃！包括了协和各阶层，诚如一位新由南方返校的校友谈"中华人民共和国的诞生，其划时代的意义，也具体的在协和表现了！以往，在协和，我从未看过工人和大夫（在）一个会场中开会！今天参加了这个师生工友齐集一堂的大会，使我感到在这新中国诞生的前夕，协和也大大的跨前了一步！"

张锡钧教务长号召全体以实际行动来表示庆祝，发起了一万斤小米的救灾运动，博得了全场的掌声！第二天清早就有四千斤的数目！学生会和工会都积极响应！全校都有必能达到目的的信心。

十月一日，天安门前的集会，在协和的确是一件大事！全校同学参加了80%并有教授讲助等在一起！张锡钧教务长，聂校长等都站到学生的队伍中，更鼓舞了同学的情绪！职工们参加的有二百六十余人，部分职工要固守岗位工作，不能参加！医生，护士职工们站了一行很壮大的队伍，X光科全体出动！大家高兴的唱着歌，热情的呼着口号，迈着整齐的步伐，是从每一个人衷心发出的祝贺！

走过毛主席台前的一刹那，每个人的心情都激动着，大家高呼万岁，与主席台上所发出的万岁声混为一片！大家都注视着主席台，有位同学高兴的说"我看见了正在招手的毛主席！"这种愉快而激动的心情同我们一起回到校中，在新中国的国歌声中结束了一天的大庆祝！[1]

---

[1]《协和周刊》第62卷第9期，第5-6页，1949年10月26日。

10月9日，在复校以后第二次返校节上与校友和同学、教师欢聚座谈，报告一年来协和医学院的进步，在讲话中热情欢迎"所憧憬的大时代已经来临"。《欢迎校友返校》：

> 今年的返校节，是我们复校后的第二次，虽然这两个返校节中间仅仅隔着一年，但是我们现在的环境，心情和希望都已经和去年截然不同了。今天，我们一向所憧憬的大时代已经来临，我们在欢欣鼓舞之余，又能和诸位校友欢聚一日，共同庆祝此盛典，实在是一个很难得的机会，现在我们除了用十二分的热诚来欢迎每一位校友外，我们更希望所有的校友们群策群力的协助母校，向着我们的目标"造福人群"而迈进！
>
> 今天的时代是一个集体工作的时代，我们每个人都应该站在我们的岗位上，负起我们神圣的建设使命，过去我们之间，可能有着个人主义的思想存在，但在今天，我们要完全抛弃一切不合理的作风和思想，而团结起来，以便配合着社会的需要而为大家服务！明年的返校节，我们希望全国交通都已畅通，能有更多的校友和我们在一起，同时我们更希望今后协和能在各位校友的共同努力下，变成新中国的一块基石！[1]

档案保存的同一讲话提纲：

> 协和复员后，这是第二次返校节：旧时代结束，新时代诞生，庆祝。
>
> 在这时代的转变过程中，本校安然度过
>
> 在围城时期，学校当局曾接到中共军区城工部的指示，责成学校当局对于建筑设备妥为保护，严防破坏。
>
> 全校同人，除了一位同事因家庭关系离开学校，都是忠于职守，各守岗位，工作没有一天间断。
>
> 建筑方面，仅仅有一块玻璃被流弹击碎，无其他损失。
>
> 设备方面，损失比较可观。就是这解放以前教育部分发一批仪器存上海交通大学，未及提出，在上海解放前夕已为前伪政府运走。这笔损失很可惜的。
>
> 其他一年来经历已在返校专刊提到。
>
> **本校的使命** 本校是一个比较现代化的，科学的教育机关。是跟着时代走的。相信是同全国医学教育原则相同的。我们一向的看法是注意师资的训练，专才的训练，这是因为我们环境条件合于这种工作的要求。这是说，在医学的提高方面，我们可以做到相当程度。（我）认为虽然师资及专才训练虽然在医学普及方面是间接的，但在现阶段是特别急需的。同时专才的需要，还是质的而不是量的问题。
>
> 举例：胸腔外科专家，不可能亦并不需要大量的人才，而这种人才的训练，必得要长时期的，严格的，在中国有十几位就解决大部分问题，师资的建设补充亦有同样的情形。
>
> 同时研究工作亦是提高教学效果的必要条件，虽然目前受人才的限制，发展

---

[1]《协和周刊》第62卷第8期，第4页，1949年10月19日。

今后的前瞻

  A 经费方面的困难如何克服

  浪费、走漏的，最经济的条件下维持标准。

  B 加强内部的团结：加强团体生活，共同努力完成我们的使命。有组织有计划的推进我们的工作。

  工会已有坚强的组织，给学校行政方面已经有经常联席会议，最近就要开始研究集体合同。

  学生会，教职联，良好关系，站在一条线上密切的合作，向前迈进。

  C 人才困难：解决办法，慢慢充实。

  D 政治觉悟：加强我们服务的精神，为人民服务。[1]

《座谈会之盛况》：

  今年，为使在校同学与毕业同学加强联系起见，座谈会由在校医护校同学会主办。主席华复一致开会词后，首由李宗恩校长报告一年来医校之进步，继由聂校长报告个人对于协和之期望，及护士教育之发展。裘祖源代理院长报告一年中医院之状况；医校代表朱宪彝响应李校长对于协和教育之前瞻，着重师资之训练，同时顾及广泛服务之技术人才；护校校友张韵斐报告在内地时个人之经验，强调学校教育，应多注重实用及实践，并提及外人对协和多不了解。张锡钧教务长，对于校友等之宝贵建议，表示十足接收。并期望在校与校外同学继续密切联系，更与工会及教职联团结；加强政治教育与学习，以民众之路线，提倡批评检讨之运动；希望把学校搞的更好，业务学习更进步，服务大众更彻底与广泛；革除浪费与不良之习惯，一方面节流，一方面提高工作，最低限度应与清华大学看齐。其余谈话，皆极恳切，自始至终，会场充满愉快之精神。主席之总结，尤属精彩兴奋。[2]

10月13日，致信帕克，汇报"北平解放后"协和医学院的工作与自己的活动，思考在新政权下如何协调教学政策和办学方向：

  北平解放后的几个月对我们来说只是等待。我们在等待政策的制定和公布，然后按照这些新政策来形成我们的计划——但一直没有等到任何消息，所以我们经常感到在黑暗中摸索。然后是紧张准备的政协会议，不只是政治圈子，每个人都感到一种巨大的能量释放。就在这时劳资纠纷发生，我们的工会是一个新成立的"联合起来力量大"的组织之一。一开始，工人们只关心自己能获取什么，而不是自己能为学校的发展作出什么，这也无可厚非。双方经过两个月的努力终于得到了合理的解决，最后有迹象显示，协和的每一个成员都明白了对学校负有责任。政协会议期间，热情逐渐高涨，到10月1日的万众集会庆祝中国人民政府成

---

[1] 手稿，协和医学院档案室收藏。
[2] 《协和周刊》第62卷第8期，第2-3页，1949年10月19日。

立时达到了高潮。

现在，我们似乎又回到了解放军进城后的那段时期。新部门还没有成立，他们的政策还没有制定——我们又会有一段等待的时期。对于学校和医院的工作来说，这意味着一切正常，没有干扰。对于未来的长远规划，我们只有在知道了教育和医疗政策之后，才能相应地加以制订。比如，我们不知道像我们这样一个不隶属于大学的独立医学院，归教育部管，还是归卫生部管。不过确有迹象表明，协和的高质量教育的贡献得到了认可和欣赏，所以有理由相信协和的特殊作用将成为为全民服务的医学教育和医疗服务的具体规划的一个重要部分。

所以，您在信中表达的中华医学基金会继续支持协和的态度，并让娄克斯医生亲自代表基金会帮助学校在政权更替时稳定学校，使我们极为欣慰。

上一周我们举行了返校节，这是我们去年开始为毕业生举办的活动，很多医生和护士都来了，不少特地从天津赶来。在一个圆桌会议上，我很欣慰地看到他们要求保持标准，强调精神价值的重要性，认为没有这一价值的标准将不能达到创始人的目标。总的来说，他们是值得骄傲的一群人，专业上与时俱进，道义上勇于担当，而且对母校极为关心。他们已经开始为在校生筹款，存入我们唯一的一笔战后留下来的为同一目的的款项里。福美龄小姐会将返校节的合影带给您，您会对这张难忘的照片感兴趣的。

我作为医学界代表参加了政协会议，我是在夏季于北京召开的全国自然科学工作者代表大会上被选上的。刚开始时，我对此并不乐意，因为我向来远离政治，而且我觉得这会占去我为学校工作的很多时间。后来发现会议不像我想象的那么长，我可以管理学校的事务，没有遇到太大的困难。除了见证这一重要的历史时刻之外，我还有机会与来自中国其他地方的人取得联系，其中不少是老朋友。我很高兴自己不是政协常务委员，我介入政界的经历到此为止。但我相信我参加政协会议没有让学校丧失独立性，而且给了我强调其独立性的机会。

福美龄小姐将直接回答您对学校和一般情况的问题，她还会告诉您一些信中没有提及，但您可能感兴趣的事情。去年发生了巨大的变化，但我真诚地相信协和医学院仍可遵循奠基人为中国服务的宗旨，在中国的医学教育界享有重要的位置。[1]

10月19日，开始参加协和每周日上午的政治学习。《我们的公共必修课——政治大课》：

酝酿已久的政治大课，终于在十月十九日正式开始了。自从高教会决议各校添设政治课程后，几个月以来，新的形势紧张变化，更使学校及同学双方都感觉到政治学习的迫切需要。但是由于时间安排的困难，影响到学期的延长、课程改变等等问题，因此一直到开学一个多月后，教务处在普遍参考同学意见以后，才最后决定暂时在每星期日上午连上三小时课；并且根据学生会的建议，敦请华北大学何思敬先生担任教授。

---

[1] Letter Lee to Parker, October 13, 1949, RAC, CMB Inc, Box 48, Folder 335。

四个星期以来，每个星期日早晨，大礼堂内总是坐满了人：除了医护校全体同学外，更有工会同志，实习医师，社会服务部和营养技师训练班学生等六十余人注册旁听。李校长，张教务长，聂校长，裘院长还有护校其他几位先生也每次必到，和同学坐在一起，不过是否做笔记，尚须调查。

　　第一个学期，讲的是历史唯物论，从社会发展简史讲起。但第一次上课，却是一段开场白"随便谈谈"。在这里，何先生指出了学习政治的目的，他指出过去一般学医的人士往往是不愿过问政治的。但这种"不过问政治的政治态度"在政治腐败黑暗的过去是可以的。然而，今日国家已是人民的了，每一个人民就有权利和义务要过问政治。唯其有正确的政治认识，才能确定为人民服务的正确思想。最后，他举出了白求恩大夫和中国的南丁格尔李蓝丁这二位医护模范工作者以为勉励。在讲课时何先生也是很有风趣的，因此，课程进行轻松而不枯燥。讲到一个段落，有一次休息的时间，同学并且可以乘此将问题写在纸条上交上去。有许多提出的问题，很使何先生赞赏同学们实事求是、认真、需要证据的科学精神。[1]

　　图书馆每周日晚开馆——星期日上午因医学院全体学生及教职员，上政治大课，图书馆改于晚间开馆。[2]

10月22日，中国新民主主义青年团支部在协和成立。《中国新民主主义青年团北京市筹委会协和工作组建团》：

　　中国新民主主义青年团北京市筹委会协和工作组建团——十月二十二日晚七时半团支部在协和礼堂举行成立大会，由党员饶毓菩、瞿敬贤、郑企静、李佩珊、顾承英、团员王文铨、吴德昌负责，并由青年团北京市筹委会书记许立群同志报告"今后党团与学校密切联系，希望可以团结广大青年开展新民主主义的学习，使学校在此大时代中积极前进。"[3]

在新青团协和支部成立会上的发言提纲：

  I. 学校对新青团在协和成立支部值得注意和庆祝
  II. 协和   科学教育机关
    学术提高方面
    推进公共卫生，提倡公医制度，
    承认我们的工作没有收到更广泛的效果。a.反动政权的限制；b.对政治认识不够
  III. 解放之后
    环境变了
    政治觉悟提高了

---

[1]《协和周刊》第62卷第12期，第2-3页，1949年11月16日。
[2]《协和周刊》第62卷第9期，第1页，1949年11月2日。
[3]《协和周刊》第62卷第9期，第1页，1949年10月26日。

	服务目标确定了

服务目标确定了
更感觉到警惕
努力改变一切个人主义的作风

IV. 政治学习的风气
重点是建立新的人生观
了解原则比较容易
实际应用方面

V. 业务方面的学习
一向很浓厚的,最近同学自动采用集体学习制,相信会有很好的收获的
集体学习制:本学院一向利用这种方式的(病例讨论会、文献讨论会、临床讨论会)[1]

12月21日,学校正式更名为"私立北京协和医学院"。《校内新闻——本院正式更名为私立"北京"协和医学院》:

> 本院经过正式合法手续,自即日起,更名为"私立'北京'协和医学院"。英文名为 Peking Union Medical College。[2]

12月30日、31日,全院举行庆祝新年联欢同乐大会,发表新年致词,强调1949年对中华民族与协和医学院的双重意义,号召坚定信心迎接1950年。《全院新年大联欢会上李院长致词全文》:

> 1949年快要结束,1950年就要到来,经过迎新会的一番筹备,我们全院性的同乐会,现在宣布开幕!今天明天两晚上的节目,都是由工会同仁主办,经过多天的排练,场面一定很精彩,内容一定很丰富而又有意义,让我们先向工会负责同志及各位演员们表示感谢及慰劳!
>
> 这次的庆祝,是有双重的意义:从大的方面说,1949年在人类历史上,从中华民族历史上,是一个划时代的年份;从小的方面说,在协和短短的四十年的历史上,亦是一个大大的转变。在这一年之中,协和各方面的表现,可以证明它不是落后的,而是前进的,是有前途的。在我们改造的过程中,我们亦克服了许多的困难,而没有发生大的错误,我们可以说,我们胜利的完成了我们的初步任务!这是值得我们庆祝的!
>
> 我们有把握,我们将来前进的速度,会更增加。明年虽然我们还要遇到许多困难,特别是经济方面,但是我们相信我们内部的团结会发生更大的力量去克服这一切的!我们的业务,会搞的更好;公开检讨,自我批评的制度,很快就会建立起来,因此,让我们鼓起我们的勇气,坚定我们的信心来迎接1950年的到来![3]

---

[1] 手稿,协和医学院档案室收藏。
[2] 《协和半月刊》第62卷第15期,第1页,1949年12月21日。《协医周刊》自第62卷第13期(1949年12月7日)后改出《协医半月刊》。
[3] 《协医半月刊》第62卷第16期,第5页,1950年1月11日。

《校方工会联合在礼堂举行全院性庆祝大会》：

全院性的庆祝新年联欢同乐大会，于十二月三十、三十一两日晚上连续在礼堂举行。会前先由筹委会报告筹备庆祝经过，继请李院长致词（三十一日由陈总务长代读），然后由工会总结报告及合作社社务报告。节日方面，三十日有旧剧"吊金龟"及新评剧"渔人革命"，三十一日有国乐演奏、歌咏、大秧歌舞、双簧以及话剧"验工"等，文工团并出席报告筹备组织经过。两日来，参加者有员工、大夫、同学等（因礼堂座位有限，未曾招待眷属），每日不下五百余人，热烈炽盛之极![1]

---

[1]《协医半月刊》第 62 卷第 16 期，第 1 页，1950 年 1 月 11 日。

1950年　庚寅　五十七岁

1月1日，竺可桢来访，谈协和医学院研究经费、研究分工及项目问题。1月7日、2月8日又和竺可桢谈话。《竺可桢日记》：

> 1月1日，至外交部街协和北院41号晤李宗恩，交与J. D. Bernal 贝尔纳著《自由之必需》（Freedom of Necessity），请交还陆颂善君，其兄惟善在协和医院。与谈中央研究院医学研究所改名称事，渠亦以照现状下以改称生理研究所为是。渠恐协和无法进行研究，甚望科学院能补助协和，余告以营养化学目前科学院无法顾及。窦威廉在协和已费卅年之光景，应可由院补助。伯纶谓南京卫生实验院亦作是项工作，将如何分工是问题，此类事可由专家会议时决定。谈及寄生虫、原生动物〔问〕题，渠谓苏联专家到中国者注意于寄生虫问题，美国专家到中国者注意传染病。因苏联无寄生虫为人类之害，而美国已无传染病也。实则传染病较之原生动物（Malaria 疟疾，Dysentery 痢疾，Kala-azar 黑热病）为要，而原生动物则较寄生虫如蛔虫病、吸血病之类〔重要〕云。
>
> 1月7日，九点半至协和晤李宗恩，谈片刻。2月8日，出至外交部街晤李伯纶，遇其长公子，方自长沙湘雅来。[1]

3月7日，被竺可桢等拟定为中国科学院研究计划委员名单。《竺可桢日记》：

> 与恽子强、钱三强谈，拟定科学院研究计划委员名单，计三十三人，预备星期三交与郭沫若。计范文澜、艾思奇、何思敬、胡绳、梁希、乐天宇、贺诚、夏康农、刘鼎、孙越崎、钟林、陈康白、吴有训、叶企孙、庄长恭、秉志、姜立夫、周培源、侯德榜、茅以升、李宗恩、李四光、竺可桢、郭沫若、曾昭抡、杨钟健、陈伯达、陶孟和、严济慈、恽子强、丁瓒、钱三强、张景钺。[2]

4月6日，致信帕克，感谢中华医学基金会在协和医学院正常运行费用外承担其外籍教员工资与休假薪酬，报告国家与医学院的变化：

> 您1949年12月16日的信已收到，请允许我感谢中华医学基金会决定负担1950-1951年学校现任外国教员的工资及休假薪酬。我明白这些费用属于学校的正常运行费用60万美金之外的临时紧急花费，不影响按1947年基金会规定的由校董事会对学校承担的责任。
>
> 我没有马上给您回信，因为我想等情况明朗一些再写。最近这个国家的变化，即深刻又震撼。也许新政府取得的最大成绩是恢复陆路交通。铁路运输现已全部恢复，建设的速度也快得惊人。稳定物价也获得了一定成功，管理的诚信度高，对人民的福利也很重视。在北京，已失修20年的旧下水道正在大修，全市的医疗系统也正在建立。现在社会上的新气象令年轻人很兴奋，他们对这些变化真心地支持。虽然从理论到实践，从原则到实施是一个漫长而艰苦的过程，但是新

---

[1]《竺可桢全集》第12卷，第3页，第7页，第35页。
[2]《竺可桢全集》第12卷，第46页。

社会正在努力建设中，这是一种新的态度。

学校正在适应新的环境。我们现在解决问题需要反复交涉和很多会议，政府并没有对我们的工作进行干预。学校劳工组织的工作对社会安全、劳动改善和医疗保障都有所促进。另外，我们的工人表现出很强的责任感，所以去冬的燃煤消耗下降，浪费和违章现象减少。

我们正在做 1950-1951 年的预算。下一学年医学院将会有 4 年级学生，使学校和医院的费用增加，我们将做相应的预算。

税赋是一个很大的负担，不过高税收是政府平衡收支和控制通货膨胀的一个办法。缴税的支出比通货膨胀的损失总要少些。

外国教职员出入境很棘手。凡是没有和中国建交的国家都有同样的问题。但愿技术人员会算做例外。

最后，我高兴地向您报告，我们的毕业生因为他们的出色的专业能力，在全国都很受欢迎。[1]

4月8日，在护士学校校友座谈会上发表讲话，指出今后医护教育必须不仅培养师资人才，更应造就大批卫生干部。《护校举行校友座谈会》：

> 护校校友会根据去年返校节时决议，于本月八日举行校友座谈会，邀请各地校友返校。七日晚，在校教员邀请外埠校友晚餐。八日上午及傍晚举行座谈会，讨论护士教育之种种问题，交换工作与学习之经验；中午举行聚餐；下午则请李宗恩院长讲演。九日并集体游颐和园。此次座谈内容主要在根据时代要求，计划工作方针，以使护士教育在今日中国能更发扬推展，为广大人民服务，积极发挥护士历来在社会中之服务精神。[2]

> 讲演（择略）：李院长谓我校处此新时代，其责任较前尤为重大，校友们应该从速接受新思想，新观念与实际相联系，而为人民服务。关于护士教育则认为现在一方面医护教育的提高着重造就少数师资人才与另一方面广大群众的紧急需要形成一种很大的矛盾。为解决此矛盾今后的医护教育必须双方兼顾，不仅培养师资人才，更应该造就大批卫生干部以应社会之需要。[3]

4月23日，出席娄克斯教授执教二十年庆祝纪念会，致词表彰他对中国外科界和医学教育的贡献。《娄克斯教授执教二十年，举行庆祝纪念》：

> 外科娄克斯主任在校担任教授已届二十年，外科同人特于本月二十三日发起庆祝纪念。在天津从事外科工作之本校校友十一人也全体返校参加。上午，全体八十余人由娄克斯教授率领赴外科病房巡诊，对四个病案做学术性质之详尽探讨；下午在 J-223 内举行集会，并到有各科主任、负责人员、同学等百余人。首由李院长致词，对娄克斯教授在协和之经过，良善之个性以及在教学上临床上对

---

[1] Letter Lee to Parker, April 6, 1950, RAC, CMB Inc, Box 48, Folder 336.
[2] 《协和半月刊》第62卷第22期，第1页，1950年4月13日。
[3] 《协和半月刊》第62卷第25期，第3页，1950年5月25日。

于中国医学、对于协和、对于病人之贡献备极颂扬。随后开始八位大夫有关外科工作之论文报告,并展开讨论。娄克斯教授最后发表自己感想,至五点半,举行茶会,并集体赴C楼摄影留念。[1]

《娄克斯(H. H. Loucks)任本院外科教授二十周年纪念会略记》:

四月二十三日在本校有一个盛大的集会,是为了庆祝本校外科主任娄克斯大夫担任教授二十周年而隆重举行的。这会是由本院外科同人和在京津区的战前本院外科同仁共同主办的。参加的人除了各科教授、医护人员和在校同学外,还有许多院外的医生们。这一天在病房里、在讲堂上、在茶会中、到处充满了学术的空气和对娄教授二十年服务精神的景仰。

下午二时半起,在J楼223号讲堂开会。由主席吴英恺大夫简要报告集会筹备经过。继请李宗恩院长致祝词。李院长的话文辞流畅,意味深长。他报告娄教授是在1922年初次到达中国,从那时起,就一直在本校服务。1930年升任外科教授兼主任,今年恰是二十周年。在这二十年中他不但在治疗病人、教育学生和指导同仁进修等工作中表现出是一个标准的医生、教师和教育家,而且在多方面对整个协和医学院和其他各地外科工作,也作出了无数的贡献。1941年被日寇关在滁县集中营里,他又做了"营医";1943年被遣送回国,他在船上当"船医"。回国不久他又回到中国,在渝蓉筑兰各地治病教书。1945年以后,他又两次往返太平洋上,奔忙协和复校,到1947年协和复校实现。二十余年来,娄教授充分的表现了真正为人群服务,为科学牺牲的精神。在工作中,他总是谨慎而谦虚,总能与人合作,总能忍耐,克服困难。自从1930年以来,由他领导的本校外科学系中,训练出的外科医生有二百多位,其中一大部分现在正负担着国内各大医院及医学校的外科领导责任。由这一点我们也可以体会到娄教授对中国外科界和医学教育的贡献了。

讲演会后,大家都到"C"楼广场,茶会摄影,六点半始尽欢散会。当我们三三五五的离开会场时,大家有一个共同的感觉:就是人生最大的光荣是像娄教授那样为人群服务,为事业勤劳。我们庆祝他,正应当把他这种精神充分的表现出来,去配合人民中国的医药事业的建设![2]

据档案记载,其时协和医学院行政组织系统图示如下[3]:

---

[1] 《协和半月刊》第62卷第23期,第1页,1950年4月27日。
[2] 《协和半月刊》第62卷第25期,第6-7页,1950年5月25日。
[3] 孙玉珊《人民政府接管协和医学院的前前后后》,见《话说老协和》,第461页。

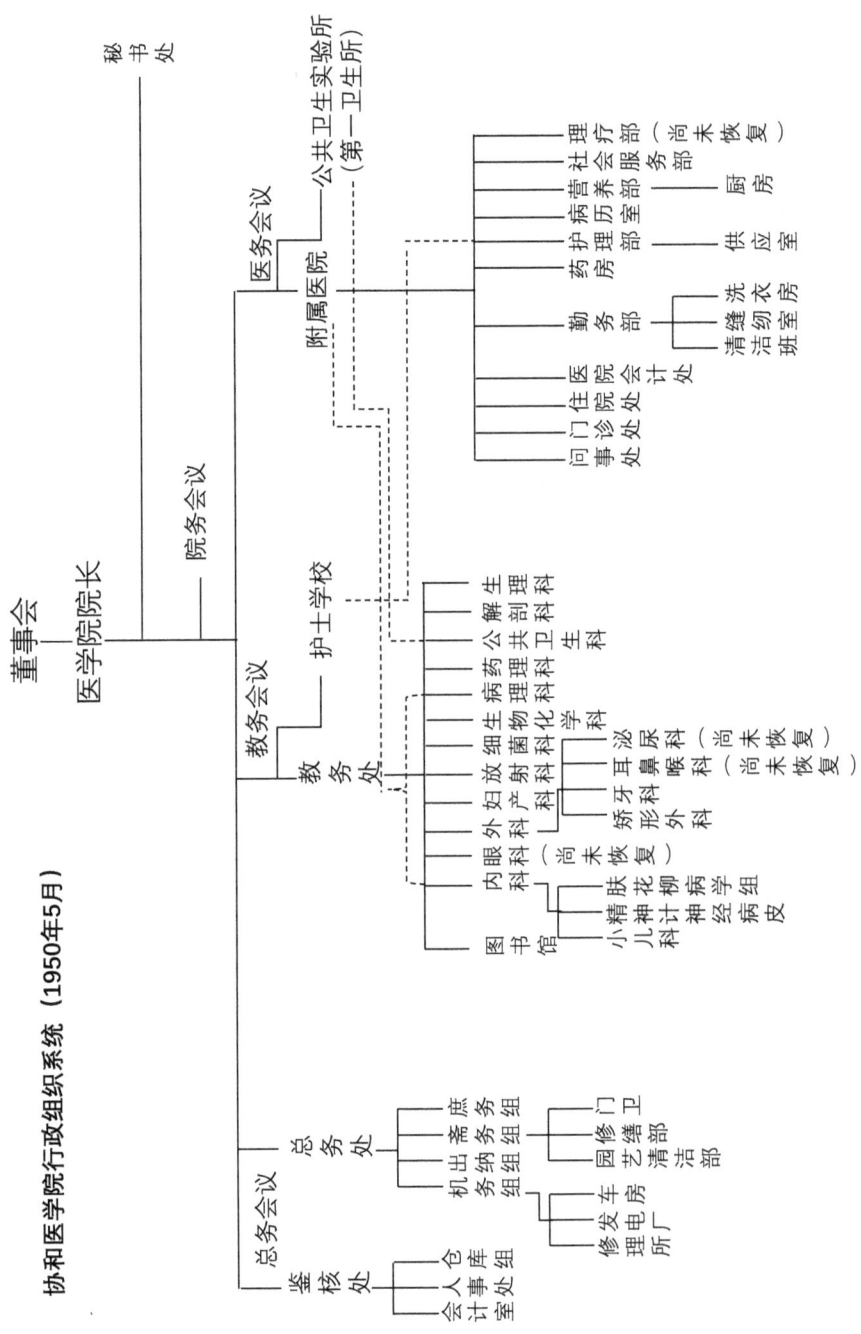

协和医学院行政组织系统（1950年5月）

6月上旬，参加全国高等教育会议。《首届全国高等教育会议闭幕》：

> 中央人民政府教育部召开的首届全国高等教育会议，已于六月九日圆满结束。
>
> 该会通过两天的预备会，听取了各地高校教育工作情况报告后，于六月一日上午正式开幕。到会者有各大行政区教育部及全国各主要院校负责人。车向忱、吴有训、楚图南、潘梓年、江隆基、陈剑修、邹鲁风、唐守愚、汤用彤、叶企孙、林砺儒、陆志韦、李达、吴贻芳、潘菽、许崇清、陈垣、徐悲鸿、廖世承、彭康、张如心、孟夫唐、查谦、嵇文甫、杨东莼、韦卓民、夏坚白、陈望道、孙文郁、许杰、李敷仁、辛安亭、黄觉民、何鲁、金锡如、秦瓒、乐天宇、杨石先、刘锡瑛、赵宗复、李宗恩等，中央人民政府各部会、院署代表及高等教育方面专家，中央教育部司长以上级干部，共一百八十余人。连同列席者共计三百余人。政务院董副总理、郭副总理、黄副总理，文教委员会副主任陆定一，财经委员会副主任马寅初，政法委员会副主任张奚若等均亲临指导。
>
> 马叙伦部长致开幕词。他根据国家总的情况和高等教育的情况，指出新中国高等教育的方针和任务，要求高等教育密切配合国家经济、政治、文化、国防的建设，并根据理论与实际一致的原则，有计划有步骤地改革旧有高等教育的内容，要求高等学校准备和开始为工农开门，并使高等教育随着国家建设的逐步走上轨道，逐步走向计划化。
>
> 接着政务院董副总理、郭副总理、黄副总理、文教委员会陆副主任，先后讲话。下午由钱俊瑞副部长、韦悫副部长，分别就高等学校的方针、任务、课程改革及学制、领导关系等问题作了补充报告。
>
> 六月二日至六日进行小组讨论。七日、八日进行大会全体讨论。会议在讨论后一致通过了高等学校暂行规程、专科学校暂行规程、管理私立高等学校暂行办法、关于高等学校领导关系的决定、关于实施高等学校课程改革的决定等五项草案，呈请政务院批准。
>
> 八日下午，毛主席、周总理曾亲莅大会。周总理向大会讲话，就"新民主主义教育方针"、"理论与实际一致"、"团结与改革"三个问题给了具体明确的指示。
>
> 九日上午，由钱俊瑞副部长作总结报告。下午举行闭幕式，由马叙伦部长致闭幕词。马部长在闭幕词中指出这次会议经过各方面反复的研讨，把新中国高等教育的方向明确地确定下来，这是这次大会最大的收获。他又指出这次会议高度发挥了民主协商的精神，从而巩固了教育工作者的团结。最后由张奚若、许德珩、陈鹤琴、孟宪承、吴贻芳、曾昭森、楚图南等致词。致词者一致表示愿为贯彻大会所确定的方针,加强团结,建设新中国高等教育而努力。[1]

6月8日，皮尔斯来信，通知中华医学基金会批准1950-1951年度经费，决定召回

---

[1] 《人民日报》1950年6月14日。

娄克斯，告知在美的福美龄、海丝典(Elizabeth H. Hirst)[1]延期返回协和医学院。至迟月底，所有美籍协和教员都离华返美。

> 我荣幸地向你报告，在6月6日中华医学会举行的会议上，对北京协和医学院作出了如下决定：
> 1. 为北京协和医学院在1950年7月1日至1951年6月30日期间的正常运行提供60万美金，分季度存入学校的银行账户。
> 2. 为北京协和医学院的外籍员工按执行委员会1950年5月21日的数字与决定支付工资。
> 3. 复校拨款的结余部份可于1951年6月30日前使用。
> 4. 根据建议召回娄克斯医生向基金会报告，并要求福美龄女士和海丝典小姐延期返回，参加与娄克斯医生的讨论。
>
> 我高兴地向你报告，基金会重申1948年12月27日支持学校的政策，再次表示对你领导学校的信心。[2]

6月25日，朝鲜战争爆发。6月27日，美国第七舰队开进台湾海峡。7月7日，安理会通过84号决议，美国领导联合国军参与朝鲜半岛作战。中美关系急遽紧张，协和医学院直接受到严重影响。

6月26日，受聘为学术名词统一工作委员会医药卫生组工作委员。《聘书》：[3]

> 敬聘李宗恩先生为学术名词统一工作委员会医药卫生组工作委员。
> 中央人民政府政务院文化教育委员会学术名词统一工作委员会医药卫生组
> 工作委员会主任郭沫若

7月4日，致福美龄信，自称"乐观主义者"，希望她仍能回协和工作。

> 你6月7日的电报和6月9日的来信确实送来了坏消息。和你一样，我们也在盼着你本月底回来工作。对我个人尤其失望，因为为你返回作出的所有安排都白费了。不过，我是一个乐观主义者，不相信你和海丝典将向你说的那样"倒在路边"了。我觉得基金会在听取了娄克斯关于协和的报告后，会改变决定，允许你回来。在这个美丽的夏天，我坐在办公室里，拒绝同意北京不安全和不宜人居的观点。但是，最近的国际局势确实令人担心，重大的问题当然有，它们的后果也极为严重。
>
> 我们都非常繁忙，但一切工作都还顺利。我们非常幸运的得到孙邦藻[4]先生在

---

[1] Elizabeth H. Hirst，在协和总务部工作多年，战后首批返回协和参与复校，1949年10月13日，与福美龄一起回美国度假。窦威廉已计划回美过暑假。
[2] Letter Pearce to Lee, June 8, 1950, RAC, CMB Inc, Box 48, Folder 336.
[3] 协和医学院档案室藏。
[4] 孙邦藻，Sun, Pang-T'sao，格拉斯哥大学文学硕士（1921）、南洋大学教授。上海交通大学英文教授，内务部盐务局助理局长（1927-1939），工业部代理秘书长（1946-1950）。协和医学院代理英文秘书长（1950-？）。后成为中华医学杂志社英文版编辑。

你离职期间代理你的记录员工作。张鋆现在接替了张锡钧担任教务长职务。[1]

7月18日，福美龄复函，告知娄克斯已抵美，期待仍能共同工作：

> 尽管国际局势充满凶兆，今天有三件事给了我好心情——其一，你7月4日的来信果真让我振奋；其二，你给皮尔斯的信提到任命孙邦藻先生为记录员和代理秘书长，使我放下了一个沉重的负担，不用再担心因为我的不在而影响工作了；最后，娄克斯今天到了旧金山，他从菲律宾坐的轮船比他从日本写信时的预告提前了两天到达，所以他很快就会到这里了，把你和学校及所有北京的朋友们的消息告诉我们。
>
> 我刚给孙先生写了一封信，告诉他我对他的任命感到多么高兴。我敢肯定我们可以在一起愉快的工作，我知道他可以为你做很多琐碎的事情，帮你大忙。我觉得应该尽快让他担任董事会的助理秘书，这样他在秘书不在时就可以做代理秘书了。陈剑星[2]就可以减轻负担，不用再帮我做这个工作了。[3]

7月，协和医学院正式划归中央人民政府教育部，要求中国人掌控财权，学校付给工会活动经费。协和董事会执行委员会会议记录（7月20日）：

> 决议，4个锅炉急需修理，建议中华医学基金会为更换锅炉提供25万美金。
>
> 院长报告，学校已经确定隶属于教育部，现在的各种管理问题可以请教育部帮助解决。
>
> 院长报告，经研究政府颁布的对高等学校和私立高等学校的规定，学校必须在教育部注册。但难题是组建一个董事会，由中国人掌握财政，把学校的房产和财产的所有权转移到中国人手里。
>
> 会议认为困难不是不能克服的。
>
> 校长认为必须由董事会全体会议决定，才能登记。作为第一步，先向董事写信咨询最早董事会开会的时间。
>
> 校长报告，跟据最新颁布的劳工法，学校必须付给工会学校总开支的2%，作为其运行和会员文化活动的经费，学校每年需支出将为8000美金。
>
> 决定，教育科批准任命孙邦藻先生为记录员和代理秘书长一年，自1950年7月1日开始。[4]

7月，两次参加全国自然科学团体联合会常务理事会，指定为会程委员会成员。《竺可桢日记》：

> 7月9日：三点至干面胡同科代开常务理事会，到吴老、李仲揆（编者注：

---

[1] Letter Lee to Ferguson, July 4, 1950, RAC, CMB Inc, Box 57, Folder 400.
[2] 陈剑星，James Chen，协和医学院总务长。
[3] Letter Ferguson to Lee, July 18, 1950, RAC, CMB Inc, Box 57, Folder 400.
[4] Minutes of the Peking Union Medical College Board of Trusstees, Executive Committee, July 20, 1950, RAC, CMB Inc, Box 154, Folder 1126.

即李四光)、梁叔五、叶企孙、侯德榜、茅唐臣、李宗恩、乐天宇、严慕光、钱伟长、刘鼎、严希纯、涂长望、曾昭抡、丁瓒、汪志华等。决定八月十七至二十开科代大会。

7月22日：午后三点至干面胡同开科代常务委员会，讨论大会后组织。大家赞成有两级组织。名义将为自然科学团体联合会。丁瓒报告十地方选出代表。北京华罗庚、周培源、张景钺、褚圣麟、傅种孙、朱弘复、梁思成、刘仙洲、马大猷、金涛、施嘉炀、俞大绂、陈凤桐、戴芳澜、吴英恺、胡传揆，杭州柳支英、过鑫先、程孝刚、徐洽时、洪式闾、贝时璋、谷超豪、胡济民等，中央文教会丁西林、杨克强、周建人、黄新民等，并指定会程委员会李四光、贺诚、曾昭抡、钱三强、李宗恩等，宣传委员会侯德榜、茅以升、竺可桢、沈其益等。散会时已六点四十分。[1]

7月31日，婉拒出任内科学报编辑顾问的邀请。 内科学报邀请信：

启者：敝社所编内科学报为全国性的内科专门期刊，每月出版一册，谨已出版十一期（第一卷三册第二卷八册）。发行数字日见扩大，七月份增至一万三千册，八月份增至一万五千册，读者遍于全国，大有供不应求之感。为谋充实内容，提高质量，最近发起扩大编辑组织。敝刊内容取材本"普及基础上之提高"为宗旨，素仰先生热心教育，学问鸿博，经敝社编辑部决议敦请先生为编辑顾问。深望多予指导，时赐教言，并祈就地组织写作事宜，实胜翘盼。此致敬礼！

李宗恩先生大鉴

　　　　　　　　　　　内科学报编辑部敬启　　　　1950年7月26日

复函：

敬复者：来函备悉，承嘱担任贵报编辑顾问一节，谨表同意。惟本人现因工作甚忙，一时恐尚无暇效劳，为歉。
　　此复
内科学报社编辑部

　　　　　　　　　　　　　　　　　　　　　李宗恩启　七月卅一日[2]

暑期，在参加院外各种会议的同时，有效领导协和医学院各项行政工作。8月1日，孙邦藻致函皮尔斯，通报院长领导院务情况：

我们人手短缺，办公室的工作很忙。李宗恩是一个温和的天生外交家，也是一个苛刻的上司。一天晚上，我发现我的工作包括"其他由院长随时指定的事务"。我最近的指定工作是协和职员的<u>面面俱到</u>的手册。

但完成手册之前，还有很多现行的制度要改变，至于支持什么、接受什么，当然是宗恩的工作。经验说明，遇到困难要有理智的良好心态，尽管有无数的棘手问题要处理，我觉得没有克服不了的困难。不过，这已成为常态。

---

[1] 《竺可桢全集》第12卷，第137，第145-6页。
[2] 协和医学院档案室藏。

我的另一个任务是为院长的年度报告搜集材料。我觉得宗恩随时可能告诉我，在基金会秋季会议前要把报告准备好。[1]

同日，写信邀请周诒春从香港赴沪参加协和医学院董事会会议，请其考虑回北京定居：

我随信寄给您20号在学校召开的董事会执行委员会会议记录。从中您可以看到我们仍有问题和困难。在协和登记之前，我们必须组成一个合法的董事会。四位董事已经辞职，剩下10位可联系到的8位是：朱继圣、陈志潜、诸福棠、邓勒普、李铭、席礼德（George Sellet）[2]、孙锡三，还有您。执行委员会现在正计划先用通函组成一个提名委员会，推荐下一任董事的名单，在此地或上海即将举行的董事会会议上投票决定。根据过去的惯例，您肯定了解，如因特殊情况不能召开董事会会议，董事任期一直到下一次有法定人数开会时为止。所以，尽管您的董事任期已到，您现在仍旧是我们的董事，您的辞职信还没有机会被考虑。

另外，在教育部登记，要求首先修改协和的某些规定。因为您一向热心教育，随信附上对管理公立和私立高校的暂时规定。

北京依然是一个平静宜居的城市。也许作为首都，政府有去中心化倾向，北京在管理方面受到的影响减少了。不过，过去的懒散不复存在了，我希望能够永远这样。整个城市都在忙碌之中，工作是最经常听到的字眼。道路被拓宽、湖泊被抽干、部分城墙被拆除，还开展了很多公共卫生运动。这些过去只有少数人关心的事，现在人人关心。目前全国表现出一种新的精神，努力为大众服务的精神，尽管错误也有，人民的积极参与确实获得了相当的成就。

珊凤身体很好，你的最小的孙孙也很健康。宗津现在是清华大学的助理教授，在梁思成手下工作。

我弟弟告诉我了您和您家里的情况，他说您也许会回来。您要是真有这个计划，我愿意加入其他人，期盼您尽早回归。我知道，您对这里发生的很多事都会同情和理解并支持的。您将会喜欢在北京享受退休生活的，您也可以参加一些协和医学院的活动，学校现在比过去任何时候都更需要您的帮助和指导。[3]

8月3日，致函娄克斯，告知协和医学院新生招考与调整薪酬等情况：

我正想给你写信，就收到了你到旧金山之前写的第三封信。尽管广播中的新闻也许让你心中不安，但至少你能得到一些休息，我很高兴。当然，你们那边的事情发展得比这边快得多，所以你不用觉得距离会影响你对学校情况的了解。我们一切情况正常，但对你是否可以早归不敢确定，福美龄和海丝典的情况也是如此。当然，对于朝鲜事务陷于僵局，我们也有很多运动，这种情况也许要无限期地延续下去，但以后一定会有解决办法的。

---

[1] Letter Sun to Pearce (Weekly Letter NO.3), August 1, 1950, RAC, CMB Inc, Box 136, Folder 980.
[2] George Sellet，上海东吴大学教授，协和医学院董事（1948-1951）。
[3] Letter Lee to Tsur, July 31, 1950, PUMC Archive.

  我们的招生考试刚刚结束，今天决定录取至少 24 名学生。还没有收到福州地区的考卷，那里可能还会有几个新生，所以新生班会有相当的人数。因为招聘雇员冻结，达到配额有些困难，医院的扩展也许不如预期的快。但现在让我最棘手的，是调整薪酬的计算，如何让所有人都接受，又不影响总的预算。不过我相信这个问题会解决的。

  我们有幸孙先生在 7 月 1 日上任。要是没有他，我们简直不可能完成办公室的工作。这个月外面的会议很多。我被邀请出席的三个会议是：卫生会议、科学会议和中华医学会两年一次的会议。希望我们能在 9 月份开学之前解决薪酬的问题，之前我可能不会有休息的时间了。

  会议太长，日子太少，只好写短信了。[1]

8 月 4 日，孙邦藻致福美龄信，通报协和医学院考试情况，告知院长忙于参加医学和公共卫生会议：

  现在考试完了。看来会有 25 名新生。如果把英语作为一个可靠的衡量标准，他们的成绩说明有些学生未能达标。不过这也可以理解，他们的学业在过去三年中受到很大干扰，他们也要面对经济和其他方面的难题。但不管怎样，我认为他们不应该写出"hospitles"和"nurshes"，把"solider"写成"soldier"！

  李宗恩现在忙着开外面的会议——医学和公共卫生会议。陈志潜今天也来开这些会议。[2]

8 月 7 日，以政协代表身份出席第一次全国卫生会议开幕式。《第一届全国卫生会议隆重开幕》：

  第一届全国卫生会议八月七日下午在首都燕京大学隆重开幕。到会有各大行政区、部队、中央人民政府卫生部、中央军委卫生部、铁道等部门出席列席者，特邀出席者，各界来宾，旁听者共约千余人。中央人民政府朱德副主席、李济琛【深】副主席、政务院郭沫若副总理、黄炎培副总理等首长莅会指导。[3]

8 月 8 日，孙邦藻致信皮尔斯，告知协和医学院奉教育部之命扩招学生，但坚持入学标准；院长本月将参加四个会议：

  本周将召开四个大会，一是公共卫生会议，一是科学会议。中华医学会和中华护士协会也将召开。大约三十位代表要住在文海楼。李宗恩和其他人本月的时间都在开会。事实上，协和医学院和协和毕业生在这些会议上起了很大作用。上个月的全国自然科学会议，北京的五个代表里，四个是协和毕业生，一个在协和工作。

---

[1] Letter Lee to Loucks, Autust 3, 1950, RAC, CMB Inc, Box 48, Folder 336.
[2] Letter Sun to Ferguson, August 4, 1950, RAC, CMB Inc, Box 136, Folder 980.
[3]《健康报》1950 年 8 月 10 日。《全国卫生会议出席者名单》，见《人民日报》1950 年 8 月 10 日。

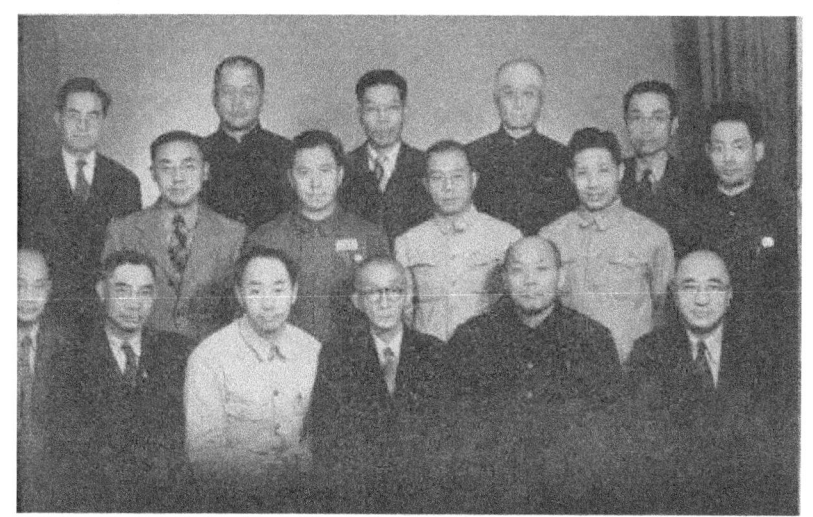

出席新中国第一届政协会议的中华全国第一届自然科学工作者代表大会筹备委员会代表。前排左起：曾昭抡、茅以升、刘鼎、梁希、侯德榜、李宗恩。第二排左起：姚克方、贺诚、沈其益、丁瓒、乐天宇。第三排左起：涂长望、恽子强、严济慈、勒树梁、蔡邦华。

全国的公共环境卫生需要很多医务人员。在卫生部的建议下，教育部要求所有医务人员的训练机构明年增加入学学生人数。协和医学院被要求招收60-100名学生。最近有24名学生通过考试，但这没有包括福建大学的两名学生，他们的考卷还没有收到。另外，护校招收了25名学生——一共50名，这样可以满足官方的要求了。无论如何，最主要的是，我们没有被要求降低入学标准，以招收更多的学生。[1]

8月起，当选为中华全国自然科学专门学会联合会（简称全国科联）常务委员，参加全国科联工作。《中国科学技术团体》：

> 8月15日，科联第一届全国委员会第一次会议召开，李宗恩与李四光、侯德榜、曾昭抡、吴有训等25人当选常务委员。
> 10月7日，出席科联常务委员会第一次会议。
> 10月14日，出席科联常务委员会第二次会议，与傅连暲、陈桢等9人当选计划委员会委员，叶企孙为主任，陆志韦、戴芳澜为副主任。
> 10月25日，出席科联计划委员会及宣传委员会联系会议，与孙云铸、谢树英、戴芳澜、黄国璋组成科联各地分会章程起草小组，并负责召集。
> 11月3日，出席科联计划委员会第一次会议，报告章程起草情况等。[2]

8月25日，娄克斯回信，询问协和医学院重组董事会与调整薪酬等情况：

> 帕克先生送上他的问候，及他对你的工作的信心。不用说，在这个办公室的人也送上祝愿、信心和期望。虽然福美龄和我希望和你在一起，但是在我看来，我们参加11月的董事会会议的可能性日趋渺茫。希望到那时，你们那边发生的事会明朗起来，我们国家将完成选举，决定将采取的行动。
> 我非常高兴学校终于归属于教育部了，希望这是一个吉兆。我还想知道重组董事会的计划。我非常理解调薪给你多大负担，取得进展如何之难，而你的时间被外面的会议占去太多了。这并不是说后者不重要，但至少对于我来说，同时面对这么多需要用全部精力来处理的问题谈何容易。[3]

暑期，与协和医学院教授参加卫生教材编审委员会，受聘为编审委员。协和医学院教授与同学下乡协助防疫工作。《本院同人参加编审工作及医药名词审查》：

> 卫生部为编审卫生教材及审查医药学名词设立卫生教材编审委员会，聘请各专家担任编审委员及特邀编审。本院教职员被邀参加此项目者有：李宗恩、周金黄、胡正详、冯兰洲、谢少文、吴英恺、林巧稚、聂毓禅、张孝骞、张鋆、许英

---

[1] Letter Sun to Pearce (Weekly Letter NO.3), August 8, 1950, RAC, CMB Inc, Box 136, Folder 980.
[2] 何志平、尹恭成、张小梅主编：《中国科学技术团体》，第509页，第511页，第516页，第518-519页，第519页。
[3] Letter Loucks to Lee, August 25, 1950, RAC, CMB Inc, Box 48, Folder 336.

魁。[1]

《暑期本院教授同学下乡襄助防疫工作》：

> 本年暑假本院各年级学生四十三人应卫生部之号召，前往察北襄助鼠疫预防工作，共分前后二队，各工作一个月，其第二队由周金黄教授领导，业已于八月底全部返校。各同学对于乡村卫生体验颇多，上次在本院迎新会座谈会上，作总结报告，并应卫生部之招，向卫生干部报告。[2]

9月1日，朝鲜局势恶化。收到帕克来信，对他在复杂时期领导协和医学院的能力深表欣慰。

> 在过去的10天里，我和娄克斯医生谈了几次，内容使我极感兴趣，对我及其他和娄克斯医生一起午餐的董事帮助很大。当然，我们对朝鲜事件的发展都感到惋惜，而且不清楚基金会与协和医学院的关系会发生什么变化。
>
> 我有信心，所有中华医学基金会的董事都认为协和对中国的医学教育作出了杰出的贡献，也许，协和的价值在此刻比任何时候都重要——不但在中国的医学教育方面，而且对于中美关系方面。娄克斯医生重申了你领导协和的卓越能力。虽然董事会并不需要对此肯定，但在这一非常复杂的时刻，知道协和有你这样一位有品质有能力的领导者，我们都感到欣慰。我希望能在这一关键时期给你一些建设性的意见，我想告诉你，你有中华医学会董事会无条件的信任，希望我们能够度过这一短暂的时期，最终让协和医学院恢复昔日的辉煌。[3]

9月初，开学不久即已筹划1952年将举行协和医学院复校后的首次毕业典礼。孙邦藻致皮尔斯信（9月26日）：

> 宗恩正筹划在1952年举行战后的医学生首次毕业典礼。他记得过去由J.P. Webster医生主持的美丽而庄严的典礼。他上次到美国时，Webster医生说他仍有一份关于那次典礼的文件，详细记载了程序、法规和衣着。他建议你联系一下Webster医生，获得这份文件，作为我们将来的指南。宗恩还说，协和有一块匾，上面有每一年毕业生的名字。这块纪录协和历史的匾神秘地消失了，福美龄小姐是否知道它在哪里？没有人在东单市场看到过。
>
> 本学期已经开始了，学校就像一个蜂巢，有各种活动。很高兴看到这么多年轻人，听到他们的笑声。[4]

9月，出席协和医学院举办的北京市医务工作者临床病理讨论会，听取本院胡正

---

[1] 《协和半月刊》第63卷第1期，第3页，1950年10月5日。
[2] 《协和半月刊》第63卷第1期，第3页，1950年10月5日。
[3] Letter Parker to Lee, September 1, 1950, RAC, CMB Inc, Box 48, Folder 336.
[4] Letter Sun to Pearce (Weekly Letter NO.11), September 26, 1950, RAC, CMB Inc, Box 136, Folder 980.

详的报告。孙邦藻致皮尔斯小姐信（9月12日）：

> 胡正详医生为本市医务工作者组织的临床病理讨论会获得了前所未有的成功。听众表现出难以形容的高涨热情，或许是因为北京的娱乐活动太少了。他连续主持了11次讨论会，每次都有五百多人参加，大礼堂座无虚席，走廊和窗户都坐满了人。为了帮助大家做笔记（因为他无法保障空气流通），他在展示病理标本和临床讨论之前散发打印的最后解剖诊断、讨论要点和几个文献。这些由卫生部赞助的会议，现在已按要求把所有的会议记录汇集成书，甚至有建议拍成有声电影。[1]

孙邦藻致皮尔斯小姐信（10月25日）：

> 前几天，宗恩和我一起去见证了胡正详的临床病理讨论会——不是我们怀疑他的报告，而是想去享受一下作为听众的兴奋。我们没有失望。五百多位听众期待着从对脑炎的一些疑难症状的讨论中得到启发。我们看到观众认真记笔记，听到对提问不厌其烦的回答。新中国正在解决对知识需求的挑战。[2]

9月18日，复函娄克斯，通报上月参加中华医学会会议与协和董事会相关计划：

> 8月份接连开了四个会议。最后是中华医学会会议，有七百人参加，其中三百人认为质量比数量重要。不过，这个会很可观。现在已经开学了，我们正在全力处理调薪的事情，估计需要两个月才能圆满解决。我认为不会有大问题。董事会计划在11月底或12月初在上海开会，我们希望你能出席。对外国董事的态度需要认真考虑。
>
> 至于财产所有权问题，我敢肯定政策正在制定之中。我不认为政府会施加压力。如果有任何变化，我会告诉你。
>
> 我刚收到窦威廉医生的信，很高兴他度过了一个愉快的假期。不过，看来他不可能在他离开北京4个月后如期回来。我想知道董事会对我6月5日给窦威廉医生的信的态度。[3]

9月29日，复函帕克，通报协和医学院运行情况，表示"有一段适应新的社会环境的过程"：

> 谢谢你9月1日的来信。我非常感谢你的鼓励和支持。在过去的一年半中，我们的工作确实遇到了困难，但国家正在发生巨大而深刻的变化，我们当然也要有一段适应新的社会环境的过程。
>
> 这一学期，我们共有二百五十名学生在医学院和护校注册，包括很多全国各

---

[1] Letter Sun to Pearce (Weekly Letter NO.9), September 12, 1950, RAC, CMB Inc, Box 136, Folder 980.
[2] Letter Sun to Pearce (Weekly Letter NO.15), October 25, 1950, RAC, CMB Inc, Box 136, Folder 980.
[3] Letter Lee to Loucks, Stptember 8, 1950, RAC, CMB Inc. records, Box 48, Folder 336.

地来的研究生。我感谢教职员和学生表现的团队精神,学校得以正常运行。但在学术上,我们在组建教师团队方面仍有困难,我们的新项目还需要设备。所以我希望国际局势会很快好转,我们的同事们可以尽早回来,继续我们高质量的教学和服务。

我现在要花很多时间开院外的会议,这也给我机会建立新的联系和了解人民的需要。我感觉到,中国人民在现阶段最需要严格的社会秩序,巨大的牺牲和努力的工作。[1]

10月1日,参加新政权第一届国庆日,在观礼台遇竺可桢。协和医学院60人参加国庆一周年游行。《竺可桢日记》:

> 天安门门楼为全国委员会委员观礼处,门前有东西左右四台。在东台上遇到李宗恩、石志仁、北大医学院胡传揆。北大医学院已改五年制,一年Premedical,一年半Preclinic,一年半正式训练后入医院一年Intern。协和则尚为八年制云云。[2]

孙邦藻致皮尔斯小姐信(10月4日):

> 两天假期后,我的事情积攒了一大堆。建国一周年庆祝很成功。1日那天,到处都是兴奋的人群。大约四十万人到天安门广场游行,其中有六十人来自协和。天安门地区与三个月前大不相同了,还有旗子和喜庆的装饰物。对那些喜欢这种场面的人,确实是一次最高级的精彩表演。这一庆祝使人觉得再也回不到反复无常的国民党时期了,来自普通人的新的生命力就像雨后春笋一样,破土而出,必须得到保护,允许其生长。[3]

10月2日,以协和医学院院长名义,在《人民日报》"保卫世界和平专刊"发表《保卫和平,消灭战争!》:

> 今天全世界人民所最迫切期望的就是永久和平。但是帝国主义的侵略阵营为了要维持少数资本家的利益,并挽救他们本身不可避免的危机,仍在妄想发动战争,利用原子武器来毁灭人类和文化。现在以苏联为首的和平阵营已经空前的强大起来。全世界已有十万万以上的人民参加了这个阵营。如果战争贩子敢于发动战争,那么一定是自取灭亡。我们为了主动的争取和平,保卫和平,应当把和平签名作为我们神圣的责任。同时我们更拥护最近苏联在联合国大会上所提出的建立持久和平方案,以便制止新战争的威胁并粉碎侵略者的阴谋。拥护苏联的和平建议。[4]

---

[1] Letter Lee to Parker, Septerber 29, 1950, RAC, CMB Inc. records, Box 48, Folder 336.
[2] 《竺可桢全集》第12卷,第193页。
[3] Letter Sun to Pearce (Weekly Letter NO.12), October 4, 1950, RAC, CMB Inc, Box 136, Folder 980.
[4] 《人民日报》1950年10月2日。

10月3日，收到娄克斯来函，谈及对重组协和董事会与召开董事大会的意见：

> 我很遗憾，商界对中国的看法仍很保守，或着说很悲观；这也是几位董事的想法。所以，我的任务很明确，如有可能，在下个月的董事会会议前和每位董事直接谈话。现在，我不太担心他们对继续支持协和的态度，但如果我们能够得到回（协和）去的许可，特别是女士，就会是一个巨大的成就了。过去两个星期发生的事让我觉得现在时间在愿意和解的一方，但谁也不能预测结果如何。
>
> 我很高兴你认为现在不要提协和财产的所有权问题，因为平心而论，我怕现在还不是提出这一问题的时候。
>
> 福美龄在给孙先生的信中详谈了关于在下一次董事会议上重组董事会的事情。我们两人觉得，如果可能避免的话，在刘瑞恒的任期自动终止之前，不要停止他的任期。我们希望，因为他不能到北京参加董事会工作，他的任期只有几个月了，也许把这一情况提前解释一下，就可以解决这一问题。最近他向我们表达的对协和改名字的强烈反对意见，说明他现在的想法。
>
> 另外，福美龄在她的信和电报中说你想让我出任董事。我认为，这不是一个明智的做法。从很多角度考虑，如果我不同时担任中华医学基金会的代表和协和董事，我的地位会更有利些。所以我希望你不要坚持这一建议了。如果董事会暂时有必要没有外国董事，我认为这也许更好些，而不是保留兼任中华医学基金会代表的外国董事。
>
> 你在信中提到你们计划11月或12月在上海开董事会会议。我想这是因为邓勒普和席礼德医生得不到来北京的通行证。看来福美龄和我到上海来也会遇到同样的问题。无论如何，从我们咨询海运公司的结果来看，我们不太可能1月1日前到塘沽。有一艘APL轮船12月1日离开旧金山，如果能获得通行证，那将是我们来开会的第一个机会。[1]

10月6日，教育部长马叙伦等来校参观并且讲话，陪同参观并主持欢迎大会。

《本院师生欢迎教育部首长来院讲话》：

> 本院已决定由中央人民政府教育部领导。10月5日或6日将有该部首长来本院讲话，本院拟开全体大会欢迎。[2]

《欢迎教育部首长莅院大会》：

> 本月六日，教育部马叙伦部长及高教司张宗麟司长初次莅院与同人见面，并向全体员工同学讲话。在讲话中二位首长指出今后医务工作者应有之认识，并就协和过去之优点及缺点予以分析，希望今后之工作方面努力改进，以应新中国建设之需要云，该项讲话纪录已付印，凡欲闻其详者可向院长室索取。[3]

---

[1] Letter Loucks to Lee, October 3, 1950, RAC, CMB Inc, Box 48, Folder 336.
[2] 《协和半月刊》第63卷第1期，第4页，1950年10月5日。
[3] 《协和半月刊》第63卷第2期，第1页，1950年10月20日。

孙邦藻致皮尔斯信（10月11日）：

教育部长马叙伦先生和高等教育司司长6日到校参观，师生隆重欢迎。360人到大礼堂听讲话，之后又在C院集体照相，到医院参观。两位讲演者敦促协和医学院以其高质量的教育和服务担负起政府的医疗和教育项目，为人民的利益服务。一上午的活动安排得很好，所有参观者都很高兴，留下了深刻的印象。

从到协和治疗的高干的数目就可以看出，对于我们的标准是无可非议的。其中有一位教育部副部长。最近有这样的一位甚至不愿意出院。[1]

10月7日，返校节。协和医学院按教育部暂行规定成立教学指导研究小组。《本院成立教学研究指导组》：

根据高等学校暂行规程，各校应设教学及研究指导小组，由一科或性质相近之数科联合设立，计划并指导教学及研究工作。本院遵照成立六组，不日由院长聘定主任，呈部备案，此后各科教学及研究工作将有更大进展。[2]

10月11日，孙邦藻致函皮尔斯，介绍协和返校节情况：

7号是协和的返校节。这个每年一次的节日包括社交活动。到了晚上，有一百六十位医校、护校的毕业生和教职员参加。自助餐后还有娱乐活动，大礼堂里一直到很晚还可以听见欢乐的声音。这样的活动给人留下的印象是，学校各级教职员工之间的关系非常融洽，这对不久的调薪和续签合同很有利。[3]

10月18日，孙邦藻致信皮尔斯，介绍协和劳工会与教员工会参与调薪协商的复杂情况，但最后终获圆满解决；同时说及院长的生活情趣已为时代所非议：

调薪开始了第一步。不久一个预备委员会就将由学校的几个工会组成。劳工会将在十到十四人之间，教员工会将不多于五人。委员由各自的工会成员选出，他们将讨论必要的调薪问题，并向院长建议。管理人员也参加委员会，但还没有决定他们是列席参加讨论还是只提供参考意见。

另一个现在普遍应用的调薪方法是，所有员工都依据评估（群众评估），再用一个公式决定：薪酬 = 工作 + 价值。因为它是依据群众的意见，所以这个非常民主的程序有终极意义，一旦公布，不会有争议。但是协和医学院现在还没有到应用这一极端民主程序的时候。

我需要解释一下这两个工会。劳工会在解放后不久成立，教员工会是最近成立的。前者有八百三十个会员，后者有五十个，但有一百五十位劳工会员又是教员工会会员。以后协和会只有一个工会。作为一个教育部下属的教育机构，我们

---

[1] Letter Sun to Pearce (Weekly Letter NO.13), October 11,, 1950, RAC, CMB Inc, Box 136, Folder 980.
[2] 《协和半月刊》第63卷第1期，第4页，1950年10月5日。
[3] Letter Sun to Pearce (Weekly Letter NO.13), October 11, 1950, RAC, CMB Inc. records, Box 136, Folder 980.

应该只有一个教育工会。

上周日，宗恩和我到何博礼医生家喝茶。当然我们不只喝茶，还欣赏了他搜集的古董鼻烟壶和他的书。我们好客的主人生活低调，不受诱惑，我很羡慕他的生活方式。在我们生活的这个新世界里，集体主义至上，个人的喜好被视为堕落，甚至被称为反社会。这是一个有意思的看法，但任何事如果对个人没有一丁点儿好处，又怎能对全社会有益呢？与何博礼医生谈话非常有意思。我不知道协和有多少医生像他一样。他没有只做科学研究，还培养了专业之外的爱好。[1]

我在14号的信中告诉你关于调薪问题的决定，在几个会议和讨论之后，有了一个更好的办法，它反应了对管理人员的信任。或者说，过去一贯采用的方法没有多大改变。以下是基本原则：
1. 有待于更全面的调查和更详细的研究，对现行的薪酬系统没有做任何改动。
2. 如果没有升级，加薪只能在极为不平等的情况下由薪酬调整委员会决定。
3. 升级（如助教到讲师）或在同级内提升职位（如助理住院医师到住院医师），在某种情况下按现行规定，将由系主任和所在部门根据"管理规定"推荐。相应的加薪应由薪酬调整委员会决定。

当然，薪酬调整委员会由管理人员和工会代表组成。[2]

10月18日，福美龄来信，仍希望能与娄克斯一道获得入境签证重返协和工作，但最终未果：

我认为在中华医学基金会11月8日的会议之前，了解一下到塘沽的轮船航班是一个明智之举，这样如果批准我们回去，就可以节约时间了。我们已在哈里森总统号给娄克斯医生和我订了位置，于11月27日从旧金山开往塘沽，约12月底到达。有了这个信息，你就可以在你认为合适的时间为我们申请入境证了。当然，我们一知道对我们回去的决定时，就给你发电报，因为从8日召开会议到27日开船没有多长时间，轮船公司要求在启航之前获得入境证，也许你可以在收到此信后开始申请的第一步，这样你一收到电报就可以递交申请了。

娄克斯医生一两天就去纽黑文同邓勒普医生讨论，如果基金会同意他自己回去，太太留在这里，他将如何决定。娄克斯医生在和邓勒普医生见面后，就向你通报。

战后，我在1946年元旦第一次到达上海。又在1947年元旦到达北京。我想不出有比在1951年元旦到达北京更好的新年了。[3]

10月20日，娄克斯来信，表示将继续支持协和医学院：

如我之前所说，我相信协和医学院会继续得到支持的，但现在我只能给我和

---

[1] Letter Sun to Pearce (Weekly Letter NO.14), October 18, 1950, RAC, CMB Inc, Box 136, Folder 980.
[2] Letter Sun to Pearce (Weekly Letter NO.16), November 1, 1950, RAC, CMB Inc, Box 136, Folder 980.
[3] Letter Ferguson to Lee, October 18, 1950, RAC, CMB Inc, Box 48, Folder 336.

窦威廉 50%的机会，福美龄和海丝典小姐 20-25%的机会。但谁知道呢？如果我们有运气，没有严重事件影响他们的意见，一切也可能顺利。

最近有两个事件引起了负面的反应：1）美国报纸发表教会领袖和中国人民政府的交涉；2）最近对辅仁大学的接管。我尽力解释，前者是关于传教的行为而不是大学，而辅仁大学是因为一些特殊情况；但是距离遥远，出于偏见和恐惧心理，很难让其他人改变自己的观点。如果你及时收到这封信，在会前给帕克先生发个让他放心的电报，将会很有帮助。[1]

10月25日，中国人民志愿军入朝参战，中美关系终告破裂。自6月25日朝鲜战争爆发以来，中美关系渐趋恶化，至此，协和医学院和美国中华医学基金会的双边关系彻底陷入困境。抗美援朝运动在全国展开，协和医学院也卷入其中。

10月27日，参加中国保卫世界和平大会委员会在京委员与中国人民反对美国侵略台湾朝鲜运动委员会的各人民团体代表及各民主党派代表联席会议，当选为中国人民保卫世界和平反对美国侵略委员会全国委员。[2]《加强反对侵略保卫和平运动》：

中国保卫世界和平大会委员会在京委员与参加中国人民反对美国侵略台湾朝鲜运动委员会的各人民团体代表及各民主党派代表，今日在北京举行联席会议。会议通过将"中国保卫世界和平大会委员会"及"中国人民反对美国侵略台湾朝鲜委员会"合并改组为"中国人民保卫世界和平反对美国侵略委员会"的重要决议。

参加联席会议的有郭沫若、彭真、陈叔通、黄炎培、马叙伦、张治中、邵力子、章伯钧、彭泽民、许德珩、蔡廷锴、朱学范、邓颖超、廖承志、司徒美堂、罗隆基、史良、陈其瑗、沈雁冰、胡乔木、华罗庚、赵紫宸、丁瓒、李宗恩、李秀贞、吴有训、邢西萍、周建人、竺可桢、徐悲鸿、许广平、陆志韦、张奚若、陶孟和、曾昭抡、汤用彤、叶企孙【孙】、萧三、钱端升等一百零八人。[3]

11月1日，协和医院开放新病房。孙邦藻致皮尔斯信：

医院增加了病房。混合病房G—1将于11月1日开放，原计划同日开放的隔离病房P—1因故推迟到明年初开放。另外，H—III增加了病床，在地下室（H）的精神科病房也将于12月开放，为第二学期提供教学场地。[4]

同日，致信福美龄，仍希望她能获得入境签证：

你10月18日的来信让我受到鼓舞，希望这对将来的发展是一个正确的预示。

---

[1] Letter Loucks to Lee, October 20, 1950, RAC, CMB Inc, Box 48, Folder 336.
[2]《中国人民保卫世界和平反对美国侵略委员会全国委员名单》，见《人民日报》1950年10月27日。
[3]《人民日报》1950年10月27日。
[4] Letter Sun to Pearce (Weekly Letter NO.12), October 4, 1950, RAC, CMB Inc, Box 136, Folder 980.

你在 11 月 8 日的基金会董事会后一旦知道你是否得到回来的许可，就马上给我们发电报。我认为最好等收到你的电报之后再申请你的入境证。如果我们撤回申请或取消入境证，将会很尴尬。我当然明白从 8 号到哈里森总统号启航的时间很短，另一方面，我也怀疑入境证是否可以在一个月内拿到。现在，这方面的事情和过去有所不同，我们听说有人在香港等候了几个月。虽然我们也很想在元旦见到你，但我认为你乘坐哈里森总统号的可能性不太大。所以我觉得最好不要太急，一旦有决定你就给我打电报，我们一收到肯定的消息，就尽一切努力尽快拿到你的入境证。这意味着推迟 10 天递交申请。[1]

11 月 8 日，军委卫生部为接受志愿军伤病员拟向协和医学院借 250 张病床，成立北京第二医院。20 日，由李宗恩代表协和医学院，李克鸿代表协和医院参加双方组成的咨询委员会，协调管理工作，保证教学需要。孙玉珊《抗美援朝与政府接管》：

> 1950 年抗美援朝战争开始，为了解决中国人民志愿军伤病员的医疗问题，于 1950 年 11 月 8 日由军委卫生部向协和医学院借 250 张病床，成立北京第二医院。此事由中央人民政府卫生部、教育部和军委卫生部出面向协和医学院院长李宗恩和协和医院院长李克鸿商谈。当时美国中华医学基金会驻协和医学院代表娄克斯已于 1950 年 6 月 28 日回国，院长不能做主，经协商后才勉强同意。11 月 20 日双方组成咨询委员会。其成员是：傅连暲（军委卫生部副部长）、张宗麟（教育部司长）、黄鼎臣（卫生部局长）、张一民（军委卫生部副处长）、朱昆（军委卫生部副科长）、张庆松（北京第二医院院长）、陈协（北京第二医院政治委员）、李宗恩、李克鸿。[2]

11 月 9 日，致娄克斯信，仍寄望协和医学院问题能有"和平的解决方案"：

> 情况相当紧张，但我们应该相信可能会有一个和平的解决方案。学校的工作在继续，G1 几乎满员，再过几周，精神科病房就会开放了。我的大部分时间被院内外会议占据。我简直找不出时间参加我们的学术活动了。[3]

同日，娄克斯自美发函，通报在美的全体董事会议情况，表示"除了接受现实之外没有其他选择"：

> 除 Chester Keefer 外，全体董事参加了昨天下午两个半小时的会议，比较我参加过的这一届董事会议，此次会议有更多明智和同情的讨论。会议对所有议题都进行了充分和有益的讨论，没有一个最强烈的声音。或者说，这是一个集体的决定，这一点很重要。我开始觉得，如果我们能够继续支持协和，这次会议将是对本届董事会的能力的证明。
>
> 1. 政策无改变：事实上，本次会议并没有提及这一可能。因为我在会前感到有

---

[1] Letter Lee to Ferguson, November 1, 1950, RAC, CMB Inc, Box 57, Folder 400.
[2]《话说老协和》，第 464-467 页。
[3] Letter Lee to Loucks, November 9, 1950, RAC, CMB Inc, Box 48, Folder 336.

1-2 位想造成恐慌。关于这一点，远东局势的发展在美国引起了对和中国开战的极大恐惧。我不知道你们那里的情绪是否也像这里一样高涨，但在我回来后的 4 个月里，一般民情现在已到了最低点。所以，你也许会理解为什么我对继续支持协和没有受到质疑而感到欣慰。

2. 董事会没有批准在美国的协和教职员返校的要求：大约一个月前，当和董事们谈话时，我开始感觉不只我自己，而且滞留在美国的其他协和职员都有可能被允许尽快回来。但远东最近阴云又起，这一希望便化为乌有了，不过在这一背景下，对执行委员会同意在"天再晴"之后考虑这一要求，我们还是心怀感激的。

3. 在充分探讨了所有问题和可能引发的问题之后，通过购买新锅炉的提议：究竟在哪里、何时订购新锅炉，要在解决进出口许可和其他问题之后决定。我觉得解决这些问题还有几个月的时间，但我保证做一切努力尽快解决。我只能期望旧锅炉能够在新锅炉到北京之前不出毛病。

我会向你报告我们在美国的四个人的计划。我们仍希望天不久会晴，但不寄予太大希望。今天早上，我们退了在哈里森总统号订的票，因为即使董事会撤回反对意见，我们也不可能在那天离开。而且，我觉得获取入境证也不会很容易。

我希望学校一切都好，可能就像过去那样，是距离使我们越来越担心，我确实不愿意放弃能不久回到北京的想法，但现在除了接受现实之外没有其他选择。这里有很多事我可以做，我将与你保持经常联系。[1]

11 月 12 日，应邀与医界同仁至竺可桢家晚膳。《竺可桢日记》：

> 晚约张孝骞、李宗恩夫妇、诸福棠夫妇、谢济生夫妇晚膳。[2]

11 月 16 日，第一时间致函娄克斯，向中华医学基金会通报协和医院被征用病床等情况：

> 孙先生在他今天给皮尔斯小姐的信中报告了最近发生的事情。我让他在第一时间写信告知我们把部分附属医院暂时借给卫生部使用的决定及所有相关情况。达成一个大致的协议之后，现在我们每天与卫生部代表开会研究具体细节。我同时也代表这里其他人的意见，相信这一安排也许会有好结果。在今后几个月里，我们将每日接触卫生部的人和病人（都是高级官员），他们会对学校的工作有亲身的体验。一个好的迹象是，卫生部的代表坚持我们的教学和医疗标准将不受影响。不过，我不能太乐观，困难，甚至摩擦，一定会发生。虽然我知道中华医学基金会对学校的管理工作给予绝对的信任，我请求你向所有董事保证，我们将确保学校的最大利益。
>
> 我希望你在得到国外不负责任的报告和谣言之前收到这封信。我能想像美国

---

[1] Letter Loucks to Lee, November 9, 1950, RAC, CMB Inc, Box 48, Folder 336.
[2] 《竺可桢全集》第 12 卷，第 220 页。

报纸会说协和被政府强占了。希望还没有这种毫无根据的报告，一旦发生，我知道你会立即采取有效行动的。[1]

同日，孙邦藻致函皮尔斯：

> 8日，卫生部的一位代表送来一份公文，要求附属医院暂时为需要医疗的政府工作人员提供帮助。李宗恩医生正在外面开会，李克鸿医生和来访者谈了话。第二天，他们两位一起去了卫生部，了解这一提议的具体内容。然后他们又到教育部商洽，因为协和下属于教育部，他们还咨询了诸位董事和系主任。当然，我们对于同意这个要求的一般原则没有太大的犹豫，我们没有足够的理由拒绝让政府因为紧急原因暂时使用医院的一部分。看上去，卫生部的建筑计划因为冬季被推迟了，同时又有很多本地的工作人员需要医疗。大多数病人是没有固定工资的临时工，所以政府有义务为他们提供医疗服务。不仅是我们的医院，北京的其他医院也被要求提供帮助。他们要求协和医院提供250张床位。这当然会造成拥挤和不便，但从管理的角度来说，最主要的困难是如何与我们已经因为教学而超负荷工作的教员在技术上合作。不过这个困难不是克服不了的。我们的教职员准备尽他们的最大努力，正如他们中间的一位所说，总是最忙的人找得出时间做事。并且，卫生部代表反复强调保持协和的教学和医疗标准的重要性，就像他们经常说要向协和学习。宗恩说，这也许提供一个了解协和医院的机会，可以扩大协和医学院的影响力，激励类似学校向这个方向努力。这不正是我们的目标吗？这几天我们与卫生部代表开会讨论了无数的细节。双方同意将在技术上合作，管理和账务上分开。另一个虽然不重要但很头痛的问题是为卫生部的工作人员提供宿舍。具体计划还没做出。我应该说明，为卫生部提供的床位将不影响教学，因为双方同意卫生部的病人可用于教学。[2]

11月19日，参加中国人民保卫世界和平反对美国侵略委员会成立大会，当选为北京分会委员。[3]《保卫世界和平反对美国侵略委员会北京市分会昨日正式成立》：

> 中国人民保卫世界和平反对美国侵略委员会北京市分会八日下午二时在中山公园中山堂举行成立大会。出席有京市各民主党派，人民团体以及工人、学生等代表共约七百人。中国人民保卫世界和平反对美国侵略委员会副主席彭真、陈叔通曾亲自到会指导。
>
> 大会首先通过下列十一人为主席团：张奚若、刘仁、吴晗、许德珩、曾昭抡、舒舍予、宁武、李乐光、林汉达、凌其峻、丘锷仑。[4]

---

[1] Letter Lee to Loucks, November 16, 1950, RAC, CMB Inc, Box 48, Folder 336.

[2] Letter Sun to Pearce (Weekly Letter NO.18), November 16, 1950, RAC, CMB Inc. records, Box 136, Folder 980.

[3] 《中国人民保卫世界和平反对美国侵略委员会北京市分会主席、副主席、常务委员及工作部门负责人名单》，见《人民日报》1950年11月19日。

[4] 《人民日报》1950年11月19日。

11月26日，致函娄克斯，送上圣诞祝福，祈愿新年"为人类带来和平与幸福"：

在圣诞即将到来之际，我们自然想念起所有各地的朋友。我感到一定不能失去这个机会，告诉我的朋友们，虽然他们很久没有我的消息，但我从没有忘记他们。最好的莫过于一封信。我的"工作日"（如果我可以这样说）充满了无穷无尽的工作和干扰，但我觉得给每个朋友写信并不是个负担。所以，我用这封信祝你圣诞快乐。愿1951年为人类带来和平与幸福。虽然这是一句老话，但现在的情况为其赋予了新的含意。[1]

11月27日，与协和医学院师生员工共同签名拥护联合宣言。《协和医学院六百九十八名职工签名拥护联合宣言》：

协和医学院张锡钧、张鋆、胡正祥【详】、李宗恩等六百九十八名教授、大夫、护士、学生、职工签名拥护各民主党派联合宣言。他们学习与讨论之后，一致表示：各民主党派发表的联合宣言正确地反映并支持了中国人民的正义要求，我们坚决拥护她。为了祖国的安全自由与幸福，为了全世界爱好和平人民的安全自由与幸福，我们决尽一切力量，为反抗美帝侵略而奋斗。[2]

11月28日，娄克斯来信，表示将向中华医学基金会董事会解释中国卫生部部分征用协和医院的要求：

上星期是感恩节，接着就下了一场像47年迎接你来这里的那样的大雪。这个星期，我们的内心因为急剧恶化的国际局势无比沉重。不但没有心情把想法付诸笔端，而且对这一越发强烈的巨大风波感到无望无助，无所适从。我们对局势这样失去控制的恶化十分反感。自从离开北京以后，直到现在我觉得很难再保持乐观的情绪了。

今早收到了你的信和孙先生11月16日的信，能在任何关于协和的谣言和新闻发生之前收到你们的信，确实让我很高兴。我当然感谢你们把卫生部的新要求及时告诉了我们。我对学校的情况足够熟悉，明白这一要求会在现在和将来引发很多问题。我也明白不能对部里这样的一个要求置之不理，一想起管理上必须解决的诸多细节，我就胆寒。我对要发生的一切深表同情，希望事情顺利。我将尽力向董事会解释这一情况。[3]

11月29日，福美龄来信，对他能继续推进协和医学院工作深表钦佩：

这些天，我们总在惦念着你——北京来的每一封信都让我们更加佩服你能够继续推进学校的工作，同时出席这么多院外会议。除了精神上的压力之外，你的身体如何能承受得了，我简直想象不出，你是不是瘦了？就像娄克斯在他最近的

---

[1] Letter Lee to Loucks, November 28, 1950, RAC, CMB Inc, Box 48, Folder 336.
[2] 《人民日报》1950年11月27日。
[3] Letter Loucks to Lee, November 28, 1950, RAC, CMB Inc, Box 48, Folder 336.

一封信中所说的那样，我们长期不能回北京带给你的最大益处，就是我们的缺席可以减少你的问题。

孙先生在他最近的一封信中说，董事会将于 12 月 16 日在上海召开。我要能和你们一起在那里有多好。很高兴得知周诒春也许会出席。我知道你再见到他一定很开心。如果你去上海之前收到这封信，请把我的祝福带给董事们，我希望有一天能和你们在一起。[1]

12 月 1 日，娄克斯来信，对政治局势"感到完全无助"：

自从几天前我写上一封信以来，我必须坦白，政治局势没有一点可以让人乐观的迹象。我不相信你的国家想打仗，我知道我的国家不想打，尽管如此，我们似乎顽固地在那条路上走下去。1942 年以后，我的情绪从来没有像过去几周这么坏。对于这几个月来越来越疯狂的情绪，让人感到完全无助。我仍旧希望奇迹或某种出路会出现，但我必须承认，此时我不太乐观。在 Lake Success 的讨论没有一点帮助，朝鲜事件更没有帮助，我不知道最后的结果。这真不应该发生在这个本来应该是充满温馨和善意的季节。[2]

12 月 2 日，因朝鲜战争导致中美关系恶化，美国商务部宣布自次日起，对中国大陆、香港、澳门的出口实行全面的许可证制度。

12 月 4 日，中国政府决定自即日起停止对美国、日本、加拿大、菲律宾等国的结汇输出。

12 月 13 日，因中美政策剧烈变动，协和医学院的海运物资受阻。皮尔斯来信：

过去两周中没有发生什么值得向你报告的事情。我们在热切地盼望北京的来信的同时，观察和等待局势的发展，心中充满悲伤和恐惧。好几位董事打电话咨询你的消息，给我带来一些安慰。从孙先生 11 月 24 的信中得知你正在满足卫生部的新要求，我们对你们十分敬佩。我简直想象不出如何能够对付这样庞杂的局面。

政治局势已经影响到了协和，就是海运。11 月底的上一批由 S.S. "Igadi" 运给你们的物资在加州受阻，不知道何时才能启航。现在所有海运到中国的物资都被停运了。我只希望情况不要继续恶化，也许可以让我们按规定运去一些你需要的物资。[3]

12 月 9 日，《人民日报》报道，因奥斯汀 11 月 28 日在联合国发言，协和医学院师生纷纷谴责美国的"文化侵略"：

北京协和医学院生理科主任教授张锡钧说："奥斯汀的话，是把美帝对中国

---

[1] Letter Ferguson to Lee, November 29, 1950, RAC, CMB Inc, Box 57, Folder 400.
[2] Letter Loucks to Lee, December 1, 1950, RAC, CMB Inc, Box 48, Folder 336.
[3] Letter Pearce to Lee, December 13, 1950, RAC, CMB Inc, Box 48, Folder 336.

的文化侵略不打自招了。"药理科主任教授周金黄说："我们决不被这些小恩小惠所麻醉，它（美帝国主义分子）是企图欺骗中国与美国善良的人民。"邓家栋大夫说："任凭奥斯汀怎样说，帝国主义还是帝国主义，我们要反对到底！"此外，同学们也纷纷表示抗议。愤怒的火正燃烧在每一个协和同学的心里。（协和医学院通讯组）[1]

12月11日，福美玲来信，认为拟议中的董事会或将延期举行：

> 从今天孙先生的来信中得知，董事会因为朱继圣[2]不能参加，推迟到一月份了。既然等了这么久，那你也许可以再等几个月，和1951年的年会一起开了，这样很多董事任职期满，填补空缺就简单了。但现在对于你和我们，日子是要一天天过的，每天都希望是个好日子。所以即使你定了1月中的一天，也许还要改变。现在没有确定的事了，是不是？
>
> 孙先生在今天的信里也报告了你如何满足官方在建造他们的医院时，对我们医院的要求。看上去你制定了一个比我想象中更容易执行的计划。
>
> 我多么想和你待上一两个小时，聆听你客观和理智的观点。理智和客观，那是人类领袖——他们是人中豪杰——难能可贵的品质。[3]

同日，出席首都教会学校、团体、医院及有关学校负责人座谈会，决议明日示威游行，抗议奥斯汀在安理会的发言。《首都教会学校团体医院及留美学生定明日示威游行抗议奥斯汀无耻谰言》：

> 首都教会学校、教会团体、教会医院及有关学校负责人昨（十一）日举行座谈会，决议于明（十三）日举行示威大游行，抗议奥斯汀在安理会所发表的无耻谰言，揭露美帝进行文化侵略罪行。参加游行者将有首都各教会大、中学校以及清华、辅仁两大学的师生员工，教会医院、教会团体工作人员及在京留美学生。
>
> 出席座谈会者有燕京大学、辅仁大学、协和医学院、清华大学、育英中学、贝满女中、汇文中学、华北基督教联合会、卫理公会、道济医院等五十多单位。燕京大学校委会主任陆志韦、宗教学院院长赵紫宸、卫理公会会督江长川、华北基督教联合会总干事王梓仲、汇文中学校长高凤山、协和医学院院长李宗恩、辅仁大学工会主席柴德赓、清华大学教授吴景超、燕京大学教授严景耀先后发言，纷纷痛斥十一月二十八日华尔街走卒奥斯汀在安理会上所发的无耻谰言，是对中国人民尤其是对中国教会团体、学校、医院的侮辱。陆志韦先生说："现在中华民族是胜利的民族，决不能容忍帝国主义者任何侮辱。我们要用行动来回答奥斯汀的谰言！"赵紫宸先生说："中国基督教徒忠于基督，忠于祖国、人民。全国已有两万多基督教徒在爱国宣言上签了名，各地基督教徒正在纷纷响应自治、自养、自传运动。我们不能容忍美帝国主义利用基督来进行侵略，耶稣基督也不能

---

[1] 《北京协和医学院师生反对美帝无耻污蔑》，见《人民日报》1950年12月9日。
[2] 朱继圣，Keats S Chu，天津仁立公司总经理，协和医学院董事（1940-1944，1951-）。
[3] Letter Ferguson to Lee, December 11, 1950, RAC, CMB Inc, Box 48, Folder 336.

容忍美帝这种罪恶行为。因此，中国基督教徒要站在基督的立场上来反对美帝国主义！"江长川先生和王梓仲先生都表示决不能受美帝利用而要奋起反击它！柴德赓先生辛辣地嘲笑奥斯汀没有说也不敢说出最重要的天主教会所办的辅仁大学师生已经把美帝侵略势力轰了出去。清华大学教授吴景超、燕京大学教授严景耀都以留美学生的身份揭发奥斯汀的侵略嘴脸，并表示留美学生一定要参加示威行列。[1]

12月13日，出席北京教会团体、学校、医院及留美学生的爱国示威大会与游行，抗议奥斯汀在安理会的演说。任示威大会主席团成员，并作简短发言。《北京协和医学院院长李宗恩发言》：

> 奥斯汀于十一月二十八日在安理会上所发表的冗长演说，不过是美帝为了遮盖其狰狞侵略面目而妄图狡辩，推卸责任的老调重弹而已。美帝曾经用了六十万万美元的巨款和物资帮助蒋介石打内战，屠杀中国的人民，使中国广大的农村破产，大批的工厂倒闭，千千万万的人民因冻饿而死亡。这一切，都是铁一般的事实，决不容抵赖的。但是，美帝为了掩饰真相，却大言不惭地说，在中国办了多少学校、医院和慈善机关，不过人民的眼睛是雪亮的，我们姑不论这些捐款人的动机是什么，但决不容美帝以此为借口而颠倒黑白，混淆是非。我们要揭发美帝的侵略阴谋而予以无情的打击。[2]

《京教会团体学校及留美学生两万人举行爱国大示威》：

> 北京市教会团体、学校、医院及留美学生两万人十三日举行爱国示威大会及游行，作为对于奥斯汀十一月二十八日在联合国安理会所作侮辱中国人民的荒谬演说的回答。
>
> 大会在北京市劳动人民文化宫举行。到会者有华北、北京基督教联合会、卫理公会、中华圣公会等教会团体，燕京大学、崇实中学、耕莘中学、贝满女中等教会学校，道济、仁光等教会医院，清华大学、辅仁大学、协和医学院等共五十几个单位及在京留美学生共两万人。[3]

同日，与北京协和医学院九百余师生员工签名拥护伍修权正义发言，发出通电痛斥奥斯汀无耻谰言。

> 北京协和医学院九百七十六名师生员工于十二月十三日联合签名发出电文两则，一是致我出席联合国代表伍修权的，表示完全拥护他在安理会上的正义发言；一是斥奥斯汀无耻谰言的通电。
>
> 致伍修权的电文称："我们完全拥护你在联合国安理会上的发言。你义正词严地向全世界表达了全中国人民对于美帝国主义侵略中国的控诉，彻底揭露了美

---

[1]《人民日报》1950年12月12日。
[2]《人民日报》1950年12月14日。
[3]《人民日报》1950年12月14日。

帝国主义的侵略阴谋。虽然美帝国主义者又一次荒谬地无耻地运用了它的多数表决机器，公然否决了我国提案及苏联建议，但是全世界人民会更清楚地认识到美帝坚持侵略中国的真实意图。美帝国主义代表奥斯汀在联合国发言中居然大肆诬蔑，提出美帝对中国人民的所谓'友谊'，列举中国若干学校、医院的名字。协和医学院的名字亦包括在内。我们全院师生员工同声愤慨，坚决反对这个诬蔑，并决定更进一步地为反对美帝侵略阴谋而努力。"

斥奥斯汀的通电称："美帝国主义代言人、战争贩子奥斯汀，于十一月二十八日在安理会上发表荒谬言论，无耻地把美帝国主义对中国的文化侵略称为对中国人民的'友谊'。并把协和医学院作为例证之一。

我们协和医学院师生员工闻此同声愤慨，坚决反对这个诬蔑。协和对中国人民能有所贡献，完全是优秀的中国人民努力的结果，绝不是什么美帝国主义的'恩赐'。奥斯汀之流的无耻谰言是欺骗不了我们的！

我们协和医学院师生员工不仅已经参加了本月十三日北京市教会团体、学校、医院及留美学生反奥斯汀诬蔑示威大游行，作为对奥斯汀之流的厚颜无耻诬蔑的抗议，而且我们今后更要加强认识我们自己对祖国的责任与义务，我们决以反帝爱国斗争的怒潮，来淹没你们这横行霸道的美帝国主义者！"[1]

12月18日，美国政府冻结所有所有在美的中国财产，并禁止在美国注册的船只驶往中国口岸。协和医学院运行资金面临困境。次日，娄克斯来信，通报正在寻找资助资金转账的可能途经：

今天早上，我们感觉又回到了1948年11月，看起来我们写的每一封信都可能是最后一封了。在冻结的指令之后，至今还没有中断邮路的意向。不过，在这个非常时期，谁也不知道会发生什么事情。

昨天早上，所有银行都收到了冻结账户的命令，我们两小时后收到了你要求转账的电报（No 50039）。我希望你上封信提到的转账已经完成，这样你至少有一点回旋的余地，也给我们一点时间寻找其他途径，把学校需要的钱转给你。我同意你在电报中提出的办法。我们希望在这几天开一个执行委员会会议。讨论中华医学基金会通过此途径直接汇款的可能。另外，一个向协和汇款的特殊许可也将会被研究一下，虽然今天早上的"时代周刊"指出你们那边会采取报复和限制措施，这条路也许走不通。中国银行发表了声明，停止所有美元的交易。虽然你我早就明白有资金冻结的可能，我并没有料到会在这一特殊时刻发生，很遗憾，协和医学院在NCB的账号里的大笔资金可能会被无限期的冻结。我们也明白，到找到转账的途径之前，协和将面临极大的困难。请相信我们会全力以赴。如上所述，邮路也可能会被切断，所以我在执行委员会开会之前写信给你，让你知道我们极为关心协和医学院的问题。一有确定消息，我们会立即写信并给你发电报。

我前两周到了匹茨堡、辛辛那提、纳斯维尔、伯明翰和沙乐斯维尔，昨天回

---

[1]《北京协和医学院九百余师生员工签名拥护伍修权正义发言发出通电痛斥奥斯汀无耻谰言》，见《人民日报》1950年12月17日。

到办公室。每到一处，我都听到对中国和协和医学院的关心和理智的意见。每个人都希望并且祈祷，世界走出目前的险境。就像我曾写给你的，中国并不比美国更想打仗。但是，双方的相互指责必定把我们带入灾难。我们曾对中国代表团访美抱有希望，但明天代表团就要离去，敌意却更为强烈。此时，我想不出任何解决的可能。有这么多的误会和误解，这么多尊严、"面子"和"国家的荣耀"，也许只有极少的超级政治家能够努力解决，但到目前为止，还没有一个出现。

孙先生11月20日和12月2日的信都收到了。信中提到你解决卫生部借床位的办法。你做得很好，但我很了解医院的管理，明白最好的安排也会在实施中出现问题。我将在不久召开的会议上向帕克面呈这件事情。我已经和Hinsey医生及其他执行委员会成员讨论过了，他们没有提出异议，但我必须坦白，我不希望在讨论学校资金的问题时提出这个问题。顺便问一下，如果关于财产所有权的问题又被提出，你对这个问题的答案还是一样吗？

昨天收到你寄来的圣诞祝福，我很感动。即便两个国家现在变成了我们大多数人不愿看到的仇敌，协和医学院和其他类似的学校的工作的结果也许会产生一些相互的了解和尊重，作为将来合作的基础。送给你我们最好的祝愿，继续保持尽早恢复和平的良好愿望。[1]

12月20日，为继续获得财政支持，焦急等待美国的转账消息，致电中华医学基金会：

50040 咨询关于 50039，你们转账了吗？这里可以接受支票，请安排从香港、瑞士或其他途径尽快汇款，请回电。[2]

12月21日，中华医学基金会回电：

非常遗憾，不能满足 5003940 电报的要求。正在寻找一切途径，非常了解学校的情况，将发电报。[3]

12月22日，咨询委员会讨论决定，北京第二医院改称中国医院，从次年起与协和医院合作。孙玉珊《抗美援朝与政府接管》：

1950年12月22日咨询委员会讨论决定，北京第二医院改称中国医院，并与协和医院合作，其总原则是中国医院负责伤病员的组织工作，协和医院负责医疗工作，行政管理和财务各自独立。具体事宜由双方各派有关人员组成行政、医疗、经济三个小组，分别进行工作。1951年1月2日开始合作。[4]

12月28日，中国政府宣布清查和管制在中国境内的一切美国公私财产，冻结美国

---

[1] Letter Loucks to Lee, December 19, 1950, RAC, CMB Inc, Box 48, Folder 336.
[2] Cable Lee to China Medical Board, December 20, 1950, RAC, CMB Inc, Box 136, Folder 980.
[3] Cable Loucks & Pearc to Lee, December 21, 1950, RAC, CMB Inc, Box 136, Folder 980.
[4] 《话说老协和》，第464-467页。

一切公私存款，协和医学院陷于绝境。

12月29日，中华医学基金会回电：

> 很遗憾12月21日电报所述问题，仍无进展。事态严重，前景莫测，仍对学校非常担心。[1]

同日，娄克斯也来信，告知中华医学基金会已经再无可能支持协和医学院了：

> 虽然从上封信到现在只是过了个圣诞节，但我只能说这是一段极为失望和烦恼的时间。总之，18日宣布的冻结是非常全面的，目的是包括所有可能。虽然也有特例，但时间太短了，一切还在混乱之中，恐怕需要几个星期才能搞清楚。
>
> 很难有足够的信息或足够的董事开会，一直到昨天下午才召集了7位董事开会（除执行委员会外还有4位董事），就我们掌握的信息进行讨论。我必须坦白，气氛非常悲观，因为现在几乎不可能获得使用协和在NCB账户资金的许可，或者让基金会为协和提供另一笔资金。在获得特别许可之前，我们甚至不能支付在美国的福美玲、窦威廉和海丝典的工资。JRH的情况更加复杂，有其他的问题要解决。我们还被禁止支付给协和订购的货物，除非我们有特别许可。
>
> 你也许理解，获得向在中国的协和医学院汇款许可是最难的一件事，这也是会上悲观情绪的原因。但我们正在尽一切努力，寻找各种渠道满足协和医学院的需要。不过，我感到我们必须面对一个现实，中华医学基金会也许不可能支持协和医学院了。如果那一天真的到来，我们理解，协和医学院除了让政府支持之外，没有其他选择。
>
> 今天早上的报纸新闻说，中国冻结了美国在中国的资产，我感到这封信到你那里之前，协和医学院的资产就可能被政府接管了。无论如何，我们只能希望最好的结果。虽然不能继续提供支持，基金会仍对学校的管理人员保持信心。
>
> 自从上封信后，信件已经是次要的了，我们也开始存放各种为学校图书馆订阅的期刊和图书。现在，这种事情也变得很复杂，但我们可以做。
>
> 现在有好多话要写，但也许这封信越短越好。如果邮路保持通畅，我希望年初再写信给你。无论情况如何，你知道我对你只有尊敬、信任和最好的祝愿。[2]

同日，中国政府决定接管现有接受美国津贴的文化教育救济机关和宗教团体。郭沫若副总理在政务院第六十五次政务会议上作《关于处理接受美国津贴的文化教育、救济机关及宗教团体的方针的报告》【节录】：

> 百余年来，美帝国主义对我国除了进行政治、经济和武装侵略外，在很长时期中，尤其注重文化侵略的活动。这种侵略活动方式，主要是通过以巨额款项津贴宗教、教育、文化、医疗、出版、救济等各项事业，加以控制，来进行对中国人民的欺骗、麻醉、和灌输奴化思想，以图从精神上来奴役中国人民。

---

[1] Cable Loucks & Pearc to Lee, December 29, 1950, RAC, CMB Inc, Box 136, Folder 980.
[2] Letter Loucks to Lee, December 29, 1950, RAC, CMB Inc., Box 48, Folder 336.

接受美国津贴之文化教育救济机关与宗教团体，在中国全部接受外国津贴的同类机关团体中占一半左右。

全国解放之初，百废待举，政府对上述这些文化教育救济机关和宗教团体，期望他们能恪守政府法令，所以未予处理，容许他们暂时接受美国津贴。但是美帝国主义却仍然不断地企图利用这些机关和团体暗中进行其反动的宣传和活动。一年以来已经我公安机关发现多次这类事件，诸如造谣、诽谤、进行反动宣传、出版和散布反动书刊，甚至隐藏武器、勾结蒋匪特务、进行间谍活动等等，尤其在美帝侵略朝鲜、台湾以后，中国人民抗美援朝运动广泛展开之际，美帝国主义分子这种破坏活动更加活跃起来。美帝国主义者奥斯汀复在联合国安全理事会十一月二十八日的会议上发表了诬蔑中国人民的荒谬演说。最近美国政府更宣布冻结中国在美国的财产，企图以此种办法，来增加人民政府的困难，威胁所有在接受美国津贴的文化教育救济机关及宗教团体中全部中国工作人员的生活。

为了肃清美帝国主义在我国的影响，维护中国人民文化教育宗教事业等的自主权利，以及彻底制止美帝国主义分子利用文化教育救济机关和宗教团体来进行反动活动，政府对于一切接受美国津贴的上述机关和团体亟应有适当的处理，兹特根据上述情况拟定处理方针如下：

一、政府应计划并协助人民使现有接受美国津贴的文化教育救济机关和宗教团体实行完全自办。

二、接受美国津贴之文化教育医疗机关，应分别情况或由政府予以接办改为国家事业，或由私人团体继续经营改为中国人民完全自办之事业，其改为中国人民完全自办而在经费上确有困难者，得由政府予以适当的补助。

三、接受美国津贴的救济机关，应由中国人民救济总会全部予以接办。

四、接受美国津贴之中国宗教团体，应使之改变为中国教徒完全自办的团体，政府对于他们的自立自养自传运动应予以鼓励。

我们深信，在中央人民政府领导之下，实现上述方针是完全可能的。我们深信，全国人民，包括在接受美国津贴的文化教育救济机关和宗教团体中的人员，都将在中央人民政府领导之下，团结一致，实现上述的方针，把一百余年来美国帝国主义对中国人民的文化侵略，最后地、彻底地、永远地、全部地加以结束。[1]

12月31日，得知政府对接受外国资金的文化教育机构的新规定。孙邦藻致皮尔斯小姐信（1951年1月2日）：

政府在12月31日对接受外国资金的文化教育机构颁布了新规定，要求他们必须在政府注册，报告该款项的使用。[2]

---

[1] 郭沫若《关于处理接受美国津贴的文化教育、救济机关及宗教团体的方针的报告》，见《人民日报》1950年12月30日。

[2] Letter Sun to Pearce (Weekly Letter NO.24), January 2, 1951, RAC, CMB Inc, Box 136, Folder 980.

卷五 1951——1956 年

1951 年 辛卯 五十八岁

是年，开展知识分子思想改造运动。

1 月 2 日，赴上海参加协和医学院董事会会议，10 日回京。本日，孙邦藻致皮尔斯小姐最后一封信，告知协和医学院近况：

> 这个新年我们只放了一天假，今天就上班了。今天下午，宗恩，陈剑星和我去上海参加董事会会议。将于 8 日离沪，10 日回北京。
>
> 我们收到了你 12 月 12 日的信，得知基金会关于购买锅炉的决定，保险的续签和对窦威廉博士的工资的安排。你 12 月 13 日给李医生的信也收到了。他让我告诉你，我们已把不用的镭存在保险箱里了。
>
> 政府在 12 月 31 日对接受外国资金的文化教育机构颁布了新规定，要求他们必须在政府注册，报告款项的使用情况。其他有什么要求现在还不知道。但我们从你 12 月 29 日的电报中得知，中华医学基金会的资金可能会被切断。
>
> 在当今混乱的世界里，协和医学院的事情也许无足轻重。但对于这样糟糕的世界形势，我们仍有感恩它没有更糟糕的理由，一场世界大战因为没有人想打而被避免；在朝鲜、中国、缅甸和马来西亚正在进行的解放战争，也比不上世界的巨大灾难。正如 Swift 所说："如果有一些同情心，精神将不会凋萎"。
>
> 我经常想，乐观主义是知识分子不愿面对现实世界的避难所。[1]

同日，北京市政府通告，要求"美资经营的工商企业限一月五日前造清册登记"：

> 北京市人民政府接奉中央人民政府政务院十二月二十八日关于清查管制美帝国主义在我国的一切财产及冻结其公私存款的命令后，本月二日发出通告，规定：所有在本市辖境内，以美国资本经营及有美国资本股份在内的工商企业，不论其现在是否仍在营业，一律限于一九五一年一月五日以前编造资产清册三份，由该企业负责人亲自签名盖章，呈送市人民政府外事处登记备查。此项清册包括该企业一切产业、资金、货物、设备、债权债务、营业情况、职工情况等项，其有美国资本股份在内的企业并需详列美资股份之数目及所有人姓名。通告最后规定：如有填报不实或拖延不报者，依法处分。[2]

---

[1] Letter Sun to Pearce (Weekly Letter NO.24), January 2, 1951, RAC, CMB Inc, Box 136, Folder 980.
[2] 《人民日报》1950 年 1 月 3 日。

1月5日，娄克斯来信告知，经中华医学基金会不懈努力，终于获得向协和医学院转账的许可：

> 上个星期，我有一个侥幸心理，因为知道你从上海回来之前看不到我16号的信，我以为还有第二个机会写信告诉你一个好一点的消息。不幸的是，上星期的情况没有丝毫改变，我也就无可奉告了。最值得一提的是，在今后的几天到几周内，华盛顿将宣布对所有被冻结的许可和执照的规定。我们仍希望得到协和从NCB取款的许可，或基金会汇给协和新款项的许可。从我和华盛顿的个别官员的谈话中，我感到他们还是同情协和和基金会的处境的，但这个问题很复杂，也有很多种压力，现在很难知道结果如何。
>
> 根据律师的建议，中华医学基金会尽量小心地避免任何麻烦。每人都明白协和的处境，但如我上封信所说，现在卫生部占据医院一半多的床位，给政府人员使用，这对我们给一个纯粹的教育机构提供支持造成了困难。很遗憾，卫生部偏在此时提出这样的要求。
>
> 对于那些愿往坏处想的人，他们也许会说这样的安排是熟悉协和情况的第一步，为全面接管创造条件。这当然是那些对无形资产不在乎的冷酷的商人和政治家的想法。我们一定会尽力，告诉你这些是为了让你知道这边的问题。
>
> 写这封信时，你可能在上海。除非我们报纸上报道的对于文化教育机构的新政策引起的后果使开会不再有必要，我假设你们会开这个计划了很久的会议。我很高兴周诒春也会出席。我希望你们有足够的智慧并成功地组织一个团队，像过去的董事会一样，实施一个教育机构的职责，提供最高标准的医学教育。
>
> 从孙先生的上封信中，我难以想象在新病房被占据的同时，F—1和F—2也被新医院的人员占据，我想知道你如何实施这一计划。送上我最好的祝愿，还有李克鸿、陈剑星、聂毓禅，及所有要克服困难、负责实施这一计划的人。我们大家都祝愿你在新的一年中一切都好。我们知道相互信任是我们走向未来的基础。[1]

是日，福美龄向协和医学院院方正式递交辞职信：

> 我向你提出从1950年11月30日起正式辞去北京协和医学院的职务。希望你能理解，这是我不情愿做的。[2]

1月11日，皮尔斯致函孙邦藻，通报因为禁运，除协和医学院图书馆预订的资料外，其他订货均被迫取消：

> 除了12月12日的三封正式信件，我自12月1日后还没有给你写信。这段时间太长了，过去3-4周的恶性发展，使时间显得更加漫长。前几周有那么多困惑和未知，我既没有写信的心情，也不想写那么多不确定的事情。得知娄克斯医生给李医生写了几封信，我感到宽慰。现在一切仍不明了，也没有什么好消息，我

---

[1] Letter Loucks to Lee, January 5, 1951, RAC, CMB Inc, Box 48, Folder 336.
[2] Letter Ferguson to Lee, January 5, 1951, RAC, CMB Inc, Box 57, Folder 400.

不想再拖下去了。

让我按时间的顺序捋一下，12月18日我们政府下令冻结中国的资金（12月17日施行），是我们接到的第一个坏消息。18日，我们收到李医生和陈先生签名的电报50039号。不幸的是，我们已经来不及转账了，于是我们马上申请特别许可。12月21日收到你的电报50040号。那时，我们已经感到规定十分严格，只能回复目前我们不能满足协和的要求，同时寻找各种途径，充分谅解协和的情况，将发电报。我们确实明白事情的严重性，但无可奈何。

我们的圣诞祝福和对你们的要求的否定答复是同时发出的。真不知道说什么，当时"Merry"和"Happy"都显得那么不合时宜。李医生电报送来你们的圣诞祝福让我们无比高兴。几天后我们收到了他的圣诞卡，它带来的思念和温暖深深地感动了我们。

过去的两周里没有值得报告的消息，特许还没有被批准，但也不等于被拒。政府还没有发布有关特许的规定，所以申请还在等待批准。

在冻结开始之前，我们得知政府停止了所有向中国的运输。我们原本希望于11月18日启程的在"Igadi"上的货物能够及时安全到达。因为巴拿马运河的航运缓慢，货物到旧金山时禁运已经开始了。我们的货物和其他货物一起被卸下轮船，需要付储藏费才可领出来。

因为禁运，我们不得不取消所有协和医学院的订货。大多数公司都同意取消还没有发货的订单。不过，还没有得到所有的答复。如果不能取消，我们就先存着。所有事情一处理完，我就给梁先生一个报告。

我很高兴有一个订单不会被取消，就是图书馆的材料。基金会同意用学校预算之外的另一笔款项继续储存图书和期刊。我们将存到可以把它们寄出的时候。不是所有的事都安排好了，这还不是我的最终报告。

圣诞节之前，我们获知邮局不再接受一类邮件（first class mail）。这样我们的货物、邮件和图书都不能寄了。不过至少我们还可以写信。[1]

1月14日，出席九三学社邀集接受美国津贴的学校的教育家座谈会，表示反对美国文化侵略，拥护政务院与美帝割断联系决定。《人民日报》：

【本报讯】九三学社十四日邀请各地来京以及北京市的接受美国津贴的高等学校及救济机关负责人，举行"反美文化侵略座谈会"。出席的计有：九三学社主席许德珩等及燕京大学校长陆志韦、协和医学院院长李宗恩、之江大学校长黎照寰、齐鲁大学校长杨德斋、沪江大学董事长鲍哲庆、校长余日宣、华中大学副校长黄溥、震旦大学校长胡文耀、东吴大学校长杨永清、金陵大学代理校长李方训、圣约翰大学教务长潘世兹等。

协和医学院院长李宗恩说："协和"有三十五年的历史，由于它和美国人的关系，许多制度，都是从美国搬过来的。解放以后，"协和"就逐渐在蜕变中，目前，我们已没有一个美国人，但我们的经费，是从美国来的。我们随时准备应付

---

[1] Letter Pearce to Sun, January 11, 1951, RAC, CMB Inc, Box 136, Folder 980.

变动。所以对于美帝以停止津贴来威胁我们的阴谋，我们早已有了精神上和具体步骤上的准备。我们今天当然竭诚拥护政务院的决定，作为一个独立自主国家的人民，我们自应以全力来协助政府完成这一光荣任务"。[1]

1月15日，《人民日报》刊载中央人民政府政务院文化教育委员会颁布的有关接受外国津贴及外资经营的文化教育、救济机关、宗教团体登记的实施办法。[2]

1月16日—22日，参加中央人民政府教育部召集的处理外国津贴的高等学校会议，表态"要深入检讨美帝在协和的文化侵略的影响"：

> 中央人民政府教育部为正确执行政务院发布的"关于处理接受美国津贴的文化教育救济机关及宗教团体方针的决定"，特召集了各大行政区教育部或文教部的负责同志及全国接受外国津贴的二十个高等学校的代表，于本月十六日起在京举行了处理外国津贴的高等学校会议，拟定了每个学校的处理方案。这是中国教育史上的一件大事。
>
> 在这次会议中，全体代表们表现了高度的爱国主义的精神，纷纷控诉和揭露了美国帝国主义文化侵略的罪行，充分流露出对伟大祖国的热爱。他们并坚决表示以行动来回答人民的期待，从经济上，从思想上彻底地斩断和美帝国主义的关系，并为肃清美帝文化侵略的影响而斗争到底。大家并一致保证，要坚决完成这一收回国家教育主权的光荣任务，让美帝国主义者看看：没有他们，中国人不但能够办高等学校，而且办得比他们更好，更好！
>
> 协和医学院院长李宗恩先生说：多少年来，美帝国主义一直在精神上统治着协和医学院，使我们受着它的支配，这就是美帝国主义文化侵略给我们的"恩惠"！今天协和新生了，我们今后在人民政府的领导下，首先要深入检讨美帝在协和的文化侵略的影响。
>
> 在会议上，经过民主讨论，大家进一步认清了政务院的处理方案的正确性，无论是由政府立即接办改为公立的学校，或是原则上确立为公立，短期内暂时维持私立的，或是由中国私人团体继续办理的学校，都有了明确的方向。
>
> 这次会议期间，许多学校都接到美国联合托事部的电报，通知学校当局到香港会商汇款问题。但对美帝这种无耻的破坏阴谋，代表们非但一致采取置之不理的态度，而且立刻报告了政府，使美帝的阴谋又一次破产。[3]

会议期间还发言指出，"在政府领导下，协和一定可以办得更好"：

> 【本报讯】在中央人民政府教育部召开的处理接受外国津贴的高等学校会议期间，华北、华东、中南各大行政区十余个接受外国津贴的高等学校的校董、校

---

[1] 《九三学社邀集接受美国津贴学校教育家座谈反对美国文化侵略，拥护政务院决定与美帝割断联系》，见《人民日报》1951年1月16日。
[2] 《人民日报》1951年1月15日。
[3] 柏生《中国教育史上的一件大事——记处理外国津贴的高等学校会议》，见《人民日报》1951年1月25日。

长和教授，分别向本报记者发表书面或口头谈话。

协和医学院院长李宗恩：政务院去年十二月二十九日颁布的决定，解除了我们几年来心理上的矛盾。教育部这样快召开会议，我感到兴奋。协和建筑设备比较完善，但规模不大，在培养人才方面很难照顾到量的问题。协和有条件成为医学教育的试验场所，也可以在业务方面建立一些标准。我们希望今后在教育方针上应有明确重点，或着重教育，或着重业务，或着重训练。我相信在政府领导下，协和一定可以办得更好。[1]

在会议上，以院长身份与协和医学院董事代表诸福棠、教授代表张锡钧、学生会主席瞿敬贤、校委会主任委员严叔夏、委员李来荣、学生吴檀荣等会同与会的其他接受外国津贴的之江大学、文华图书馆专科学校、金陵大学、金陵女子文理学院、津沽大学、华中大学、华西协合大学、华南女子文理学院、圣约翰大学、沪江大学、齐鲁大学、铭贤学院、震旦大学、震旦女子文理学院、燕京大学、岭南大学（以校名笔划多少为序）的相关代表签署《出席全国处理接受外国津贴高等学校会议代表的联名宣言》：

> 自从我中央人民政府政务院发布了《关于处理接受美国津贴的文化教育救济机关及宗教团体的方针的决定》和郭副总理关于这个方针的报告，我们全国接受美国津贴的高等学校师生员工纷纷发表宣言，热烈拥护这个决定，并且响应政府号召，坚决为肃清美帝国主义在中国文化侵略的影响而奋斗。
>
> 一月十六日至二十二日，我中央人民政府教育部在首都召开"处理外国津贴的高等学校会议"，集合了全国接受外国津贴的高等学校代表，研讨实施政务院决定的具体办法。在会议上，我们首先聆听了教育部部长、副部长的报告，使我们更深刻地认识到美帝国主义百余年来在中国人民中间进行文化侵略的阴谋诡计是如何狡诈、如何毒辣。我中央人民政府为了帮助我们彻底清除美帝国主义的影响，割断与美帝国主义在经济上和思想上的一切关系，根据郭副总理报告中所指示的方针，保证给我们这些学校精神上和物质上全力的支持，使我们这些学校不仅能够维持下去，而且能够办得更好。
>
> 在会议的过程中，我中央人民政府教育部部长、副部长，亲自领导，深入了解每个学校的具体情况，听取每个学校的校董、校长、教职员或学生代表的意见，与各校代表反复磋商，制订初步处理方案，提供政务院参考。对于各校今后应如何进行改革，部长、副部长并分别给以剀切指示。这样周详的照顾，我们与会全体代表深为感动，除了诚恳接受外，并且郑重地向全国人民宣誓：我们所有接受外国津贴的高等学校，今后一定要团结全体师生员工，加强政治学习，提高自己的政治觉悟，根绝帝国主义思想影响，"把一百余年来美帝国主义对中国人民的文化侵略，最后的、彻底的、永远的、全部的加以结束"，并以高度爱国主义的精神，切实和

---

[1]《各地处理接受外国津贴高等学校会议各地代表一致拥护政务院决定，坚决肃清美国文化侵略，发展新民主主义教育》，见《人民日报》1951年1月26日。

正确地贯彻政务院的决定，把每个学校的处理方案坚决付之实施，以完成中国文化教育史上有着重大历史意义的特别光荣的任务。

会议期间，许多学校接到美国"在中国的基督教大学联合托事部"的电报，通知学校当局到香港会商汇款问题。美帝国主义这种用尽各种方法企图收买我国人民的阴谋，早为我国人民所揭穿。我们认为美帝国主义这种恬不知耻的行为是对中国人民的绝大侮辱。我们要正告美帝国主义：中国人民今天已经认清你们的阴谋，以后决不再受你们的欺骗了。我们要继续提高警惕，在中央人民政府领导之下，为贯彻爱国主义教育及反帝国主义教育而奋斗到底。最后我们高呼：拥护中央人民政府政务院的决定！

坚决肃清美帝国主义文化侵略的影响！[1]

1月17日，娄克斯来信告知美方初步同意解除对协和在NCB银行部分存款的冻结，但仍为中国政府宣布接管受外国资助的文教机构的声明而担忧，感到前途未卜：

> 最近几天，几个消息证实事情有了好转。第一，陈剑星的信说你手中的积蓄还够用几个月。这让我们松了一口气。第二，孙先生1月2日的信说新规定要求及早登记，报告所接受的资金及其他情况。这是我们于12月31日（从香港）得知新的冻结和政策之后，得到的确定信息。我有理由强调，协和与基金会保持经常联系至关紧要，这样谣言就不会混淆视听了。孙先生的信中还提到你认为目前情况稳定，决定你们按计划到上海开董事会年会。
>
> 然后，最让人高兴的是，对协和在NCB银行部分存款解冻许可的第一步通过了。要是这个许可最终被批准，虽然可用款为你50039号电报要求的一半，但我们也知道这笔钱的意义。就在基金会进一步来满足银行的其他要求时，香港传来消息，地方政府将接管所有接受外国资助的文化教育机构。我们和其他教会学校认为这个报告是重复12月31日的声明，但这又一次引起了正在想办法的人们的恐慌，我们又一次陷入不知所措，前途未卜的境地。[2]

1月20日，中央人民政府卫生部正式接收北京协和医学院。在庆祝大会上与协和其他代表共同表态，"一致保证要在人民政府和共产党的领导下，把协和医学院办得比从前更好"。《中央人民政府卫生部正式接收北京协和医学院，该院师生员工千人集会欢欣庆祝》：

> 【新华社二十日讯】中央人民政府卫生部二十日正式接收了接受美国津贴的私立北京协和医学院。该院全体师生员工约一千人以欢欣鼓舞的心情举行庆祝大会，庆祝该院从此割断了与美帝国主义的任何联系，回到中国人民的怀抱。
>
> 在庆祝大会上，中央人民政府卫生部副部长贺诚宣布依照政务院关于处理接受美国津贴的文化教育、救济机关及宗教团体的方针的决定，正式接收北京协和医学院，并宣布全体职工一律原职原薪留用，教学制度也予以维持。贺副部长

---

[1]《人民日报》1951年1月26日。
[2] Letter Loucks to Lee, January 17, 1951, RAC, CMB Inc, Box 48, Folder 336.

说：在摆脱美国帝国主义的侵略影响后，中国人民有力量有信心把协和医学院办得更好。他号召全体师生员工努力使协和医学院更适应人民的需要。

继由中央人民政府教育部副部长钱俊瑞讲话，他号召协和医学院的全体师生要在经济上、政治上及思想上完全同美帝国主义断绝关系，同时要爱护国家财产，力求节约，以新的为人民服务的态度进行教学。

中央人民政府教育部副部长曾昭抡、人民革命军事委员会卫生部副部长傅连暲都在会上讲了话。他们都指出属于中国人民的协和医学院，前途是无限远大的。

协和医学院院长李宗恩、董事长朱继圣、工会副主席张锡钧、学生会代表瞿敬贤等代表全校的师生员工在庆祝会上讲话，一致表示坚决拥护政府接收，决心肃清美国帝国主义文化侵略的一切影响，加紧学习，改造思想。他们并一致保证要在人民政府和共产党的领导下把协和医学院办得比从前更好。[1]

叶群《北京协和医学院的新生》记述协和师生员工的反应：

那天上午，该院师生员工们听到了下午接收该院的消息时，都非常愉快和兴奋。工友们高兴地说："这下我们彻底解放了！"该院生理科主任张锡钧教授，在前一天晚上知道这消息后，兴奋得睡不着觉。第二天记者在他的工作室会见他时，他激动地说："我知道这事后，真是感愧交集。当美帝国主义侮辱我们的时候，我们的政府就给我们实际的援助。从今以后，我们同人一定要更进一步地团结起来为人民服务，肃清美帝残留下来的思想影响。"这位五十一岁的老教授，在接收大会上代表全院员工讲话时，一直是那样的昂奋！李宗恩院长说：我几年来心理上的矛盾解除了。学生代表瞿敬贤说：我感到兴奋、愉快、骄傲，今后一定努力学习。这种情绪是可以理解的。

协和医学院是在一九〇六年成立的。一九一五年改由美国"煤油大王"罗克斐勒【洛克菲勒】的罗氏驻华医社接办。罗氏的代理人就在这里进一步宣传"美国第一"主义，向学生灌输"科学超政治"的思想，其目的是要学生们无视旧中国的苦难和中国人民反帝反封建的英勇斗争。

解放以后，该院师生员工的政治觉悟普遍提高。特别是在抗美援朝运动中，大家更清楚地认识了美帝国主义者的侵略面目，掀起了协和空前未有的爱国主义的热潮。原来不大关心政治的人关心政治了，过去不大看报纸的人，现在都非常注意报上的政治时事消息了。在反对无耻诽谤的示威游行的那一天，大家充分表现了爱国反帝的热情。

在慰劳运动中，各部门都热情地缝制慰劳袋，里面装着各种适合战士们需要的物件，附着充满热情的信和诗。有些人还别出心裁地把信夹在慰劳袋里或背心袋子里，要给战士们出乎意外的高兴。这说明了他们对于祖国人民志愿军的热爱是何等深切！

"我们要把协和办得比接受美国津贴时好十倍、百倍！"

---

[1]《人民日报》1951年1月21日，此一报道以《中卫接受北京协和医学院，该院师生员工千人集会欢欣庆祝》为题载于《康健》1951年1月25日。

这是协和同人在响应中央人民政府教育部钱副部长的号召时所表现的决心和信心！协和医学院新生了，全国人民对它有很大的期望。[1]

1月22日，发给中华医学基金会最后一封英文电报，通知协和医学院收归国有。

关于51001，协和医学院于1月20日被收归国有。[2]

1月24日，中华医学基金会董事会会议决定，正式与协和医学院中断联系。皮尔斯小姐信（2月16日）：

我遗憾地通知你，在中华医学基金会1月24日的董事会议上做出了如下决定：在没有变化之前，停止资助协和医学院。

1月27日，协和医学院举办"欢庆新生"的晚会，在会上传达了处理外国津贴的高教会议的精神。《北京协和医学院举行晚会欢庆新生》：

【本报讯】本月二十日由中央人民政府卫生部接收的协和医学院，于二十七日下午七时举行盛大晚会欢庆新生。会上，主席聂毓禅先生（该院附属护士学校校长）在开幕词中兴奋地指出：由于中国人民的伟大的胜利，协和医学院也获得了彻底的解放，这样的事在国民党卖国政府统治时期是绝对不可能的。她表示：今后在政府领导下，一定努力完成上级所交予的任务。被邀参加此次晚会的有：中央卫生部、各国立大学医务工会、中国医院等单位代表及该院在京的校友们，对新生的协和都表示了热烈的祝贺和期望。此外，该院在京校友（包括护校）、中央美术学院、北京大学医学院、及此次在京参加教育部召开的处理外国津贴的高等教育会议的十九个大学，中华医学会总会、中国护士学会、岭南大学医学院、广州及天津两地的协和校友等分别送旗或来电致贺。会议中李宗恩院长、张锡钧教授分别传达了处理外国津贴的高等教育会议的精神及形势报告后即转入余兴。

【又讯】国立协和医学院庆祝晚会筹备处，为响应首都、华东、东北等地正在进行慰劳中朝战士及救济朝鲜人民的捐款运动，特决定将准备作这次晚会茶点费用的人民币二百万元全数捐交中国人民保卫世界和平反对美国侵略委员会北平分会转送朝鲜。[3]

2月8日，娄克斯最后来信：

我在写这封信时心情十分沉重，这是我1月17日后写的第一封信，也是我认为我们的最后一次正式交流。我们1月2日后没有再接到协和的信，只有一封宣布协和收归国有的电报。我们对没有收到任何文字的解释为，人民政府阻止协和与基金会的交流。我们对此感到遗憾，皮尔斯小姐将发出正式通知，我们将中止

---

[1]《人民日报》1951年1月22日。
[2] Lee Cable to China Medical Board, January 22, 1951, RAC, CMB Inc, Box 48, Folder 336.
[3]《人民日报》1951年1月29日。

交流。

我们终于得到许可，转给你在 12 月 15 日要求的 75000 美元，但在转账之前协和收归国有的消息传到了美国，许可被取消。

我们唯一可以做的，就是送上我们对协和所有人在新的航程中的美好祝愿，我向你保证，我们的心永远和你们在一起。请把这一祝愿告诉所有的人。[1]

2 月 16 日，皮尔斯小姐最后来信：

我很遗憾的附上协和医学院教职员窦威廉博士和福美龄小姐的辞职信。你应该知道他们做出辞职的决定是迫不得已的。

我遗憾地通知你，在中华医学基金会 1 月 24 日的董事会议上做出了如下决定：在没有变化之前，停止资助协和医学院。虽然在最近不太可能发生什么变化，但此时用这一措辞意味着，这是协和医学院和中华医学基金会双方的协定。

因为不想给你增加通信的负担，我顺便附上我们为图书馆订书的汇报。附件中有每个图书公司和杂志出版社的信息。

自从我 1 月 11 日给孙先生的信之后，情况在过去的 5-6 个星期内没有发生大的变化。

我不应该再说什么了，但在写完这封信之前，我想告诉你，我永远对协和医学院怀有深深的关切。[2]

自 2 月起，协和医学院积极参加抗美援朝运动。《中国协和医科大学校史（1917-1987）》：

1. 参加北京市抗美援朝志愿手术队

    从 2 月开始协和医院有 219 人报名参加抗美援朝。他们当中有以吴英恺教授为首的 17 人被批准参加北京市抗美援朝志愿手术队第二队。于 3 月 17 日出发，由吴英恺任顾问，吴阶平任队长，罗桂珍负责护理工作。

    另有，由护校王琇瑛、李懿秀、马振麟三同志参加的中华医学会第一批抗美援朝护士长教学队，赴沈阳军区培训后方医院护士长 50 名。同时细菌科俞用川等同志也为后方医院建立化验室并培训人员。

    11 月由卫生部组织了公共卫生队，由何观清教授领导，赴朝鲜战场调查疫情和士兵营养状况。

2. 积极捐献飞机大炮

    3 月抗美援朝总会发出捐献号召，协和职工纷纷响应。园艺组工人首先捐献了一个月工资，发电厂、机务处、病理科和第一卫生事务所同志们纷纷以不同方式进行捐献。到 7 月中旬全校各部门都参加了这一伟大的爱国行动。本校抗美援朝分会负责人何观清教授主持召开座谈会，会上大家一致同意：增加星期日门诊，把收入作为捐献。病理科用业余时间制作教学切片 200 套作为

---

[1] Letter Loucks to Lee, February 8, 1951, RAC, CMB Inc, Box 48, Folder 336.
[2] Letter Pearce to Lee, February 21, 1951, RAC, CMB Inc, Box 48, Folder 336.

捐献，外科用编译稿费捐献。有的教师把心爱的饰物、纪念品及存款作为捐献，如胡懋华大夫捐献了在燕京大学读书时获得的金钥匙。[1]

2月24日，中国医院与协和医院合并；4月20日起改称中国协和医院，协和医学院也改称中国协和医学院。《中国协和医科大学校史（1917-1987）》：

> 抗美援朝开始后，为了接受伤病员，政府向协和医学院（尚未接管）借用250张床位成立军委总后卫生部直属中国医院（开始称北京第二医院）。由中央人民政府卫生部、中央教育部及军委卫生部和协和医学院李宗恩、李克鸿院长商谈，经过协商同意，并于1950年11月20日成立咨询委员会。由军委卫生部傅连暲副部长主持，教育部张宗麟司长、中央卫生部黄鼎臣局长、军委卫生部张一民副处长、朱昆副科长、中国医院张庆松院长、陈协政治委员、协和医学院李宗恩院长等参加，开始筹建工作。
>
> 1950年12月22日咨询委员会会议讨论同意中国医院与协和医院合作。双方派有关人员组成行政、医疗、经济三个小组，并具体办理合作的相关事宜。总精神是中国医院负责伤病员的组织工作，协和医院负责医疗工作。于1951年1月2日开始工作。1951年1月20日国家接管协和医学院后，同年2月24日接管小组决定中国医院与协和医院合并。咨询委员会改成合并委员会。并成立了清点委员会，清理财产和物资。4月19日合并工作完毕。4月20日起两院合并后统称中国协和医院，协和医学院亦改称中国协和医学院。[2]

3月2日，与竺可桢谈张作干、沈昭文的调动问题。《竺可桢日记》：

> 四点和李伯纶谈，为生理生化所要张作干去该所，而协和要渠教 Histology 组织学，同时提出沈昭文来教 Biochemistry 生物化学。[3]

4月4日，小洛克菲勒致福美龄小姐信，谈及对协和医学院国有的想法：

> 感谢你2月15日的来信。我想告诉你，对北京政府从中华医学基金会的手中接管北京协和医学院，本人也深感遗憾。不过，我觉得这是迟早的事情，接管只是时间问题。
>
> 正如你明智地指出的那样，我们不应该觉得这就一定会使协和医学院失去其本来的作用，而只不过将由有不同理想和标准的人来管理她罢了。虽然其方式与我们想象的可能有天壤之别，但我们又怎么能说，这不是上帝在实现创始人的意愿呢？让我们祈祷，一起都是为了终极的完美。[4]

4月22日，参加北京科学界拥护缔结和平公约的签名投票大会。新华社二十三日

---

[1] 《中国协和医科大学校史（1917-1987）》，第46页。
[2] 《中国协和医科大学校史（1917-1987）》，第45页。
[3] 《竺可桢全集》第12卷，第298页。
[4] Letter John D. Rockefeller, Jr to Ferguson, April 4, 1951, RAC, CMB Inc, Box 57, Folder 400.

讯：

> 中华全国自然科学专门学会联合会、中华全国科学技术普及协会、中国社会科学各研究会联合办事处等三团体为响应中国人民抗美援朝总会三月十四日暨四月五日的号召，于本月二十二日联合召开北京科学界拥护缔结和平公约、反对美国武装日本签名投票大会。参加大会的有在京的自然科学和社会科学工作者郭沫若、吴玉章、陈伯达、李四光、范文澜、艾思奇、谢觉哉、陈翰笙、丁西林、曾昭抡、陈凤桐、王昆仑、郭大力、王学文、夏康农、陶孟和、钱三强、严济慈、汤用彤、叶企孙【孙】、高士其、冯友兰、丁瓒、梅汝璈、陈垣、裴文中、徐炳昶、贺麟、翦伯赞、郑昕、金岳霖、李宗恩等八百八十五人。
>
> 在郭院长报告后，到会的八百八十五位科学工作者一致在世界和平理事会宣言——关于缔结和平公约——上签了名；并投票反对美国武装日本。
>
> 大会并通过三团体拥护缔结和平公约反对美国武装日本宣言。[1]

5月，协和师生分批赴四川、安徽等地参加土改工作团。《中国协和医科大学校史（1917-1987）》：

> 5月初金荫昌、周华康两教授参加西北土改工作团。5月底邓家栋、裘祖源两教授参加四川土改工作团。继而张锡钧教授率团赴川西参加土改，同行的有王德修、方圻、孙国贤、陈华粹、王文彬、张大为、聂毓禅、梁人和、孙亦彬和饶毓菩等11人。张孝骞教授率团去安徽土改工作团。[2]

6月上旬，与北京市5658位各大学教育工作者联合署名，致函美日两国大学教育工作者。

> 【新华社十一日讯】北京市各大学教育工作者联名写信给美国和日本大学的教育工作者。在信上签名的有：中国人民大学校长吴玉章、燕京大学校长陆志韦、清华大学校务委员会主任委员叶企孙【孙】、北京大学校务委员会主席汤用彤、师范大学校长林砺儒、辅仁大学校长陈垣、协和医学院院长李宗恩以及各校教职员工共计五千六百五十八人。
>
> 在致美国大学教育工作者的信上说：美国政府借口别的国家在威胁美国的安全，进行扩军，进行备战。他们反说这一切都是为了和平，为了自卫。但是在几千英里外别国的领土上建筑许多海空军基地的，不是别国的而恰恰是美国的政府。用成万吨的炸弹和汽油弹毁灭另一个国家的和平城市和乡村的，也不是别国的而恰恰是美国的政府。在和平时期，史无前例地公开组织了以侵略为目的的"国际联军"，并任命了它自己的将领做统帅的，更不是别国的而恰恰是美国的政府。
>
> 信中指出美国政府最近提出《对日和约草案》，企图重新武装日本，这是完

---

[1]《拥护缔结胡珀公约反对美国武装日本，我国科学界三团体举行签名投票大会，八百余科学工作者一致签名投票并通过宣言》，见《人民日报》1951年4月24日。
[2]《中国协和医科大学校史（1917-1987）》，第46页。

全违反国际协定的。中国人民不能不认为这是要进一步侵略中国,并且将扩大为侵略全亚洲。这样就会造成世界性的灾难。信中表示,解放了的中国人民决不许可这样的侵略,而且有力量来击退它。该信最后说明北京市各大学教育工作者愿意和美国大学教育工作者团结一道,为了反对美国政府这个危害世界、危害全人类的行为而共同奋斗!

在致日本大学教育工作者的信中指出:美国政府所拟的单独"对日和约草案"证明,美帝国主义的重新武装日本是为了美国统治集团本身的利益。日本如果被武装起来,就会变成美帝国主义侵略亚洲的工具,供美帝国主义驱使,当它的炮灰,结果必然首先毁灭日本人民。信中指出,日本人民在争取自由、保卫和平的斗争中,已经获得了很大的成就,希望这种斗争继续扩大,并且坚持到底。信中并表示中国人民深切地同情日本人民的解放运动,并且相信,中日两国人民的紧密携手,一致行动,一定能够粉碎美帝国主义的阴谋。[1]

6月22日,北京市军事管制委员会派军代表张之强进入协和全面主持工作,撤销协和原董事会,设立校务管理委员会,协和进入军事接管时期。在接管欢迎会上致欢迎词。《中国协和医科大学校史(1917-1987)》:

> 协和接管后,1951年6月22日由北京市军事管制委员会第73号命令委派张之强同志为协和医学院军事代表,主持全面工作。另设校务委员会主管校务。
>
> 所有公文及表格全部从英文改用中文;财务和会计改用国家机关会计制度。[2]

孙玉珊《人民政府接管协和医学院的前前后后》:

> 1951年6月22日由北京市军管会派来军事代表张之强负责全面工作。撤销董事会,设立校务委员会。校务由以下部门负责人参加:
>
> 常务委员:军事代表、医学院院长、教务长、医院正副院长、护校校长、人事处长、总务处正副处长、工会代表、学生会代表。
>
> 委员:校卫生处主任、各基础和临床科主任、图书馆主任、第一卫生事务所所长、组织科长、宣传科长、保卫科长。[3]

张之强《难忘的协和岁月》:

> 忽然有一天,大约是1951年春季,总政通知我前去谈话,我十分高兴,以为要我回部队。谁知在总政接待处落坐后,等在那儿的组织部的负责同志对我说:"现在,军委要接管北平私立协和医学院,经总政和二野领导共同研究,认为接管后派你到该校工作比较合适。你在北平师大读过教育系,现又在军大工作,对北京也比较熟悉。经和二野领导商定,借用你半年,待接管工作理出头绪以后,

---

[1]《北京市各大学教育工作者致函美日两国大学教育工作者希望紧密携手粉碎美帝国主义的阴谋》,见《人民日报》1951年6月12日。
[2]《中国协和医科大学校史(1917-1987)》,第46页。
[3]《话说老协和》,第467页。

你再返回二野。"这一决定使我感到突然。协和是一所国际知名的医学校,我没有学过医,怎能担任这么重要的任务呢!我一再向组织上申述,我实在不具备担此重任的条件。但组织部的同志说:"这项任务很重要,是一项关乎到国家声誉的大事,组织上已经多次研究过,决定派你去,你不要再推辞了,希望你做好准备,尽快到任。"我也想到,当时刚取得全国胜利,到处都缺少干部;加之组织部的同志一再动员,我实在也没法推脱,就怀着忐忑不安的心情,硬着头皮,接受了任务,但是指出,希望组织上能尽快选派政治条件好、文化、理论水平高的干部到协和来共同担任此重任。总政答应考虑我的请求,要我第二天再去,听取聂荣臻同志(时任中国人民解放军代总参谋长、北京市市长、北京市革命军事委员会主任)的指示。返回招待所以后,思来想去,总觉得任务太难,太重,是事关党和国家声誉的大事,如果办的不好,美帝国主义和其它的反华势力,就会趁机进行反华叫嚣;但怎样才能办好,我自己心里也没底。最后决定,还是按党的老传统办,先到协和去了解情况,掌握实情;深入学习、研究党的政策,特别是对知识分子政策;上依靠组织,下依靠群众开展工作;工作中要小心谨慎,遇事多请示、多汇报。思前想后一夜,初步理出个头绪,第二天一早,就匆匆忙忙赶到总政,聂荣臻同志正在开会,只好约定以后再谈。我随即在总政开了介绍信,到军委总后卫生部去报到。这封介绍信就是解放军代总参谋长、北京市军事管制委员会主任聂荣臻的任命我作为军事代表接管北平协和医学院的命令。

当时,军委总后勤部卫生部和国家卫生部的主要领导干部是一套班子,两边兼职,部长是贺诚,副部长是傅连暲。两位部长向我介绍了协和医学院的情况和接管以后我的任务。当时他们已了解过我的历史和二野对我工作的评价。他们表示欢迎我任军代表,并介绍了接管任务和应注意事项。对协和医学院进行军事接管,都无经验,贺、傅两位部长在谈话中,都要求我一定谨慎从事,傅部长要求我上班后,每天给他电话汇报一次工作进展情况,由此可见领导之重视。当时抗美援朝已经开始,为了接收人民志愿军的重伤员,中央政府在接管之前,曾于1950年11月向协和医学院借用250张床位,在中央、军委总后两个卫生部、教育部、协和医学院等有关单位组成的咨询委员会主持下,正在筹建军委总后卫生部直属中国医院,为接收伤员及高级干部住院治疗做准备。既然任务如此紧急,我提出尽快到协和去报到。

对于我的赴任,在接管协和以后,军委卫生部事先曾派人到协和医学院传达过军委的命令。随后,约在1951年春季的一天,军委卫生部即派医政处张一民副处长送我去协和医院报到。李宗恩院长在东单三条礼堂的会议室为我举行了一个小型茶话会,会上张处长正式宣布北京市军事管制委员会命令,任命我作为军事代表接管协和医学院。出席欢迎会议的有校、院领导、前期各系及医院各系、科主任。事先,我了解过专家们的学术地位和政治态度,他们的政治态度不一。总的说,他们是爱国的,对共产党领导人民打败日本帝国主义是肯定的,对推翻蒋介石,建立新中国是拥护的,但是对共产党还缺乏了解,对共产党、解放军能否办好协和,心存疑虑。

李宗恩院长致简短的欢迎辞之后,由我讲话。这个讲话,我事先作了充分准备。发言中，我注意了几点：第一，我没有称他们为教授，而是称他们为同志；第二，我没有像当时报纸上宣传的那样，把协和说成是美帝国主义的文化侵略堡垒；第三，我强调办好协和要靠大家共同的工作，我们来是为大家工作服务的；第四，我们要向大家请教，也十分欢迎大家对我们的工作提出批评、建议。我代表党和军委向协和的同志们致敬，诚恳表示，在各级领导和协和的专家、教授的共同努力下，一定能完成军委交付的任务。我当场表示，今后我的办公室、宿舍的大门是敞开的，随时准备接待大家；当然，我也要登门求教。随后，解剖学系主任张鋆、内科主任张孝骞、妇产科主任林巧稚、生理学系主任张锡钧等教授都相继发言，表示欢迎。欢迎会后，我站在李宗恩院长身后（为此还推让了一番），和大家一一握手告别。随后，我随同李宗恩院长来到他的办公室，商量今后如何工作。我提出今后仍由李宗恩院长负责，一切工作仍按他们原来的安排进行。随后，我就搬进了外交部街协和的北院宿舍。

到任后，我首先集中时间了解情况，听取意见和建议。我分别看望了中国医院院长张庆松教授（原协和医院耳鼻喉科主任，后任北京医院院长，解放后改任中国医院院长，是协和的老人、专家，十分靠近共产党），中国医院政治委员陈协同志和军委卫生部派来的金牧琴（北医毕业，解放后参加工作，可惜在唐山大地震中遇难）以及会计等人。他们介绍了协和的历史、现状、各类人员的情况以及协和的医护、后勤人员对共产党、解放军的认识和态度。金牧琴他们住在东堂子胡同的协和宿舍。我又听取了协和党支部（包括医护人员和学生）书记祝寿河同志、工会主席邹德馨同志的汇报和对今后工作安排的意见。另又专门拜访了张孝骞、张锡钧、林巧稚、吴英恺、张鋆等各科主任教授，听取他们对军队接管协和的看法，对今后如何办好协和的想法。也听取了行政、后勤人员的意见。我还拜访了邻居，征求意见；看望了刚从美国回来的王世真教授。

我经常向傅琏璋【连暲】同志汇报，根据当时的情况，向他提出有两个问题急需解决：其一是党组织的领导问题；其二是建立新的行政领导机构问题。我的意见是：一，组建协和医学院党委，将新来的党员和协和的原地下党统一起来，由北京市委领导，因为北京市委领导着北京所有大学的党委会，他们有经验。在业务上由军委后勤部领导。二，按军队建制，建立政治部、干部处及后勤部门。傅琏璋【连暲】同志答应向总后、总政及中央宣传部汇报我的建议。

1951年2月24日，中国医院同协和医院合并。根据周恩来总理的指示，从4月20日起，两院合并后统称为中国协和医院，协和医学院亦改称为中国协和医学院。1951年6月22日，根据北京市军事管制委员会第73号命令，我作为中国协和医学院军事代表，政治委员，正式主持全面工作。[1]

7月25日，参加中央人民政府访问团，启程赴湘鄂老解放区访问。《新华社31日讯》：

中央人民政府为访问第二次国内革命战争时期的南方各个老革命根据地的人

---

[1] 张之强：《我的一生》，第200-205页。

民，已组成中央人民政府南方老革命根据地访问团，该团已于七月二十五日启程赴汉口。

访问团由中央人民政府内务部部长谢觉哉任团长，朱学范、陈正人、邵式平、李先念、傅秋涛、谭余保、王树声、冯白驹、王维舟、郑绍文任副团长。郑绍文兼秘书长，阎宝航任副秘书长。访问团下设八个分团，分团团长由陈正人、邵式平、李先念、傅秋涛、谭余保、王树声、冯白驹、王维舟等同志兼任；将分赴土地革命战争时期的中央革命根据地及闽浙赣、湘鄂西、湘鄂赣、湘赣、鄂豫皖、海南岛、川陕边等革命根据地进行访问。

参加该团访问的人员，大部分是现在中央人民政府直属各部门、人民革命军事委员会和中共中央直属机关工作的当年曾在各个老根据地经历过坚苦斗争的干部，此外尚有民主人士阎宝航、李铁民及北京各大学教授曹靖华、李宗恩、金士宣、董渭川等和作家周文、木刻家李桦等多人。

中央人民政府南方老根据地访问团的主要任务是访问各该地区的革命烈士家属、革命军人家属以及在和敌人斗争中受伤的残废军人和当地广大的人民群众，借此深入了解他们的生活情况。

中央南方老根据地访问团率十二个电影放映队并将在各地抽调文工团随同各分团到各地进行访问，此外，并携有大量的毛主席题词、毛主席照片和镌有毛主席肖像的纪念章，以及各种书报、图片等礼品。

该团拟在访问结束后，邀请南方各老革命根据地人民代表，于九月底返京，一起参加首都国庆典礼。[1]

8月3日，随湘鄂西分团离开武昌前往原湘鄂西根据地。

8月11日，致张鋆信，告知访问南方老根据地的情况：

伯钧兄：

因为南方老根据地占很广大的区域，总团分了八个分团。我参加的是湘鄂西分团，是贺龙将军所发展的根据地。包括湖北西部，湖南北部及湖北的洪湖地区。我们的工作重点就放在洪湖区。

我们的分团，一行有二百余人，包括文工团、电影队、医疗队，于本月三日由武昌出发，先坐火车至岳阳，改坐帆船顺了长江走了一天到"新堤"。（因七月一日改称洪湖县城。）六日又坐船到峰口镇开展实际工作，照目前计划是访问四个区。大约下月初可回到沔阳。从沔阳就回汉口。大约九月十五日前后，访问团即可回到北京。在工作中学习了不少革命斗争史实，革命先烈的伟大气节。工作干部的为人民服务精神，认真积极。一般农民的政治觉悟都教育了我们。我们的饮食起居都很好。因为董渭川教授同我年龄稍为高些，受到组织上特别照顾。请勿念。校中一切在张代表及兄领导下，一定进行得很顺利。参加土改工作同仁，有信没有？下月底能否回校甚念。有信请寄汉口转。此致

---

[1]《中央人民政府访问团出发赴汉口访问南方各老革命根据地人民》，见《人民日报》1951年8月1日。

敬礼！

弟 恩 8/11

（请张秘书将目前学校情形汇报李校长，张 8/28）[1]

9月28日，接张鋆信，汇报学校情况：

伯纶院长：

接奉八月十一日惠函，籍悉南方老根据地访问团分组及工作进行情况，这样新的学习、新的工作和新的生活，使我们都羡慕你能得到计划参加。我们切盼着你回京后，把所得的宝贵经验传达给我们作学习的指导。

现在全院工作在顺利进行中。兹将各方面情况简报于下：

一、 新生考试已全部竣事，本市及外埠廿九名考生中共录取十六名，连燕京保送的廿六名，本年全部新生共四十二名，加上年度留级生一名合计四十三名，较原定四十五名的额数相差不多。

二、 中央卫生部分配到本院各科进修生的名单已送来，共八十一名，其中有本院五年级学生十二名。本院学生有四名派往他校，而由他校调来八名做实习医师。据云此项人员不在师资计划之内，而本院所缺内科实习医师，军委卫生部决定在一九五一年毕业生内调拨三十名。

三、 本院所担任的三个师资训练班已进入结束阶段，在本月底将在本院礼堂举行联合结业式。

四、 护校学生转学问题尚未接到部方指示解决办法。据侧面消息，大多数由部介绍到北大公共卫生班二年级肄业，各生正在赶补功课以作准备。

五、 医院方面工作随时适应需要在改进中。星期捐献门诊已于八月十八日开始，参加者有内科、外科、妇产科、小儿科及放射学科。首次成绩良好，共收入百余万圆。

六、 赴河南及皖北参加防疫工作的人员已于八月十五日大部返京，只河南方面尚有数人因工作需要尚未回院。

七、 关于本院参加西南土改工作团人员消息，近接裘祖源及邓家栋两教授来函，兹附上籍报大概情形。

八、 文海宿舍及哲公楼住宿人员增加，现正积极进行添购铁床及家具。

九、 军委卫生部已允许拨款在N楼加建两层及K楼加建一层。现正会同有关部门拟定计划，并接洽建筑公司，以便早日动工，争取在年内完成。

十、 八月十八日，张代表曾召集本院各部门负责人及副教授级以上教学人员，举行关于本院今后工作方向问题座谈会，并传达上级机关意见，决定本院教学方针仍注重师资训练，维持原来制度，同时并规定附属医院为教学医院。

知关锦注，特此奉闻。谨祝

健康！

弟张鋆 启八月廿四日

---

[1] 此信及以下两封信的原件皆为协和医学院档案室收藏。

附：裘祖源、邓家栋信：

> 李校长：我们早想写信给您，不知为何迟到如今。我们的工作虽然不是学校的形式，倒也够紧张的。我们大家都没有料到在外逗留这样长的时间，校中的一切任务既重又多，也使我心急。现下我们的工作接近尾声，大约可以照计划（！）于本月廿日完成，加以做总结，口头报告及在旅途上的时间，九月上旬预定可以到京。最近全国委员会根据各校的要求，来信叫我们队的四个人（中有祖源）考虑早回去数日，我们队部商量一下，以为我们的工作完成的日期已近，廿三人中四人早离对于全队的情绪和工作影响甚大，还是争取我们与其他队员一同回去，同时尽可能的缩短各地停留的时间或可早数日到京。
>
> 附带的报告一下我们个人也都是归心似箭。
>
> 敬礼！
>
> 　　　　　　　　　　　　　　　　　裘祖源、邓家栋　　1951/8/9

思想改造运动开始。

9月下旬，参加京津两市20所高等学校教师思想改造学习运动、任总学习委员会委员。《新华社二十二日讯》：

> 北京、天津的二十所高等学校教师三千余人，在中央人民政府教育部的领导下，在九月下旬展开了以改造教师思想、改革高等教育为目的的学习运动。参加这次学习的包括北京大学、清华大学、师范大学、燕京大学、北京农业大学、辅仁大学、北方交通大学、华北大学工学院、协和医学院、北京大学医学院、天津大学、南开大学、津沽大学、中国矿业学院、河北师范学院、河北医学院、河北水产专科学校、外国语学校、中央美术学院、中央音乐学院等二十院校。学习方式是通过听报告和阅读文件，联系本人思想和学校状况，展开批评与自我批评。学习时间定为四个月。
>
> 北京大学马寅初校长根据他在今年暑假中领导全校职员进行改造思想学习的经验，提议把这种学习推广到全校的教师中去。中央人民政府教育部认为这种学习在全国高等学校中都是必要的，因此决定组织北京天津二十所高等学校的三千多教师，同时进行改造思想的学习，并且准备利用北京、天津的经验，进一步在全国高等教育界普遍展开这个改造思想的学习运动。
>
> 为了统一领导北京天津两市高等学校教师的这一学习运动，在中央人民政府教育部下成立了"京津高等学校教师学习委员会"。并在天津成立了"京津高等学校教师学习委员会天津总分会"。各大学也成立了学习委员会分会。总学习委员会的主任委员为马叙伦。副主任委员为钱俊瑞、曾昭抡。委员：马寅初、林砺儒、陈垣、叶企孙、陆志韦、孙晓村、茅以升、杨石先、刘锡瑛、张国藩、曾毅、胡传揆、李宗恩、蒋南翔、刘仁、黄松龄、刘子久、胡耐秋、张宗麟、张勃川、郝人初等二十一人。天津总分会由黄松龄担任主任委员。
>
> 为了使教师们对这次学习能有正确的认识，九月二十九日首先由周恩来总理向各校教师作了关于知识分子改造问题的报告。周总理在报告中就知识分子如何取得革命立场、观点、方法的问题，作了详尽的说明。周总理号召各高等学校教师认真

展开批评和自我批评，努力使自己成为文化战线的革命战士。现在各校正根据周总理的报告展开讨论，许多校长和教师已开始对自己的思想进行了公开的自我批评。

关于批评和自我批评的方法，北京天津高等学校教师学习委员会第一次会议的决议指出：这次学习要防止不联系自己思想、不联系实际的教条主义学习方法，另一方面也要防止零星琐碎的技术批评。应实行有原则性的政治批评，才能提高自己帮助别人。为了展开批评和自我批评，交流学习的经验，总学委决定在最近出版一种学习报，作为领导这次学习的工具。[1]

9月28日，往北京站欢迎参加国庆典礼的来京代表。《新华社二十八日讯》：

应中央人民政府邀请来京参加国庆典礼的中南、华东各老根据地人民代表四百九十二人于二十八日上午到达北京。到车站欢迎的有中央人民政府内务部部长谢觉哉，副部长武新宇，政治法律委员会副主任张奚若、彭泽民，中国人民救济总会秘书长伍云甫，中央人民政府南方老根据地访问团副团长傅秋涛、朱学范，副秘书长阎宝航，中华全国民主妇联代表曹孟君，北京市副市长张友渔，北方交通大学教授金士宣，北京师范大学教授董渭川，中国协和医学院院长李宗恩，各机关工作人员、北京市学生、少年儿童队队员等约一千五百人，并在车站开了盛大的欢迎会。[2]

10月17日，以中国科学院专门委员身份参加改组中国科学院的讨论会议。《竺可桢日记》：

九点开座谈会，到叶企孙、周培源、马大猷、侯致本、曾昭抡、梁希、张含英、袁翰青、黄子卿、黄瑞纶、戴芳澜、沈元、张维、施家【嘉】炀、袁复礼、江上峰、汤飞凡、李宗恩、张锡钧、李宪之、涂长望、刘崇乐、何思敬、钱端升、汤锡予、陆志韦，连同本院北京各所及周子竞、赵石民共六十人。吴正之主席。首由郭沫若院长作说明。次仲揆提出请专门委员以主人身份来管科学院为口号，请大家尽量设法，使科学院能改组成为人民的科学院。次由侯致本、张含英等继续发言。直至十二点三刻散。中膳。膳后继续开会至五点。[3]

10月22日，中国科学院副院长竺可桢来协和征求创办医学科学院事宜。《竺可桢日记》：

九点半至协和晤李宗恩，询以卫生方面办理医学科学院事，据云系军委卫生部，非文教会之卫生部，而〔医学〕科学院院长官乃泉即为华东卫生部部长云。[4]

---

[1]《北京天津两市高等学校教师开展学习运动改造思想，周总理向教师报告知识分子改造问题，号召努力学习做文化战线的革命战士》，见《人民日报》1950年10月23日。
[2]《中南华东各老根据地人民代表抵京，淮河代表团及各地水利代表陆续到达》，见《人民日报》1951年9月29日。
[3]《竺可桢全集》第12卷，第454页。
[4]《竺可桢全集》第12卷，第457页。

11月4日，再次出席中国科学院改组讨论会。《竺可桢日记》：

> 九点半在会议室开第二次院中改变组织座谈会（第一次十月十七日）。今天在生物地学组，到崔澄、汤佩松、汤飞凡、江上峰、殷祖英、冯兰洲、陆志韦、周先庚、孙国华、尹赞勋、孙云铸、罗士韦、殷宏章、杨显东、李宗恩、萧采瑜、张景钺、崔之兰诸人，仲揆亦到。陆志韦提出科学院是领导研究还是做研究？仲揆答道是双重的，因三月五号政务院给科学院以领导联系各企业、文教部门之研究机构，所以我们不能［不］把组织改变，以适合此一要求。谓昨日理、化二组讨论，对于此领导机构放在科学院之上，还是放在科学［院］内有争执。今日意见亦不同，如殷宏章即赞成放在科学院之上，但讲话者多赞成放科学院之内。一点半散。[1]

11月17日，协和内科副主任医师邓家栋在《光明日报》发表《我们要批判过去"协和"的一切》：

> 自从教师学习运动在北京、天津各大学展开以来，中国协和医学院的教师们也热烈地进行了学习。一般都认识到应该联系自己，结合实际，才能得到思想改造的效果。在"协和"，值得我们检讨的实际问题是很多的，"协和"的需要改革和"协和"教师们的需要改造，比之其他学校的教师们，应有过而无不及。因为"协和"在过去无疑地是美帝国主义文化侵略的堡垒，而许多教师们又都曾经是这文化侵略的工具。自从全国大陆解放以来，尤以自"协和"投归人民的怀抱以来，教师们一般地是有进步的。但是，我们进步得太慢了！太不够了！许多实际问题，我们似乎还不敢正视，更谈不到检讨。我认为这种局面必须突破，然后我们的学习才能前进一步。
>
> 自我批评，谈何容易！但这一武器我们必须学习掌握。我是"协和"的毕业生，又在本校工作多年，因为学习的不够，现在就要来批评"协和"的各方面，当然不可能很透彻的。但至少我愿意先提出一些问题来为我们的思想斗争做一个开端。
>
> 过去的"协和"是特殊的。它是美国大资本家拿他剥削所得的九牛一毛来设立的。若不是因为它的建筑是在我们的国土之上，它所收容的病人和大部分工作人员是我们的同胞，它尽可以说是一个纯粹的美国机构。它的建筑特殊，制度特殊，教育特殊，风气特殊，……一切都是特殊。学生们在这样的环境中经过至少五年以上的薰陶之后，自以为特殊，也确实是特殊。当他们在各教会大学辛辛苦苦读完医学预科而考上了"协和"之时，私自庆幸与内心羡慕之余，往往就以为"协和"是"伟大"的，因而看不见祖国的伟大。这不过是第一课。此后五载暖窗（不是寒窗）换取一张美帝国主义商标的博士文凭，于是无往而不特殊；自命有特殊的学问，抱特殊的眼光，愿做特殊的事业而为特殊的人物。
>
> 被"协和"的人们认为骄傲的第一个特殊之点就是它的"标准"。因为骄傲，故死守而不肯改。这个特殊标准的内容是什么？首先谈一谈它的教育和行政

---

[1] 《竺可桢全集》第12卷，第464页。

制度。当初订定这些制度的人们是曾深思熟虑的。但可以肯定的说，他们根据的不是中国的而是美国的需要，不是中国的而是美国的环境条件，更不是中国的政策法令。这点有没有"优点"呢？有的。在美国人的立场，拿美国人的眼光来看，优点多得很！它代表着帝国主义政治经济的侵略以及奴化的殖民地政策，充满了毒素；这正是帝国主义者所要求的。在这种制度之下，种族的歧视，劳动的剥削，经济的压迫，以至于人与人间的明争暗斗、虚伪奸诈，是经常滋育着的。设立"协和"的人们想拿这种的标准制度来夸耀于中国人民之前，并进一步要在我们的国土上推广，这是美帝国主义文化侵略的毒辣阴谋。

其次，看它的课程。"协和"是在美国纽约州大学院注册立案的，所以它的课程一定得合乎纽约的标准。任何更改必须得到批准，否则不仅博士文凭要成问题，毕业生不够"标准"将如何得了！因为合乎"标准"，所以毕业生能够直入美国的医学研究院。凭这个"国际标准"，他们在国内可以"目无余子"而以特殊人物自居。他们有很多的机会在卫生行政或医学教育机关之中得到重要的位置。这些毕业生可以把美国的学问连同美国的思想作风任情地在我们国土上传布。他们是亲美、崇美思想和美国生活方式的推销员。他们在技术知识方面的贡献有多少？而这些文化毒害的罪恶又多少？协和的人们，我们不该在自己的脸上贴金了。现在该是大胆地承认罪过的时候了。

与课程标准同样被认为可以"骄傲"的是研究工作。协和的研究工作有成绩吗？有的。他们的研究报告大多是在外国（特别是美国）发表的，只有一部分是在国内发表的（用英文的多！）。这些研究报告竟能与外国的相抗衡，该是多么值得"骄傲"的事！但是，这些研究解决了多少有关我国人民健康卫生的问题呢？这问题曾否被考虑过呢？他们强调兴趣与自由。越是偏僻的牛角尖式的问题，越常被认为有研究的价值。这是完全合乎美帝国主义者的口胃的。这种研究工作的主要作用是使研究者身价"提高"了。有几篇研究报告是确确实实帮助提高了我国医药科学水平的？有几篇曾帮助增进了我国广大人民的幸福的？少的很！

最后，谈一谈"协和"的学风。以往"协和"的学生是以用功读书、紧张工作出名的。这是不是好的学风呢？表面看来是很好。但是，要追究一下我们的动机。我们这样做为的是什么？假如我说：大多数为的是自己可以向上爬、成专家、派出洋，将来可以居于特殊阶级的地位，不见得过于冤枉把？是的，我们当中曾有些人自始立志献身于医学教育研究，这些人是不是也在个人的事业上着想得多些，而在服务的对象上着想得少呢？在我们的个人事业发展过程中，我们所考虑的是不是仍然以个人的名与利为主要问题？同学们用了五年以上的时间从领导者耳濡目染的是美国个人自由主义的生活方式；这些领导者经常鼓励学生们闭户用功，各奔前程；因而同学们就多成为典型的旧社会眼光中的好学生，超社会、超政治，甚至于超国家。我校三十年来培养了三百一十个毕业生，其中有五十四人到现在仍眷恋着帝国主义的"文明"而逍遥在敌人的国土上，最近有一个毕业生藉口出国深造，竟偕妻挈子投向帝国主义的怀抱里去。这是值得骄傲的吗？

今天，"协和"的的行政领导同志必须及早放下这个包袱，改革领导工作。但到今天为止，"协和"还存在着各自为政的现象；领导方面从来没有好好地作一个通盘的计划，更没有认真地响应人民政府的号召，为广大人民的许多迫切的医药健康问题寻求解决的方法。"组织疗法"至今还没有引起教授们的重视，负责行政领导工作的同志竟不知道谁在负责做"组织疗法"的工作。中央人民政府卫生部召开会议时随便派几个人去应差。

以上所提到的不过是许多实际问题中的一小部分。在今天，我认为"协和"的教师们应当在学习中联系着这些和其他问题来检讨我们自己的思想。两年前在教授餐叙会中我自己就曾强调维持"协和"的课程标准，保持"协和"的特殊教育制度。解放前我也曾自以为颇有医学"道德"而暗自骄傲。两年余后的今日，我不敢再陶醉于既往，我清楚地认识到我需要大大的改造。我要在这次学习运动中深刻地批评我自己的思想，更愿与"协和"所有的教师们进一步来批判过去"协和"的一切。[1]

12月1日，中共中央发出《关于实行精兵简政，增产节约、反贪污、反浪费、和反官僚主义的决定》。8日，中共中央再发《关于反贪污和反官僚主义必须大张旗鼓地去进行的指示》。21日，北京市召开传达贯彻中央决定与指示的大会；29日，市政府发出《开展反对贪污、反对浪费、反对官僚主义运动的通知》。三反运动随即在协和开始。张之强《"三反"运动在协和》：

1951年底，全国开始了"反贪污、反浪费、反官僚主义"的"三反"运动。当年除夕，军委总后勤部召开了部内及直属单位的紧急会议，传达、部署进行"三反"的工作。部长、党委书记杨立三同志要求各单位当晚就进行传达、部署。我在会上提出，协和是刚刚接管的单位，运动如何开展，要具体研究一下。会上不少人提出，协和原是美国人开办的，肯定贪污现象严重。这些发言对我是很大的压力。回来以后，我连夜召集党委会，传达总后勤部对开展三反运动的安排。

当时许多单位的运动已经开始，党委的同志们多多少少了解一些运动的情况。对在协和该如何开展，大家经过具体分析，认为协和医学院复校的时间还不长，而且协和的技术人员、工人都是高薪，也有一套完整的管理制度，所以可以将教师、医生、护士等技术人员先划在外，把行政管理人员、总务后勤部门作为重点。我们根据党委这个安排，在全院大会上作了动员，但是没有什么人出来坦白、交代；总后勤部又进一步施加压力，我们党委又动员，并组织教授、医生参加审查组，查总务、会计部门的账目，仍然没有找到"大老虎"。后来，禁闭了一位贪污嫌疑分子张工程师，查抄了他的家，发现其家中有一些医院的设备、家具，就把他定为"大老虎"上报了。至于"反浪费、反官僚主义"，我们因为来的时间不长，了解情况少，也没有群众揭发，实在是没有材料，也就没有进行。

最后定案时，中央的政策界限规定，凡是解放前的贪污问题，不作为贪污论

---

[1]《光明日报》1951年11月17日。

处。这样，在总后最后组织的审判庭上，协和原定的贪污分子，被宣布免于追究。协和的"三反运动"就这样结束了，党和军队的威信也随之下降了。协和的"三反运动"是在我的直接领导下进行的，这次运动使我在政治思想上、情感上受到一次很大的震动，启发我深刻的思考。我没感到运动有什么成绩，倒是觉得教训很多。运动过后，我碰到被整过的同志时，都向他们做检讨；记得院部秘书在三反中也挨了整，我因见不到他，还通过他的夫人向他表示歉意。[1]

王台《我领导我的老师们参加政治运动》：

正当我们进入临床见习阶段，一系列政治运动开始了。前后持续一年多时间。于是，我们停止见习工作，全身心地投入这些政治运动。首先是1951年底，以"刘青山、张子善事件"为契机，而掀起的全国性"三反、五反运动"。

1951年1月由中央政府接管，由卫生部领导的这所医学院，当然也不能例外。同样轰轰烈烈地开展起"反贪污、反浪费、反官僚主义"的"三反运动"。由党委派我的导师黄宛教授为组长，只是一名学生的我为副组长，领导内科的"三反运动"。实在出乎意料，使我"受宠若惊"，所以一心一意要做出成绩来。

在这个与财务工作毫无瓜葛的科室内，我们居然也找到斗争的对象。一名使用实验室的酒精等物资，私自制作"不冻水"（汽车防冻液）的实验员被揪出来，批斗一番，圆满完成任务。[2]

---

[1] 张之强：《我的一生》，第207-208页。
[2] 王台：《协和医学院的灰暗年代（1952-1976）》，第51-52页。

1952年 壬辰 五十九岁

是年，全国开展三反（反贪污、反浪费、反官僚主义）五反（反行贿、反偷税漏税、反盗窃国家财产、反偷工减料、反盗窃经济情报）运动，继续推进知识分子思想改造运动。全国高校实行了大规模的院系调整工作。

1月1日，协和医学院划归中央军委建制。张之强《协和划归中央军委建制》：

> 由于抗美援朝的需要，遵照政务院政文字119号命令"为加强国防建设，决定自1952年1月1日起中国协和医学院划归中央革命军事委员会建制。为照顾地方需要，该院移交军委后，仍担任一部分地方高级医务人员培养和居民住院、门诊工作。"划归军委建制后，协和由军委总后卫生部领导，当时主要是贺诚部长分管协和的工作，贺诚同志是一位既懂业务（他是北平大学医学院毕业生，后进入苏区，创办我军的卫生事业）又懂政治的领导人，有什么困难，我总是多请示他。后来，为了加强军委卫生部的领导，经中央军委批准，设立卫生部政治部，并成立卫生部党委，以加强政治思想工作，我被选为军委卫生部党委委员，参与军队卫生工作的统筹领导。
>
> 归军委建制后，协和本身也按军队建制组建，设立政治部、干部处等有关机构。党政工作受军委和地方双重领导，建立党委统一领导全院工作，院的行政、业务和政治工作主要由军委总后卫生部以及总后政治部领导，统一战线、保卫、工会同时受北京市委领导。整个工作由院党委统一安排，定期向双方做工作报告。这期间，军委总政先后调来了李钟勋同志（原任第一军医大学政治委员）任副政委，景涛同志（原任师政委）任政治部主任，选调的其他干部也陆续到任。他们是，干部处长李子和，组织科长杜枫，宣传科长郭少军，邹德馨仍任工会主席，陈义明任医疗器材科长，苏书轩同志任协和医院副院长。1951年底，军委总后政治部批准了中国共产党协和医学院委员会。委员会由张之强、景涛、李子和、苏书轩、祝寿河、邹德馨6位同志组成，张之强任党委书记。[1]

1月9日，在《人民日报》"用批评和自我批评的方法开展思想改造运动"专栏发表《我和协和医学院》，是对思想改造运动的全面认识与表态。13日《光明日报》与17日《健康报》全文转载：

> 不可否认的，我的出身和过去所受的教育对于我的思想有着极大的影响。我的家庭是旧中国典型的"士大夫"家庭。所谓士大夫，它是和官僚地主一而二，二而一的。虽然我是这大家庭中的长子长孙，但在我出国之前，家庭对我所产生的影响远不及我在国外所受的教育的影响之大。十八岁时，我偶然地出了国。当时我并未想到我为何出洋。到了英国，因为官费是指定给学医的人，我就学了医。及至学了医也就安心读书，安心做事；等到后来想到该回家的时候已经近三十岁了。在这十二年中，尤其是在英国，我的思想就深深地被个人主义、改良主

---

[1] 张之强：《我的一生》，第205-206页。

义所支配，所以我读了斯大林同志"与英国作家威尔斯的谈话"后所得的感触也最深。

回国后到了上海，我不愿依附家庭，希望脱离家庭而独立。北京的协和是当时全国设备最充实的一个医学校，我认为它适合我个人的志愿和兴趣，就在这个小天地内一过又是十几年。我在这里执行着教学和研究任务，享受着"学者"的美名，而优厚的待遇、舒适的生活又充分满足了我个人的要求。

一九三七年抗日战争爆发以后，我的美梦被扰乱了。那时日本人的凶残无理，打击了我的自尊心。又想到日本人来了以后，我的"事业"将无从开展，于是对个人的前途有了顾虑，遂另找出路，远走贵阳办学。

我所以这样做，完全是从个人利益出发的。当时我俨然以医学教育专家自居，在抗日战争时期只管办我的医学院，却不问为谁办学，也不问办学的经费是从那里来的。除了取得国民党反动政府的支持以外，美军剩余物资我要，美国煤油大王的钱我也不拒绝。于是学是办起来了，学校里也就跟着来了国民党的特务分子训导主任。我就抱着不与人争的妥协态度和他相处。自己明明知道他很多事做得不对，但也没有及早反对。因为这样做会影响我的所谓"事业"。到后来他扰乱了我的整个教学计划的时候，我才把他解聘了。但也因此替我找来了许多麻烦。虽然如此，我并未认识到国民党反动统治的本质，国民党送来了党证我并未拒绝，甚至把我留在重庆国民党中央训练团随同其他大学校长一同受训时，我也就糊里糊涂地参加了。

后来美国洛氏基金委员会聘我做协和医学校校长，我答应下来了。这更充分表现出我对于为谁服务的问题是没有考虑过的。我认为这样可以更进一步地发展我的"事业"。

由于我长期在英国学习，欧美资产阶级教育对我的思想有很大的影响。我对于社会发展的看法同威尔斯一样，认为社会制度是可以由渐变的方式变更的；旧秩序本身在瓦解着，可不用革命的方法来把它推翻，也不必用暴力的革命来建立新的社会。这种改良主义的看法使我走入"教育救国"的歧途，我自以为我所办的教育对社会秩序的变革产生着一定的作用；我认为提高了自己学校的质量就可以影响中国新医学的发展。及至学习了斯大林"与英国作家威尔斯的谈话"后，我认清了改良主义的反动的实质，它是不可能实现的。

我是学医的，褊狭的客观主义使我认为治病是医生的首要任务，而忽略了产生疾病的社会原因。教学生的时候，只知道传授一些医学学理和技术知识，至于学生将来为谁服务那就不管了，至多只是抽象地谈到医生的任务是为人类解除痛苦。我的这种"超阶级"、"超政治"的态度也就影响了部分和我相处的人们。

我是站在第三者的地位来处理事务的，对一切总是保持着所谓"客观"的态度。因此，我只看到事物的表面的现象，而未能领会其本质。对革命形势我采取这种态度，对同学们的爱国运动也是这样。就像处理学校行政工作时也不例外，这种处理问题的方法是不对的，在我过去所办的所谓"事业"中曾发生了不少错误。例如，我硬搬了资本主义国家的一套医学教育制度来做为我国的医学教育制度的准绳。

由于我常常孤立地看问题，钻牛角尖的习惯也就难免了。我对医学教育的看法就是如此，充满了单纯技术观点，而把人民对医学教育的要求忽略了。解放后很久我还提出过医学教育的国际水平问题，继续维持着协和的纯技术观点，一直到我清楚地认识到纯技术观点对我个人对协和教师的思想改造成了最大的阻力的时候，我才体会到技术必需和政治结合的正确原则。

我以为我在自然科学的范畴内是一个机械唯物论者，实际上并未摆脱唯心主义的羁绊。我虽非宗教徒，但常常以"博爱"去劝勉人们，对"以德报怨"的说法我是点头赞许的。我认为斗争和革命不是解决问题的最理想的办法。我也是从一切人都是好人这个前提来看问题的。我常常谈到一个人多多少少总还有他的好处，我们应该隐恶扬善。这种认识问题的方法是唯心的，因为我没有追究一个人的阶级本质。

在这次京津高等学校教师的思想改造学习中，听了报告，读了文件，通过小组学习及个人体验，我对我过去那些陈腐的、错误的、甚至反动的思想有了初步的认识。但这只能算是认识错误和改正错误的开始，至于如何在实践中去建立正确的立场观点和方法，做到全心全意为人民服务，还有待于我的主观努力。我愿意在同志们的督促和帮助下彻底改造我的思想。

在我离开学校致力于所谓"个人事业"的时期，多半的时间是在协和。及至一九四七年协和复校，我又负责协和的行政工作，这样协和对我的影响是很大的，而我个人对协和的影响也不小。检讨起来，解放以后协和所以进步慢，我是应该负相当的责任的。

协和是在一九〇六年由几个英美教会团体创办的，一九一五年由美国洛氏基金委员会接办，其中除在太平洋战争爆发后停办了六年，洛氏基金委员会统治了这个学校整整三十年。洛氏基金委员会是一个世界性的文化侵略机构，除了苏联及新民主主义国家以外，世界上几乎没有一个角落没有它的侵略基地，洛克菲勒建立这笔基金的动机从他个人方面说至少有两个很明显的目的，一是名利兼收，既可得到"大慈善家"的名义，又可扩大他的倾销市场。一是可以用办"教育事业""慈善事业"为名而逃避一笔很大的所得税。但是要输出这一笔相当大的免税而无直接利润的美金（估计两亿五千万美元）到国外去必须通过国务院，而被认为是符合于国务院的整个侵略计划的。这充分说明了协和是美国的侵略计划在远东的一个重要环节。还有一个重要的事实更可证明美国国务院的文化侵略政策和洛氏基金是密切结合着的。在过去洛氏基金曾设立了很多"奖学金"的名额，来诱骗某些国家的部分学生。一九四九年美国国务院就吸收了这个经验，大量地设立这种"奖学金"，其名额较洛氏基金多达三十二倍，洛氏基金就这样为美国国务院创设了一种文化侵略的办法。协和的过去正如邓家栋大夫所谈，一切是特殊化，也就是说协和的一切制度、教学方法、工作作风和生活方式都是从美国原封不动地搬来的。也正如周金黄大夫说的，协和的一切教学、研究、医疗作风无不以资产阶级的水平为准绳。这样就训练出来一批高度个人自由主义和亲美、崇美的医护人员。他们强调个人兴趣、盲目研究和自由营业。他们对于社会发展的规律，革命的进展不但无动于衷，反而认为是扰乱了社会的安宁。总而言之，美帝国主义在短短的三十年中，以二千三百万元的美金达到了它的文化侵略的目标，在医药卫生工作者中造成了一批所谓"民主自由"分子，让他们服服贴贴地为它服务，要不是在人民政府和共产党的正确领导和教育下，我们恐怕要永远跌在深渊里而不知自拔。

过去我是一个彻头彻尾的改良主义者，因此处理协和的一切行政事务也是从这一个观点出发的。解放以后我也察觉到协和有些制度是应当改变的，可是不敢也不肯放手去改。对于那些应该改变的制度，我顶多认为不合潮流，而未站在人民的立场（那时我根本还是站在反人民的立场）去批判和否定协和过去的一切。我只肯定了一个大前提，就是协和固然有缺点，但是也有优点。这正好暴露了我的保守的惧怕变革的思想，根本否定了思想改造是一种革命。因此至今协和仍保留着很多的旧制度和旧作风，例如一年一轮的教务长制度、各系各自为政的自由作风、对苏联的科学理论未予以应有的重视。

我过去把"超政治"、"超阶级"的看法也贯彻到行政工作中，希望协和的一切人也超政治超阶级。我以为应该竭力使教授们可以安心地在实验室中工作，学生们闭门读书，而不被政治所"扰乱"。我认为对于技术专家的科主任的意见是应该尊重的，一切科内事务以及进修生的安排都本着他们的意见进行，但是我把窦威廉之流的帝国主义分子也认为是"学者""教授"，竟不分敌我地一律看待。这种单纯技术观点也是阻碍协和进步的主要因素。

在这次思想改造学习运动中，协和不可否认地是已经动起来了，每一个人对自己的思想和协和的过去已经有了初步的认识。但是对过去错误思想的进一步澄清，还有待于更大的努力。[1]

2月22日，应邀参加中华医学会总会召开的座谈会，与中华医学会总会理事长傅连暲、中国协和医学院细菌学科教授谢少文、内科主任张孝骞、药理科教授周金黄、外科主任吴英恺、中央人民医院院长钟惠澜等相继发言，抗议美军在朝鲜战争中使用细菌武器的罪行。《北京细菌学专家和医药卫生工作者集会愤怒抗议美军散布细菌的罪行》：

> 美国侵略军公然在朝鲜前线和后方进行以大规模屠杀朝鲜和平居民和朝中人民部队为目的的细菌战争，引起北京细菌专家和医药卫生工作者的无比愤怒。中华医学会总会于本月二十二日邀请在京细菌学专家及部分医药卫生科学工作者三十余人，在中华医学会总会召开了座谈会。会上，大家对美国侵略者在朝鲜前线和后方使用细菌武器的无耻暴行一致表示了极大的愤慨，并提出了严重的抗议。中华医学会总会理事长傅连璋【暲】指出，美国侵略者这种违反人类正义和国际公法的滔天罪行，是为医学界人士所不能容忍的。他代表中华医学会总会号召全国医药工作者积极行动起来，以实际行动打击美国侵略者。中国协和医学院院长李宗恩说：我们要让全世界人民知道美帝国主义这种无耻的罪行，同时我们也要警惕美帝国主义这种恶毒的手段。中央人民医院院长钟惠澜说：美国侵略军在朝

---

[1]《我和协和医学院》，《人民日报》1952年1月9日。

鲜已接近了死亡。它这种卑鄙的兽行是我们所不能容忍的，它一定要受到全世界人民的严厉制裁。

会上发言的人非常踊跃，北京大学医学院院长胡传揆、中央卫生研究院微生物系研究员方纲、中央卫生研究院营养系研究员杨恩孚、中国协和医学院内科主任张孝骞、中国红十字会总会秘书长林士笑、中国协和医学院药理科教授周金璜【黄】、中国协和医学院外科主任吴英恺、中国红十字会北京分会会长严镜清、北京大学细菌学科教授陶善敏、中华医学会总干事方石珊等都一致提议，要立即把卫生科学工作者动员起来，打击美帝国主义无耻地发动细菌战的侵略行为。

最后，会上成立了"中华医学会细菌战防御专门委员会"，进行细菌研究工作。[1]

3月12日，出席中国人民保卫世界和平反对美国侵略委员会会议并发言，会议决定组织调查团前往东北和朝鲜调查美帝国主义细菌战罪行。《新华社十二日讯》：

> 中国人民保卫世界和平反对美国侵略委员会在十二日下午二时召开扩大会议，决议组织"美帝国主义细菌战罪行调查团"。到会的有该会主席郭沫若、副主席陈叔通、常务委员司徒美堂、李立三、李四光、沈钧儒、沈雁冰、邢西萍、邵力子、马寅初、张奚若、许宝驹、梁希、黄炎培、彭泽民、蒋南翔、廖承志及各党派各人民团体代表蔡廷锴、李德全、陈其瑗、傅连暲、曾昭抡、周建人、梅汝璈、杨显东、沈兹九、李宗恩、方石珊等四十多人。
>
> 大会由郭沫若主席主持。他在叙述美帝国主义自一九五二年一月二十八日起在朝鲜及二月二十九日起在我国东北等地撒布大量细菌昆虫的罪行后说：美国侵略者这种灭绝人性、罪恶滔天的疯狂残暴行为，是我们绝对不能容忍的。
>
> 在会上相继发言的还有曾昭抡、方石珊、杨显东、黄炎培、沈钧儒、傅连暲、李宗恩、李四光等，他们对美帝国主义悍然蹂躏国际公约，与人类为敌的残暴行为，一致愤怒指责。
>
> 为了彻底调查美帝国主义在朝鲜及我国东北进行细菌战的暴行，大会一致通过组织"美帝国主义细菌战罪行调查团"赴东北各地及朝鲜前线实地调查。[2]

在会上代表中国协和医学院作《必须强迫美国侵略者认罪》的主题发言：

> 美国侵略者在朝鲜受到严重的挫败后，被迫接受停战谈判，但又故意拖延不肯就范；同时不顾一切地勾结日本细菌战犯发动细菌战争，这种暴行已经从朝鲜前线和后方扩大到我国的东北地区了。这种毒辣的、疯狂的、违反人类正义的、为国际公法所不容许的罪恶行为是对全世界爱好和平的人民的挑衅，它决逃不脱人类正义的严厉制裁！
>
> 祖国的广大人民群众已经全面动员起来，抗议美国侵略者的滔天罪行，一致

---

[1]《人民日报》1952年2月23日。
[2]《我保卫和平反美侵略委员会决议，组织调查团前往东北和朝鲜调查美帝国主义细菌战罪行》，见《人民日报》1952年3月13日。

拥护周外长的两次的严正声明。全国科学工作者化愤怒为力量，以实际行动来粉碎人类公敌美国侵略者的恶毒企图。全国医务工作者在最短期内，要完成一切必要的准备及预防措施，支持正在美国侵略者肆虐地区进行工作的有高度组织性、战斗性和富有经验的防疫工作人员及中朝两国热爱祖国热爱和平的部队、群众。集中力量，继续加强抗美援朝的各项工作，给美国侵略者再一次的教训。

中国协和医学院全体师生员工一致奋起，响应祖国号召，决心贡献出一切力量，彻底粉碎顽敌的无耻阴谋，非到美帝国主义者低头认罪誓不罢休！[1]

3月15日，参加"美国帝国主义细菌战罪行调查团"，前往朝鲜和东北实地调查。

《新华社十四日讯》：

"美国帝国主义细菌战罪行调查团"现已组成。其名单如下：团长为中国红十字会总会会长李德全，副团长为中华全国民主青年联合总会主席廖承志、中国人民救济总会监察委员会主任陈其瑗，秘书长为医学外科专家宫乃泉，副秘书长为中华全国科学技术普及协会常务理事沈其益、中国人民外交学会吴茂荪，团员为中国红十字总会彭泽民、严镜清、中华全国自然科学专门学会联合会曾昭抡、张景钺、中华医学会方石珊、李宗恩、严仁英、中国人民保卫世界和平反对美国侵略委员会廖盖隆，基督教女青年会杨美真，中华全国学生联合会田德民，基督教牧师王梓仲，中华全国总工会王润丰，中华全国民主妇女联合会吕璜，国际法学专家梅汝璈，生物学专家周建人，农业专家杨显东，细菌学专家谢少文、魏曦、刘维通、杨叔雅、郭成周、沈鼎鸿、谢知母、方亮，昆虫学专家何琦、刘崇乐、柳支英，寄生虫学家吴光，流行病学专家俞焕文，兽医学家程绍迥，病理学家严家贵，公共卫生专家何观清，营养学专家杨恩孚，文艺工作者杜震、李之华、庄言，新闻记者林麟、孙承佩、姚力文等。全体团员以及工作人员等一行约七十人，定于三月十五日下午自北京出发，前赴朝鲜前线及我国东北各地，实地调查美帝国主义进行细菌战的滔天罪行。[2]

4月3日，参加"美帝国主义细菌战罪行调查团"在朝鲜前线召开的座谈会并讲话。

【新华社朝鲜前线七日电】四月三日"美帝国主义细菌战罪行调查团"在前线某地举行调查美帝国主义细菌战罪行的座谈会。参加会议的除调查团人员外，尚有中国人民志愿军领导机关和各部的代表、抗美援朝志愿防疫检验队队员及志愿军中目击美帝国主义细菌战罪行的见证人等共二百多人。朝鲜民主主义人民共和国保健省副相卢振汉和英国工人日报记者阿兰·魏宁顿也被邀参加。

李德全团长在讲话中说明调查团在很短时间内获得了很大收获，并对志愿军全体人员给予调查团的深切关怀和大力协助表示感谢。李德全团长特别赞扬了志愿军战士们在反细菌斗争中所表现的卓越的战斗精神。

廖承志副团长在会上作了美帝国主义细菌战罪行调查的详细报告。

---

[1]《人民日报》1952年3月13日。
[2]《'美国帝国主义细菌战罪行调查团'组成，今天前往朝鲜和东北实地调查》，见《人民日报》1952年3月15日。

抗美援朝志愿防疫检验队副队长、细菌学专家魏曦，调查团团员、化学专家曾昭抡，热带病学专家李宗恩，流行病学专家俞焕文和细菌学专家沈鼎鸿等五人在讲话中都根据调查和化验的结果一致指出：在零下八、九度到十几度的气温下，在雪地上出现大批昆虫，其撒布面积具有一定长度、宽度和密度，且发现很多种类完全不相同的昆虫混杂在一起，证明这些昆虫绝非自然发生。至于山上发现成堆的死鱼，就更足以证明是飞机所投。这些飞机撒布的昆虫、小动物及带毒物品，经检验后发现有鼠疫、伤寒、痢疾、霍乱等致命性的毒菌，其中大部又经人工培养而成。加上其他的物证、人证，一切都证明美帝国主义进行细菌战是无法抵赖的。他们一致抗议美帝国主义的疯狂罪行，并号召全世界有良心的医药卫生工作者、科学家起来为反对美帝国主义的细菌战作坚决斗争。

中国人民志愿军领导机关代表洪学智将军代表志愿军全体指挥员战斗员对调查团的辛苦工作表示慰问和感谢。他说：美国侵略者在朝鲜和中国进行的细菌战，只能激起朝中军队更加强烈地仇恨美国侵略者。它们一切穷凶极恶的毒辣伎俩，只能以更惨重的失败而告终。志愿军卫生部长吴文【之】理在讲话中代表志愿军全体医务工作者对调查团全体人员及在朝工作的防疫检验队全体人员表示了衷心的敬意和感谢。

在会上讲话的还有朝鲜民主主义人民共和国保健省副相卢振汉。

英国工人日报记者阿兰·魏宁顿说，他已搜集了很多关于美帝国主义进行细菌战的证据。他表示一定把这些证据告诉全世界人民。[1]

4月20日，在《人民日报》"抗美援朝专刊"发表《美帝国主义的罪行不容抵赖》：

> 我代表中华医学会参加美帝国主义细菌战罪行调查团，到朝鲜作了实地调查。我看到了敌人撒布昆虫的各种容器，我看见敌人投下的多种带菌昆虫，我听到了美军俘虏和特务的供词，我听取了防疫检验队的专家们的报告，并和调查团的各位专家复查了他们的检验的结果。从这大量的材料中，我们已经获得无可辩驳的证据，证实穷凶极恶的美国侵略者是在对朝鲜军民和中国人民志愿军进行残暴的违背国际公法的细菌战。
>
> 美国侵略者进行细菌战的罪行，从它撒布昆虫的情况便可以证实。朝鲜北部的气温在二月中，一般在摄氏零度以下，夜间可达零下十九度，在这样寒冷的天气中，自然界是不可能出现大批昆虫的。事实上在敌人没有撒布过昆虫的地方，昆虫也很少见，但是在敌人撒布过的地区，昆虫就大批地出现，而且造成一个有一定长度和宽度的密集地带。这些都证明，只有敌人有计划地撒布，才可能有这种不合乎自然界规律的情况。从昆虫出现的地点来看，多为接近前线的地区和交通要地，这亦证明这些昆虫是敌人有计划地撒布的。其次，在敌人投下的昆虫中，常是大批的苍蝇、飞蚂蚁、蜘蛛等混合在一起，但在自然界中，这些生活习

---

[1]《'美帝国主义细菌战罪行调查团'抵达平壤，平壤市各界人民举行盛会欢迎，李德全团长致辞指出中朝人民必须再接再励取得反细菌战的彻底胜利》，见《人民日报》1952年4月8日。

惯不同的昆虫是不会大批地混合在一起出现的。这种种违反自然规律的现象，除了敌人撒布以外，不可能再有其他解释。

细菌学方面的证据，就更确凿了。防疫检验队的专家和工作同志们对于各地送来的标本，做了周密的科学的检验工作，其中包括涂片染色、细菌培养、血清反应、动物接种、病理切片等步骤。我和调查团的专家们复查了这些检验工作，肯定防疫检验队的工作是科学的，周密的，正确的。这些周密的，科学的检验工作证明了什么呢？证明了美帝国主义在朝鲜北部撒布各种病菌，制造各种危险的疾病。譬如，世界公认朝鲜不是鼠疫区，美国海军部医务局出版的朝鲜流行病调查报告，也肯定地说朝鲜多年来没有发生过鼠疫。但是我们在敌人投下的死老鼠身上发现了毒性很强的鼠疫杆菌，并在同一地区发现了鼠疫病例。这不是敌人撒布鼠疫杆菌的铁证吗？

我们还在敌人投在山坡上的小鱼中检出了纯痢疾菌，在敌人投下的苍蝇中发现了伤寒菌、副伤寒菌，这些都是用周密的、精确的、科学的方法所检验出来的。在科学的证据面前敌人的任何狡辩和抵赖，都是毫无用处的。我们要在全世界人类面前，以这些科学的证据，控诉美国政府进行细菌战的凶残野蛮的罪行。

我们作医生的，是以消灭疾病为目的的；但是美帝国主义在烧杀奸淫之外，又以制造疾病来杀害朝鲜人民，这证明它是灭绝人性无恶不作的。它是一切医生的敌人。我呼吁一切有良心的医务工作者，与美帝国主义这种罪行作坚决的斗争。我们要像扑灭瘟疫一样，不彻底击败美帝国主义的细菌战，决不罢休。[1]

4月25日，以中国协和医学院院长、热带病学家名义，在美帝国主义细菌战罪行调查团《关于美帝国主义在朝鲜散布细菌罪行调查报告书》上签字。

前言：一九五二年一月二十八日美国侵略者在朝鲜开始了大规模的细菌战。朝鲜民主主义人民共和国外务相朴宪永于二月二十二日发表了抗议美国侵略者进行细菌战的声明。我中华人民共和国外交部长周恩来于二月二十四日发表了支持朝鲜外务相抗议美国政府进行细菌战的声明。但美国侵略者不但没有停止细菌战，反而变本加厉地将细菌战一直延伸到我中华人民共和国的东北境内。我中华人民共和国外交部长周恩来又于三月八日发表了严重抗议美国政府使用细菌武器屠杀中国人民和侵犯中国领空的声明。但直到本报告书起草时止，美国侵略者不但没有停止细菌战，反而更扩大范围地加紧进行细菌战。迄三月三十一日止的不完全统计，美国侵略者在朝鲜全境撒下昆虫和各种毒物共达八百零四次，撒布的地域不但在军事前线，而且遍及城市、工厂、农村的非武装居民的广大地域。而对我国境内，美国侵略者所撒布的带有病菌病毒的昆虫，竟由东北扩大到青岛及其他地方。

美国政府一面扩大进行细菌战，一面对其在朝鲜和中国进行细菌战的暴行矢口否认。美国政府和美国新闻机关同时进行各种抵赖的宣传，散布谣言，企图将其进行细菌战的罪行称为"朝鲜和中国境内的天然瘟疫"。

---

[1] 《人民日报》1951年4月20日。

美国政府无视国际公法约束，无视人道，无视世界人民公正舆论，悍然进行细菌战的暴行，引起了全中国人民和全世界人民的义愤。

中国红十字会总会、中华全国自然科学专门学会联合会、中华全国总工会、中华全国民主妇女联合会、中华全国民主青年联合总会、中华全国科学技术普及协会、中华医学会、各民主党派、宗教界、以及文艺工作者、新闻工作者，在中国人民保卫世界和平反对美国侵略委员会的发起之下，组成了美帝国主义细菌战罪行调查团，赴东北和朝鲜各地进行美国侵略者细菌战罪行的彻底调查，并将调查结果在全世界爱好和平人士面前公布出来。

调查团包括中国红十字会总会、各人民团体、各民主党派、基督教界的代表，以及昆虫学、细菌学、寄生虫学、立克次体学、病毒学、病理学、临床医学、流行病学、公共卫生学、化学、生物学、农学及兽医学的各方面专家。在专家当中，魏曦与刘纬通二人曾在抗日战争时在滇缅战场上得到过美国军队的"荣誉勋章"，这两位专家在亲自证实美国侵略者进行细菌战的罪行之后，认为佩带细菌战罪魁美国政府所颁发的"勋章"是自己的耻辱，已将"勋章"缴给中国人民保卫世界和平反对美国侵略委员会听凭处理。

调查团的专家包括：临床医学：李宗恩　中国协和医学院院长、热带病学专家，方石珊　中华医学会总干事、内科专家，宫乃泉　上海医学院院长、外科专家，严仁英　北京大学医学院妇产科副教授、妇幼卫生专家；细菌学：魏　曦　大连医学院细菌学系主任教授，谢少文　中国协和医学院细菌学系主任教授，杨叔雅　医学科学院研究员、细菌学专家，谢知母　医学科学院研究员、细菌学专家，刘纬通　医学科学院研究员、立克次体学专家，郭成周　医学科学院研究员、细菌学专家，沈鼎鸿　医学科学院研究员、细菌学专家，方　亮　北京大学医学院细菌学科副教授，程知义　医学科学院副研究员、细菌学专家；昆虫学：刘崇乐　北京农业大学昆虫学系主任教授，何　琦　大连医学院生物学系主任教授、昆虫学专家，柳支英　浙江大学农学院教授、昆虫学专家；流行病学：严镜清　北京大学医学院公共卫生学系主任、流行病学专家，俞焕文　医学科学院流行病学系主任，何观清　中国协和医学院公共卫生学系副教授、流行病学专家，朱　聘　北京大学医学院公共卫生学系讲师、流行病学专家；病理学：严家贵　上海医学院病理学系副教授；寄生虫学：吴　光　医学科学院寄生虫学系主任，赵振声　北京大学医学院寄生虫学系副教授，包鼎丞　上海医学院寄生虫学系副教授；兽医学：程绍迥　兽医学专家，房晓文　兽医细菌学专家；毒物化学：杨恩孚　中央卫生科学研究院研究员、生物化学专家，俞永祥　医学科学院药学研究系助理研究员、毒物学专家。其他科学：曾昭抡　北京大学化学系教授、中华全国自然科学专门学会联合会副主席，张景钺　北京大学植物学系主任，周建人　生物学专家，杨显东　农学专家，沈其益　北京农业大学植物病理学教授。

调查团于三月十五日由北京出发，抵达沈阳后将一部分人员组成了一个分团，在东北各地进行调查。东北分团于四月一日完成调查工作，并于四月三日发表了"美帝国主义细菌战罪行调查团东北分团关于美帝国主义在中国东北地区撒布细菌罪行调查报告书"。

调查团于三月二十日到达朝鲜基地之后，与朝鲜民主主义人民共和国保健省、中国人民志愿军卫生部及中国人民志愿防疫检验队取得联系，研究了美国政府在朝鲜散布昆虫及其他动物与物品的材料，并对中国人民志愿防疫检验队所做种种实验及所得结果，作了深入的了解与复查。检验队在前方及基地建立了一连串的检验站，配备有完备的设备和文献，进行了对于细菌、病理、昆虫、化学、及其他医学等各方面的检验。经过调查团的详细考察及反复讨论，我们认为检验队的专家以熟练的技能和高度的积极性所得出的检验结果及其所作出的结论，是完全可靠的。调查团除留下一部分参加检验队的复查工作之外，又分成两个小队，出发到元山一带和三八线中部的附近作了重点调查，访问了人证和搜集了各种物证。四月三日，朝鲜民主主义人民共和国保健省代表，朝鲜人民军代表，中国人民志愿军各部队的代表，及目睹美国飞机撒布昆虫，目睹美国炮兵发射昆虫弹或毒气弹的人证都来到基地和调查团全体团员举行座谈，各人证并回答了调查团的询问。在这期间，朝鲜人民军，和中国人民志愿军捕获了美军俘虏及美国侵略者空降下来的刺探细菌战效果的特务，供出了美国政府进行细菌战的无可抵赖的事实。四月五日，调查团全体团员访问了平壤。感谢朝鲜民主主义人民共和国保健省的全力协助，调查团深入地了解了朝鲜政府方面所掌握的各种材料。调查团与朝鲜保健省代表，医学专家，及防疫人员充分交换了所得材料，并听取了平壤市亲自目睹美国飞机撒布昆虫的人证的报告。调查团在朝鲜期间，访问了一百五十多名人证，目睹了一千一百六十五件物证。重要人证的证明，美国俘虏的自愿证明，及捕获的特务的口供，进行了录音；人证及美国政府所使用的各种昆虫容器、炮弹、昆虫弹、和所投下的各种昆虫毒物，进行了拍照；中国人民志愿防疫检验队所进行的检验工作已拍摄成为记录电影。

根据这几方面的材料与检验结果，调查团认定美国政府利用飞机、炮弹及其他方法散布大量带有病菌的昆虫及其他毒物，证据已经十分确凿。对美国所撒布的昆虫及毒物的检验结果，到现在为止已经肯定的有鼠疫、霍乱、伤寒、副伤寒、痢疾等致病细菌。我们也有材料证明美国侵略者在使用着炭疽杆菌及其他病原体。事实证明，美国政府是企图利用上述手段，在朝鲜造成人工性的瘟疫，来大量杀害朝鲜人民及中朝部队，并企图大量毒害朝鲜的牲畜和损害农作物。

（报告书略）[1]

5月15日 《健康》报发表《美国侵略者进行细菌战的铁证（4）》，右下角图片注解：'美帝国主义细菌战罪行调查团'团员张景戟、李宗恩观看志愿军防疫检验队采集的美国飞机投下的生物标本。[2]

6月22日，赴北京饭店参加郭沫若招待来华视察美帝细菌战的外国科学家的集会。《竺可桢日记》：

---

[1] 《'美帝国主义细菌战罪行调查团'关于美帝国主义在朝鲜散布细菌罪行调查报告书》，见《人民日报》1952年4月25日，http://www.laoziliao.net/rmrb/1952-04-25-1#82962。此报告书见5月8日《康健》。
[2] 《康健》1952年5月15日。

午后七点赴北京饭店。今日郭院长招待来我国视察美帝细菌战的证据，有苏联医学副院长费勒什尼科夫、英国李约瑟（Joseph Needham）、瑞典女细菌家安德里安教授、法国农业科学教授马达尔、意大利欧里佛教授。中国方面到者吴晗、李宗恩、钟惠澜、钱三强、李德全、张奚若、余心清、宫乃泉、方石珊、傅连暲、谢少文、汤飞凡、江上峰、严仁英、廖承志、严镜清、陈世骧、洪深、朱弘复、沈其益、刘崇乐、贺诚、胡正详、吴在东、蒋豫图、方纲、计苏华、曹禺、吴茂荪等。[1]

次年1月，何博礼两次回忆对细菌战宣传的所见所闻。1953年1月8日何博礼致福美龄信：

> 我私下分别询问了钟惠澜医生和冯兰洲医生，他们都花了时间，帮助准备细菌战的特别展览。我很惊奇，他们分别告诉我，他们不相信真正发动了细菌战，但相信有一些细菌实验。他们给我了说真话的印象，而不是接受指示这么说的。[2]

1月17日何博礼医生致娄克斯医生信：

> 关于细菌战的宣传，一直在大张旗鼓地进行。开始时，所有人，包括帮佣和拉三轮的都觉得关于在朝鲜的寒冬发现苍蝇、蚊子和其他昆虫很可笑，认为这样的宣传有点蠢，应该听听生物学家的意见。根据经验，要是想污化什么，只要反复不断的说，终归变假成真。后来出现了无数报纸文章、讲演和展览，最终使一些人相信，虽然没有发生真正的细菌战，但这些被感染的昆虫、动物、树叶和其他污染物是为细菌战所用的。
>
> 在过去的国家故宫博物馆（现在叫"人民博物馆"）有一个大型展览，就在过去存放福美龄博士[3]的收藏的地方。很多医生、科学家、技术员和秘书花了好几个星期准备这个展览。除中文解说外，还有英文、法文和其他文字的解说。我只知道有法文解说，因为有一天我被要求检查一摞法文的文件。我看到这些文件上某人（有名字）在某日某地（有地名）目击敌机出现，不久之后就发现很多在正常情况下，至少在那个时间应该没有的昆虫。有人不顾政府的强烈阻止，搜集、接触了这些昆虫就生了重病或死亡。后来解剖时确认发现了鼠疫杆菌。这个展览准备好后，周恩来和其他政府高官去参观。外国外交官也去参观。后来大学和中学师生被要求去看展览，最后普通人被要求去参观。我过去工作的系和其他系的工作人员被安排去参观时，我也接到特别通知去看展览。我没有和别人一样排队从街上进入博物馆，而是在东门外等着。幸运的是，一些不期而至的外国高官来看展览，我们只能在外面的公园里接着等，约半小时后，又有一个重要外国使团要来，因为那个下午没有我们的参观时间，就让我们回家了。我们系有一个新实验室，在与门诊部平行的东西走廊拦起来的空间内，专门为细菌战展览做准备。

---

[1] 《竺可桢全集》第12卷，第642页。
[2] Letter Hoeppli to Ferguson, January 8, 1953, RAC, Harold H. Loucks Papers, Series 1: Correspondence, Box 1, Folder 10.
[3] 福美龄小姐的父亲。

我从没有去过，不过我听说几位不是我们系的人看了所谓细菌战的显微镜材料。共产党政府邀请了剑桥大学的李约瑟教授，到这个实验室看过这些材料。我知道冯兰洲医生和钟惠澜医生花了很多时间准备展览，他们相信一些细菌战的实验确实进行过了，但我问到的大多数人，如商店的售货员和其他普通人，都倾向于这些是一个宣传的谎言。

"和平"呼吁的签字：好几个月里，宣传中要求每个人都在"和平"呼吁上签字。我从来都搞不懂这是什么意思，更不理解无数的签名就可以促进和平？但街上摆了很多张桌子，并在好多会议上都要求签名，还到住家去搜集签名。最后公布了一个代表所有签名的巨大数字。多么无聊，这还不用说这个数字有多可笑了。我和冯兰洲医生开玩笑，问他是否已经签名，他说，签了不仅一次，至少七次了。他看到我的吃惊的样子，就解释说，这是逃不掉的，他开这么多会，每次都要求签名，不能拒绝。如果他说已经签过了，回答是，再签一次也没关系。这让我想起纳粹选举时，最后同意的票比选民还多。[1]

1997年9月，原中国人民志愿军卫生部部长吴之理回忆朝鲜战争细菌战《1952年的细菌战是一场虚惊》：

> 1952年1月29日，志愿军卫生部和志愿军司令部收到42军电报称：美机于1952年1月28日飞过平康郡该军驻地，战壕雪地上发现多种昆虫，内有蚤、蝇和类似蜘蛛的昆虫。42军送来23个跳蚤（雪蚤），33个苍蝇和类似蜘蛛的昆虫标本。我们化验室进行培养，没有发现致病菌。42军卫生部部长是高良，是我在三师时卫校的教育长，一个很细心和有水平的卫生干部。他一定对细菌战有所警惕，才发这个电报。42军的电报同时报志司，引起彭德怀司令员的高度重视，转报党中央，又电告各部队警惕和要及时报告类似情况。一时几乎所有部队都有类似发现的电报（两个月中有近千次报告），报告敌投的东西是五花八门，有死鼠，有苍蝇，还有大蚊子，有昆虫容器（是美军撒宣传品用的铁四格弹壳和带降落伞的纸筒），有树叶和蛇，还有一两个单位报告有朝鲜居民突然死亡；报告河中漂来大量死鱼，并送来10余条小死鱼（鲫鱼）标本，经细菌学培养出是纯沙门氏杆菌。《人民日报》又报导美机多次侵东北投撒细菌、死鼠和其他东西，恰巧此时，美军前线发现不明死亡，美军派日本细菌战犯、原731部队的头头石井来朝鲜调查此事，并公布此消息。党中央根据以上情况判断美军进行了细菌战。不几天，1952年2月22日，《人民日报》头版头条醒目消息，发表以中国人民志愿军和朝鲜政府的名义，谴责美帝在朝鲜和我东北进行大规模细菌战并附有投撒物和细菌涂片的照片，在全世界引起震动和纷纷谴责。事先我们并不知《人民日报》这么快公布。公布后，我对卫生部朱直光副部长（已故世）说，这下我们要被动了。朱说今后只有做文章。
>
> 中央卫生部是贺诚副部长当家，他在东北工作过，知道日本的731部队是搞

---

[1] Letter Hoeppli to Loucks, January 17, 1953, RAC, Harold H. Loucks Papers, Series 1: Correspondence, Box 1, Folder 10.

细菌战的部队，知道石井其人其事，是他的错误判断，党中央同意了。他派昆虫学家何琦教授和细菌学家魏曦教授（二人均故世）来朝鲜调查。他们来前，我们已多次派员（包括我本人）到报告单位去核实情况，结果是雪地上有昆虫和其他投撒物，但未发现突然死人和可疑病人，前报死人的单位说是道听途说的事。至于苍蝇，几乎家家灶前灶后都有，它们可随时飞到门口雪地上。我个人分析：（1）帝国主义是什么坏事都能干得出来的，细菌战也不例外。（2）但严冬不是进行细菌战的好季节，天冷昆虫活动能力弱，也不利于细菌繁殖。（3）在前线战壕一带投，人烟少，有病也难传染，而且离美军战壕不过数十米，还有反弹的可能。（4）朝鲜本有虱媒传染病流行，城镇房舍多被炸毁，百姓都住防空洞中，生活很困难，朝鲜民族极顽强，再来个细菌战也不会有更大灾难迫使他们投降。（5）我们的初步调查尚不能证实美军进行细菌战。我向洪副司令汇报我的看法，他同意我将意见发报报告彭总和中央，我并建议暂勿大事宣传，以免将来被动和浪费人力物力。（这是何、魏二教授尚未来到前的事。）中央即来电批评我警惕性不高，说就是敌未进行细菌战，也可乘此加强卫生工作。后来何魏二教授下去作了调查，并看了昆虫标本和细菌涂片。何发现所谓跳蚤是雪蚤，魏发现雪蚤染色涂片是有形如鼠疫杆菌的细菌，但呈格兰氏阳性（鼠疫杆菌是阴性），也培养不出鼠疫菌。我问他们的看法，何琦说（原话），"我看是 false alarm（虚惊）。"彭总看到我的电报后，要我当面汇报。洪副司令要我如实地向彭总说说我的看法。恰巧朝鲜人民军防疫局的金局长奉命来找我摸摸底和商量如何办，因为他们也拿不出证据。我带他一同去见彭总，希望金能作个找不到细菌战证据的旁证。当晚到了桧仓郡志司所在地。（我们住成川郡，离志司大约两小时的汽车路程。）彭总、邓华、宋时轮副司令等十余人在座。我汇报了我们调查的结果和上说看法。彭总严厉地说（大意）：我们的卫生部长是美帝国主义的特务，替敌人说话，志愿军的健康能有保障吗？他接着说，还有人反映你们对伤病员不关心，战场上死一千死一万都可以，下来后死一个，我都找你算账。我说，我可以不当卫生部长，我别无所求，但请让我留在朝鲜打仗。彭总宣布临时休会，常委讨论。复会后，彭总说，常委还要你当卫生部长，好好干，成立总防疫办公室，你当副主任（邓华的主任）。回到志后，向洪副司令汇报，包括彭总和我个人的谈话内容。洪不吭声，说你好好干吧！不几天后，东北军区卫生部戴正华部长（已故世）受军委卫生部之托，来检查反细菌战工作，我向他汇报彭总的指示。戴说，你不要怕，就按彭总说的去做。当日半夜，我接到驻志司的苏军参谋团长的翻译的电话，说斯大林问细菌战是否真有其事。我答，你去问彭总，挂了电话。我心想，真难办！搞不好真会杀头，要有个杀头的精神准备。

过不几天，贺诚和官乃泉组织一个连何琦和魏曦在内有30余人阵容强大的防疫检验队来朝协助反细菌战，他们之中有：昆虫学家何琦、跳蚤专家柳支英、寄生虫专家吴光、包鼎丞、细菌学家魏曦、陈文贵（鼠疫菌专家，抗战时证明过日军投撒鼠疫）、方亮（朝鲜族）、谢知母、郭时钦、程知义、病毒学家郭成周、流行病学专家何观清、俞焕文、立克兹小体专家刘维通（也是流行病学专家）、青年科学家10人左右（任民峰，吴滋霖，胡介堂，李义民，李振琼，高韵调，刘育京等）、摄影师和技术员10余人。

　　我把他们组成4个组，最大的组放在卫生部附近，另3个组放到东、中、西三条线的兵团卫生处。这3个分组担任从基层送来的标本的初检，并负责到现场指导防疫工作。初检有问题的标本，送到成川大队本部作二检。标本是收到不少，有好几百份，也培养出病菌，但都是沙门氏菌之类，未出现鼠疫杆菌和霍乱弧菌。有1-2次在树叶标本中，查到炭疽杆菌。所谓大投撒物，形形色色都有，但很难和细菌战挂上钩。

　　我很快拟定了反细菌战的措施（加强个人卫生措施，注射多种疫苗，每人要扎裤腿和袖口，毛巾围颈，设对空监视哨，采标本送检方法，就地扑打空投昆虫，撒消毒药，发现可疑患者先隔离后报告等），颁发全军，并取得彭总的同意，可以对死者尸解（由志司和志政联合通知全军），对后来研究伤死原因，开了绿灯。

　　整个一年中，没有发现一名和细菌战有关的患者或死者。由于讲究卫生，病号减少不少。这一年我们忙于接待调查团：李德全和廖承志率领的国内名人的调查团，国际民主法律调查团和国际科学家调查团。后者团长是英国科学院院士李约瑟（Joseph Needham，著《中国科学技术史》）。副团长是苏联科学院院士茹科夫·维勒斯尼科夫（Zhukov-Verezhnikov）院士，他很有这方面经验，曾任伯力审判日本细菌战犯的医学专家。他带一名青年英文翻译可华斯基先生。团员有巴西生物学蝙蝠专家贝索亚（Pessoa, Samuel）教授，法国兽医专家马戴尔（Malterre, Jean）教授，瑞典临床化验家安德琳（Andreen, Andrea）博士（女），意大利生物学家奥利佛（Oliviero, Olivo）教授。我国钱三强博士担任联络员，陈述医师担任俄文翻译，热带病学专家钟惠澜博士和（妇科）严仁英教授（女）担任英文翻译。前两个调查团，一个全是中国人，当然全力合作。国际民主法律调查团员，不是自然科学家，我们讲什么他们都认真记下，都骂美帝国主义。国际科学家调查团就不一样，虽然他们是相信美帝进行了细菌战，但我们不能在证据上出一点问题。苏联茹科夫院士是受托于斯大林。他真行。他们来朝鲜的时候，正是美军对平壤进行大轰炸之后，平壤一片瓦砾。调查团先在东北调查美机在那里投撒细菌的证据（7月12日至7月25日）。入朝之前，茹科夫院士对他们说，朝鲜是战场，很危险，我们不妨对东北调查结果作个结论，签个字，免得万一有意外，我们劳而无功。其余的团员认为有道理，于是写了美军在中国东北进行细菌战的初步结论。在朝鲜（7月28日至8月1日），他们被安置在深深的地下旅馆，夜晚还受到美机的骚扰。开听证会那天，朝方先作两个案件报告，一个是霍乱病死亡例，说是美机在平壤大同投下草包，内有带霍乱菌的蚌（文蛤），患者吃了蚌，得霍乱死亡。朝鲜多年没有霍乱了。另一个案例是鼠疫死亡，说是这家人某天在水缸表面发现了跳蚤，很奇怪，过了几天，家中有人病故。尸解是鼠疫。朝鲜从来没有鼠疫。（这是朝方请教陈文贵教授准备的案情，和他40年代日本在常德投撒带菌的跳蚤，在水缸中发现的情况相似。）志愿军拿出的是20兵团驻地两名中尉在砍柴时发现密密的跳蚤群，他们收集了不少，送来培养出鼠疫杆菌的案例。由于我们在反细菌战时，要求每人都要束紧裤腿和袖口，及时对投撒现场消毒，故该军无患者和死亡。此事件很顺利地被科学家接受，通过了证词。这个案件的真实情况是，跳蚤是在森林里的小茅屋里发现的，小屋里有柴草和杂物，适合跳蚤的繁殖。这就很难说是美帝投的。他们上报的时候，没有提到小茅屋。这次要他们出场作证时，他们中一人说，毛主席教导他不要说谎。僵住了。怎么办？只有说服他服从当前的对敌斗争，把发现跳蚤的地点说成是露天。蚤标本都是人蚤（Pulexirritans）。至于鼠疫杆菌，那好办，我们使它出现了。

大约在 5 月间，陈文贵在我们检验队的细菌室打电话告诉我说，方亮把敌投的鼠疫杆菌菌种丢了（原来是方亮负责细菌室，实际是从来没有过鼠疫杆菌菌种）。陈文贵在印度索克教授那里专门学过鼠疫，一下子就发现了。我意识到是大问题，马上发报给北京的贺诚部长和东北的王斌部长，说即派门新同志来取鼠疫菌种，一定要给，不然一切都不好办。门新（后在辽阳 203 军医院当院长，已离休）去沈阳，来回，5 天，取回两管鼠疫菌种（装在密封的铁管里）。我把一管交陈文贵，一管当我们防疫队副队长李哲范的面交朝鲜保健副相鲁振汉。他向我要过菌种，这时他心中有数为何我给他菌种。事后我对李哲范说，万一到时难证明细菌战，你给我注射鼠疫菌让我死，就说卫生部长染上美军投撒的鼠疫，不怕不是铁证。他说，那不行，总有办法可想。可见当时压力之大。李是朝鲜族，解放前和苏联专家在东北一起搞过防鼠疫工作，已是出色的专家了。早几年我问他记不记得此事，他说记不太清了。

这一年里，我跑了三次北京，汇报有关反细菌战问题。每次都见到周总理。周总理虽日理万机，对此事过问非常之细。一次，朝方保健副相和我同去北京，向总理汇报对国际科学调查团的准备工作，总理问朝方有何困难，我插了嘴，总理马上问鲁副相对我的意见是何看法，使我非常感动总理尊重别人的高贵品格，同时使我感到我不该随便插嘴。

调查团回东北前，去朝鲜北边碧潼战俘营会见美空军几名飞行员，他们早在《人民日报》上发表了他们投细菌弹的经过。这次他们又自由地向调查团谈他们听过投细菌武器的课和投"不爆炸的炸弹"经过。停战后，他们被交换回国，美军审问他们为何乱说莫须有的细菌战之事。他们回答说，中方答应很快放他们回国。听说他们都为此受了处分。我真佩服战俘营我方人员的说服工作。

调查团回到北京，签了字，发表了 500 页厚的黑皮书《调查在朝鲜和中国的细菌战事实国际科学委员会报告书及附件》。毛主席接见了他们。

国际科学家向毛主席汇报后，毛主席说，我看美帝是实验性的搞细菌战。他们异口同声赞同这样的说法。

茹科夫院士回苏联向斯大林汇报后，苏共中央来电说，细菌战是一场虚惊。周总理马上找黄克诚总参谋长和洪学智副司令问，你们做了手脚没有。洪答，做了，不然那时没法交差。当时，我国正派人在欧洲作反细菌战宣传，总理即下令撤回。之后我国再不提此事，但下面并不知道。

这事是我几十年的心病，没有别的，只觉得对不起中外科学家，让他们都签了名。也许我还是太天真，因为他们可能知道真相，但服从政治斗争需要。[1]

4月，先后回复"三反""五反"运动中外调侄子李寿礼与学生护士丁士秋的问询。

汉口协和医学院精简节约委员会4月3日函：

> 李宗恩同志：
> 　　现在全国人民均已投入"三反""五反"伟大运动，想你处亦不例外，查本院职员李寿礼与你有密切关系，希见到此信后速急将你与李寿礼的关系及你所知他的一切情况全部书面寄来，以利三反进行，想你对政策已有充分认识，绝不会代其隐瞒，以致对自己有所不利之。[2]

4月16日回复：

> 　　四月三日函悉。关于李寿礼事，兹将我同他的关系及所知他的一切情况，叙述于下：
> 　　李寿礼是我胞弟李仲文（即李宗登，编者注）的次子。李仲文于抗战开始在上海当律师，后不知因何故被日本人杀害，遗下寡妇及二子寿仁、寿礼。寡妇现仍在上海，因久已失去联系，详细住址不得而知。寿仁则据闻已参加国民党反动派中央社工作，最近我在朝鲜时，驻板门店大公报记者朱君提及，他曾一度到朝鲜板门店作该社通讯员。
> 　　寿礼于一九三九年中学毕业后，到贵阳找我谋事。那时我正在贵阳医学院任院长，遂介绍他在该院作事务员。据我观察，他为人尚聪明，工作也胜任，惟失于轻浮。一九四一年他辞去贵阳医学院职务，赴重庆伪卫生部麻醉药品经理处工作。过一个时期后，他又入重庆大学经济系读书。毕业后，从事商业，可能有投机倒把行为。他何时到贵院工作，我因同他久疏联系，不得而知。一九五一年夏天，我参加南方老根据地访问团路过汉口时，曾在贵院同寿礼见过一次，当时觉得他的轻浮态度仍未去掉。嗣后他的行动如何，我就不得而知了。
> 　　在约两年前有吴孝媛来本院附属医院作护士，曾来见我谈话，据称已同寿礼订婚，但以后不知何故又解除婚约，吴女士今年初另与一朱姓结婚。
> 　　以上系根据我个人所知道的事实写出，绝无隐瞒之处。即希查照为荷。此复汉口协和医院精简节约委员会[3]

贵医护校学生4月15日来函：

> 李院长：在这轰轰烈烈的"三反"运动中，是资产阶级与无产阶级的一场激烈斗争。我们党及部队为了巩固与纯洁组织内部，故在进行思想检查与批判。每人均须交清以往历史与社会关系，现在我有一个问题须请您证实一下（因其他老师与同学失掉联系无法通信）。
> 　　在贵阳医学院任训育主任的那位王先生那时怎样组织三青团的，贵医医科及

---

[1]《炎黄春秋》2013年11期。
[2] 协和医学院档案室。
[3] 协和医学院档案室。

护校同学是否均参加了三青团、教员均参加了国民党？还是由那位王先生集体动员后个别参加的？有没有因不参加而被他注意的或逮捕的？当时我参加了三青团没有？同时管校长是不是有一次因护生不能去参加三青团活动而与王先生发生纠纷很大？我在贵医护校读书时是个活动分子还是个读死书分子？希望即复信证实或说明那时的情况，以便我向组织上交清问题。再见！

此致

敬礼！

贵医护校　丁士秋敬上

4月22日复函：

关于前贵阳医学院护士班毕业生丁士秋的材料：

国民党特务王成椿在贵阳医学院担任物理学教授兼训导主任的时候，曾经鼓励学生参加三青团，详细情况我不清楚。他曾集体动员过学生，学生是个别参加的，学生不参加而被注意是可能的。

丁士秋是一个读书认真，做事负责的学生。据我所知道是没有参加三青团的。

前贵阳医学院护士班主任管葆真先生现在汉口协和医院任职，可向她联系。她对贵阳医学院护士班情况比我知道的详细。一九四五年王成椿被解聘后曾在上海同济大学任教，现在何处不详。

前贵阳医学院院长[1]

5月，在协和医学院开展"思想改造运动"中，成为"亲美、崇美、恐美"的众矢之的，受到全院的多次批判。张之强《知识分子思想改造运动》：

> 1952年5月，根据中央的统一部署，要在各大学开展知识分子思想改造运动。抗美援朝战争开始后，协和的美国人走了，但因长期受旧的不良影响，协和某些人的思想深处还没有来得及清理。比如为接受、治疗从前线抢救下来的志愿军伤病员，中国医院向协和借用250张病床，有的人就不大愿意，经过多次做工作，才勉强接受。第一届全国政治协商会议在北京开会时，曾商借协和医学院学生宿舍供与会的政协委员住宿，但因协和有人坚决不同意而只得作罢。又如，当时请一位协和的教授参加反对美帝国主义进行细菌战的工作，这位教授却说："战争和爱情一样，都是不择手段的"。从以上随手拈出来的几件事例就足以说明，在当时的协和，确实有些人国家、民族意识淡薄，不是站在祖国、人民的立场上来考虑问题。从国家和人民的利益出发，也从爱护协和的知识分子出发，的确迫切需要进行一场反帝、爱国主义的思想教育运动，目的在于"改造旧协和，建设新协和"。当党委讨论到该如何领导这次运动时，我积极主张由北京市委派工作组来，但不少同志认为由协和医学院党委领导好。我反复说明，协和党委，特别是我本人，实在是缺乏这方面的领导工作经验，加之，政治干部大多来的时

---

[1] 以上四封信手稿原件皆为协和医学院档案室收藏。

间不长，情况了解不多。

为了把工作做好，经军委总政治部和北京市委商定，北京市委同意、并于1952年5月8日派来以市委大学部张大中同志为组长的工作组，另派彭珮云同志作为彭真同志的联络员，进驻协和。运动的方针是"团结、争取、教育、改造"。通过摆事实，讲道理，组织参观、访问和个别谈心等方法，批评帮助，因势利导，使运动得以正常进行。我参加听取汇报，研究工作部署，了解了不少情况，特别是彭真同志提出，做思想工作要学会"一把钥匙开一把锁"，给了我很大启发。我也参加分工，做一些知名人士的工作，收到很好效果。运动共进行4个月，期间还举办了一次展览会，揭露美帝国主义在华的种种文化侵略罪行，全院职工批判了"亲美、崇美、恐美"的思想，提高了对党、对社会主义的认识，普遍增强了民族意识，初步树立起为人民服务的思想。这次思想改造运动收获很大，达到了预期的目的。运动结束时，林巧稚教授在1952年9月27日《人民日报》第三版上发表的《打开"协和"窗户看祖国》一文，是她参加思想改造运动的收获，在协和高级知识分子中也有代表性。[1]

王台《惊心动魄的"思想改造运动"》：

协和医学院的"思想改造"工作组由市委常委张大中领导，包括来自北京市委和团市委的中、青年干部。工作组进驻医学院后，组成临时党支部领导这项政治运动，支委会包括原地下党支部的支部书记。

院长的检讨却难以通过

在众多的检讨中，唯独李宗恩院长的检讨"最差"。

如果把这所医学院与洋人在中国开办的大型企业相比较，这位院长就相当于大洋行里的"中方买办"。理所当然，人们都想听一听这位"买办先生"如何揭发"洋主子"的阴谋和罪恶以及他自己如何"助纣为虐"。然而他总是只谈思想认识，不讲具体事实。把自己描绘成一个稀里糊涂的个人主义者和"彻头彻尾的改良主义者"。

即使他用大量笔墨论述自己在学习斯大林与英国作家威尔斯的谈话（他自命为"威尔斯改良主义"的信徒）后获得的心得体会，他的检讨也无法得到群众的谅解，所以不得不在帽子的尺寸上一再加码。

用艺术形式诠释'思想改造运动'

跟随工作组进驻这所医学院的队伍里，有一位与众不同的文雅人士。他的衣装并无两样，也是一身蓝制服，一双平头黑皮鞋，却是带着眼镜，举止文雅，不苟言笑，一派温文尔雅的样子。他与那帮说说笑笑、打打闹闹，没个安静的青年干部毫无共同之处，却始终混在一起，出入相随。他参加每晚的工作组汇报会，却总是坐在角落里，只听讨论，做些纪录，从不发言。张大中未曾向大家介绍，人们也就渐渐忽略了他的存在。

出于好奇，我向共事的联络员打听这位奇怪的陌生人，才知道他竟是大名鼎鼎的剧作家曹禺。原来他计划写一部有关知识分子思想改造的剧本，前来体验生

---

[1] 张之强：《我的一生》，第208-210页。

活收集素材。

当四个月的政治运动结束后，他果然完成了剧本的写作，并邀请全院职工到首都剧场观看由人民艺术剧院演出的这部新作品《晴朗的天》。

故事从留在这所医学院的最后一个美籍代表贾克逊（原型娄克斯）回国后讲起。叙述以共产党员何昌荃为首的进步医师们，包括以妇产科主任林巧稚为原型的宋洁方与贾克逊的代理人江道宗教育长，围绕一个老工人的妻子突然死亡的事件所进行的斗争。贾克逊为了得到一付软骨病人的完整骨架而使用惨无人道的手段，杀害了那位中国妇女的罪行终于大白于天下，使以现任细菌系主任谢少文为原型的凌士湘受到深刻教育。

话剧的高潮出现在思想觉悟提高了凌士湘接受邀请亲自到东北和朝鲜前线参加反细菌战的前夕突然得知由于自己敌我不分，解放后自己寄到美国去的田鼠竟被敌人用于在朝鲜发动细菌战。他感到非常痛心，决心在反细菌战的战场上，用自己的科学武器沉重打击敌人。

这是曹禺用艺术手段为张大中精心写作的一份总结报告。大概由于政治性太强，而艺术性较差，颇像一部活报剧。所以只演出了有限几场，就束之高阁了。[1]

祝寿嵩《和张大中同志通信谈协和思想改造运动》（2006年9月3日）：

大中同志：

您好！我叫祝寿嵩。您一定还会记得在今年4月燕京返校节时，我们曾见过面，您坐在吴蔚然夫妇后面，您还说起认识我二哥祝寿河，也说记得我的名字。今年《燕大校友通讯》46期上我拜读了大作《风雨兼程赴北平》和《新京报》记者陈远对您采访写的《当年对陆志韦校长的批判是粗暴的》。在该文注脚中提到您41年曾在育英，1920年生，这样我在育英是比您高一班，但年龄比您小，故应称您为"大中兄"。那天我曾提到协和思想改造运动时，对李宗恩院长的批判，有不符事实的地方，您表示愿更多知道这段过去的史实，我写这信，就是想把自己知道的实情告诉您。

那年协和思想改造运动时，我在生理高级师资培训班，学习小组长是顾子凤（党员），还派来汤仲明、汤小芙等党员同学，那时党员多人，包括祝寿河找我谈话多次，授意我在批判李宗恩的大会上发言，主要内容，要我质问李宗恩，为什么解放初期，逮捕军统特务钱宇年后，他表示过不满，说过政府逮捕学生，理应向学校主管通告，这次让我反问他，为什么他知道钱宇年是美国海军情报特务，他不向政府举报？我最初一直不同意，我说我不知道钱是美海军特务，但领导和党员多人都这样说，"这由组织负责"，要我相信组织。并在发言稿上，说在协和档案上有记载的。这一质问还说是对他的'重磅炸弹'，还说我这样作，就站稳立场，是'大义灭亲'（李宗恩是我表伯）。这次批判大会自然还有多人发言，也包括李宗恩次子李寿晋（地下党员），从天津召来。这和批判陆志韦校长是何等相似。事隔五十多年，不知您还有印象否？

您如有什么疑问？我很愿进一步解释。

---

[1] 王台：《协和医学院的灰暗年代（1952-1976年）》，第65-68页。

下面再想提一下协和病理科胡正详教授的事，他也在文革中被迫害自杀身亡。我只是听说，他也曾因涉及 OSS（美特嫌）和钱宇年档案而受隔离审查。

饶毓菩班有一同学曾告我，在审查他时，展示一张名单，说是胡正详提供的，上有两两一组的人名，有胡正详和一外国人名，是第一组，下面就是我们（52 班）和下一班，包括饶毓菩、刘干中、宋怡等的名字，协和不少同学说起文革中曾为此受审查。

饶是老党员，和您和寿河都是熟的，不知您听到什么？我和他不太熟，但在文革后，他突然给过我一信，信第一句话印象深，是这样说："告诉你一个好消息"，下面的内容就说 OSS 案已澄清，提到刘干中的哥哥（专业人员）调查弄清美国 OSS 机构在远东战区并未发展起来，大意如此，其他记不太清。有人说钱宇年陷害了饶毓菩、又陷害了谁谁，寿河生前，文革后早期也说钱宇年曾陷害了几百干部，说我也是他害的，我认为这不是事实。把文革中的错案冤案，怪领导、怪左派外调人员、怪革命群众都不合适，自然归罪于钱宇年这样身份的人是最解决问题的办法。但真正的真理只能是实事求是。我同学朋友中不少早年参加进步学运，我敬重他们这段革命经历，他们憎恨钱宇年也是可以理解，但到今天还不相信他已被改造好，不相信九三农垦局党委对他的结论，这种'左'的思想方法，也实在太可怕。我当然希望能收到您的回复和赐教，但也不敢奢求。

最后，祝您身体健康！

祝寿嵩 敬上　2006.9.3

张大中 9 月 13 日复信：

寿嵩老同学：　很高兴收到你的来信，相互交流，可以增进了解和友谊。我同你二哥寿河很早就是老朋友。

根据我的回忆，1951 年到 1952 年高等学校的思想教育运动，是由全国在抗美抗美援朝的形势下进行的爱国主义教育运动。在具体做法上，在协和的运动和燕京是有所不同的。因为协和医学专业，老师们都是医学专家，不少是全国著名的专家，学科奠基人。没有像燕京大学那么多的色彩（政治），更没有曾充任驻中国大使的校长。

在运动开始，工作组即强调"我们在协和要团结百分之百"，坚持和风细雨，治病救人，就像医生那样，希望每一个都健康起来。

在运动期间，给李宗恩院长开过会，提过批评，所提问题可能有不实之处，这在运动中是很难免的。提了些什么，我现在不记得了。但是，没有给李宗恩院长做任何政治结论，则是很清楚的。

我还记得，李宗恩的一个儿子，回家住了一些日子，帮助写检讨。是否也参加了批评会，我不记得了。

关于钱宇年是否美军特务的事我不知道。OSS 这个组织我听说过，钱宇年与他们有什么关系我没听说过。饶毓菩是我的好朋友，也没听他说过什么，只是偶而听到别人说，钱把一些人说成特务，这些人被整得厉害。我没有查对过，因为我不管这件事。你来信讲到的情况都是我第一次听到的。帮助我了解到一些新的情况,谢谢!

祝身体健康。

张大中　　二〇〇六年九月十三日

接到他的信后,我的确很长时间很茫然,因为困扰自己后半生这样一件大事,当事人,也是运动的领导人,所能记得的和我记得的竟如此大相径庭。后来我冷静地想到人的记忆力本来就是有选择性的,这是科学的结论,不足为奇。过了几月,近春节时我又回了一信,大致内容:1)感谢他回信;2)遗憾他对很多发生的事已不太记得;3)来信提到听说钱宇年在文革中把许多干部和同志说成是特务,我再次说了我的观点:文革中挨整的干部,在他们平反的结论上,写上一句:"是钱宇年等(已定性的阶级敌人)'检举'、'揭发'他们,钱后又否认,……。"这种嫁祸于人的手法,我从自己、亲朋好友的平反结论材料中,也听到不少。执笔人(当然也是部门领导)似很聪明,又有立场,但我说很缺德,是玩弄"愚民政策"。立场不能离开实事求是,也代表不了真理。

大中同志接此信恐已在病中,未回信。我本来还想和他交流一下对群众运动的看法。在协和批李宗恩院长和在燕京批陆志韦校长,何等相像!如再联系到反右、反右倾机会主义、思想改造、'拔白旗'……等等,群众运动中千百万的冤假错案,难道就能用在群众运动中难免有不实,难免粗暴……等这些话去解释,去解脱吗?正因为历来从不正视群众运动的负面现象,也从不去探索发生的真正原因,才越演越烈,到了文革时的红卫兵运动可谓达到登峰造极,历史惨痛悲剧要等何时才去认识?说"以史为鉴",谈何容易?(祝寿嵩)[1]

全如珹回忆协和医学院的"思想改造"运动:

思想改造是在反右之前,三五反,反贪污、反浪费运动之后,在52年的夏天开始的。协和和燕京大学两个美帝办的学校是重点。燕京大学先开始思想改造,由北京市委原燕大新闻系学生,地下党员张大中领导,批了张东荪、陆志韦等等。张大中在燕大搞完运动后,就到协和来了。协和的重点是院长李宗恩、刘士豪等等。当然也有进步的、受表扬的,比如林巧稚、解剖科主任张鋆等等。

思想改造批判的对象主要是高级知识分子。那时候我们医学生不但不被批判,还动员我们批判我们的老师。我的那个组有协和的老毕业生朱贵卿(37[2]),呼吸科的,李洪迥(33),皮肤科,和邓家栋同班。组里还有积极分子黄宛,协和最后一班(43),4年级只念了一半,没念完5年级。我们一起批判朱贵卿、李洪迥,因为他们出身不好,又在旧社会受了美帝的影响。在批判会上,由本人先做个检查,说自己在旧社会如何亲美、崇美、恐美,有个人的成名成家的资产阶级思想,骂自己一通。朱贵卿还把家里人,如哥哥骂一通,最后就算过关了。这就是所谓"改造八股"。李院长的检讨还算好的。当时协和没有像燕京的张东荪、陆志韦那样的重点批判对象,主要是批老协和的人,甚至神经科的外国主任。把做医学药物试验的电影作为迫害中国人的证据。批的比较重的是刘士豪,

---

[1]《燕大校友通讯》第53期,第31页,2008年9月。
[2] 括号里的数字为在协和医学院毕业的年份。

把一个老太太死了之后的骨头展览,意思是在美帝的影响下拿中国人做试验。另外,共产党刚进京时,任弼时有高血压,一次深夜叫刘士豪到中南海看病,他回来之后表示不满,说了些牢骚话。批他的时候就对比解放前,杜聿明在东北得病,请刘士豪去看,他回来就很得意的说,有人用飞机请他去看病。过去协和有一个很有名的教授斯乃博(Isidore Snapper, 1889-1973),[1] 是旧协和的最后一任外国内科主任,老犹太人。他技术非常好,所有人都非常佩服他,也有人从伦敦用飞机请他去看病。刘士豪提起此事很得意,说他在中国也如此。一经对比,杜聿明让你看病你那么高兴,任弼时让你看病你就抱怨。所以批判并不是针对个人,而是批判亲美、崇美、恐美的思想,把协和作为美帝的文化侵略堡垒。[2]

9月,外籍医生、寄生虫学教授、系主任何博礼最后离开协和医学院。

10月3日,何博礼致函娄克斯,叙述协和医学院变化时提及李宗恩被漫画化:

> 下面我告诉你协和的情况:从外表上看,除了南门外的牌子上的名字改成中国协和医学院之外,没有什么变化。但如果你在北京,所有外人想进协和,都会被门卫挡住,问你要见谁,你来干什么,然后必须在通行证上签字,再打个电话,你才能进去。职工都有一个有照片的证件,上面盖有一个协和的大章。第二个不同是,协和工作人员增加了好多好多。所有的走廊上都是人,男男女女,大都穿着黄绿色的军装,或者穿着蓝色或蓝灰色的劳动服,现在很多北京人都穿的那种,再戴上一顶介于日本军帽和俄国农民帽子之间的丑丑的帽子。现在好像在室内也时兴戴这种帽子。比如,在地下室的代替了中孚银行的人民银行里,所有的人都带着这样的帽子。白大衣很少见到,只有医生在病房里穿。甚至厨师戴的白的高桶帽也矮了好多。如果你进到 C 楼的会议室,就会注意到洛克菲勒先生的肖像不见了,取而代之的是另一面墙上的毛泽东先生的石膏胸像。如果你走进前厅,Soloman 和 Robert Chen 还在那里,都穿着蓝色劳动服。Soloman 看上去很郁闷,对给有名无实的院长做秘书感到为难。听说,因为他在协和工作多年,有人要他交代美国人过去做的坏事。不过,这只是传言,我从没有听到张先生有何声明。他的恐惧是显而易见的,在我这个外国人面前显得很不自在。进入院长办公室时,你会发现这也是教务长的办公室,这虽然方便,但却没有了个人空间,每句话都至少被另一个人听见。占据鲍恩先生过去的办公室的,是现在真正的校长,不是医生的军代表。我走之前,军代表是张先生,一个优秀共产党员,据说是个不错的人。我只见过他一次。陈剑星的秘书林先生还在那里,但陈先生本人到我走之前还在工厂区的特别"学习班"里,那里还有张承平、T. F. Chao,图书馆员(在他家里发现了很多图书)和其他人。听说那里的结婚的人每周回家一天过夫妻生活,制造小共产党。当你在学校里行走,你会注意到所有的英文标志都换成中文了。甚至过去以帝国主义的字母命名的楼,现在也用中国数字代替了。比如,I Building 现在是9楼。只是在门诊部的走廊有几个俄语和英语的指示牌,

---

[1] Isidore Snapper,著名荷兰内科专家,协和医学院内科教授、主任(1938-1942)。
[2] 全如瑊,协和医学院51级学生。编者根据2017年9月29日在北京对其录音采访整理。

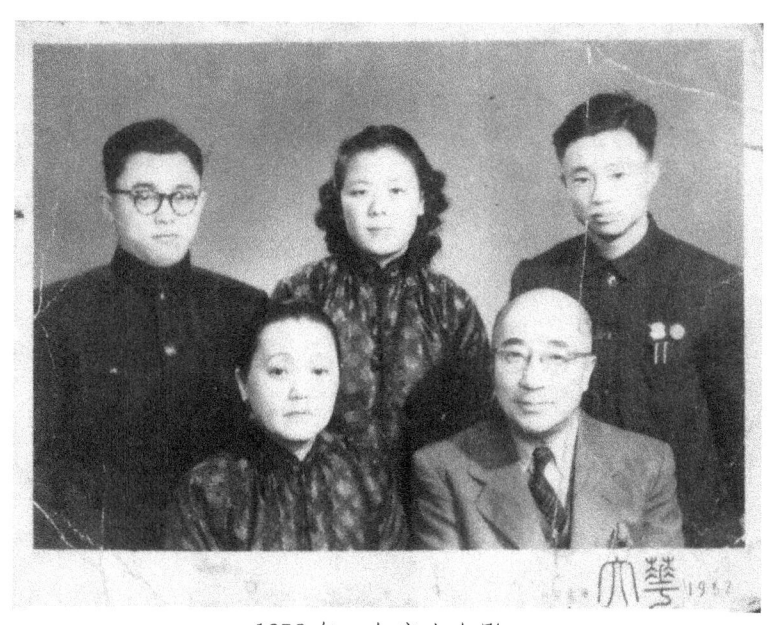

1952年，与家人合影
前排左起：何晋、李宗恩；
后排左起：李寿复、欧阳宗仁（儿媳）、李寿晋

如果我没记错的话，你还会在很多地方看见有共产党口号的大字报。有些大字报是画得不错的漫画，对画中人极尽丑化。被画的最多的是李宗恩和陈剑星。除了大字报，你还会看到一些大幅照片，上面有城市发展、工厂等，还有热情、幸福的苏联人及其卫星。另外，你还会看见恶意攻击美国的大字报。胡正详的病理系走廊有两个永久的大肖像，毛泽东同志和小父亲斯大林！

如果你参观I楼，就会发现东边三层的走廊都被隔断了，用来建新实验室。门诊走廊一般除了周五之外都挤满了人。门诊的职工每周五必须"学习"，如政治培训。图书馆也因同样原因在周五闭馆。门诊病人太多，不少只能在外面大理石台阶上坐着或站着等。我从可靠消息听到，经常有穿便衣的人混在这些人里面听他们的对话。另外，你还会碰到巡逻的士兵，还有人会突然进入办公室，问秘书他刚打的字是什么意思。现在整个学校由军队控制，基本上是一个军队医院加一个医学院。[1]

10月21日，何博礼在致皮尔斯小姐信中回忆"思想改造运动"中的协和教职员工。

关于中国员工（只涉及过去的员工），有些到目前为止没受太大影响，更多的一些有各种各样的问题，第三类人受了不少苦。在详述之前，我必须声明，虽然我离开北京之前一直待在协和，除了寄生虫系，我很少和其他人接触，特别是最后六个月。不仅我个人觉得这是最明智的做法，这也是我的中国朋友的建议，他们不敢告诉我任何正在发生的事情。并向我解释，作为最后一个外国人，我肯定会被怀疑是留下来秘密报告我所看到的事情的。你知道我从来没写过报告，但他们照样怀疑。所以他们劝我不要对系外的事情表示兴趣，特别是那些我看到的不愉快的事情。比如，一天下午，我到办公室时，得知我们系的窗外雪地里仍有一大片鲜红的血迹，是一个护士跳窗户自杀时留下的。她没有死，只摔断了几根骨头，失去了一只眼睛。我被告知不要问这件事，也不要好奇地去看那血迹。事后谁也不提这件事，我只在后来偶尔的谈话中得知，那个护士没有死。我所以说这些，是解释我下面的描述看上去有些含混。它们主要根据二手信息，因为我从来没有参加过任何一个会议。所以，尽管我努力把一切都告诉你，也许有时我的信息不确切，或者我理解错了。

在第一类人（基本没问题）中有解剖系的老张教授。他做了一个简短的检查，大家显然觉得他是一个年长、正派和诚实的人，就接受了他的检查。我听说他在继续工作，受到大家的尊敬，包括那些最挑剔的学生。据我所知，林巧稚医生也基本没问题，而另一个产科女医生却被严厉攻击，以致她吞了大量安眠药企图自杀。她没死，但恢复后因以自杀的方式逃避调查和惩罚而受到严厉批判。北京的外国人听说妇科有人自杀，很多孕妇的丈夫给我打电话，询问自杀的是不是可怜的林巧稚医生。他们得知真实情况后当然很高兴，林医生不仅医术精良，而且她亲切而谦逊的性格很受爱戴。外交官们经常找她看病。据我所知，内科主任张孝骞医生也没什么事，虽然他花了好多天写检查，因为我有两次没见到他，被

---

[1] Letter Hoeppli to Loucks, October 3, 1952, RAC, Harold H. Loucks Papers, Series 1: Correspondence, Box 1, Folder 10.

告知他正在家写检查。内科的邓医生也没什么事。在日本占领时期,他免费给贫穷的病人看病,很多人对他印象很好,不像刘士豪医生,因表现很不一样而受到严厉批判。在"红色"Canterbury院长访问中国期间,邓医生成为特别保健医,陪着他到处参观。上面几位没有问题,也许因为太忙而不介入不必要的活动,专心工作,生理系的张锡钧博士却不同。虽然他是一个能力有限的教务长,却在会上很活跃,积极做自我批评,他的诚恳的态度和"为人民服务"的热情赢得了学生们的信任。虽然我无法判断,我似乎觉得他对其他活动的热情比生理学还要高涨些。外科的吴英恺医生也没有问题,他到东北救助伤员,我听说他回北京后把他的经历做了几个有意思的讲演。公共卫生系的Philip Chiu医生(几乎所有人都不用外国名字了)——像他的同行一样是一个政治家——很会讨好有权势的人,也和苏联人有关系。不过我听到,他的态度不够诚恳,所以还没有过关。我的接班人冯兰洲医生,到我走之前只有一点问题,他的检查不够诚恳,还需要继续检查。我觉得他没什么可交代的了,他已经交代在复校之前在检查设备时用化名拿了几件东西。庆幸的是,他并没有卖,也归还了。我认为他会被免罪。第一类没有问题的人的叙述到此为止。[1]

10月26日,何博礼在致皮尔斯小姐信中叙述李宗恩在"思想改造运动"中的情况:

我现在用一个安静的周日夜晚告诉你第二类人,他们的问题比较严重,但比第三类人轻些。让我从李宗恩医生说起,说实话,他的境遇很不好,以至于我觉得他最好想办法辞职,或想办法不再担任院长的职务。我明白,给共产党工作,辞去职务几乎不可能,即便如此,"有志者事竟成"嘛。即使李医生觉得他应该继续做这个有名无实的院长,希望他的存在对协和有好处,我认为他太乐观了,因为他的权力微乎其微,只是一个院长的影子,而且必须做要他做的事。他愿意继续当院长,也许因为他自从战争开始,做了很多年的高管,不能再适应一个看来不重要的职务。我听到很多老职工完全理解李医生的难处,同情他,如内科的张孝骞医生。不过,大多数教职工和学生不太喜欢李医生。他被认为是一个为了保住自己的饭碗而做这份工作的政治家,这也是他所有想法的动机。对他的批判为,坐在办公室吸着雪茄烟,做出一个领导者的样子;只关心可以让下级去做的鸡毛蒜皮的小事,不做大事,唯恐违反了上级的旨意。这些是道听途说,我不知道是否属实。李医生当然是一个政治家,也许他希望在这些黑暗的日子过去后,他仍然可以作为一个院长,享受一些阳光。那些学生,特别是党员学生,给他画了丑陋的漫画,就贴在李医生到他办公室必经的走廊上。他的第一次检查没有通过。据我所知,他参加了为高管组织的特别政治学习会议,我走之前几周,他几乎不在办公室,不是开会,就是写检查。毫无疑问,他被迫声明,攻击美国和前协和的管理机构。我个人认为,他并没有被这些再教育改变多少,只是被迫做出了一些公开声明,不幸的是,大多数人认为这些声明和他的检查不是由衷之言。很多人相信,李医生在内心里对新政权的热情有限,可能暗地里对此感到惋惜——

---

[1] Letter Hoeppli to Pearce, October 21, 1952, RAC, Harold H. Loucks Papers, Series 1: Correspondence, Box 1, Folder 10.

——很难说他的未来会是怎样。也许他能聪明地保留住自己的院长职位，也可能他早晚会去当一个热带病学教授，给学生讲课，或许他会调到其他学校。曾经很风光的院长夫人李宗恩的太太也受到了影响。我在街上碰到她几次，她的穿着很普通，正忙着买菜。听说李医生和他的至少一个儿子有矛盾，我还没有听到他的儿子公开批判他。这些都不足为怪，因为经常听到夫妻，孩子，甚至过继的孩子，他们的父母，兄弟姐妹之间的相互揭发。（待续）[1]

11月12日，何博礼致皮尔斯小姐信，再谈关于第二类受到严厉批判的协和医学院教授：

我想你一定接到我上一封关于李医生的信了。今天我就说说胡正详医生，我认为他也应该属于第二组有大问题但没有大危险的中国教职员工。不夸张地讲，胡医生除了两三个人以外——李医生是其中一个——在协和没有其他朋友，可另一方面在学校里没有人喜欢他，甚至包括他的技术员。我觉得这种情绪是他的傲慢和强势的性格造成的。另外，对胡医生不利的是他在美国接受的教育，他的太太被认为比美国人还美国人。而且，他曾是 WASC (War Area Service Corps) 主任，这也对他极为不利。因为这些问题，胡医生心生恐惧，做了一些他自愿的补救，但实际上是过分的行为。表面上，他很快在所有场合都变得真心敬佩新政权，比如当我和他讨论研究的时候，他忽然打断谈话，开始说共产党多了不起。他经常说："我喜欢新政权，我觉得很好。"他的白大褂换成了他过去在 WASC 穿的染成蓝色的制服，只为了模仿现在所有干部和很多"群众"，特别是那些想讨领导喜欢的人，都穿的那种共产党的劳动服。胡医生对新政权的崇拜表现得越明显，他就越不想和美国或美国人有任何关系，不过我觉得这只说明他的恐惧。这种长时间的精神压力使他在我离开那里的几个月前患了视网膜出血症，因此一只眼睛基本失明。另一件小事也可以说明他的恐惧。娄克斯在一封给我的信中对胡太太出乎意料的恢复表示高兴，我到他的实验室去告诉他这件事。胡医生非常紧张，看看周围有没有人听到我说的话，然后说："啊，娄克斯医生给你写信了，好，和他通信要小心。我们——中国员工——认为他是我们的敌人。"我问他，"可是，为什么是敌人呢？"他显得很尴尬，说："他当然不是战犯，但我们认为他是美国文化侵略的工具"。我觉得胡医生说这些话时，内心非常羞愧。我讲这些给你听，只是想告诉你人们是如何恐惧。胡医生的悲剧在于，没人相信他对新政权表现出的崇拜。我听到他们说，过去和他打招呼时，他从不搭理，他现在表现的谦逊不是真心的，而是有其他原因。他受到了很多人的攻击，还被警察叫去，质问他在 WASC 时都做了些什么，甚至说他和一个女助手私通。我认为他的私人生活与我无关，我从没有问过他，也不知道这一指责的真假。到我离开之前，胡医生的检查还没有通过。和你讲了这么多胡医生的不好，让我也公平地讲讲他的优点。据我个人意见，虽然胡医生做研究不是最出色，但他对中国临床病理的贡献比任何人都大。他的临床病理研讨会获得了巨大成功，大礼堂坐满了人，还有很

---

[1] Letter Hoeppli to Pearce, October 26, 1952, RAC, Harold H. Loucks Papers, Series 1: Correspondence, Box 1, Folder 10.

多人找不到座位。不过，他的最大贡献是，他把讲演稿汇集出版为中国的第一本病理教科书，所有内容都是中国的，而不是翻译的。他制作了一套不错的小电影，可以用上海制造的放映机放映。我走之前，胡医生雇了一个人，专门制作这套电影，如果我没记错的话，还有一套显微镜玻片。他的书、一套电影、投影仪和一套玻片已经出售到全国各地。这些对病理教学的价值很高，特别是那些没有资源的新建医学院。这些材料出售得如此之好，病理系得到了很多钱，我应该指出，我从没有听到这笔钱被滥用。所执行的程序都很正规。（待续）[1]

是日，长孙李苏出生。

11月15日，何博礼致皮尔斯小姐信，又谈受到批判的第二类人员：

让我再告诉你协和的两位中国教员，他们也相当有问题，但不如我之前说的第三类人的问题大。

聂小姐被她的下级和学生说成是帝国主义的典型代表，受到了强烈批判。她不仅要做检查，还被开会批判。我在校外的街上碰到她几次，她的样子使我胆寒。她看上去像萎缩了似的，过去的她只剩了一个影子。据我所知，有计划撤销她护校校长的职务，只让她做个教师。我不知道这一计划是否施行了，但我知道即使已经付诸实施，除非共产党永久地改变了他们的政策，一个人做了很不好的事，然后做了彻底的检查，也不是不可能再恢复职务的。所以，如果聂小姐被撤职，她也还可能以后再复职。

我要告诉你的第二个人是谢少文医生。以他的出身、教育和人生观，现在的情况对他极为不利。他辞去了系主任职务，到国内几个大学去讲课，试图远离此地。在协和的时候，他情愿上半班——有意避免参加无数的会议。放射科的许医生去香港后，通知协和他不再回来了。大家认为下一个这样做的人就是谢医生，我听说他们系甚至开会讨论如何阻止他逃跑。顺便说一下，许医生的失踪在教师和学生中引起了极大震动。一些会议上曾讨论在这么好的条件下，为什么还有人会逃跑。我不知道官方的答案是什么，不过我听到有个普通的技术员给了一个简单的答案，"他走了，也许因为他不喜欢"。我还没听说这位技术员因为这句真实但不够圆滑的话被送去"再教育"。

不过，谢医生没有逃跑。有一次我和他单独在一起时问过他，他说他知道全协和都认为他会逃跑，但他不会的。他说他在想从协和辞职，到一个小的学校去教书，在那里他也许没有参加政治活动的义务。我听说，当谢医生在会上被要求做检查的时候，他出奇地坦白，比我印象中要有勇气得多。他指出美国的生活和教育有许多优点，他甚至与反对者争论，批评共产主义生活和教育的一些方面，这在他们看来是犯了弥天大罪。奇怪的是，他似乎没有什么大事，甚至赢得了共产党员们一定的尊敬。他同时还检查自己的一些缺点，如有时目中无人，但据我所知，虽然他的检查还没有通过，他目前没有什么大事。

不过，他的这种态度不一定对别人就管用。比如过去寄生虫系的一个技术

---

[1] Letter Hoeppli to Pearce, November 12, 1952, RAC, Harold H. Loucks Papers, Series 1: Correspondence, Box 1, Folder 10.

员,被指责出售盗窃的设备,他坚决否认,甚至批评指责他的人。可是,他不但没有得到他们的尊敬,反而很快被送到工厂区接受"再教育"去了。

至于谢医生,很可惜他在解放时不巧不在美国,我觉得他在那里会开心得多。尽管他努力改变自己,以适应环境,但恐怕他永远不会得到快乐。加之,我离开不久前,他请了病假,据说他的结核病复发了。是否真是如此,还是借口远离协和,我就不知道了。[1]

11月22日,何博礼医生致娄克斯医生信,谈关于第三类受到批判最严厉的协和教职员工。

今天我告诉你一些属于第三类的中国职员,他们的问题极大,被送到"特别学习班"。

我先从陈剑星(James Chen)开始,我听到他在很长时间里拒绝交代,连开会时的威胁和体罚都不起作用——比如强迫他下跪坦白——他坚持说他没有什么可交代的。但最后,他的事情证明了"做坏事的人都用钱贿赂,但必须多给才能生效"。一天,一个门卫揭发他接受过陈先生的贿赂,腐化他,叫他不要告密。这个雕虫小技——不知道是门卫自发的还是被指示的——使陈先生承认事实,受到严厉批判。很多大字报把陈先生画成"大老虎",一边把钱放到他的口袋里,一边贿赂别人。陈先生被送到工厂区的"特别学习班",隔离了好几个星期。即使在隔离被解除后,他们也还过着一种类似集中营的生活。开始,这些从学习班里出来的人好像不存在一样,后来他们在监督下参加各种会议,他们看上去都不错,体重都增加了。我听说,作为再教育,他们每天都得劳动和政治学习。陈先生在我走时还没有被放出来,不知道他在彻底检查后还会担任主记员或被降级。

张承平(Archie Chang)也被送到学习班。他是在和很多协和人一样去南方参加土改时被打电报叫回来的。他很快就坦白了,但他的问题太大,即使坦白了也还是被送进学习班。他一定是通过假造发电厂的燃煤账单挣了不少钱,就像陈剑星没有给门卫足够的贿赂一样,被揭发了。他有一个很不错的房子,我只从批判他的大字报的相片上看到。他不仅用协和的材料制作了整个下水道系统,供电系统,照片上还有一个小的私人工作室,而这些材料都应该是协和的。

P. C. Chang 也因为账务问题被送到学习班,具体情况我不清楚,但直到我离开之前他和 Archie Chang 一样都还在里面。

因为外国人不允许做管理工作,我辞去了荣誉图书馆长的职务,T. F. Chao(赵)接替了我的工作,成为代理图书馆员。他让我很气愤,就像很多其他人,到关键时刻,才知道他的本色。他一上任就告诉我,他想尽快为"人民"保护图书馆和有价值的图书。所以必须制定和执行严格的制度,包括除了图书馆员,不允许任何人甚至图书馆委员会委员进仓库。他还说,我也没有权利进入仓库。自从协和国有到他自己失势,他一直都很进步;先于别人穿上了蓝色的劳动服,带

---

[1] Letter Hoeppli to Pearce, November 15, 1952, RAC, Harold H. Loucks Papers, Series 1: Correspondence, Box 1, Folder 10.

着小父亲斯大林和毛泽东的徽章,以示他是中苏友好协会的成员。他还学了几个星期的俄语,后来可能因为年纪大或学习这样一个复杂的语言的困难而放弃了。后来我得知,他的下属们都不喜欢他。他显然有自卑综合症,因为他没有受到良好的教育,害怕他的下属比他知道得更多。在发现他盗窃图书之前,我已经得知可以揭发他的证据比比皆是。我认识他已经很长时间了,一直认为他能力有限,不可能在一个重要的医学图书馆担任图书馆员的职务,不过我觉得他很诚实,让我很难相信他盗窃图书。所以这让我很吃惊,甚至在一组学生找我调查他时,我还告诉他们我觉得他不可能盗窃。他们告诉我,他不但偷了,而且已经坦白偷了不少书,实际上还有很多没有坦白。这些学生让我告诉他必须全部坦白。当我告诉赵先生时,他否认还偷了其他书,他被送进学习班。我听说学生们到很多教职员家里调查,在他家的书架上发现了很多从没有上过架的图书馆的新书。当问及他为什么把书带回家时,他愚蠢地回答他想在家里学习,后来连他自己也觉得这个答案很愚蠢,就说这些书可以让他的房子有些学习气氛。我走之前,赵先生从他家里退回图书馆的很多新书,是过去人所不知的。他拿走各系急需的新书当然已经很不好,但更恶劣的是一些有收藏价值的中文旧书也不见了,这些书只有赵先生或他的代表可以拿到,这些无可替代的书的丢失极可能是他所为。可以肯定,赵先生除了想占有并找机会出售这些书以外,没有其他用意。

我想告诉你的最后一个人是神经科的冯医生(冯应琨,编者注)。我记不得他的名字的缩写了,但你肯定知道他是谁,矮矮的个子,直到他倒霉之前,他的穿着都很讲究。他来自一个富裕的家庭,他的罪名是他想保住他的一个近亲的几所房子。冯医生正在南方参加土改,我听到他因为是一个"大老虎"被召回。不久,大字报上出现了很多照片,有可怜的穿着劳动服的冯医生,看上去极抑郁,还有一个打开的箱子,里面有地契和其他文件。如果我没搞错,他可能把地契藏起来了,也可能把财产转到他的名下,因为房主是已经离开北京的一个国民党高官。所以这份地产应该被"国有"。不过,听说冯医生没有进学习班,继续在系里工作。每次我在走廊里碰到他,他都是一副沮丧的样子,避免和我交谈。虽然他遭到学生和进步的年轻教师的严厉批判,我觉得冯医生只是做了很多国家的人在这种情况下都会做的事,帮助他们的亲戚,但他却成为共产主义教条的牺牲品。

最后,我该提一下,唯一被警察抓起来上法庭的是一个护士,她被发现给危重病人注射了生理盐水,而把医生开的药留到以后卖钱。

一般的程序是,校领导先让他们认为有问题的人写检查,再把检查在系里的会上讨论,如果第一个检查通不过,就像一个心怀别意的牙医钻病人的牙齿直到病人开始喊痛一样,在会上大家反复批判,一直到做检查的人继续坦白,甚至坦白出那些在正常情况下不可告人的事情,因为他们对私生活最感兴趣。如果还不行,学生就以小组的形式到他们家里去"帮助"他们坦白。我知道这些学生到我的继任冯兰洲医生家去过几次,从晚上九点开始"帮助"他,一直到凌晨一两点。另一个"帮助"顽固不化的对象的方法是让他们参加大型批判会,一般在 A 楼,当众坦白。根据我所听到的,这些会议对观众来说就像在学习各种微妙的性关系。考虑到这么多年轻女孩、学生和技术员在场，会上涉及到的细节令人震惊。一天早上，我们的秘书告诉我，他庆幸他女儿没开昨晚的会，一个年轻人和一个年轻的护士被迫坦白他们的性关系，以示惩罚，难怪有如此之多的人参加这些会议，很多人只能坐在外面听扩音器。

如果学生和年轻职工的"帮助"没有达到效果，此人就被禁闭到地下室的一间屋子里隔离写检查，直到他被放出来。有一个被关禁闭的人以为他将会永远被监视，就从禁闭室跑出来，快速地跑上楼，从楼顶上跳了下去，我听说他立即身亡。这种用禁闭强迫坦白的方法也有被滥用的时候。例如校领导想知道一个协和雇员是否盗窃协和的东西拿到店里去卖，他们叫店员到协和来。店员被质问时否认从被怀疑的协和雇员手中买了东西，如果我没记错，店员就在一间地下室被关了好几天。最后他一被放出来，就向市政府强烈抗议协和滥用权力无辜关押他这样一个与协和无关的人。我不知道抗议的结果如何，但如果我没错的话，协和道歉了。

这些人最终检查通过之后，军代表和一些学校职员组成的一个非正式法庭将决定他们的命运。如果我没错的话，他们将决定这些人是否回工厂区的学习班。有一次我对这一过程表示惊讶时，我被告知，这是经过正式法庭批准的，只是他们太忙了，希望协和和其他学校的小法庭自己处理这些事。[1]

12月10日，何博礼医生致娄克斯医生信，谈及李宗恩与其他协和教职员对新政权的真实想法：

你问我协和人，如李宗恩、胡正详和张孝骞等对新秩序的真实想法。我在前几封信中已经写了他们每人的情况，基本上回答了你的问题。所以我这里只简短的说一下李宗恩，我认为，西方教养已经深深根植在他的身上，而且他的年纪大，不容易真正改变了。我记得学校"国有"不久，那时我还可以到他的私人办公室谈话，当谈到新的共产党政权时，他说，"过去你也许可以说在某种程度上是人民当政，但现在当政的是庸众。"脸上的微笑中有一丝悲凉。

我认为胡正详没有个性，是一个随风倒的人，不值得或得不到甚至和他一起工作的人的尊敬。

生理系的张锡钧在身体上和思想上都较软弱，就像很多软弱的人一样，乐于在运动中起一定的作用。他可能在某种程度上真地喜欢新秩序，因为他在精神上和旧秩序没有太多关系。关于这一点，我问过冯兰洲医生和王峰林（音译）先生，两个精神上平衡的人，是否长期将这么多宝贵的学习业务的时间用于政治学习，真地对中老年人有什么效果，或只是浪费时间和精力。两个人都告诉我，至少在一定程度上产生了共产党希望的影响，两个人又说中年人不可能改变太多，但另一方面，他们自己通过不断的政治学习学会了从不同的角度看待过去习惯了的事情，开始思考过去没有怀疑过的最优秀的标准的价值。两个人都认为，政治

---

[1] Letter Hoeppli to Loucks, November 22, 1952, RAC, Harold H. Loucks Papers, Series 1: Correspondence, Box 1, Folder 10.

学习从共产党的角度看,在某种意义上讲没有完全浪费时间,在每个人的身上都得到了成功。

毫无疑问,大部分年轻人,特别是学生,都变成了共产主义者。虽然现在还有很多熟悉旧秩序的人,有些事情他们不喜欢,如改变家庭的生活方式,侵扰私人生活,持续的控制造成的恐惧,等等。以我之见,共产党在中国使用了与日本人不同的手段控制了整个人口。我毫不怀疑,如果有奇迹发生,现在的共产党政权失败,被类似西方的政府取代,现今的共产党统治仍会留下深远的影响。我同意共产主义是一种强大的宗教的看法,它通过几个大多数人喜欢的简单口号,缓慢地动摇现行政权的基础,很像早期的基督教教义——而其狂热、对胜利和自己权利的自信,它又和穆斯林教极其相似。另外,通过强迫性的坦白,接受不容置疑的、近乎于神圣的马克思、列宁、斯大林和毛泽东的教条和思想——它又与天主教会极为相似。所以,作为一个好战宗教,共产主义对与它相似的天主教会尤其敌视。

至于教学,我可以说在上个圣诞节后已经减到最少,因为医学生忙着搞三反和"自我批评",哪里还有时间学医。有几次宣布某日复课,但总是继续推迟。不过,总有几个短期培训班,病理、细菌学和寄生虫学在开着。当我责问这种扰乱正常秩序的学习时,我被告知,根据共产党的观点,在开始学习任何专业时,端正态度是最重要的,而后将又容易又快。研究基本上停止了,只有流行性脑炎的传染途径的研究还在继续,而且取得了好的结果。有一件事让我很气愤,过去我们寄生虫系的研究一直都很活跃,也让我很满意;但现在这些被认为无用,甚至很不好,原因是过去的研究者只选择自己感兴趣的课题,以得到国际知名度和更好的职位。他们被认为从来不研究最重要的问题——他们的研究是否为人民服务?据说,以后在做研究之前,研究方向必须经过上级领导批准,或者,研究政府认为对人民有益的项目。旧的"为艺术而艺术"的系统将不再被允许了。

我还听说,协和将不再提供医本科教育,变成一个研究生学校,训练教师和做研究工作。不过到我离开为止,还没有宣布这一改变。

资金并不缺乏,在协和国有后开的会议上,官方宣布,共产党政府有足够的钱,虽然协和过去从美国拿到的钱看上去很多,共产党会提供同样的甚至更多的钱。实际上,没有人觉得资金紧张,相反,在我离开之前,还到了很多昂贵的仪器,如意大利显微镜。不过,图书馆没有这么幸运。订购的很多书和杂志只来了一部分或要等很长时间。还有几个通知是,没有部里特批,不许把复制的文章和书寄到国外。[1]

在此期间,国外对李宗恩在"思想改造运动"中的情况颇有传闻。例如,1953年1月28日,娄克斯医生与何博礼医生谈话记录说:"美国驻香港领馆密切关注香港和所有亚洲的报纸。如果李医生写检查,共产党认为有宣传价值,他们就登在共产党的报纸

---

[1] Letter Hoeppli to Loucks, December 10, 1952, RAC, Harold H. Loucks Papers, Series 1: Correspondence, Box 1, Folder 10.

上。我们的信息有很多来自这个渠道。"[1] 1953 年 2 月 25 日，Lau, Allen 美国医药援华会（American Bureau for Medical Aid to China）致娄克斯信说："李宗恩，协和医学院院长（现中国协和医学院）检查了 16 次还没有通过。资料来源 NEWS ITEMS FROM RED CHINA, Nov. 18, 1952, issued by Red Cross Society of China, Taiwan"[2]

---

[1] Interview Dr. Harold H. Loucks, January 28, 1953, RAC, CMB Inc. Box 3, Folder 27.
[2] ABMAC (Lau, Allen) – HHL, February 25, 1953, RAC, CMB Inc. Box 89, Folder 635.

1953年 癸巳 六十岁

1月17日，何博礼医生在娄克斯信中认为，协和医学院现在的标准降低，但过去的成就不可磨灭：

协和现在的标准 现在也许没有人否认协和的标准比过去低了许多。有一次我单独问了李宗恩医生这个问题，他承认这个事实，但希望在这段政治学习和其他政治活动过去之后，标准会逐渐恢复。在城里的外国人圈子里，我也听到对协和医学院和协和医院的好感大大减少了。同时，我问到的每个人都对过去的医生，如林巧稚医生、内科的张孝骞医生和邓医生评价极高。恰如我已经提到的，研究工作在今年到我离开之前，因为政治学习和其他活动，基本停止了。

学生 我一直认为，现在也是如此，中国学生的智慧、好奇心和勤奋都在中等以上。至于研究生，一般来讲，他们思想上的创新方面，属于世界上最好的学生。在爱国主义方面，中国学生也不在其他种族以下，也许更好。所以，在共产党政权的指导和看护下，这些品质的作用和表现方式就是我们看到的结果：同样的学生，在另一个环境中会是富有同情心，刻苦学习和非常聪明的男女青年；而现在却变成了狂热、冷酷、可憎的人，他们下意识或半下意识地在精神上从折磨他人的过程中得到快感，感觉自己位于他人之上，接受那些简单和看似极好的信条，特别是所有其他概念和原则都被认为是假的和不好的。可想而知，很多学生很喜欢他们这种前所未有的权力，我听说现在他们有权要求解雇他们不满意的老师。对很多学生来说，政治学习更有意思，比学习各种绦虫的生活史要容易得多。这些事实可以解释为什么大多数学生拥护甚至狂热地支持新政权，为人民的利益做自我牺牲的口号对很多理想主义者很有吸引力。我听说很多学生比过去努力得多，但不幸的是，在做与他们将来的事业无关的事情，而且是在完全不同领域的政治活动。我知道不少学生经常工作到深夜，他们的营养也不一定平衡，最后得了结核病。

过去的协和医学院在共产主义中国的永久价值：在共产党统治很多年后，协和医学院会发生很大变化，特别是老一代的协和人离开之后，它将是一个不同的医学院。但我肯定，建造协和医学院并不是毫无用处或是一个错误，为协和花的大量金钱也没有被浪费。我的这些话要是在中国说，肯定会被严厉批判，因为这是一个美帝国主义的走狗侮辱中国"人民"的言论。我相信，最终，时间将会证明，协和医学院在它的过去，对中国的医学和科学教育作出了伟大的贡献，特别是在年轻的中国毕业生中创造和发展了一种真正的现代科学研究精神。我坚信，这一贡献将影响深远，在那种仇视外国人的情绪消失之后，中国人自己也会承认和感谢协和医学院的工作和成就的。[1]

1月27日，作为常务委员参加北京市抗美援朝分会召开的代表会议。《新华社二

---

[1] Letter Hoeppli to Loucks, January 17, 1953, RAC, Harold H. Loucks Papers, Series 1: Correspondence, Box 1, Folder 10.

十八日讯》：

> 北京市抗美援朝分会在二十七日下午召开抗美援朝代表会议。
>
> 到会的有北京市抗美援朝分会主席张奚若，副主席曾昭抡、舒舍予，常务委员陈垣、胡锡奎、李宗恩，分会秘书长李乐光，各部部长以及各界代表共五百多人。中国人民志愿军政治部秘书长李贞也应邀出席会议。
>
> 会上，张奚若首先向代表们作了关于北京市两年来抗美援朝工作和今后任务的报告。
>
> 会议在北京市抗美援朝分会宣传部副部长莫艺昌报告了今后抗美援朝宣传工作的计划之后，由京西煤矿工会代表介绍门头沟机电厂的优抚工作；西单区居民张文英介绍小沙果胡同建立"抗美援朝日"的经验；京西矿区斜河涧村农民协会代表王有道介绍该村"爱国日"的经验，北京师范大学附属女子中学学生周士琴介绍该校如何通过和志愿军通信和交朋友、向志愿军学习的经验。北京市各民主党派代表陶大镛、工业劳动模范黄润萍、农业劳动模范殷维臣、教育界代表严景耀、工商界代表傅华亭、妇女界代表王立华、文艺界代表曹宝禄、优抚模范杨万芳、少数民族代表闪懿昌、宗教界代表王梓仲等相继讲话，一致表示要继续动员群众深入抗美援朝运动。
>
> 会议进行中，中国人民抗美援朝总会委托北京市抗美援朝分会将三面锦旗送给参加中国人民第二届赴朝慰问团的新中华评剧工作团、北京曲艺工作团和首都曲艺工作团。
>
> 北京市抗美援朝代表会议全体代表，最后一致通过了以张奚若主席报告为基础的、关于继续加强抗美援朝工作的决议。[1]

春季，协和医学院停止招收医学生，在教学上照搬苏联教学体系；护士学校至秋季亦撤销停办。张之强《协和方针任务改变》：

> 1952年8月，军委总后勤部卫生部组成检查组来协和检查工作，拟解决协和医学院和护校的教育方针和任务等7个问题，其目的在于，探讨如何能够使协和为军队卫生工作建设作出最大、最好的服务。为此，总后卫生部副部长宫乃泉同志搬到协和南院宿舍（位于东单北极阁胡同）来坐镇以便于就近指挥工作。宫本人是正规医学院毕业生，是内行。经调查、研究后，总后勤部认定，协和师资水平高，设备也较好，可作为"进修学院"，担任高级师资培养任务；还可选派干部来协和专科进修，以提高军队医学院校的师资水平和正规医院的专科人才。至于医学本科生的教学可由其他医学院校承担。这样，1953年春，总后卫生部就决定协和教学任务的总方针，首先是为国防卫生建设培养政治坚定、技术优良、身体健康的师资人才，基础服从于临床，临床服从于需要，积极学习苏联的先进医学思想和技术。为此，改变了协和原来的办学方针，协和医学院停办，在校生转到军医大学习，护士学校撤销。

---

[1]《北京市召开抗美援朝代表会议，通过关于继续加强抗美援朝工作的决议》，见《人民日报》1953年1月29日。

这一改制引起协和教授们的强烈不满，但又不敢直言反对；我也认为改变协和医学院的性质不妥，所以曾向总后勤部领导提出异议，希望总后领导能重新考虑，结果受到批评。不久，总后派周长庚同志来担任中国协和医学院副院长，白崇友任中国协和医院副院长，目的自然是贯彻执行总后及卫生部确定的改制任务。这一改变，打乱了协和原有的教学方针和传统，在如何学习苏联的问题上，同总后的矛盾很大。苏联的医学水平，完全不比协和高。但在强大的政治压力下，照搬苏联的一套，打乱了协和原有的科学的医疗秩序，医疗质量下降，逐步酿成了当时医院"脏、乱、差"的状况。学院教学计划被打乱，科研工作也处于无序状态。所幸的是，协和的基本经验已深入人心，在协和人的共同努力下，协和长期实行的最基本的医疗、教学、科研等方面的规章、制度、优良传统，未能根本改变，医疗质量尚能等到保证，前期的基础研究也未停顿。[1]

《中国协和医科大学校史（1917-1987）》：

从1953年春协和医学院停止招收医学生，向干部进修学院过渡，计划于4-5年内完成，为全军培养高级师资和提高医务干部水平。1953年以前招收的各班学生基本上仍按照原计划进行培养，教学工作继承过去的传统和方法，毕业生达到了高水平的要求。1953年停止招生时，在北京大学学习的医预学生（52名）于3月间转到第五军医大学借读（实际报到34名）。同年秋扩大招收军队进修生数目。1952年医学生与进修生之比为222:164，1953年为201:245（其中军队为205，地方为40）。以后随着医学生逐年毕业，进修生数目不断增长，直至1956年最后一班医学生进入临床实习，1957年毕业，基本结束八年医本科学生教育。

秋季，护校关闭

当时总后勤部卫生部认为，协和护校招收大学预科二年级学生培养的护士是"浪费时间和人才"。1952年秋协和护校停止招生。将在校三班护士生分别做了安排：1952班学生继续学习到毕业，毕业后一部分转入前期进修，如寄生虫学系，微生物学系等；1953班转入医学院或回到大学学习；1954班全部转学。协和医学院护士学校于1953年春全部结束。护校教员分别留协和医院，调到其他护校或调到其他卫生部门做行政管理工作等等。

学习苏联经验，进行教学改革

1952年全国贯彻中央关于改革旧教育和学习苏联的指示，中国协和医学院在业务工作中也开始了"全面"向苏联学习，照搬苏联经验，进行教育改革。

1. 建立教研室。各科系于1953年初都成立了教研室，制定教学大纲和教学方案，并采用苏联的教科书。

2. 教学内容和教学方法的改变。在教学内容上特别注重苏联医学，如解剖学的"活质学说"，细菌学的免疫学，病理学的病因论，生理学的条件反射、大脑与内脏相关学说，以及临床的各项"新疗法"等也都予以介绍。在教学形式和方法上也完全照搬苏联经验，注重课堂讲课、集体辅导、"包教包学"、课堂讨论、实验和实习作业、考试等多种教学形式的运用。有的学科还组织了不同规模

---

[1] 张之强：《我的一生》，第211-212页。

的观摩教学、评议会。

3. 开办俄语和巴浦洛夫学说学习班。在全面向苏联学习的口号下，为克服语言上的障碍，尽快掌握俄语，全校还举办了俄语速成班，以 20 天一期的时间集中精力突击学习，1953 年共举办了 7 期，有 662 名教师及进修生参加了学习。有 12 个科系进行了苏联医学杂志的翻译。生理科张锡钧教授发起和组织力量翻译出版介绍苏联巴浦洛夫高级神经活动的文章，做了不少工作。1953 年 10 月至 1954 年 6 月，全校开展巴浦洛夫学说学习。生理、药理、病理三科教学人员和进修生，共同学习了贝柯夫的《大脑皮层与内脏》，为研究生开设高级巴浦洛夫学说课程打下基础。

4. 为了更好地向苏联学习，还派人去东北各医科大学（沈阳、长春、哈尔滨）和苏联学习参观。协和医院第一批去苏联参观的有林巧稚教授等，回国后在妇产科开展了无痛分娩，内外科开展了组织疗法、睡眠疗法，巴浦洛夫学说中生理科、神经科普遍应用。

在学习苏联的过程中，由于强调"一边倒"和受政治运动的影响，不仅有生搬硬套、形式主义和教条主义，且有用行政命令的情况，并把政治与学术相混淆，使人们思想上受到很大的压力。对原协和的教育方针、教学内容、教学方法和经验均不屑一顾，不作客观的分析研究，扬长避短，这是个值得认真吸取的重大教训。[1]

4 月 3 日，参加中华医学会总会座谈会，拥护周总理关于朝鲜停战谈判问题的声明。据《健康报》：

【本报讯】中华医学会四月三日下午于北京召集常务理事及北京分会理事，座谈关于周总理对朝鲜停战谈判问题的声明。座谈会有总会理事长傅琏璋【连暲】主持，出席者有副理事长方石珊，理事钟惠澜、诸福棠、金宝善、李宗恩、徐诵明、汤飞凡、李涛、林巧稚、邓家栋、吴朝仁、胡懋华、张庆松、俞家振等。座谈会中大家一致热烈拥护周总理之声明，认为我国人民从来不放弃任何争取和平的机会，这一声明是我国政府和人民对促成朝鲜停战和争取世界和平又一次的重大努力。[2]

1953 年 7 月 9 日，福美龄致格拉斯哥大学盖尔文（Garven）博士信，称李宗恩文如其人，仍是君子：

李宗恩医生仍是院长，但有一个没有医学背景的专员，对学校的影响极大。医学院仍沿用过去的学制，不过我们听说已经停止招生，待现在的班级完成学业之后，学校将培养从其他学校毕业的研究生和做研究。这看上去是宗恩保持标准的方法。这也是他在战后那几年说起的想法，确实是他想做的。过去的教员基本都留下了，从宗恩开始，所有人都要进行"批评与自我批评"，必须声明和他们

---

[1]《中国协和医科大学校史（1917-1987）》，第 47-48 页。
[2]《中华医学会总会召开座谈会，拥护周总理关于朝鲜停战谈判问题的声明》，见《健康报》1953 年 4 月 9 日。

的外国同事和朋友断绝关系。我读了在大陆报纸上发表的宗恩的自我批判，我想你不会奇怪，我认为他写的文字就像他一样，仍然是一个君子。

医院的病床增加了不少，但人员却没有增加，这当然意味着专业质量的降低。我的印象是，教职员表现出的质量得到新政权的认可，并承认其价值所在。我并不是说他们的日子好过，实际上肯定相反。不过我认为他们大多数都保持了基本的诚实。[1]

7月29日，金日成元帅和彭德怀将军在朝鲜停战协定上正式签字。[2]

---

[1] Letter Ferguson to Dr. H. S. Garven, July 9, 1953, Yale University Divinity School Archive.
[2] 《人民日报》1953年7月29日。

1954年　甲午　六十一岁

协和医学院招收研究生，培养师资与科研人员；同时开设军队医疗行政管理干部班与短期专科进修班。《中国协和医科大学校史（1917-1987）》：

1. 1954年基础科五个教研室开始招收研究生，培养师资和科研人员。当时在"研究生"和"进修生"之间无明确差别，只在学习年限和入学标准上有所不同，在学员统计表上统称进修生。
2. 同年军委卫生部在协和医学院设立老干部班，以培养提高军队医疗行政管理干部。学员是从全军医生中选拔的，共66人，进修一年半。
3. 开设短期专科进修班（半年至一年）。如耳鼻喉科、整形外科、战伤外科、泌尿外科、营养技师，脑电图、动物生理、真菌学、细菌生理、病毒学、麻醉学、医学昆虫学、骨髓象检查等等。为部队充实了专科医疗、门诊和医校基础课师资。[1]

协和医院成为军队医院，提倡学习苏联医疗经验与制度；7月起，协和医院开展群众性的中医学习。《中国协和医科大学校史（1917-1987）》：

> 根据军委总后卫生部的方针，协和医院主要是为军队服务，"适当"照顾地方，配合教学，提高医疗效能，首先解决疑难重症。床位的具体分配：350张为军队干部，130张为市民，20张为外交和政府人员，门诊也是先军队后市民。由于当时协和医院在全国的地位，医疗水平、设备条件和技术力量，所以为治疗志愿军伤病员、提高部队技术力量作了不少贡献。
>
> 在医疗工作中强调防止和消灭医疗事故，并提倡积极学习苏联经验和制度。
>
> 一、成立"苏联先进经验推行委员会"，吸收各科主任参加组成，以便有组织有计划地统一领导、宣传教育、计划检查工作，同时派人去苏联红十字医院（现友谊医院）学习。当时推行的苏联医疗经验有无痛分娩、组织疗法、睡眠疗法、封闭疗法等等。
>
> 二、工作制度上，大力推行"科主任负责制"、"计划医疗制"、"保护性医疗制"，简称"三大制度"。相应建立朝会制、总值班医师制、经治医师制。
>
> 　　协和医院原系8年制医学院的附属医院，有其多年形成的传统。它既不同于苏联的一般医院，也不同于军队的医院。从1953年至1956年推行苏联的"三大制度"，在组织上按军队的组织机构和管理制度进行改造，这些都和原协和的一套制度不同，以致发生不少矛盾和问题，如打乱了原协和的护理系统，冲击了住院医师和总住院医师制，取消社会服务部、家政科等等，病房管理混乱，形成组织形式多，汇报层次多，计划治疗表格多，无效劳动多。每年都进行总结整顿，收效不大。由于协和原有的一些主要医疗工作制度和传统仍为医护人员所自动保持，因此，医疗质量基本上得以免受太大的影响。

---

[1]《中国协和医科大学校史（1917-1987）》，第48页。

三、开展中医工作。1954年7月中央号召西医学习中医,全校开展了群众性的中医学习。经过动员、学习,要求从思想上认识中医在发展祖国医疗卫生事业中的重要作用及其贡献,并检查了一些不正确的看法。为了培养今后推动中西医结合的干部,还抽调了一批西医骨干去中医研究院学习中医。内科张孝骞教授也于1959年参加了中医班。第一批西医学习中医的骨干有葛秦生、史济昭、谭蕴涛、朱预、钱雪君、张之南、张梓荆、张育轩、郑德裕、佘铭鹏、严仪昭、陆钟奇等。此外,还陆续组织西医学习中医,时间长短不等。医院又聘请了名医施今墨等两位中医、三位西医学中医医师及一名护士成立了中医办公室,负责制定学习中医的计划,开展中医治疗和中西医结合的研究工作。[1]

6月14日,《中华人民共和国宪法(草案)》公布。

6月18日,以内科学专家名义发表《用实际工作来庆祝宪法草案的公布》:

> 我们的宪法草案公布了,它是一个历史文件,是真正属于人民的宪法。这是我国自古以来没有过的大事情,是值得我们庆祝的一件大喜事。我想每一个祖国公民看到这个宪法草案都会感到兴奋。
>
> 站在一个医务工作者的立场上,我愿意说几句话。自从解放以来,在我们的国家里,卫生事业是有很大成就的。在旧社会的时候,每隔四、五年必然要大流行一次霍乱,今天在我们国家里已被消灭。过去各个大医院最多见到的严重的伤寒病,现在已很少看到了。过去蔓延最广的天花,现在也基本被消灭。这说明了我国公共卫生事业发展的非常快,它的成就也是惊人的。只有人民的国家才能这样,资本主义国家是不会有这种事情的。这次宪法草案中更给我们医务工作者指出了明确的努力方向,我们的责任更重大了,工作范围也更广大了。改善劳动条件、疾病的预防与治疗,劳动者的修养等等都是和医务工作者的责任不可分的。当然,这也是与结合群众运动,发挥群众力量分不开的。我们的国家很大,人口也很多,但是医务干部很少,为了很好地发展我们的卫生保健事业,培养大量的、合格的、能够解决问题的医务干部是文教卫生工作中很重大的一个任务,也是我们应该努力完成的任务。
>
> 在旧社会里,我是一个不懂政治也不大过问政治的人,反动统治政府也不要我们这样的人过问政治,这次我有机会参加了全国政协委员会所领导的学习和讨论,我感到这是我生平最大的光荣,我深深认识到了一个公民的光荣权利。讨论的过程中,充分地发扬了民主的精神,例如我们提到了科学研究工作的问题,这次公布的宪法草案中第九十五条就明确地规定了国家对科学研究工作的保护和鼓励。这次公布了以后,还要展开全国的民主讨论,这种充分发扬民主的精神,正代表了我们宪法的本质,它是为广大人民的利益而服务的,是人民的宪法,这是和资本主义性质的宪法根本不相同的。
>
> 我们的宪法草案是以马列主义为基础,参考苏联和各人民民主国家的经验,

---

[1]《中国协和医科大学校史(1917-1987)》,第48-49页。

结合我国的具体情况创造性地制定的。它不但总结了过去革命斗争的经验和成果，同时也指出了向前发展的方向，这是一个社会主义类型的宪法草案。我衷心地拥护这个宪法草案，并坚决用我的实际工作来庆祝宪法草案的公布。[1]

8月7日，与郭沫若等46人签名致电美共总书记丹尼斯祝贺其五十寿辰，并致电美国总统要求释放丹尼斯等。【新华社八日讯】：

>中国科学工作者四十六人在八月七日分别致电美国共产党全国委员会和美国共产党全国委员会总书记丹尼斯，祝贺丹尼斯五十寿辰。中国科学工作者在同一天致电美国总统艾森豪威尔，抗议美国政府迫害丹尼斯和其他民主人士，并要求立即释放他们。
>
>在电文上签名的有：郭沫若、李四光、梁希、陈伯达、张稼夫、陶孟和、竺可桢、吴有训、曾昭抡、丁西林、华罗庚、江泽涵、段学复、饶毓泰、叶企孙、周培源、赵忠尧、严济慈、钱三强、钱伟长、庄长恭、赵承嘏、侯德榜、黄子卿、涂长望、谢家荣、钱崇澍、张景钺、戴芳澜、刘崇乐、刘仙洲、茅以升、李宗恩、钟惠澜、张孝骞、金岳霖、冯友兰、马寅初、周鲠生、陈翰笙、陈岱孙、陈垣、裴文中、罗常培、费孝通、潘光旦。[2]

8月14日，以科学、教育界人士名义出席中国人民外交学会会长张奚若招待英国工党代表团宴会。《中国人民外交学会会长张奚若设宴招待英国工党代表团》：

>中国人民外交学会会长张奚若八月十四日举行酒会，招待应邀前来我国访问的以克·艾德礼先生为首的英国工党代表团。
>
>出席酒会的有：代表团团员安·比万先生、埃·萨末斯基尔夫人、韦·伯克先生、摩·菲利普斯先生、塞·华生先生、哈·厄恩萧先生、亨·弗兰克林先生和代表团翻译林迈可夫妇。
>
>出席欢迎酒会的还有英国驻我国代办杜维廉。
>
>中国方面出席酒会的有：中国人民外交学会副会长周鲠生、陈翰笙、胡愈之、钱端升、乔冠华，秘书长吴茂荪等。
>
>出席酒会的还有：中央人民政府政务院总理周恩来，副总理郭沫若、黄炎培，中国人民政治协商会议全国委员会副主席李济深、陈叔通，中央人民政府最高人民法院副院长张志让，政务院秘书长习仲勋，政务委员谢觉哉、曾山、滕代远、章伯钧、陈劭先、邵力子，7 以及所属各委、部、会正副负责人叶季壮、沈雁冰、黄敬、傅作义、李德全、乌兰夫、陈其瑗、雷任民、何长工、吕正操、李葆华、杨秀峰、韦悫、贺诚、魏文伯、安子文、丁西林，外交部副部长章汉夫、伍修权，北京市人民政府市长彭真，副市长张友渔、吴晗等。
>
>出席酒会的还有中国共产党中央委员邓子恢、廖承志，各民主党派和无党派

---

[1]《健康报》1954年6月18日。
[2]《我国科学工作者致电祝贺丹尼斯五十寿辰；并致电艾森豪威尔抗议美政府迫害丹尼斯和其他民主人士》，见《人民日报》1954年8月9日。

民主人士代表蔡廷锴、罗隆基、孙起孟、马寅初、许广平、彭泽民、陈其尤、许德珩、李纯青、罗毅等。

出席酒会的还有：科学、教育界人士李四光、梁希、钱三强、华罗庚、陈达、蒋南翔、汤用彤、周培源、叶企孙、金岳霖、陈岱孙、周炳琳、朱光潜、梁思成、傅种荪【孙】、金宝善、戴芳澜、李宗恩、张孝骞、严景耀、楼邦彦、潘光旦、茅以升、陆志韦、方石珊，文艺、新闻界人士周扬、老舍、欧阳予倩、曹禺、田汉、张庚、赵树理、赵沨、马可、华君武、刘开渠、马彦祥、叶盛兰、杜近芳、邓拓、梅益、吴文焘、陈用文、沈建图、浦熙修，工会工作者和劳动模范刘宁一、朱学范、李颉伯、刘子久、张维桢、李永、刘英源、郝建秀、杭佩兰、陈素兰、刘德珍、马六孩、郭树德、谷发明，工商界人士沙千里、王志莘、乐松生、凌其峻，少数民族代表平错汪阶、朋斯克、甘春雷、柯吉义，宗教界人士吴耀宗、陈见真、陈崇桂、赵紫宸、王梓仲、蒋翼振、赵复三、达浦生、马松亭、巨赞，以及社会各界人士钱俊瑞、楚图南、冀朝鼎、伍云甫、刘贯一、梁漱溟、章士钊、刘王立明、钱昌照及各人民团体负责人等。[1]

9月15日至28日，第一届全国人民代表大会第一次会议在北京召开。会议通过了《中华人民共和国宪法》。会议选举毛泽东为中华人民共和国主席，朱德为副主席，刘少奇为第一届人大常委会委员长，宋庆龄等13人为副委员长；决定周恩来为国务院总理。[2]

9月28日，作为北京抗美援朝分会常务委员迎接志愿军国庆节归国观礼代表团。《志愿军国庆节归国观礼代表团到京》：

中国人民志愿军国庆节归国观礼代表团在二十八日下午到达北京。前往车站欢迎的有中国人民政治协商会议全国委员会副秘书长梅龚彬，中国人民抗美援朝总会办公厅主任曾昭生、组织部副部长莫艺昌，中央人民政府人民革命军事委员会总政治部副秘书长刘其人，北京市抗美援朝分会常务委员柴泽民、李宗恩，北京市人民政府秘书长薛子正及各民主党派、各人民团体代表等六十多人。

到车站欢迎的还有朝鲜民主主义人民共和国驻我国大使馆参赞李忠翼。[3]

10月10日，作为北京抗美援朝分会常务委员欢送志愿军国庆节观礼代表团离京返朝。《志愿军国庆观礼代表团离京》：

中国人民志愿军国庆节归国观礼代表团十日上午离开北京返回朝鲜。前往车站欢送的，有中国人民政治协商会议全国委员会副秘书长周新民，中国人民抗美援朝总会组织部部长许宝驹、副部长莫艺昌、办公厅主任曾昭生，北京市各界人民代表会议协商委员会副秘书长陈铭德、李健生，北京市抗美援朝分会常务委员

---

[1]《人民日报》1954年8月15日。
[2]《当代北京大事记（1949-1989）》，第73页。
[3]《人民日报》1954年9月29日。

柴泽民、李宗恩，北京市人民政府秘书长薛子正及各民主党派、各人民团体和中国人民解放军的代表。[1]

10月24日，在中华医学会总会座谈上发言，谈如何向苏联学习。《健康报》：

> 中国协和医学院内科系主任张孝骞说：学习苏联我们应该订出一个系统的计划。对这一点，我个人体会过去做的是不够的。在学习苏联中，文字隔阂和工作繁忙都不是主要原因，主要的是思想认识不够，例如运用苏联先进医学经验，如对某些先进疗法，虽已应用，但没有彻底了解它的重要性、科学性和应用重点，而拿它当形式来做；学习苏联先进经验没有更好地结合中国的具体情况，如根据中国人的体质、习惯适当运用。因此，张孝骞接着说：今后要从思想上明确认识苏联医学的先进性和它服务目的的明确性，做进一步研究。内科专家李宗恩对这一问题也发表了相同意见。他说：我们以往学习苏联取得成绩或经验后，缺乏总结，做就做了；在资料搜集上缺乏计划，这就不能使我们进一步开展这一工作。今后，应有计划的，按部就班的，一样一样的学好。
>
> 座谈会已经进行了很久，这时，会议主席傅琏璋【连暲】理事长最后发言。他愉快地说：学习苏联非常重要的。我们应当老老实实，勤勤恳恳的向苏联学习。几年来，我们在学习苏联先进医学方面虽然已经取得了许多成绩，但还是不够的。在中苏会谈公报发表以后，我们应当订出切实的、系统的学习苏联的计划。学习苏联与学习中医结合起来。傅理事长并建议到会者将座谈会的精神带回本岗位去，推动大家掀起学习苏联的新高潮。[2]

12月2日，自10月起全国展开对胡适思想的批判，是日，中国科学院院务会议和中国作家协会主席团举行联席会议，决定中国科学院和中国作家协会联合召开批判胡适思想讨论会。

12月4日，与孔伯华、石筱山、承澹盫、林范洪（女）、金宝善、侯宗濂、施今墨、张辅忠、陈景云、傅连暲、赵树屏、钟惠澜、苏井观等14人当选为中国人民政治协商第二届全国委员会医药卫生界委员。《人民日报》：[3]

> 中国人民政治协商会议第一届全国委员会常务委员会第六十二次会议在四日下午举行扩大会议。会议讨论了召开中国人民政治协商会议第二届全国委员会第一次全体会议的筹备问题。
>
> 在这次会议举行之前，各民主党派、各人民团体和各有关方面对于中国人民政治协商会议的组织问题，曾经进行多次协商，一致同意不必举行中国人民政治协商会议第二届全体会议，而由各民主党派、各人民团体及其他单位提出人选，经过中国人民政治协商会议第一届全国委员会常务委员会协商确定后，直接组成

---

[1]《人民日报》1954年10月13日。
[2] 朱彬《进一步向苏联学习——记中华医学会总会座谈中苏会谈公报和学习苏联先进医学》，见《健康报》1954年10月29日。
[3]《人民日报》1954年12月11日。

中国人民政治协商会议第二届全国委员会。

这次会议讨论和通过了中国人民政治协商会议第二届全国委员会委员名单。这个委员会是由二十九个单位的五百五十九人组成的。

会议还确定中国人民政治协商会议第二届全国委员会第一次全体会议在十二月二十日召开。[1]

12月25日，在中国人民政治协商会议第二届全国委员会第一次全体会议上作检讨性发言，表明自己将"痛下决心，彻底清除我亲美崇美的反动思想，坚决同美帝国主义划清界限，永远站在人民方面，全心全意为人民卫生事业服务"。《李宗恩委员的发言》：

> 各位委员：
> 我这次能出席中国人民政治协商会议第二次届全国委员会第一次全体会议，不但感觉到光荣，而且怀着一种极兴奋的心情，因为这五年来我看到祖国在毛主席和共产党的领导下国民经济的迅速恢复，抗美援朝的伟大胜利，社会主义经济建设的突飞猛进，我国国际地位的空前提高，在保卫亚洲和世界和平工作中做出了杰出的贡献，国内人民和各民族之间关系的团结，全国人民代表大会的召开，宪法的公布，这一切都使我深深感到无限的兴奋和骄傲。
>
> 这种心情同我在五年前代表科学团体出席中国人民政治协商会议第一届全体会议的时候有很大的不同，当时由于我长期受美帝国主义的影响，同党有着很大的距离，甚至于可以说有一定程度的敌视，因此对新中国的成立采取观望和怀疑的态度。经过五年来在党的关怀和不断教育下，我在思想认识上有了基本转变，使我从美帝国主义文化侵略影响下解放出来。现在回想过去，我清楚地看到自己却是美帝国主义文化侵略政策所培养出了的典型人物。过去的协和医院可以说是执行美帝国主义文化侵略政策的典型机构。美帝国主义就是这样处心积虑地培养我这样的一群人来散布崇美亲美的思想，已达其侵略的目的，所以我今天要就我对于帝国主义特别是美帝国主义文化侵略的认识过程谈一谈。
>
> 我很早就到英国去读书，长期接受资本主义的教育和熏陶。回国后，一九二三年我就钻进了美国垄断资本家煤油大王所创办的协和医院，在十余年的过程中，我就被培养成为一个亲美崇美、敌我不分、忘掉祖国、忠实为帝国主义文化侵略服务的代理人。因此一九四七年我就被选为协和医院的院长，负责筹划协和医院的复校工作。当时美帝国主义为便于实施其文化侵略的政策，设有协和董事会，董事长就是鼎鼎大名的战犯胡适。但是美国垄断资本家们还不放心，又派了一些披着科学家外衣的美国文化特务如娄克斯之流来协和监督和实际执行其政策。由于当时人民解放战争已进入反攻时期，华北局势有突变的可能，美国帝国主义分子是看到了这一前途的，因此，美国国务院就决定即使华北局势有变化，美国文化特务和战犯胡适之流必须退出的时候，还希望能够继续保持协和这一文

---

[1]《中国人民政治协商会议第二届全国委员会委员名单》、《政协第一届全国委员会常委会举行会议，协商组成政协第二届全国委员会》，见《人民日报》1954年12月11日。

化侵略据点。作为其卷土重来的基地，至少也可以在新中国继续产生影响。在这恶毒的计划下，我便被认为是它执行其计划的一个比较合适的代理人。而我呢，也就按照其企图，忠实地为保持这基地而效劳。所以从北京解放一直到一九五一年初接管以前这一阶段中，我一方面坚持美国"标准"和"医学教育制度"，一方面对政府的一些措施采取应付、拖延、抗拒的态度。当朝鲜战争爆发，美帝国主义文化特务娄克斯之流撤退后，我还向协和美国董事会汇报协和情况，并一再表示努力维持这样据点，甚至在一九五零年秋，军委卫生部都为志愿军伤病员向协和商借病床时，我在思想上还很抗拒，唯恐摧毁美国的"标准"和"制度"，怕丧失这块阵地。在一九五一年政府接管后，协和同美国的关系虽然断绝了，但我在思想上还是反动的。处处还留恋着美国的"标准"和"制度"。

接管后，在党和上级的领导教育下，在群众的督促下，经过一系列的政治运动，特别在思想改造的运动中所揭露的美帝国主义文化侵略的具体事实，我受到了深刻的教育，更由于党对我的关怀和信任，让我在原岗位上继续工作学习，我得到了进一步改造的机会。我的头脑逐渐清醒过来，认识到实质上我是在帮助美帝国主义执行其侵略政策。我痛下决心，彻底清除我亲美崇美的反动思想，坚决同美帝国主义划清界限，永远站在人民方面，全心全意为人民卫生事业服务。

几年来，协和回到祖国的怀抱之后，在党和上级的领导下，进入了一个新的历史时期，走上了为人民服务、为社会主义建设服务的道路，教学医疗方面都在不断的发展和提高。在教学效果方面，我仅举一个例子来说明，我们有一位教授在旧协和二十年培养了十三个专业人才，而其中五人现在还在美国。现在他一年可以培养至少十个专业人才，真正为人民服务的人才。换句话说，他的教学效果已经提高了二十五倍以上。在医疗方面也有很快的发展，拿门诊工作来举例，三年来门诊已经由七个分科增加到二十二个分科，一九四九年门诊的人次数为六万八千五百八十四人次，一九五三年则为二十九万四千六百二十五人次，增加四倍多。这些具体的事实教育了我，使我感觉到唯有在党的领导下，同全国人民在一起，科学和教育事业才能有光辉的前途。当我深切地体会到这些，我痛恨自己的过去，更痛恨美帝国主义的侵略本质。

美帝国主义在大陆上被中国人民赶出去之后，它不甘心于它的失败，又侵占我们的台湾，出兵朝鲜威胁祖国的安全和世界和平，但它处处遭到失败，最近又同蒋贼订立侵略性条约，处心积虑与中国人民为敌，这一罪恶行动遭到全世界爱好和平的人民的谴责。从我自己来说，我要坚决地站稳人民的立场，尽我一切的力量做好本岗位工作，支援解放台湾的斗争。

最后，我还要对在台湾美蒋统治下的医务工作者们说一句话，从我的惨痛教训中，你们可以认清美帝国主义侵略的实质和蒋介石集团的卖国本质。你们应当拥护祖国，在祖国人民解放台湾的斗争中献出自己的一份力量。[1]

---

[1]《人民日报》1954 年 12 月 25 日。

1955年 乙未 六十二岁

肃反运动。

2月23日,《人民日报》载,中国人民政治协商会议全国委员会常务委员与中国人民保卫世界和平委员会常务委员联席会议通过决议,发动反对使用原子武器的签名运动。任"中国人民反对使用原子武器签名运动委员会"委员(共61位)。[1]

4月11日,参加亚非会议代表团的石志昂等8位工作人员被美蒋特务杀害。4月17日,担任石志昂等烈士追悼大会筹备委员会委员。《石志昂等烈士追悼大会筹备委员会名单》:

> 宋庆龄、孔原、王芸生、王昆仑、王梓仲、田华、巨赞【赞】、老舍、李德全、李宗恩、吴冷西、茅盾、金仲华、胡愈之、胡耀邦、洪深、南汉宸、范长江、马寅初、殷维臣、高戈、陈叔通、梅益、章伯钧、章蕴、常黎夫、张奚若、彭真、杨德亮、邓拓、刘尊棋、刘英源、赖若愚、冀朝鼎、罗隆基、龚澎。[2]

6月1日,前往机场参加欢迎印度医学代表团。《印度医学代表团抵京》:

> 应中华人民共和国卫生部邀请来我国访问的印度医学代表团一行五人,在团长、印度中央研究院院长阿呼瓦率领下,已于六月一日下午三时半乘飞机到达北京。
>
> 前往机场欢迎的有,中华人民共和国卫生部长贺彪,办公厅主任漆鲁鱼,中华医学会总会副理事长宫乃泉、方石珊。
>
> 到机场欢迎到还有中央卫生研究院院长沈其震,中央人民医院院长钟惠澜,中国协和医学院院长李宗恩,北京医学院副院长薛公绰,以及我国著名医学专家等多人。[3]

6月11日,参加周恩来总理接见印度医学代表团的外事活动。《周总理接见印度医学代表团》:

> 中华人民共和国国务院总理周恩来于6月11日下午一时接见了正在我国访问的以阿护加为首的印度医学代表团全体人员。
>
> 接见时在座的,有中华人民共和国卫生部副部长崔义田,外交部长助理兼亚洲司司长陈家康,中华医学会总会副理事长方石珊及我国医学专家沈其震、钟惠澜、李宗恩等人。[4]

6月4日,《人民日报》发表首批中国科学院学部委员名单,成为留居大陆而落选

---

[1] 《中国人民反对使用原子武器签名运动委员会名单》,见《人民日报》1955年2月23日。
[2] 《人民日报》1955年4月17日。
[3] 《健康报》1955年6月3日。
[4] 《健康报》1955年6月17日。

的 11 位的首届中研院院士之一。《院士制度在中国的创立与重建》：

> 留居大陆的中研院第一届院士中有 46 人入选这批学部委员。由于梁思永、余嘉锡已逝世，当时留居大陆的这届院士还有 57 人。这就是说，有 11 位院士落聘学部委员，即姜立夫、翁文灏、胡先骕、李宗恩、吴定良、周鲠生、钱端升、陈达、张元济、顾颉刚、柳诒徵。前 9 位均经普选即当选中研院第一届院士，其中姜立夫、李宗恩在普选中均得全票。……据 1954 年学部委员人选的专家推荐结果，数学、力学、天文学方面共收到回信 45 封，姜立夫仅得 6 票，医学方面共收到 53 封回信，李宗恩仅得 4 票，均距入选标准较远。[1]

夏，协和医学院开展肃反运动。

5 月 13 至 6 月 10 日，《人民日报》连续发表了三批《关于胡风反革命集团的材料》。毛泽东为其写序和按语。北京随即开展了反对"胡风反革命集团"的斗争。随后，全国开展了肃清暗藏反革命分子的运动[2]。协和医学院也投入了肃反运动。张之强《肃反运动》回忆协和医学院的"肃反"：

> 在改变协和医学院方针、任务的同时，1955 年夏根据中央的统一安排部署，又开展了肃反运动。这次运动是和审干一同进行的，铺的面比较广，全院职工在运动中都受到审查。通过运动，对全院职工的政治情况有了了解，清查了一些同志的政治历史问题，给他们做出了实事求是的结论，使他们得以放下包袱，轻装前进。但是，由于受到当时"左"的影响，运动拖得太长，运动中有的方式、方法也欠妥当，也造成一些消极影响。
>
> 如有一位教授，本是在强烈的爱国心推动下从美国回到祖国的，但是有一天晚上，他突然来到我的宿舍，说要向我坦白交代，他说他"参加了美国中央情报局"。当时他的精神状况已近病态。我很热情地接待了他，向他说明我们党的政策是，不会放过一个坏人，但也绝不会冤枉一个好人。我请他安心回去，好好休息，他精神放松下来，放心地回家了。后经详细了解，真相是，美国中央情报局有关部门为了阻挠他回国，而对他们进行过一般性调查。弄清事实后，组织当即找他谈话，向他正式宣布，他没有政治历史问题，并向他做思想工作，宣传党的肃反政策和对爱国学者的欢迎政策和态度。他很是感动。没有了思想负担，他的工作很积极，很有成就，后被选为国家工程院院士。通过解决这位教授的问题，我感到当时我们肃反运动的指导思想有些"左"，运动中要发动群众，但群众运动发动不好，也容易产生副作用。运动中我小心翼翼地掌握着政策的分寸。宁可把时间拖长一些，但一定要把复查、甄别工作做扎实，最后做到结论实事求是。[3]

王台《'肃反运动'的洗礼》：

---

[1] 郭金海：《院士制度在中国的创立与重建》，第 325-326 页。
[2] 《当代北京大事记（1949-1989）》，第 78-83 页。
[3] 张之强：《我的一生》，第 212-213 页。

肃反运动开始时，作为内科党支部的一名支委和团支部书记，我正担任住院医师学习小组组长，领导着住院医师的肃反工作。正当忙于到处进行外调，收集一位青年医生有关三青团历史问题的材料时，我突然被叫到党支部办公室。

办公室内一片肃杀之气，军委卫生部部长饶正锡亲临坐镇，可见问题之严重。医学院党委组织部长板着面孔，厉声厉色地叫了一声我的名字，询问还有什么重大历史问题没有交代。犹如当头棒喝，头脑轰鸣，全身瘫软。一时不知如何回答，只是讷讷地应声道："没有"。

"你要放明白些，如果没有揭发材料，没有真凭实据，组织上不会找你谈话的！"

我无言以对，只能无力地申明，自己的历史问题已在入党时和忠诚老实运动中交代清楚了。最后，她介绍了审查小组成员，向我宣布隔离审查命令，要求我放弃一切幻想，老老实实交代自己的问题。

这是我生命中的一道"致命沟坎"，使我重重地跌了一跤。我的政治生命从此发生了变化，随着精神枷锁的日益加重，从此我的思想感情也起伏不定地发生着变化。

审查小组的四位成员都是内科支部的党员骨干，平时大家亲密无间，共同合作，一齐从事医疗和党务工作。一夜之间，我们的关系发生了天翻地覆的变化。

我战战兢兢地坐在他们面前，在他们的严峻目光逼视下，已成为阶下囚。我本能地接受了这种变化，从心态到行动都把自己摆在一个"囚犯"的地位。低着头坐在椅子上，身体稍稍前躬，用双臂支撑着椅面。使用低平的声调，字斟句酌，小心翼翼地回答问题，不敢使用任何抵触的语言和不满的声调去挑衅他们的威严。

只因审查伊始，惊魂未定，心里没底，担心将有天大的灾难降临在我自己和家人身上。每想起老母在家中朝夕挂念，忧心忡忡；结婚只有两年并在同一单位工作的妻子必在众人面前蒙羞，抬不起头来；而出生只有半年的幼子将来也会深受牵连，就会感到撕心裂肺般疼痛，放射到整个胸膛。

隔离后不久的一个周日，我被押解着回家去查抄有关材料。幸好母亲和妻子都去上班，只有年老的舅母带着幼子待在家中。舅母被面目严峻的陌生人惊呆了，孩子也吓哭了。我无暇向舅母解释，更无心哄哄孩子。他们搜走了我的笔记本，信件和照片等。

回到隔离室后，询问我对搜家的想法。我答非所问地说明看到街上自由自在，来来往往的人群，深感自由之可贵。希望早日结束审查，释放出去，哪怕当个自由的三轮车夫，也就心满意足啦。这不是胡诌或托词，是我一路上的真实感受。即是肃反运动的审查对象，必是具有高度嫌疑的"反革命分子"，也就是革命的敌人。毛泽东说："革命不是请客吃饭，不是做文章，不是绘画绣花，不能那样雅致，那样从容不迫，文质彬彬，那样温良恭俭让。"所以对于声色俱厉的盘问和申斥我早已料到，对可能遭受的变相体罚已经做好思想准备，然而最难忍受的却是那些尖酸刻薄的揶揄和讽刺，以及对我那诚实的陈述的怀疑和诋毁。

对我进行审查后，几乎天天都要提审。时间或短或长，或上午或下午，偶尔也在夜间，如果进展"不顺利"，就要进行"连轴转"的通宵审讯。审讯人员单兵作战，轮流上岗，持续审问。不同审讯员扮演不同角色，有人充当"红脸"，有人串演"白脸"。或者进行声色俱厉的盘诘追问；或者采用尖酸刻薄的讽刺挖苦；或者发出动人心魄的恫吓威胁；间或也做些耐心细致的劝解开导，反复交待党的肃反政策。不停地变换审讯手段，使受审者时而高度紧张，心惊胆战；时而头昏脑胀，疲惫不堪；时儿灰心丧气，破罐破摔，直至无法支撑，"防线崩溃"，精神恍惚，胡乱搪塞。只有审讯者认为已经达到预期的审讯目标，才肯罢手，否则彻夜不停，直到五鼓天明。

　　隔离室原是我的住院医师宿舍，原来的室友被指令搬走后，就成为我的审讯室。除去到楼下的食堂就餐和入厕外，不得私自离开半步。晚间必须耐心等候看守人返回隔离室方可睡觉，11点也好，12点也罢，他不回来，我不敢先自睡觉。有时感到疑惑不解，为何白天室内无人看守，而夜间却派人监视我睡觉，或许是防范受审者可能在精神恍惚之时，趁夜深人静之际，自杀身亡吧。

　　虽然我可以单独一人去食堂用餐，无人押解，然而，一日三餐仍然使我发怵，因为此时我必须与众多熟人会面。由于对我的审查是封闭式的，大家都不知道我的问题究竟有多严重，见面时全如路人，既不打招呼，也不愿对视一眼。我一人孤独地坐在角落里低头默默进餐，无人愿意在我的附近就坐，令人十分难堪，因此，我总是在进餐高潮过后，食堂即将打烊前，才迟迟前去吃饭。

　　如果面对面的审讯对受审者是一种难挨的精神折磨，而每天必须书写和提交书面材料更是苦不堪言。除去夜间睡觉外，不论何时，只要睁开眼睛，必须端端正正地坐在桌子前，进行反省或书写材料，如果不能交出像样的材料，就会受到严厉的申斥。

　　开始时，还有些与历史问题有关的材料可写，后来就写些不关紧要，没有多大价值的陈年旧账。日久天长，遍搜枯肠也难以编造出可以交差的材料了。于是，就按照时间顺序逐年回忆接触过的人物和造访过的地方，进而挖掘出可写的材料，应付当天必须完成的"家庭作业"。另外一个策略就是反复书写自我批判和思想认识，尽量扩大篇幅，足以敷衍搪塞。

　　结束语　"肃反运动"的洗礼

　　历时半年多的隔离审查终于结束了，1956年春节前我在审查结论上签字后，从隔离室中释放出来，获准回家，总算恢复了自由。隔离审查期间，终朝每日盼望早日走出隔离室，重见天日，一旦走到光天化日之下，却又萌生了无穷的忧虑和苦闷。

　　回到工作岗位，除去工作环境和内容没有变化外，其他一切都使我感到陌生，难以适应。首先，我觉得自己的"政治身份"改变了。过去，自认为在政治上"胜人一筹"，而今在大家面前却觉得抬不起头来。他们想必正在使用我过去看待"落后群众"的眼光看待我。

　　在党内，我同样觉得自己的"身价"一落千丈。过去，我是支部的"领导成员"之一，算得上"前排人物"。如今我不但退到"后排"，并且可能在支部的"丁口册"上被编入"另册"了。在党内会议上，与过去的长篇大论、夸夸其谈相比，肃反后我在相当长的一段时间很少在支部和小组会上的发言，沉默是金。[1]

11月9日，据《人民日报》载，参加中华医学会和日本医学代表团达成友好协议的签字仪式。

> 新华社八日讯　应中华医学会邀请前来中国访问的日本医学代表团在北京访问期间，同中华医学会进行交谈后，签定了中华医学会和日本医学代表团的友好协议。
>
> 代表团在北京停留的十天中，曾会见了中国科学院院长郭沫若，还同首都医药界进行了广泛的接触，举行了报告会、座谈会，交流了医学经验。在接触过程中，双方都感到有必要进一步进行经验交流和学术接触。中华医学会负责人士认为这种要求是符合中日两国医学界的共同愿望，也是同不久前中华人民共和国全国人民代表大会常务委员会秘书长彭真和日本国会议员访华团团长上林山荣吉发表的联合公报中的第四点即促进中日两国间的文化交流的精神相符合的。为了使中日两国医学界这种共同愿望早日实现，双方都认为有必要使双方一致同意的意见通过条文形式使其具体化，经过中华医学会同日本医学代表团的多次交谈协商，七日在友好和谐的空气中达成了中华医学会和日本医学代表团的友好协议。
>
> 在协议上签字的中华医学会代表，有中华医学会理事长傅连暲、副理事长方石珊、理事崔义田；日本医学代表团签字的代表有日本医学代表团名誉团长阿部胜马、团长堂森芳夫、副团长太田清一。
>
> 参加签字仪式的有中华医学会副理事长陈文贵、张查理以及首都医药界知名人士沈其震、吴英恺、林巧稚、胡传揆、李宗恩、薛愚、诸福棠。[2]

是年，与弟弟李宗瀛最后一次相见。李宗瀛《回忆李宗恩》（未删节版）：

> 我最后一次见到宗恩是在1955年。那年我有事去北京，到达的当天下午就去看望了他。见了我，他很高兴。那时他因患高血压，半休在家。那天晚上他有会，留我在他家吃了晚饭，就让我搭上接他去开会的车子去戏院看戏去。1958年我再次去北京，就没有看见他了，他已划为"右派"调去昆明了。那年他是64岁，允许夫人陪同，可能还是照顾吧！

是年，李寿白从广西回北京治疗肺结核，因急于回去工作，与母亲"谈判"。李寿白回忆：

> 记得那是1955年到1956年发生的事了。我请假回北京看病，检查结果是肺结核，经过治疗，什么手段都用上了，吃药、打针、气胸、气腹，但病情还是没有根本的好转。我也失去了耐心，急着想回单位工作。我知道，明着跟父母讲，肯定不会答应。父亲是著名的医生，他很清楚，肺结核如果不彻底根除，一旦恶

---

[1] 王台：《协和医学院的灰暗时代（1952～1976年）》，第1-3页，第39-40页。
[2] 《促进中日两国医学经验的交流，中华医学会和日医学代表团达成友好协议》，见《人民日报》1955年11月9日。

化，是很危险的。我就来了个不辞而别。天刚蒙蒙亮，我就拿了一些行李到天津去找二哥。二哥在天津市教委工作，我参加革命工作在很大程度上是受了他的影响。我到了没有多久，母亲就从北京赶来了。她没有责怪我，而是找二哥谈判，在她心目中，我这次出走，肯定和老二有关系。谈判的结果是，由二哥出面，劝我回北京继续治疗。

后来，听奶我的郝妈说，你走后，太太就像疯了似的，连衣服都没穿好，从楼上冲了下来，直奔车站。现在想到这里，心里就隐隐作痛。母亲为了儿女的幸福，把心都操碎了。作为不孝的我，在当时却茫然不知。[1]

---

[1] 李寿白"谈判"，选自文章《母亲》，写于2009年，未发表。

1956年 丙申 六十三岁

1月14日至20日，中共中央召开关于知识分子问题的会议。周恩来做《关于知识分子问题的报告》，首次提出我国知识分子绝大多数"已经是工人阶级的一部分"的观点。毛泽东号召全党努力学习知识，同党外知识分子团结一致，为迅速赶上世界科学先进水平而奋斗。国务院成立科学规划委员会，组织全国600多位科学家和技术专家，制定我国第一个长期的科学技术发展规划。会议向全党、全国人民发出"向科学进军"的号召。[1]

2月1日，中国人民政治协商会议第二届全国委员会第二次全体举行，作为医药卫生界的14名委员之一，也是六名请假的委员之一。[2]

3月，中国协和医学院归属中央人民政府卫生部领导。《中国协和医科大学校史（1917-1987）》：

> 为了国家社会主义建设的需要和加强医学科学研究工作，力求尽快赶上国际医学先进水平，1956年3月国务院决定将中国协和医学院划归中央卫生部领导。先由政府和军委卫生部提出移交方案，经周总理批准后，双方组成交接委员会进行具体交接，于8月底移交完毕，9月1日正式归中央卫生部领导。
>
> 1956年5~6月的交接工作主要是向部队输送大批技术力量，以提高部队的医疗技术水平。从中国协和医学院临床和基础部抽调教授17名、主治医20名、医师23名、毕业医学生50名、护士长和护士35名，支援从上海迁京的军事医学科学院、解放军301医院和人民解放军胸腔外科医院等等。[3]

3月27日，在政协全国委员会常委会会议上被推举为医药卫生工作组组长。据《政协全国委员会常委会举行会议通过组织民主人士和工商业者学习的决定》：

> 中国人民政治协商会议全国委员会常务委员会第二十次会议，在二十七日上午举行。
>
> 会议讨论和通过了"中国人民政治协商会议全国委员会关于组织各界民主人士和工商业者进行政治学习和理论学习的决定"，同时还通过了"中国人民政治协商会议全国委员会学习委员会名单"。会议决定增设医药卫生、民族、妇女三个工作组，推举李宗恩为医药卫生组组长，卢汉为民族组组长，许广平为妇女组组长。[4]

---

[1]《当代北京大事记（1949-1989）》，第94-96页。
[2]《中国人民政治协商会议第二届全国委员会第二次全体会员名单》，《人民日报》1956年2月2日。
[3]《中国协和医科大学校史（1917-1987）》，第52页。
[4]《人民日报》1956年3月28日。

同日，当选中国人民政治协商会议全国委员会学习委员会 62 位委员之一（主任：李维汉；副主任 15 人）[1]。抱病参加政协会议，对开会过长颇为反感；与妹李宗蕖谈起对协和的倡议。李宗蕖回忆：

> 那年（1956），我是三月上旬去北师大的。你祖父[2]因病（大概是高血压和心脏不适）住在高干医院的特护病房中，我不能马上见到他。听说他已经好了，我好像在他出院前去看望了他一次。不久又一个会要举行，大概是政协；那时正是提倡"百花齐放，百家争鸣"的气候（也有很多人是"放"了或"争"了，第二年被打成右派的）。请来了六位医生会诊，决定他能否参加会议。事后，偶尔和我谈起他的一些倡议：把协和的学制改为八年，高屋建瓴，在提高的前提下普及；把协和的护校改为五年制（高中毕业后念五年，包括实习）；协和基础好，培训应以有一定学历经验的年轻医生为对象，部队或地方上的有一些工作经验的医护工作人员，如部队卫生员等，可以另办培训班，这些今天（或早于今天十年吧）都是一些积极的，既省时省力，又能充分利用原有条件的办法（后来也都这样作了），57 年都成了反对党的政策，与党夺权的罪名。他又在那时加入了农工民主党，于是酿成了 57 年的悲剧。
>
> 他很不喜欢没有时间观念，特别是开会开得很长的事。那年四月，应镠去北京参加高教工作会议。有一天，你祖父请他来家吃晚饭，说好是 6:30 到 7 点，过了半个多小时，他还没来。你祖父很生气，倒不是为了菜烧过了时间，而是对拖沓对长会感到气愤。——其实直至今日，缺乏时间观念还是我们的一个大问题，一个大浪费。[3]

4 月，自去年迄止，协和医院有许英魁、邓家栋、张锡钧、张苣芬、胡懋华、冯传宜等 24 名教授和专家加入中国共产党。张之强《贯彻中央知识分子工作会议精神》：

> 1956 年 1 月 14 日至 20 日，党中央召开了全国知识分子问题会议，周恩来总理代表中央作了《关于知识分子问题的报告》，我出席了在怀仁堂举行的报告会，听了总理的报告，受到很大启发。为贯彻中央的精神，回来后，先是召开了党委会，针对当时工作中存在的党政干部同科技人员关系不太协调等现象，在内部进行批评与自我批评；随后又召集学校教师座谈会，并在全院职工中广泛征求意见。归纳起来，当时工作中存在的问题主要是军队干部转到协和工作以后，在很多方面跟不上变化了的形势，工作中出现了一些问题。军队的政治、行政干部大多不懂医，又不虚心学习，同业务技术人员之间缺乏共同语言；再是不少同志在思想深处还存在着以"解放者自居"的错误观念。比如在一次向科学进军的动员大会上，我号召党政干部要做好后勤保障工作，要为科学工作者服务。会后，

---

[1]《中国人民政治协商会议全国委员会学习委员会名单》，见《人民日报》1956 年 3 月 28 日。
[2] 编者注：即李宗恩。
[3] 李宗蕖 1998 年记述。

有位同志就找到我，反映说有些同志不同意为科学工作者服务的想法。更有甚者，说什么"老子打北京时，你们还在为帝国主义侵略服务呢！"这话虽然是个别人说的，但这类思想倾向在不少人思想上还是多多少少存在的。这种错误思想不纠正，不可能做好协和知识分子的工作。

我们党委就抓住这些思想苗头，进行思想教育，组织大家查找错误思想的根源，党委也作了深刻检查。从思想上检查了宗派主义、轻视知识分子、以及轻视和放松对业务工作的领导等错误倾向及其危害，并及时采取措施纠正错误。如为老专家配备助手，解决他们的住房、用车、修养等生活待遇方面的问题；在业务上保证5/6的业务时间，减少老专家的社会工作负担，控制动不动就向他们要书面材料等。这些工作取得了成效，干部思想作风、工作作风的转变，拉近了知识分子和党的距离，知识分子的情绪开始扭转，对党的信任增强了，工作积极性大大提高，仅1955-1956年，协和就有24名高级知识分子加入了党组织。当时协和是军委总政和中央统战部的"联系单位"，他们派人来参加工作并听取协和党委的汇报，所以这一段工作一直是在北京市委和总政、统战部的领导和关怀下进行的。我也向军委总政、中央统战部多次直接汇报过协和的工作，得到各部门领导的肯定和鼓励。[1]

4月25日，毛泽东在中国共产党中央政治局扩大会议上作了《论十大关系》的讲话，提出了"百花齐放，百家争鸣"的方针（双百方针）。

5月4日《人民日报》发表题为"向科学进军的正确道路"的社论[2]。北京高等学校广大师生纷纷响应"向科学进军"的号召，制定计划、规划，努力向科学高峰攀登。

5月16日，中共北京市委批发市委统战部《关于安排和教育改造资产阶级分子工作的报告》。

5月26日，中共中央宣传部部长陆定一在怀仁堂向自然科学家、社会科学家、医学家、文学家和艺术家作题为《百花齐放、百家争鸣》的讲话，系统地阐述了党中央提出的"双百"方针。

6月18日 孙女李华[3]出生。

同日，前往火车站迎接印度尼西亚医学访问团。《印度尼西亚医学访问团来我国访问》：

应中华医学会邀请前来我国访问的印度尼西亚医学访问团一行八人，在沙姆苏丁医生的率领下于6月18日晚乘火车到达北京。

到车站欢迎的有中华医学会副董事长方石珊，北京医学院院长胡传揆，中国协和医学院院长李宗恩，以及首都医药界著名人士等多人。[4]

---

[1] 张之强：《我的一生》，第213-215页。
[2] 《人民日报》1956年5月4日。
[3] 编者注：后更名为李维华。
[4] 《健康报》1956年6月22日。

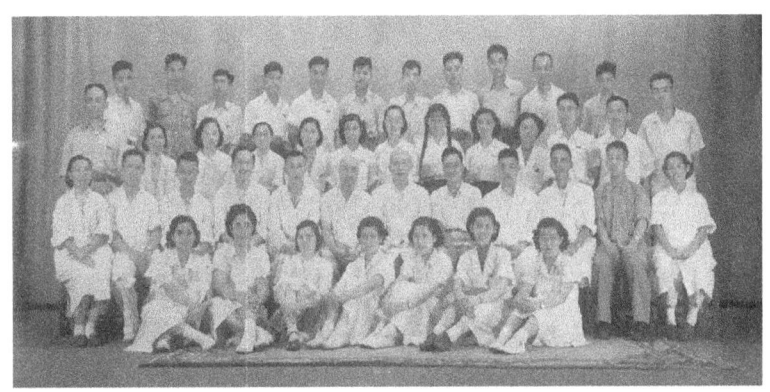

1956年8月,协和内科1955学年进修生结业合影。
第二排左五起:邓家栋、李宗恩、张孝骞、张之强

8月16日晚，参加在协和俱乐部举行的文化联谊社的活动。惊鸿《文化联谊社的一个夜晚》：

> 今天（16日）晚上，中国协和医学院俱乐部遍请了讲师、教授以及他们的家属共二百余人，就在这里度过了一个欢乐的夜晚。
>
> 夜幕刚笼罩大地，受邀请的教授们陆续伴着爱人、携带着孩子，或小心地伴着年迈的母亲一起进来。
>
> 瞬时，悦心殿和庆霄楼之间的空地上欢腾起来了。熟悉得像至亲一样的家属们，彼此笑容可掬地打着招呼，经过寒暄，就在凉棚底下的藤椅上坐了下来。这样，没有多久，一桌一桌的都坐满了人：有几位教授兴趣相投的聚在一起打扑克，也有几家子围在一起开怀畅谈；孩子们是"一朝生，二朝熟"，立即结成好伴当，如胶如漆地沾在一块儿分离不开了。
>
> 站在院子的尽头，四下里张望一下，可以发现这样动人的情景：只见几位教授，凑在一起，聚精会神地打着桥牌。你看照片上是哪几位？坐在上首的是细菌学系谢少文教授，对面是协和医学院附属医院院长李克鸿；打横的两位是：协和医学院院长李宗恩和从青岛修养回来不久的张安教授。在李宗恩院长和谢少文教授之间还有两位侧着头瞧着的，他们是政委张之强，妇产科教授林巧稚。他们一局结束又起一局，兴趣浓厚地决个胜负。
>
> 就在此时，文娱节目开始了。今晚，俱乐部特地邀请了北京市人民艺术剧院的演员和工人业余艺术团到场演出。他们朗诵了动人的寓言，弹奏了鸣琴，在这夜晚，叮叮当当的丝竹声，在夜空中回荡，分外好听。
>
> 当协和医学院的文工团舞蹈组表演的时候，三面立时围成了人墙。他们演出了东北民间舞蹈"二人转"。
>
> 趁着节目还在演出的当儿，我登上庆霄楼。楼上是阅读室，小观众歪歪斜斜地靠在柔软的沙发上。凝神地阅读着各种书报。楼上四外是栏杆，在"庆霄楼"牌额下，伏着一群家属们欣赏夜景。这真是登楼望极的好地方。
>
> 经过一番浏览，我从螺旋式楼梯盘旋而下，教授们已经在整装待归了。一时只闻道别之声；新结识的小伙伴更是难舍难分。
>
> 可是，庆霄楼下，年轻人舞意正浓。一曲终了，就请乐队再起一曲；今宵良辰，将是这些年轻人尽兴的时刻。[1]

10月5日，参加政协全国委员会医药卫生组召开的农村医药卫生问题座谈会。

《健康报》讯：政协全国委员会医药卫生组在5日召开农村医药卫生问题座谈会，应邀出席的有：卫生部中医顾问秦伯未、北京市公共卫生局局长陈文真，及北京市郊区的卫生建设科科长、联合诊所负责人、农业生产合作社社长和医药界人士20多人。参加座谈的政协委员有：李宗恩、金宝善、林斯馨、邵力子、梁漱溟、李健生、冉雪峰和刘定五等。

---

[1] 《健康报》1956年8月24日。

在座谈中，许多与会人员还提了不少改进农村医药卫生工作的意见和建议。[1]

11月11日，当选中国人民支援埃及反抗侵略委员会107名委员之一。[2]

约是年初，加入农工民主党，始与章伯钧夫妇交往。章诒和《貌似一样怜才曲 句句都是断肠声》：

> 在农工民主党，章伯钧特别注意著名中医施今墨，著名西医李宗恩，特别注意中医研究院，中医医院，协和医院，中华医学会等几个大单位的支部设立。在这个政治背景下，李宗恩于1956年参加了农工民主党，那时医学界人士参加"农工"的为数不少，而毛泽东提出的"长期共存，互相监督，肝胆相照，荣辱与共"的十六字方针，对爱国知识分子而言的确具有吸引力。从1956年开始，李宗恩和章伯钧夫妇开始了为期一年半的往来。往来的形式从开会、座谈，到拜访、吃饭。往来的前期内容是发展医药界人士参加农工党；后期内容则是"帮助党整风，大鸣大放"。[3]

---

[1] 《健康报》1956年10月9日。
[2] 《中国人民支援埃及反抗侵略委员会委员名单》，见《人民日报》1956年11月12日。
[3] 《章诒和散文集：句句都是断肠声》，164-165页。

卷六 1957—1962 年

1957 年 丁酉 六十四岁

1 月 13 日，参加北京市第二届人民代表大会，与 17 位代表（邓金鎏、叶恭绍、朱颜、朱维馨、刘士豪、林巧稚、李宗恩、何观清、陈琦、徐政闻、胡亚美、崔谷忱、曾昭懿、张锡均、赵增谋、戴士铭、薛愚、乐志仁）共同建议"在卫生部门开展增产节约"。发言摘要记录经《健康报》编辑整理，于 15 日发表于该报。[1]

2 月 20 日，应邀出席中华医学会座谈会，谈计划生育问题。《北京医学专家座谈结婚年龄与节育问题——加强科学指导 开展避孕工作》：

> 在座谈会上多数专家认为女 20-25 岁，男 25-30 岁结婚是最合理的。生理学家张锡钧教授列举某些国外文献资料提出许多说明，并指出在三十五岁左右结婚生育，生理上会发生异常现象的说法，是没有科学根据的，也谈到在二十岁以前结婚的青年由于大脑皮质的调解机能不健全，会引起性欲过度和性欲减弱等不正常的情形。妇产科专家林巧稚教授谈到，女同志在二十五岁左右生第一胎是最好的时间，女性在十八岁时虽然生殖器已发育完成，但还不是全身发育成熟的时间。所以并不是最宜结婚的年龄。根据统计材料证明，初产妇难产的年龄大多在 15-22 岁与 36-40 岁两个阶段。有的妇女担心在二十五岁以上结婚不容易生产，其实没有问题。三十五岁以内结婚不能算晚婚。内科张孝骞、李宗恩教授等都同意张、林二位教授的意见，并建议说服在校学生不要早结婚。[2]

2 月，在全国政协会议上提出组织一个医学教育委员会。[3]

3 月 15 日，在全国政协会议上，联合医药界 19 位代表（王历耕、石筱山、李宗恩、陈景云、陈翠贞、严仁英、孟继懋、林斯馨、金宝善、姚克方、施今墨、赵树屏、徐诵明、秦伯未、张孝骞、黄鼎臣、杨崇瑞、钟惠澜、颜福庆）推举王历耕作关于宣传晚婚与计划生育提案的发言。《广泛宣传迟婚和计划生育》：

> 我们的提案是从"保护妇女儿童，更好的教养后代，以利民族健康繁荣，有利社会主义建设"的精神出发的。解放以来，随着国家经济的恢复和发展，随着社会主义建设和改造的胜利进行，人民的生活有了改善，思想上解除了封建残余

---

[1]《在卫生部门开展增产节约也很必要》，见《健康报》1957 年 1 月 15 日。
[2]《健康报》1957 年 2 月 22 日。
[3]《我的检讨》，见《健康报》1957 年 8 月 13 日。

的束缚，男女可以自由交往，这给婚姻自由创造了有利条件，这是很好的。但有些青年同志不考虑自己的身体、工作、学习及经济方面的可能情况而有急于早婚的倾向，这是不好的。已结婚的夫妇，由于生育没有节制、没有计划，有的连续生育，子女众多，这不但给母亲婴儿产生了健康上的问题，也引起了家庭生活上、子女教育上以至父母的工作学习上一系列的困难。本来女子生育一般不致影响健康，但如连续生育，使母亲得不到很好休息和营养，难免不引起身体的衰弱，从而影响胎儿与婴儿的健康。子女多了，在照顾上、教养上也难于周到。特别是青年父母正是努力工作学习的好时期，而且有的经济上尚不能独立，如再加上家务负担，难免不分散工作学习的精力，也影响子女的教养。加之目前我国正处在建设时期，生产发展还有限制，个人收入还不太富裕，而社会福利事业如托儿所、幼儿园、学校等还远不能满足人民需要。因此，从国家建设、家庭幸福、母亲和儿童的健康来看，提倡在合理的年龄结婚和实行计划生育都是很必要的。

有人可能会问：婚姻法不是规定男二十、女十八就可以结婚吗？是的，但是这个规定，只是指的最起码的、最低的结婚年龄，而不是最合适的结婚年龄。从生理学上来看，女子十八岁生殖器官虽已发育成熟，但整个身体的发育并未成熟。根据国外的统计，难产发生率在二十二岁以前比二十二岁以后要高，因此过早结婚从产科观点看来也是不利的。男子应比女子年龄更大一些。有人说女子一过二十五岁骨盆硬化，生育困难，这是没有科学根据的。同时年龄较长，各方面都较成熟，在处理家庭问题及教育子女方面也都会更妥当些，对家庭幸福、子女教养都有好处的。

至于结婚后，为使生育不要过多过密，或因工作学习的特殊原因暂时不愿生育，应当实行有计划地生育。所谓计划生育就是用避孕方法主动地控制生育的密度和次数，这样既免得子女过多过密也可避免人工流产的损伤，因为人工流产是在胎儿正常发育过程中生硬地把他取下来，对身体健康不无影响，况且也还要耽搁一定时间和花费一些经费。所以人工流产只应在不得已的情况下才作，认真地使用避孕方法和有计划地生育，"除少数民族地区外"，则是应当广泛提倡的。目前广大人民都有避孕要求，但也还有些人对避孕缺乏正确的认识。有的人存有迷信思想，认为子女多少是命中注定无法改变的，有的人存有侥幸心理，对避孕怕麻烦、缺乏耐心不能坚持，也有的不知采用科学的避孕方法而乱用药物、乱行坠胎以致造成惨痛后果。这都是宣传工作还未深入普遍的关系。要知道避孕是人民的民主权利，应由人民自愿选择适合自己的方法来进行。我们的责任是向人民讲清避孕的积极意义，不是要永远不生育，或反对生育，而是实行计划生育，并给以科学的技术指导。除了推行现在行之有效的方法如子宫帽（阴道隔膜）、阴茎套、避孕药膏等之外，还要研究出更简便、经济、有效的避孕方法。

子女多了不愿再生育，或因其他原因不宜再生育，可采取持久性的避孕方法，就是结扎输卵管或输精管，其中以结扎输精管较为简便。结扎输卵管是在腹腔内作的一种较大的手术，结扎输精管不需要复杂的设备，只须在门诊，花上很短的时间手术即可完成，不必住院。有人耽心结扎输精管或输卵管后是否会引起生理变态和影响性生活？从生理学上来说一般是不会的。结扎输精管或输卵管之后，内分泌不会受影响，也不妨碍性生活。但是无论结扎输卵管或输精管，结扎之后不能再恢复生育功能，所以应该是在积极提倡节育，认真采取避孕措施中的一种辅助办法，必须由夫妇双方慎重考虑，通过一定的手续，切不可草率决定，以免后悔不及。

我们希望各有关部门、人民团体都来积极进行迟婚和避孕的宣传工作。卫生医务工作者更应该研究改进避孕方法加强指导，使这一工作能够顺利展开。[1]

3月18日，在全国政协会议上就"医学界向科学进军中的几个问题"作书面发言。《医学界向科学进军中的几个问题》：

科学是个集体的事业，每个人都应该热情地、实事求是地作好本岗位的工作，这是向科学进军的首要条件；必须密切各个科学部门、各个单位之间的联系，加强统一领导；注意恰当地安排目前的利益和长远的利益。

党和政府提出向科学进军的号召，对科学家及青年们是极大的鼓舞。我愿意从一个医务行政工作者的角度，来谈谈对医学界向科学进军中的几个问题的体会，请各位指正。

（一）首先，我想谈一下科学是个集体的事业，在这个事业中个人与集体的关系。

（二）当科学进军的号召提出以后，青年们踊跃的响应这一号召，科学界表现出蓬勃的气象，这是一个极为可喜的现象。但是由于他们对这一号召的认识上的限制，就产生了不同的看法，至少有的青年医务工作者中，思想上引起了一些混乱。其中比较突出而带有原则性的问题，就是不安心于现在的工作岗位的现象。例如，有的青年医务工作者，往往不考虑工作需要，个人的条件，争先恐后的投考研究生，向副博士进军。医院中有部分医师，轻视医务工作，而热心于钻图书馆，跑实验室，而对病人的关心及服务态度就不如从前了，以致病人反映医师的态度较以往冷淡。病房的护士们向领导提意见，要求明确护理工作人员向科学进军的方向。化验室的技术员们亦要求提高文化，准备投考大学，认为这是向科学进军的途径。青年们的这种热诚是很可贵的，我也认为各级领导也必须明确在不同岗位上的医务工作者向科学进军的方向。但是在这里我感觉到应当首先解决的是对"科学"这一概念的几点基本认识有澄清的必要，否则会影响当前的业务工作，也达不到向科学进军的要求。

我们必须认识到，现在的科学工作是一个集体的事业，必须是各种有关的工作人员密切配合才能使科学得到发展。譬如在具体的医疗工作中，医师、护士、药剂师、技术员、营养师、行政干部，政治工作人员及勤杂人员等的密切合作，是完成医疗任务的基本关键，病人的诊疗成绩，是他们集体劳动的结果。一位医学专家的研究成绩中，也必然包括他的青年助手们的勤劳果实。由此可见，必须

---

[1]《人民日报》1957年3月15日。

要求从事医学科学的整体事业中的每一个工作岗位的人员、专家、医师、护士、技术人员、药剂人员、营养师、行政干部、政治工作人员、勤杂人员等，热爱他们自己的工作岗位，不断地提高工作水平，才能使整个的医学水平逐步提高。如果忽视科学必须是个集体事业的这一基本原则，不安心目前的工作岗位，则不但阻碍了医学科学的进展，也会减弱自己在集体中所起的作用。

也就是因为科学是个集体的事业，个人工作的好坏也就必定会影响整个的科学成果。因此就必须强调在科学工作中要充分发挥每个工作者的实事求是的科学精神。要求严肃的、老老实实的对待每一件工作；不苟且、不马虎、脚踏实地的完成自己工作岗位上的任务，这样才能谈得到向科学进军。例如我们在进行日本血吸虫病、疟疾等传染病的防治工作的时候，就必须从疫区中收集大批数字材料，进行分析综合，找到这些传染病发生发展的规律，制订合理的防治措施。假如在疫区登记这些原始材料的工作人员，对数字不严肃，随便填表，则把这些材料收集在一起，任何第一流的统计学家都无法推算出科学的结论。再如，科学家在进行实验的时候，如果他的助手、技术员们的工作不细致，不准确，则他也无法得到正确的实验结果。

因此对青年医务工作者说来，热情的、实事求是的作好本岗位的工作，不断求得工作上的改进，是科学进军的首要条件。我认为在这一方面我们有责任来进一步研究、分析、以及用实际事例来向青年们说明这一问题的重要意义。

（二）其次，我想谈一下在科学的这个集体事业中，各个科学部门单位之间的关系及领导的关系。科学单位之间的关系是一个横的联系，而领导与各单位之间的关系是一个纵的联系。

既然科学是个集体的事业，因此在科学进军中，各个科学部门及单位就必须有协调的步伐，灵活而密切的配合，才能完成这一进军的任务。不论是那一项科学研究工作，必须要有有关部门的协调合作才能很好地进行。例如我们要进行猩红热的防治研究工作，不但医学研究机构要在细菌学、病理学、药物学方面进行，也必须有临床学家从诊断、治疗等方面来协助，更须要防治机构从流行病学等方面来配合，而在进行调查时，还须要有儿童保健机构、居民地段的卫生组织的密切合作。只有在各个单位的紧密配合下，才能摸清猩红热这一传染病发生发展的规律，制订出合理而可行的防治办法。如果在配合中，有的单位考虑到本身任务比较重，对其他机构提出来的任务不能积极的配合，这样就对整个医学科学队伍的进军不能不有所影响。因此，我认为在我国现有的人力物力的条件下，唯有加强各科学机构间的协调分工合作，互通有无，才能充分发挥现有的力量，符合勤俭办科学的方针。

为了更好的协调，就必须要有统一的领导，在统一的领导下，不但可以使各科学机构间的步调可以一致，而且还可以使科学家们的工作安排的更为妥善。现在在这问题上是有缺陷的。例如，有些专家，就从多方面接到要求他完成的任务。如有一些医学专家，要求他负责编写医学院的高级教材，要求他完成一定的医疗任务，也要求他负担某一方面的专题研究工作。我不是说不可以对他们提出这些要求，也不是说他们不愿意完成这些任务。而问题在于布置这些任务的不同部门之间是不是经过共同的研究，统一的布置安排。我认为这种"上面千条线、底下一根针"的做法，在某种情况下，就不能不损害这些专家有计划、有重点的安排他们自己的工作。这对医学科学的进军不能不说是一种损失。

因此，我深刻的体会到，党所提出的向科学进军这一号召中，进军的重要意义。进军就意味着有组织地，有纪律地，在统一安排之下的集体行动，而不是单干。这一号召只有在社会主义的集体思想的指导下才能充分发挥它的力量。（三）最后，我还想提一下在医学科学进军中所存在着的如何恰当的安排目前利益和长远利益的问题。譬如，群众目前只感觉到医疗迫切的需要，因此单纯的医疗任务就占用了医务工作者的主要力量，而就不能不影响医学科学的研究工作，这是一个矛盾。又例如，各地迫切的需要医药卫生人材，因此各个医学院校不得不付出绝大部分的力量来培养医学生、进修生，这样就使得一些目前为数不多的高级医学专家们的研究工作难于很好的开展，这又是一个矛盾。医疗是为了满足人民的要求，培养和提高新生力量也是我们所需；而从长远利益来讲，科学研究工作也不容有所忽视。因此，如何恰当的来对待它们之间的矛盾是需要我们很好的来研究的。我认为只有在有计划的统一领导下，在分工合作的协调基础上，做好我们当前的工作，不断地提高医学科学水平，就是解决长远利益和目前利益的关系的基本条件。至于如何在具体工作中来全面体现向科学进军的精神，还须要我们大家来努力。[1]

4月，应邀出席《争鸣》杂志召集的科学家座谈会。千家驹《我们为什么要办'争鸣'?》：

当毛主席在最高国务会议上作了关于处理人民内部矛盾问题的讲话以后，我们约集了一部分社会科学家座谈如何展开学术界的争鸣问题，参加的有沈志远、吴景超、陈达、邓初民、彭迪先、潘光旦、孙毓棠、岳斋恒、范朴斋等十多位同志，他们之中就有针锋相对的不同意见（座谈记录已发表在4月号"争鸣"上）。又如关于科学体制问题，我们也邀请了一部分科学家举行座谈，参加的有钱学森、钱伟长、曾昭抡、童第周、张景钺、李宗恩、褚圣麟、马大猷、陈士骅、张维、钱端升、翦伯赞、吴景超、费孝通、孙渠诸同志，讨论了中央和地方科学研究机构之间、科学院与高等学校之间、科学院与中央各业务部门所领导的科学研究机关之间的关系以及自然科学与社会科学研究所占比重等问题（座谈记录在"争鸣"5月号中全文发表）。他们的意见有一致的，也有不一致的，也就是说，其中一定有正确的，也有部分不正确的。我们的目的就是要引起大家的争鸣，由争鸣中得出比较正确的结论来。我们想通过这种方式来引发大家对当前重大的科学文化政策的讨论。此后我们并拟继续举行关于文教措施、学术思想等方面的座谈。据我们这两次座谈的经验，科学界高教界朋友对国家文教措施不是没有意见的，而且也愿意说出来，但还不能说已经毫无保留地说出来了。这自然还要经过一个过程。像这样一些座谈会，比之于由政府来召开也许要敞开一些，自

---

[1] 《人民日报》1956年3月23日。《健康报》3月26日全文转载。

由一些。这对于党的制定政策，考虑问题是会有帮助的。[1]

4月27日，中共中央发布《关于整风运动的指示》，要求全党进行一次以正确处理人民内部矛盾为主题，以反对官僚主义、宗派主义和主观主义为内容的整风运动，提高全党的马克思主义思想水平，改进作风。[2]

5月起，响应中共中央《关于整风运动的指示》，在各种会议上给共产党提建议。

5月上旬到6月上旬，参加农工民主党在文化部召开的几次会议。刘时平、穆杨：《章罗联盟的"裴多菲俱乐部"》（8月4日）：

> 罗隆基企图把文化俱乐部改变成大知识分子俱乐部的目的虽然没有实现，但是他和章伯钧已经开始利用这个俱乐部，组织反对共产党领导、反对社会主义活动。6月6日，章伯钧就在这个俱乐部召开了北京六教授会议，谈论在中国制造一次"匈牙利事件"。章伯钧把农工民主党的办公会议，也搬到文化俱乐部开。据已经知道的在5月上旬到6月上旬，农工民主党在文化俱乐部召开了两次办公会议和九次座谈会。这些会议都是讨论点火问题的。参加这些会议的人，除了农工民主党的成员外，还有非农工民主党成员。在京剧界点火的李万春和在西医界挂帅的李宗恩都参加了会议。[3]

5月15日，应邀出席中国农工民主党北京市委员会座谈会，谈党与非党关系问题。《非党院长有职无权，王世贵等在农工民主党北京市委座谈会上谈党群关系》：

> 【本报讯】5月15日晚，北京市同仁医院副院长王世贵等，在中国农工民主党北京市委员会召开的座谈会上，畅所欲言地谈了党与非党关系问题。
>
> 协和医学院院长李宗恩说：协和以往是党委领导，"党委领导"四字对我很抽象，连党委是谁我也不知道。他说：如说"墙"，协和有二道墙，一是党群之间的墙，一是军人与非军人之间的墙，北京医学院一位教授反映：有人说北医胡院长有职无权，形同傀儡。
>
> 座谈会上还谈了医疗、教导、研究工作上的矛盾，联合诊所与开业医的收费标准及护理人员的培养使用等问题。参加座谈会的有医药卫生界知名人士（农工民主党党员）二十余人。[4]

同日，主持西医座谈会，希望参会者踊跃发言。[5]

同月，在与谭守仁医生对话中谈及对开业医的看法。谭守仁《要发挥开业医的作

---

[1] 《人民日报》1957年4月27日。
[2] 《当代北京大事记（1949-1989）》，第111-112页。
[3] 《人民日报》1957年8月4日。
[4] 《健康报》1957年5月17日。
[5] 《我的检讨》，见《健康报》1957年8月13日。

用》：

> 开业医便利病人：开业医对病人很方便。医院一般不出诊，很多慢性病、重病人的出诊任务落在开业医身上。有时一天有十几个出诊，晚上还得起来两三趟。有的开业医有一天连续十六、七小时工作的，对减轻公家医院忙乱现象有作用。开业医的工作与医院不同，靠几十年的经验，与理论结合，要马上给病人解决问题，不像医院可以等明天或后天再看。有些病人下了班找我看病，随到随看，很快解决问题，在医院说不定得预约一两个礼拜。有时我还给国际友人看，因为懂得外文。有一次，见到李宗恩专家，他对我说："你帮了我们协和医院很多忙。" 因为减轻了他们出诊的任务。
>
> 基层大夫是否质量就低呢？不一定，开业医质量有高有低。现在留下散在开业的多半是岁数较大的人。有大学毕业的，有开业几十年的，也有留学的。过去我们都有自卑情绪，认为开业大夫落后，现在明确开业医要长期存在，关于这一点希望报纸好好宣传。[1]

同月，协和医学院同时开展整风运动。约中旬，与《光明日报》记者谈及协和医学院的人员管理问题。《协和医学院看不到鸣放》：

> 在中国协和医学院妇儿科俱乐部的黑板报上一篇题为"协和春迟"的文章说"……我们这里还是死气沉沉，看不到放，听不到鸣。是不是没有问题呢？不仅有，而且很严重。"
>
> 事实也是如此，不仅如此，据了解，到目前为止，还有人筑墙，他们唯恐春风吹进来。筑墙的人就是协和的领导——政委同志们。不久之前，协和政委的一位同志在"动员"大家起来"拆墙"的冗长的报告里，举出了一系列矛盾，但在分析产生矛盾的原因时，却归罪于"种种客观原因"。记者没有听到这位政委的"动员"报告，但从采访中得到的反映，很多人认为这个报告不是动员大家来拆墙，而是继续筑墙。问题在哪里呢？那就是这个政委认为，这次运动，不过是要大家发发牢骚。可是群众却不是这么看。外科曾宪久大夫说的好，我们要的是暴露问题，通过讨论来解决问题。
>
> 由此可见，群众的要求，不是发牢骚，而是要协和党的领导人深入下层，"扶植微言，早日结束协和的晚冬季节"（记者按：这两句话，也是黑板报上抄来的）。
>
> 无论墙筑的多么高，春风总是要进来的。目前，协和的同志们已在一道坚硬的墙上拆开了一个缺口，终于鸣起来了，虽然还很不够。
>
> **开了笼，还是跳不出来**
>
> 大家为什么不敢鸣，在外科的一个小组会上，刘国振大夫回答了这个问题，他说："名人教授，有本钱，顾虑便少，至于一般人呢，每句话都有顾虑，怕说错了党团员给它记到本本上，再遇到什么运动一来，就要挨整。"刘国振大夫回溯协和过去几次大运动中的一些缺点。他说，过去有几次运动，去听"首长"的

---

[1]《健康报》1957年5月24日。

报告时，六、七十岁的老教授也得排上队，协理员吹着哨，"押着"走。到了地点，上面不说坐，大家就得站半天，大家说几句话都不容许。再看反官僚主义吧，虽然反了半天，但官僚主义动也没有动。他说协和过去的空气太沉闷了，有如关在笼里，由于过去的压力大，现在虽然开了笼，但一时还是跳不出来。

院长不知道党委书记是谁

好些同志说，协和几年来工作忙乱，而成绩不大。这是什么原因呢？吴蔚然大夫说，这主要是协和党的领导同志不了解知识分子的心情，工作没有抓住重点，有些技术性的工作，党委不会做，又不肯学习，也不愿依靠专家。因此，重点工作没有抓住，一些零碎的事务工作一直往自己身上揽。目前，大家急盼解决的是医院的方针问题，因为这是协和几年来没解决的，但在政委动员拆墙的报告里，大谈其休假制度。协和政委对工作情况如此不了解，难怪卫生部更不了解了。李宗恩院长、曾宪久教授都同意这个意见。李院长说，几年来，协和整天在忙乱，工作没有制度，抓不住重点。大家都说协和是党委会来领导的，但直到现在，党委书记是谁，我还不知道。只是在联合办公时，院长才和政委在一块谈一谈。

一个副教授"失踪"了

李院长说，由于没有制度，领导多。最近一个副教授"失踪"了，我问谁也不知道。后来经过多方面的询问，才知道是国务院通过卫生部某一个单位临时调走，坐上飞机，到某地去给一位首长看病。为什么不向我汇报呢？

李院长说，自去年8月起，协和由军委卫生部移交给卫生部将近十个月了，原来军队上调来的干部由政委到一般工作人员都不安心。他们不知道自己将来要到哪里去，留下呢？还是复员呢？还是归队呢？但直到现在，这个问题也没解决。大家认为，上面交给协和的任务多，具体帮助少，而又要协和保持重点，多做研究工作。工作这样忙乱怎么行呢？

形式主义的签字

在座谈会中，大家还提到了协和党委领导和卫生部、军委卫生部的形式主义、教条主义，以及一部分领导人的特权思想。曾宪久教授举例说，外科进行手术时，非先由政委、院长签字后不能动，肯定地说，政委是不懂技术的，还硬要装行家。这种形式主义的签字，表现了对大夫的不信任，使大家在工作中缩手缩脚。

李宗恩院长说，军委卫生部有些首长有特权思想。协和的房子不够住，大家挤得一塌糊涂，但军委卫生部一位首长还在协和占用着几间房，原因是这位首长的夫人是协和的研究生，在这里住方便些。

以上这些情况，只不过是协和上千的工作人员中几个人的反映，大家是不是只是发牢骚呢？[1]

5月27日，中共北京市委邀集各民主党派的北京市负责人、大学教授、工商业者、城市建设工程技术人员召开座谈会，广泛征求党外人士的批评和建议，帮助党进

---

[1]《光明日报》1957年5月20日。

行整风。[1] 张之强《反右派斗争》：

> 在动员党外人士向党提意见的时候，我尽可能地亲自参加会议，听取意见。我的印象是，大家的意见主要是关心党和国家怎样能够领导好新中国，领导好科学技术和教育，不少人对外行能否领导内行心存疑虑，但过激的言论只是个别的，如有一位教授曾说过："解放军干部是有功的，但他们不会领导医学教育和医疗工作，我们愿意把自己的工资拿出来一部分，把他们养起来，让他们不要来领导协和。"他说这话时我也在场，听了以后，认为这种言论明显错误，但是为了让大家畅所欲言，我没有当场反驳。我对这位教授有一定了解，他是认为外行不能领导内行，但他仅只是思想认识问题，所以他的言论我没有向党委汇报。[2]

王台回忆协和医院的整风反右运动及其有关言论。《这所医学院"反右派运动"的发轫》：

> 这所医学院犹如北京地区一样，在整风运动初期，一直冷冷清清，有如世外桃源。其中的一个原因，就是全医学院只有最后一班学生将于暑假毕业。他们大多不关心政治，"两耳不闻窗外事，一心只读'医学书'"只顾八载寒窗，闭门苦读，修成正果，成名立业。
>
> 这种与世隔绝的凝滞状态，终于被一位青年医师贴出的一张题为《协和春迟》的大字报打破。这位毕业于本校的妇产科住院医师继他的老主任林巧稚之后，再一次打开了这所医学院的密不透风的窗子，让那股汹涌澎湃的鸣放洪流涌进这所"死水一潭"的学府，激发了许多学生和青年医护人员的鸣放热情。
>
> 一石激起千层浪。相继出现了一批大字报，其中难免有些情绪激越、言辞尖刻的内容。
>
> 其中，最突出的一张题名"政工干部缺德症候群"的大字报列举了他们的一些"症状"，包括一些瞎指挥、整群众、生活腐化和违法乱纪的事例。诸如，党委组织部长（一位上校女军官）提前得知粮食统购统销的内部消息后，囤积了大量粮食；附属医院党委书记（一位文化水平较低、碌碌无为的长征干部）做工作敷衍了事，做报告言不及义，下班后却热衷于聚众打麻将；有的军队干部进城后，喜新厌旧，大闹离婚等。
>
> 这篇措辞尖刻，颇具煽动性的大字报一经贴出，当即有数十人签名支持。不言而喻，它的矛头直指全院的党政干部，肯定激怒了他们，从而增强了双方的矛盾和对立。
>
> 从5月下旬开始，党委共召开了六次教授座谈会，还有一系列其他阶层人员的座谈会，积极动员大家"知无不言，言无不尽"。并且声明"言者无罪，闻者足戒"。
>
> 同时，《健康报》（卫生部机关报）以《协和医学院教授们积极帮助整风》为题，进行了报道。这篇报道首先综述了大家普遍反映的一条重要意见："几年

---

[1] 《当代北京大事记（1949-1989）》，第113页。
[2] 张之强：《我的一生》，第216-7页。

来，协和医学院的方针任务不明确，领导上心中无数。有时说以医疗为主，有时又以教学为主，最后又说以研究为主，长期摇摆不定。教授们直到现在都不知道协和医学院的方针任务是什么。因为方针任务不明确，七、八年来无论医疗方面、教学方面、研究方面，协和医学院都没有做它应该做出的成绩。"

其实，这条意见是众多教授和中、青年医护人员的普遍看法。除去这条带有普遍性的意见外，记者专门报道了三位教授的发言。他们的地位和身份都具有一定代表性；他们的政治思想也具有明显的相似性。

医学院李宗恩院长的发言强调："我虽然是一位院长，但院里许多重大的问题我都不知道，譬如拆掉护士学校，成立胸腔医院等，事先我都不知道。教授等调动也很少和我商量，许多事情都是在事后才告诉我，或许党委已作出决定后，再问我的意见。"

他又说道："在协和医学院的各科室里，除了科主任或系主任以外，都设有一个政治协理员或秘书，都是党员，他们对业务都是外行，可是什么事情都管，对老教授很不尊重，不信任，科(系)里的工作实际上不是由科主任来的，而是由协理员领导。他们在青年人与老教授之间，党与非党之间筑起了一道高墙。许多教授都要求加以改善。另外，在选拔干部方面不重才只重德的宗派情绪也很严重。"[1]

6月8日，中共中央发出《关于组织力量准备反击右派分子进攻的指示》。同日，《人民日报》发表题为《这是为什么？》的社论：

在"帮助共产党整风"的名义之下，少数的右派分子正在向共产党和工人阶级的领导权挑战，甚至公然叫嚣要共产党"下台"。他们企图乘此时机把共产党和工人阶级打翻，把社会主义的伟大事业打翻，拉着历史向后倒退，退到资产阶级专政，实际是退到革命胜利以前的半殖民地地位，把中国人民重新放在帝国主义及其走狗的反动统治之下。可是他们忘记了，今天的中国已经不是以前的中国，要想使历史倒退，最广大的人民是决不许可的。在全国一切进行整风运动的地方，这些右派分子都想利用整风运动使共产党孤立，想使拥护社会主义的人孤立，结果真正孤立的却是他们自己。在各民主党派和高级知识分子中，有少数右派分子像卢郁文所说，还想利用辱骂，威胁，"装出'公正'的态度来箝制"人们的言论，甚至采取写恐吓信的手段来达到自己的目的。但是这一切岂不是做得太过分了吗？物极必反，他们难道不懂得这个真理吗？

非常明显，尽管有人叫共产党"下台"，有人向拥护共产党的人写恐吓信，这些决不会使共产党和人民群众发生任何动摇。共产党仍然要整风，仍然要倾听党外人士的一切善意批评，而人民群众也仍然要在共产党的领导下坚持社会主义的道路。那些威胁和辱骂，只是提醒我们，在我们的国家里，阶级斗争还在进行着，我们还必须用阶级斗争的观点来观察当前的种种现象,并且得出正确的结论。[2]

---

[1] 王台：《协和医学院的灰暗时代（1952-1976年）》，第77-78页。
[2] 《人民日报》社论，1957年6月8日，第一版。

协和也随之进入反右运动。张之强《反右运动》：

> 正当协和的工作开始理顺向前发展的时候，党中央发动了反右派斗争。1957年6月8日毛泽东同志为中共中央起草党内指示《组织力量反击右派分子的猖狂进攻》，一场反击资产阶级右派进攻的斗争，在全国范围内展开。协和也无例外地投入这场运动。[1]

6月9日，《光明日报》发表曾昭抡、千家驹、华罗庚、童第周、钱伟长等报告《对于有关我国科学体制问题的几点意见》。随即被认为是"章罗同盟"反党反社会主义的阴谋罪证。

6月12日，成为新增加的71位科学规划委员会委员之一。《科学规划委员会委员名单》：

> 国务院第四十八次全体会议通过了国务院科学规划委员会新的委员名单。
> 科学规划委员会成立于1956年3月。这一年来，委员会的工作已有很大变化，原来的组织已不能适应实际工作的要求，因此作了适当调整。委员名额由原来的三十五人增加到一百零六人。名单如下（按笔划为序）
> 主任：聂荣臻
> 副主任：郭沫若 林枫 李四光 黄敬 杨秀峰
> 委员：丁颖 万毅 于光远 千家驹 尹赞勋 王铮 王涛 邓叔群 包尔汉 刘春 刘彬 刘澜波 华罗庚 齐燕铭 吴有训 吴学蔺 吴德峰 宋任穷 宋应 李四光 李达 李宗恩 李范一 李斌 李强 李德全 李烛尘 李熏 杜润生 汪道涵 严希纯 严济慈 谷牧 贝时璋 林枫 周光春 周建人 周培源 周扬 周慧明 周鲠生 孟用潜 孟宪承 武衡 竺可桢 范长江 罗常培 金善宝 陈达 陈伯达 陈岱孙 陈望道 陈凤桐 陈赓 侯德榜 柳湜 胡绳 茅以升 茅盾 赵九章 郑昕 郑振铎 夏鼐 涂长望 袁翰青 郭沫若 崔义田 张大煜 张孝骞 张雨帆 张国坚 张劲夫 张德庆 梁希 陶孟和 曾昭抡 童第周 费孝通 冯至 冯仲云 冯宾符 黄文熙 黄汲清 黄松龄 黄家驷 黄敬 杨石先 杨秀峰 杨英杰 杨显东 邹秉文 廖鲁言 裴丽生 潘梓年 翦伯赞 褚应璜 赖其芳 钱三强 钱志道 钱学森 钱信忠 钱伟长 钱端升 薛暮桥 韩光 聂荣臻
> 秘书长 范长江
> 副秘书长 李强 武衡 安东 于光远 王顺桐 刘导生[2]

6月13日，出席为期三天的国务院科学规划委员会第四次扩大会议。《人民日报》：

> 国务院科学规划委员会第四次扩大会议13日起在北京举行。这次会议将着重讨论三个问题：一、1957年全国科学技术研究计划；二、科学研究工作的体制；三、解决科学研究工作条件的方案，包括图书、资料、仪器和化学试剂。

---

[1] 张之强：《我的一生》，第216页。
[2] 《人民日报》1957年6月13日。

会议预定开三天。出席会议的是：科学规划委员会委员、各省、市、自治区负责本地科学行政工作的干部——如地方科学工作委员会的负责人，地方政府文教部门的负责人，以及某些高等学校、研究机关和产业部门的科学家，共二百多人。

在会议举行以前，各省、市、自治区代表已经在北京开了一星期的座谈会，研究了在全国科学工作中地方所负担的任务以及怎样开展地方的科学研究工作等问题。[1]

6月18日与25日，《健康报》先后发表有关协和医学院整风的文章，指出"有一小部分意见是不正确的，甚至是有严重错误的"。《接受正确意见，批判错误言论，中国协和北京两医学院党委作检查报告》：

【本报讯】中共中国协和医学院和北京医学院的党组织负责人，分别于本月13日、14日向两校全体师生员工作了关于整风运动的初步检查报告。

中国协和医学院、北京医学院的整风运动自5月份开始以来，通过开座谈会等，广泛听取了医学院内师生员工的意见。这两个医学院的党组织负责人认为这些意见大多数是善意的，是以积极态度帮助党整风的，他们代表两院的党组织向提这些善意意见的人表示衷心的感谢；但是他们也提出，有一小部分意见是不正确的，甚至是有严重错误的。

他们对过去医学院工作上的缺点和错误作了检讨。中共中国协和医学院党委会书记张之强说：在医学院进行改革时，没有结合协和医学院的特点。过去协和医学院的综合性、病房制度、医学生和住院医师培养制度，基本上都是好的；行政管理制度和晋级制度也有可取之处；但是没有很好地加以研究，在三反、思想改造之后，以否定一切的态度加以取消了，这是错误的。

他们对正确的善意的意见大致分了分类，有的是可以及时解决的；有的须请示上级解决；有的还待进一步研究后再解决。对于能够及时解决的，根据边整边改的精神，有的已订出一些改进的办法或见诸于行动。

对少数人的一些不正确的言论，他们也提出了意见。中共中国协和医学院党委会书记张之强说：有的同志指出了一些党员的错误、缺点，但忽略了他们的优点，或者由此而推论全党都是错误，这是不对的。再如历次政治运动中确有错误和缺点并因而损伤了某些同志的积极性，这些批评是正确的，现在正在慎重仔细地研究，但因此而否定历次政治运动的成绩也是错误的。[2]

《北京协和医学院的教师们对学校的领导体制问题展开争论》：

【本报讯】北京中国协和医学院教师们对有关学校领导体制问题展开了讨论。归纳起来，有以下三种不同意见正在讨论中。

第一种意见认为，党委应该领导学校，也能够领导学校。赞成党委治校的中

---

[1]《科学规划委员会会议今起举行》，见《人民日报》1957年6月13日。
[2]《健康报》1957年6月18日。

心意见是:"共产党能领导中国人民革命的胜利,也就能够领导向科学进军。所谓'教授治校'的提法,会取消和模糊党对学校的领导。"有的教授说:"'教授治校'它只会产生严重的宗派主义,和寡头政治"。也有人说拥护党的领导,可以取消党委制,实行校务委员会。一部分同志反对这个意见,认为党的领导是以自己的纲领和政策,通过各级党委组织的正确贯彻来实现的。党的领导不排斥民主作风和代表群众的组织,相反的党的领导必须依靠它。取消党委制实质上就是取消党的领导。他们认为,"党为了更好的领导科学,在党委领导下,成立一个校务委员会,吸收一些专家教授参加,或用扩大党委会的形式来更好的实现对科学技术的领导。党委以前所以对科学研究工作领导无力,主要原因在于党委领导脱离群众,没有很好征求及尊重科学家的意见。因此今后党委必须克服官僚主义、主观主义、宗派主义,提倡民主办事和大家商量的作风,认真执行党的群众路线,发挥校务委员会的作用,和党外领导干部的作用,从而保证党的正确领导。

第二种意见是,党委和校务委员会共同治校。有人觉得,共产党号召民主党派长期共存,也就是不要一党治国,因此他认为,协和党委和校务委员会共同治校为什么不可以呢?在党委与校委的关系上他认为:它们很难分谁上谁下,应该共同领导讨论,最后达到统一认识做出决定。并主张党委与校务委员会自成系统,党委上属市委领导,下达支部。党委只管党务,对校委员会只能检查督促,不能作为决策机关,不能干预。校务委员会上属卫生部,下达所有技术行政部门。该委员会在校长领导下,由专家教授及行政部门负责参加,吸收党委参加。党委书记是当然代表。有人认为,如果校务委员会的决议通过党委会,势必形成党委专政。认为党委只能是校务委员会的顾问。

第三种意见是,取消党委制,代之以校务委员会。理由是党的领导只能提出总的发展方向,具体领导制度不能放在党委领导的肩上,因为党内真正懂得业务的人才很少,等党内有了人才之后,再由党委治校也不晚。有人怀疑党委即使能了解情况,不一定能做出正确决定,所以必须由校务委员会治校,它是学校的决策机关。那末党是否要撤出学校?也有人认为"党要退出学校,学校保证办好。"有人认为协和过去在美帝控制之下,各系教授、行政领导,并没有说过有职无权,这个问题有研究的必要。过去每个教授有一票,现在多以"大帽子"说服,把马列主义做为辩护的万能工具,招致"以党代政","领导有职无权"的指责。所以这部分人认为今后应是校委会治校,校务委员会代表应以投票方式选出。[1]

7月1日,毛泽东在为《人民日报》撰写的"七一"社论中点名批判"章罗同盟":

---

[1] 《健康报》1957年6月25日。

> 民盟在百家争鸣过程和整风过程中所起的作用特别恶劣。有组织、有计划、有纲领、有路线，都是自外于人民的，是反共反社会主义的。还有农工民主党，一模一样。这两个党在这次惊涛骇浪中特别突出。风浪就是章罗同盟造起来的。[1]

7月18日，在全国科联全国委员会扩大会议上发言。《二十三位科学家在科联会议上继续揭发——曾昭抡钱伟长要把科学家引上歧途》：

> 据新华社18日讯 参加全国科联全国委员会扩大会议的科学家们，今天继续驳斥右派分子曾昭抡、钱伟长的反社会主义反对党的领导的言行。到会科学家表示坚决拥护共产党对科学工作的领导，一心一意为社会主义建设服务。
>
> 今天在会上发言的有二十三位科学家、各专门学会和各地科联分会的代表。
>
> 全国委员会常务委员秉志说，他和曾昭抡是三十多年前的同事。曾后来慢慢地离开实验室，和章罗搞在一起，每况愈下。三十多年后的今天，曾掉入了右派泥坑，这不是偶然的。秉志要求曾、钱不要蒙混过关，要彻底交代。
>
> 全国委员会委员陶述曾说，钱伟长今年3月路过武汉时，在武汉科普作了一次报告。钱伟长在报告中从一张地图说起，大骂一通，说今天的科学工作各方面都是缺点和错误。当时我就感到钱伟长说出这样的话，不像一位科学家。现在联系起来看，钱伟长在这一个偶然的机会里也在进行反党宣传，要说他反党反社会主义是没有计划的，那是骗人的。
>
> 陶述曾接着举出他在工作中的亲身体验，驳斥右派分子所说的"外行不能领导内行""共产党不能领导科学技术"的谬论。陶述曾说，以1954年武汉市的防汛工作来说，这是一项很复杂的科学技术工作。那时，我担任武汉防汛指挥部的总工程师，经常和武汉市市长现任中共湖北省委第一书记王任重一起工作。王任重是不懂水利技术的，但是由于他有马列主义的世界观，有科学的思想方法，有丰富的工作经验和强烈的群众观点，因此，他在每次防汛会议上所作的总结和所决定的每项技术措施，都是非常正确的，既符合科学技术的要求，又切合当时的具体实际。因此，在他的领导下，防汛工作取得了伟大的胜利。我虽然是总工程师，但是我自认在这方面就不如他。这说明共产党员是能够领导科学技术的。
>
> 中华医学会副会长方石珊在会上以中华医学会八年来在党的领导下取得的成就来驳斥右派分子的谬论。他说，中华医学会解放前很涣散，学术活动极有限，解放后在党的领导下团结起来了，学术活动日益增加。这些成就和党对科学的正确领导是分不开的。科学家正享受着从所未有的尊重、爱护和信任。右派分子妄想使党所领导的欣欣向荣的国家背离社会主义道路，企图引诱科学家走上错误的迷途，是绝对办不到的。
>
> 张维在今天的会上着重指出钱伟长在教育工作上一贯主张走资本主义路线。他否定教学改革的成就，认为是党带来了教条。关于培养目标的问题，钱认为工科可以不以"工程师"为培养方向，反对学生学专业课。张维说，钱伟长的主张实质上是培养"通才"，认为"学了数理化，走遍天下都不怕"，企图走解放前

---

[1]《文汇报的资产阶级方向应当批判》，见《人民日报》1957年7月1日。

旧高等教育的老路。钱还在张维面前造谣说哈尔滨工业大学今年取消了毕业设计,企图以造谣来达到他反对毕业设计的目的。

西安科联岳劼恒说,钱伟长自命为万能的科学家,并说什么共产党来请他,他也不参加党,从这两点就可以证明他是招摇撞骗,毫不老实的人。科学是老老实实的学问,科学家是老老实实的人。越是有真才实学的科学工作者,造诣越专而深。钱伟长所说的万能科学家,那是骗人的。他说,在当前的反右派斗争中,我深深感到知识分子思想改造的重要。我们应该积极参加当前的反右派斗争,自觉地加强马列主义的学习,以便更有效地为人民服务。

全国委员会副秘书长涂长望说,从已经揭露的材料看,曾昭抡、钱伟长的阴谋活动是有计划、有组织、有纲领和有步骤的。涂长望指出这个反社会主义的科学纲领不仅如曾昭抡交代的所谓"抢先一步",可以说是煽动科学家起来反对党的领导的行动的纲领。涂长望说,在科学规划这个问题上,曾、钱所起的坏作用比章、罗还要大。

全国委员会委员茅以升在会上指出,曾昭抡、钱伟长反对党对科学的领导是章罗联盟反党反社会主义阴谋活动的一部分,他们企图抓知识分子作政治资本来在科学方面打开一个缺口。

全国委员会委员程孝刚引用罗隆基在人代会交代的材料,指出右派分子有一种串连会,很快扩大他们的影响,但曾、钱现在还没有交代。他问曾昭抡、钱伟长:到底串连了多少人。曾在交代中说小组是5月13日才成立的,但又说反动纲领征求了广泛的意见,如果不是周密的计划,这短短的时间如何安排?

全国委员会常务委员华罗庚揭发曾昭抡、钱伟长使用阴谋诡计,拖他做反党反社会主义的事情。他质问曾昭抡:这个反动科学纲领的稿子为什么没有征求大家同意就拿出去发表。他说,曾昭抡和我到美国去考察国防科学时,他向我介绍俞大维说,"俞大维不是国民党员而是靠自己本事起家的"。他还说:"国民党不好,老蒋不好,陈诚还好"。华罗庚说,曾昭抡当时是脚踏两条船,一条是陈诚派,一条是民盟。他可能是以民盟做幌子,而通过俞大维走陈诚门路的危险人物。他说,我回国不久,曾昭抡就挑拨我和科学院的关系,他问我到过科学院没有?我说没有。他说,"不去也好"。华罗庚还揭发钱伟长一贯玩弄两面手法造谣生事的恶劣作风,他回国后,钱伟长就同一位记者访问他,但钱却把记者安顿在门外,自己先告诉华罗庚说,科学院已决定不让他进科学院。华罗庚说,高等学校酝酿院系调整时,他写了一篇题为"我们只应当有一个传统——为人民服务的传统"的文章,而钱伟长却说:"开炮的小心点,不要打了自己人。"原来他当时已搞出一个和党对抗的院系调整方案。华罗庚说,这次整风运动开始以后,钱伟长就三番五次动员他"鸣""放"。华罗庚曾写了一篇"理与工接近呢?还是与文法接近呢?"的文章,他就拿去贴在清华大学科学馆门口,请人签名,并加以歪曲,对别人说华罗庚发表意见是想做清华大学数学系主任,而对他又说清华可以给数学研究所盖一所房子,请他作数学系主任。

在今天会上发言的,还有航空工程学会代表王俊奎、山西科联严开元、全国委员会常务委员李宗恩、委员杨石先、陈一得、赵祖康、哈尔滨科联华树嘉、动物学会代表沈嘉瑞、金属学会周仁、农学会吴觉农、化工学会侯祥麟、古生物学会杨钟健等。

　　钱伟长在今天的会上，交代了他和储安平的关系，以及6月5日、6日两天的活动情况。他说，他是在1952年的一个会上经费孝通的介绍认识储安平的。他说他和储安平气味相投，因为两人都是相当自高自大的。钱说，5月26日，储安平因有事到北京大学，在下午二时半趁便去看了他，两人闲聊了一小时。现在检查起来，闲聊的内容是政治性的。储告诉钱，他要接办光明日报，约钱写稿。钱当时说，光明日报不要只请大学教授写稿，应该也请些工程师和中、小学教师写稿。钱说，后来知道那次谈话后储确实打算组织工程师和中小学教师的座谈会。钱说，那次还谈到肃反问题，储说了东北工学院被斗争的教师的数目等等，钱问他那里来的材料，储没有回答。他们还谈到"鸣""放"的界线问题。储告诉钱准备在光明日报登"北大民主墙"的报道，光明日报党组不同意，他要继续"斗争"。储还说要向文汇报学习。钱说，储还问他清华大学什么问题最严重，当时他回答说是宗派主义。储就说，"到处是宗派，宗派皆天下"。现在看来就是储的"党天下"的论调。

　　钱伟长说，6月6日章伯钧召集的紧急会议是由他推动的。他说，他推动这次会议的原因是整风以来，他一直和学校的党委对立，认为清华大学的党委有"宗派"，并且四出找寻事实来证明自己的看法。他还认为清华大学的"宗派"，非由中央来解决不可。钱将6月5日、6日的活动和言论，说是想鼓励民盟去找中央。钱说，这完全是由于自己的错误思想，发展到这时候已经完全投靠到章罗的门下了。钱说，这次是党挽救了他，反击右派给他当头一棒，如果再过十天二十天，他不知要犯下多大的罪行，他表示诚心诚意地接受批判，作彻底交代。

　　曾昭抡今天表示愿意向人民低头请罪，但仍然没有作什么具体交代。[1]

7月22日，在农工民主党北京市委员会整风领导小组召开的协和医学院支部扩大会议上受到批判，开始被归入"右派分子"。《李宗恩从章伯钧手中接受圣旨兵符，协和围攻"医药界统帅"》：

　　农工民主党北京市委员会整风领导小组召开协和医学院支部扩大会议，邀请该院教授、副教授及有关人员参加，揭发和批判协和医学院院长、农工民主党协和支部主任委员、右派分子李宗恩的反社会主义言行。

　　放射科主任胡懋华教授在发言中指出，李宗恩有组织、有计划地向党进攻，是有历史根源的。他出身于官僚地主家庭，受的是英帝国主义的教育，回国后又投靠了国民党和美帝国主义分子。解放前后，李宗恩极力为美帝国主义保存协和这个据点，抗拒人民政府的接管，一直到美帝国主义侵朝战争爆发，李宗恩还给美帝国主义分子娄克斯写信，欢迎他们重来中国。他对美帝国主义是这样的忠心，可是他对人民政府的各项社会改革、教育法令等却都有抵触情绪。人民政府

---

[1]《人民日报》1957年7月19日，第一版。

接管协和前,他破坏工会,迫害工人,开除进步分子,包庇特务学生。由此看来,章伯钧所以器重李宗恩也不是偶然的,他们是志同道合,一拍即着。李宗恩加入农工民主党以后,章伯钧要李宗恩挂帅,篡夺医药卫生界的领导权。他们让李宗恩当农工民主党的中央委员,在没有正式当上以前,李就列席了农工中央执行局会议,并参加了农工中央政策委员会。由于章伯钧的推荐,李宗恩还担任了中国人民支援埃及委员会委员和国务院科学规划委员会委员,还企图当中央卫生部副部长,与章伯钧一起制定反社会主义的科学纲领。

曾被李宗恩拉入农工民主党的协和护士学校教员张惠兰揭发李宗恩在协和开始整风以后,在党委召开各民主党派座谈会的前一天,李健生又亲自来主持,匆匆成立了农工党协和支部。在成立会上,有人提出他们整风小组里由党团员当小组长,大家发言有顾虑,李宗恩就借此要求党委撤销党团员小组长,企图取消党对整风运动的领导。李宗恩在整风期间积极地找机会点火,当校内开了很多座谈会,大家都提了意见的时候,他还要叫我们分头去找还有哪些人有顾虑没充分提意见,企图火上加油,制造对党不满的情绪。

皮肤花柳科主任李洪迥教授,着重地揭发了李宗恩为农工民主党拉人的丑恶活动。他说:我自己也是被拉的一个,但我没被拉进去。他们拉人的手段极其恶劣,软拉硬泡,软拉的办法是请人吃饭,并说只要签个字参加了,不来开会也行。软的不行,他们就进行威胁,说:"农工是共产党的外围组织,加入了就都是进步的"。言外之意,不加入你就是反动的。他们为了达到拉人的目的,甚至采用欺骗手段,拉张三时说:李四参加了,拉李四时又说:张三参加了;李洪迥还说:李宗恩拉人的地区也很广泛,南起广东,北到东北。

解剖科教授张作干和妇产科副教授张茝芬都驳斥了李宗恩"有职无权"的谬论。张茝芬说,解放前李宗恩在贵阳医学院当院长时,人事不敢碰,钱财不能动,业务搞得一塌糊涂。在旧协和的时候,他更谈不到有所谓三权,但是那时候没有听到李宗恩说过有职无权,反而工作得很积极。政府接管协和以后,李宗恩原职原薪当院长,负责教学、医疗、科学研究、行政物资供应等工作,一切预算都是在他的指示下编造的,全院经费要经过他批准后才能开支,各科系向国外订购图书仪器也要经他批准,这能说是没有财政权吗?李宗恩还有权主持或参加行政会议、学术会议、教学会议、医务会议等,这能说是没有人事权和事业权吗?但是他对工作却采取了消极的态度,不负责任。协和的中心任务之一是科学研究工作,李宗恩是协和学术委员会的主任委员,但是他对学术研究工作从没有提过任何推进工作的意见。全院1956年研究工作的卡片,送给李宗恩审阅,他没有提出只字的修改意见,难怪林巧稚教授说:"要检查官僚主义,我认为在全院中李院长是最脱离群众的。他几年来从没有找我们教授们商量商量学校的工作。"

医学院办公室秘书熊士琦揭发了李宗恩以两面派的手法,借机挑拨党群关系的阴谋手段。如李宗恩在联合办公会上,同意不给实习学生发补助费,但当学生提出意见后,他又在学生面前装出一副悲天悯人的样子,支持学生要求补助,从中挑拨。内科教授邓家栋揭露了李宗恩反对接管的实质是反对党的领导。他指出,李宗恩反抗军委卫生部的接管,也反对中央卫生部领导。前些时中央提出协和与医学科学院等单位互相调整，李宗恩直到现在还在消极抵抗。[1]

7月27日，在中国农工民主党北京市委员会整风小组再次召开的中国协和医学院农工支部扩大会议上继续受到批判。《绝不容许右派分子李宗恩蒙混过关，协和教授员工深入开展反右派斗争》：

> 中国农工民主党北京市委员会整风小组又在中国协和医学院召开农工支部扩大会议，邀请该院教授、副教授以及其他有关人员，继续揭发和批判李宗恩的反党反社会主义言行。
>
> **李宗恩的态度极不老实企图蒙混过关**
> 会议一开始，李宗恩作了一个不痛不痒的检查，"交代"了一些已经被人家揭发了的事实。他认为他犯的错误主要是在李伯球、李健生的指使下做了些发展工作，想利用农工在医药界大事发展的时机来发展他的政治野心。他说，这几天"我心情沉重，党教育了我，今后愿转变立场并向人民认罪……"但是却没有交代出什么真情实况，仍想用他在思想改造时所采取的一套"过关"话来搪塞。李宗恩这种不老实的态度引起到会者极大不满，纷纷严词斥责，并继续揭发来李宗恩的反党、反社会主义言行及其丑恶历史。
>
> 妇产科主任林巧稚说：李宗恩今天的检查是很不老实的。她列举事实驳斥了李宗恩所谓不知道"党委书记是谁"、"有职无权"的谬论，并批判了李宗恩所说"肃反时有人委屈了"的反动言论。寄生虫学系主任冯兰洲说：李宗恩说，他"好多事都反对"，那就是与广大人民有利的事，你就反对，这是为人民着想吗？冯教授激愤的指出李宗恩在解放前曾献策于美帝国主义而亲自到美国找罗氏基金委员会谈，而解放后却如此消极怠工的卑鄙行为。冯教授说：在这次反右派斗争中，我们再不容许李宗恩像在思想改造时那样只说"啊！是、是、是，我跟着共产党走！"，就过关，李宗恩必须彻底交代。
>
> 药理科金荫昌教授把李宗恩的言行与右派分子曾昭抡、钱伟长等所提出的"对于有关我国科学体制问题的几点意见"这个反动的科学纲领作了对比，分析了他们的相同的意图和相同的手法。金教授说，李宗恩实际上是想以协和的一套来垄断全国的医学教育，他还想搞个不受党领导的"医学教育委员会"，把医教引上资本主义道路。
>
> **协和成绩不容一笔抹杀**
> 病理学系刘永教授以他亲眼看到的解放八年来中国协和医学院在各方面的成绩驳斥了李宗恩所谓"拆协和"和"标准降低了"的谬论。
>
> 刘教授说：首先我要谈一下自己对党领导协和的体会。过去协和是美帝国主义文化侵略的堡垒，和中国人民的需要是格格不入的，在党的教育下，除了像李宗恩那些右派分子以外，协和的同志大都得到了思想改造，分清了敌我，端正了

---

[1] 《人民日报》1957年7月25日。同一批判会7月24日《北京日报》以《从章伯钧手中接受帅印李宗恩妄想篡夺医药界领导权协和医学院教授等痛加反击》为题，7月26日《健康报》以《李宗恩与章伯钧狼狈为奸，篡夺医药界领导权的阴谋大暴露；中国协和医学院教授痛击右派分子》为题分别作了报导。

服务态度。今天协和能够站起来和包括李宗恩在内的右派分子进行斗争的事实就说明了我们在思想改造中的收获。接着，刘教授说，正是因为协和人得到思想改造能以担负起为人民服务的重任，曾光荣地为我们最可爱的志愿军服务，现在又担负起了全国医学科学研究规划中的一部分主要任务，并担负起了支援军事医学科学研究机构的职责，我认为这不能说是拆了协和，而应该说是协和的发展、协和的光荣。只有别有用心的、满脑资产阶级思想、不想配合全国需要，坚持把协和与全国卫生事业孤立起来对待的人才说协和是"被拆散了"！

刘教授又严词驳斥了李宗恩的所谓"协和标准是降低了"的谬论。刘教授说"协和标准"是李宗恩的挡箭牌。什么是他的"协和标准"呢？进行全球血腥剥削的罗氏基金会给"协和标准"下了定义："……协和应有高度水平、培养特殊品质和高度训练的医生和护士……"要"维持这样高的水平，使他们的影响大为扩张……"。李宗恩的献策里也提到"不但要使协和医生有最高的技术水平，也要有政治上和社会上的影响"。从以上材料，我们不难理解李宗恩的"协和标准"是要培养忠心耿耿为帝国主义文化侵略服务、扩大帝国主义文化侵略影响的标准，是要培养一些忘记祖国人民的需要，宣扬美国生活方式、欺下拍上、互相排挤、专心致志地为向上爬、不问人道主义、残酷地在人身上进行实验的医生！刘教授又历数了解放前后中国协和医学院在党的领导和全院工作人员（除个别人以外）的努力下，针对不同客观形势需要，完成并超额完成了党和人民所交给的任务。刘教授又以解放前后病理学系在培养干部和科学研究方面的成绩，有力地驳斥了李宗恩所谓质量低了的谬论，如解放后协和病理科培养的高级师资是解放前的四倍，此外还培养了许多技术员和中级师资，担负了北京市以至全国部分的会诊外科和尸体病理检查，就1951-1957年6月所有检查例数总和即超过了接管以前全部例数点总和。在研究工作方面，近两年来在动脉硬化、脑炎和放射病方面已奠定了初步研究的体系。这些事实，李宗恩能说现在协和质量降低了吗？

发言中，刘教授又揭露和批判了李宗恩的种种反动言行。刘教授说："沾满鲜血的全世界经济和文化侵略的代表罗氏基金会的调查报告中有关"中国问题"的会议记录中说："假如我们用一个只有名义而实际上背后由外国人操纵的中国人当校长，中国政府（指反动的国民党政府）也不会反对，而这样做法是能起一定的缓冲作用的"。阴险的帝国主义者是会估计到中国人民的反侵略的斗争的，因而利用一批奴才，而李宗恩就是以善于献策、坐上了——旧协和校长的宝座，解放后还坚持"创办人的宗旨"，这就难怪李宗恩为什么那样反对借床、迫害工会、开除工人，拿着帝国主义的鞭子——六十万煤油大王剥削来的利润来威胁中国人民和当时在协和工作的同事了。正因为李宗恩直到现在还与美帝国主义文化侵略的渊源有着根深蒂固的联系，所以现在又与章伯钧串通，妄想一举而篡夺人民的天下了。最后，刘教授正告李宗恩必须幡然悔悟，接受改造。

协和工人痛斥李宗恩的反动言行

营工科老工人杨德胜，代表营工科全体工人痛斥了李宗恩的反党反人民的谬论。杨德胜说：李宗恩，你过去是美帝国主义的代理人，在协和压在中国工人阶级的头上，统治和摧残我们工人阶级，营工科工作非常忙累，可是在上班时，连一口水都不许喝。工人整天忧虑，唯恐办公室叫，叫去必是凶多吉少，这一套统治和压迫的办法，就是你李宗恩所认为现代化的管理手法吗？那时，在统治者们变本加厉的统治下，我们工人吃不饱穿不暖，再三提出增加工资也不理，这也是所谓你的现代化一套吗？解放后共产党对你一直是宽大的，可是你这忘恩负义的李宗恩，却不自觉，仍然站在反动立场。杨德胜责问李宗恩：这几年协和的成绩莫非你没有看见吗？本院发电厂换的四台新锅炉是我们中国自己制造的，是我们亲手把它安装起来的，全院更换热水发电厂，安装三台水泵，这都是你过去认为不能换的，但是在共产党领导下的协和，发挥了工人的积极性、创造性，保证了教学、医疗和科学研究。我们盖了17楼（动物楼），18楼（办公楼），北院又新建宿舍楼、新字七号水井和安装煤气罐、扩建大厨房及千人食堂，病房不断在扩大，各科系都在发展。营工科几年来为本院和13个兄弟单位制造器械两千多件。工人阶级在中国共产党的领导下站起来了，一切都有了保障，有了提高，我们营工科好几个工人子弟现在都上了大学啦，有的还到了苏联，我们和首长们一起谈话，都没有恐怖的心理，李宗恩却硬把这些说成是原始的山沟里的管理制度。李宗恩告诉你：这是民主制度，跟你那时的统治和压迫工人没有共同之处。今天工人有病，放心大胆到卫生科去看，有的工人长期病假，工会还常派代表慰问，共产党这样关怀个人，这和李宗恩过去摧残工人生命的一套，没有共同点！你厚着脸皮向党要三权，目的是想把协和党委赶走，取消党的领导，你想恢复统治的一套是不可能的了。

李宗恩所谓"有职无权"和"三权"的实质

生物化学系教授梁植权就李宗恩所谓"有职无权"和"三权"问题作了进一步的揭露和严正的驳斥。他说：上次会上有许多同志指出李宗恩过去在贵阳医学院和协和是有职无权的，但那时他工作得很起劲。现在，他身任协和院长、北京市人民代表、政协全国委员会委员和政协医药卫生组组长、却反而叫起"无权"来了，他要什么权呢？在妇产科同志访问他时，他说他过去至少有"事业权"和"人事权"。他的话提醒了我，我要揭穿他的丑恶面貌。让大家来看看他要的是什么样的"事业权"和"人事权"。1944年，李宗恩在有关中华医学会促进会及北京协和医学院的备忘录中，以一个好像并不是中国人的姿态，向美帝国主义者献策，他首先分析了中国人的性格，认为中国人是极端的个人主义者，家族观念重，思想比起西方人不成熟，不能把行动与过去经验联系起来，对真理也不感兴趣，不能遵守一个工业社会中集体生活的纪律。由此，李宗恩得出结论：在中国，本国领袖难于发生作用。说得明白一些，就是中国人是劣等民族，自己管不了自己。李宗恩接着又在备忘录中建议道："培养一切公共事业和社会事业的领导人才"。就这样李宗恩丧心病狂地献策于美帝国主义来侵略中国。李宗恩忠心耿耿地为他的主子服务，还不止于此，解放前后，李宗恩曾三度向他的美国主子宣誓效忠。1948年他致美帝国主义分子派克【帕克】的信中写道："我个人保证，我要忠实于创办人和支持者的原则和目的，我要尽我的力量去作任何事情，使学校经过目前的变化而保持不变。"解放后，他仍然向他的主子写汇报，对人民政府则采取对抗和歧视的态度。到此，我们就不难明白，李宗恩所要的"事业权"，就是美帝国主义进行文化侵略的事业权，他还梦想继续效忠于他的主子，企图使协和走资本主义的道路。李宗恩所谓的人事权是一套用暴力统治中国人民的手段。在旧协和，不论工人、教授、大夫，李宗恩都是"顺我者留，逆我者去"。1949年6月一下子解雇11位工人同志的事件，就是李宗恩使用了他所谓的"人事权"的结果。这还是解放以后未接管前的事。解放前没有任何理由解雇工人的事更多。如有的工人吃了蒜也可以构成解雇的理由。至于干部任用选择的标准，李宗恩在思想检查时自认，只有站在资产阶级或帝国主义立场的人，才有被考虑的资格。复校时，李宗恩不聘请原先在生化科工作的教学人员，反而请来帝国主义分子窦威廉当生化科主任。并且按照帝国主义分子的指示，赶走了研究生、党支部副书记李佩珊，便是一个很好的说明。

在协和工作33年的职员陶恩佑代表物质保证部全体工作人员，就李宗恩所谓有职无权的没有财政权，举出许多例子来说明李宗恩是有实权的。如编造预算、决算，李宗恩是亲手批准后再上报，在预算执行过程中凡是2000元以上的大项开支或是调整预算的项目，还需经他审核批准方得开支。又如，牙科综合治疗台，医院院长不同意买，是你批准之后买的，银行存款开支票他是第一签署人。其他如向国外订货，薪金、津贴、工资等各项实力统计，解放后各种基本建设和协和的五年计划等等，都是经过他批准、盖章或最后决定的。这充分说明，李宗恩是有财政权的。我们再来看看美帝领导协和时期李宗恩在财务上的"权"。预算、决算是美帝国主义分子娄克斯批准的，根本不需经过李宗恩批准。陶恩佑说"事实证明，李宗恩是有实权的。他要的"三权"是章伯钧的令箭，是想篡夺党的领导权。

必须交代一章三李的关系

生物化学系王世真教授说："李宗恩积极参与了章伯钧等向党进攻的各种活动，当上了向医药界进军的统帅，否定一切地把协和描绘成漆黑的一团，接着宣扬"党委处于左右为难""党委必须退出学校"，自己出而要求"三权"，甚至说党委领导是"抽象的"，企图把党的一切一笔勾销，推翻党的领导。这些李宗恩都应详细交代。

曾经被拉入农工民主党的外科教授王桂生，揭露了在李宗恩等控制下的协和农工组织活动的一些情况。他说：有人提起马列主义学习，李健生就说："政治学习枯燥无味，越学心境越狭窄，不能使人进步"。5月15日农工在北京饭店开了一个西医座谈会，章伯钧亲自坐阵，由李宗恩等主持，未开会前，李伯球就大声疾呼：大胆给共产党提意见，有人报复，由章（伯钧）主席给你们撑腰。在李伯球的煽动下，有人就向党进攻，李宗恩也发表了协和有"党和群众"、"军和民"两道墙等等的反党谬论。当有人高谈墙高沟深的时候，不等讲完，李伯球就鼓掌叫好。而李宗恩就是这次座谈会的主持人。事实证明，李宗恩与章伯钧，李伯球、李健生是同策同谋，有计划有布置地活动的，李宗恩必须交代与他们的关系和一切活动。

公共卫生科副教授高润泉和医学院办公室秘书熊士琦也发了言。[1]

7月23日，在北京市第二届人民代表大会第二次会议上再次受到揭发与批判。

《在北京市人民代表大会的讲坛上，来自各界的代表反击右派》：

> 在北京市第二届人民代表大会第二次会议上，代表们对从各个战线上向党向社会主义猖狂进攻的资产阶级右派分子，进行了全面反击。
>
> 高等学校曾是右派分子同人民搏斗得十分激烈的场所。会上代表们着重批判和揭露了在高等学校点火煽动的钱伟长、曾昭抡、谭惕吾、黄药眠、陶大镛等右派分子的反动言行。陈士骅、梁思成、李酉山等代表在会上系统地揭露了右派分子钱伟长自吹"跟随革命二十年"、"万能科学家"的面目，还揭穿了钱伟长制造和贩卖资产阶级教育纲领的阴谋，以及一贯耍两面派手法的卑劣事实。梁思成等人指出：钱伟长是一个钻了党的知识分子政策的空子，混水摸鱼，发了教育科学财的"暴发户"。他是章罗联盟中的一员大将，他利令智昏妄想从教育科学方面打开缺口，把我们拖回资本主义社会去。沈一帆代表指出：曾昭抡从抗战以来就一贯是反共反人民的，他实际是章罗联盟集团的参谋长，所以曾昭抡等所起草的"反社会主义科学纲领"和6月6日的恶毒言论并不是偶然的。胡锡奎代表说：资产阶级右派分子向北京高等学校进攻是有几条线的，而谭惕吾、黄绍竑是条重要的线。胡锡奎当场读了右派分子林希翎收到的一封密信，密信里要林希翎"不要做投降将军"，不要说与谭惕吾、黄绍竑有关的事情。胡锡奎指出：由此证明黄绍竑、谭惕吾在北京高等学校中进行一种阴谋活动。胡锡奎还系统地揭露了资产阶级右派分子向党向社会主义进攻时，首先在高等学校点火的目的，是企图把高等学校变成资本主义复辟的根据地。何锡麟代表在会上系统地揭发了北京师范大学右派分子傅钟【种】孙、陶大镛、黄药眠、钟敬文等人的反动言行。他指出这些右派分子向党进攻的共同特点是：攻击党的领导，要"民主治校"；反对党的知识分子政策，反对思想改造；反对人民民主专政制度。在发言中代表们还揭露了协和医学院院长李宗恩、北京钢铁学院教授刘景芳、北京铁道学院教授刘景向、刘炽晶等右派分子在高等学校里的罪恶活动。
>
> 代表们在发言中指出这些在高等学校点火煽动的右派分子们，现在还不肯彻底交代。右派分子谭惕吾在小组发言中还说"自己警惕性不高，丧失立场，被林希翎利用了"。当代表们在揭露她的丑恶历史的时候，她还要无赖谩骂代表是"胡说八道"。代表们严正指出：人民已识破右派分子的阴谋，他们梦想蒙混过关，全国的工人、农民和五百万知识分子是决不答应的，要过关就必须把丑恶的意图全部彻底交代、彻底批判。
>
> 在发言中代表们指出了许多民主党派北京市组织利用共产党整风时机向共产党向社会主义发起了进攻。"民主同盟在章罗联盟盗窃民盟中央领导权的一段时期内，是右派反党反社会主义的指挥部。"这是民盟北京市主任委员吴晗在会上发言指出的。吴晗接着指出：章罗联盟的一个重要阴谋就是企图窃取民盟地方组

---

[1]《健康报》1957年7月30日。

织的领导权。他们千方百计企图夺取民盟北京市委领导权,不得逞后,就改变手法直接伸手到北京民盟基层组织,利用盟内的右派分子进行反党反人民的活动。吴晗指出:他们进行罪恶的行动目的是一方面要把党组织赶出学校和国家机关,一方面又替反革命分子招魂申冤,要求翻案。妄想以此把人民天下变成章罗联盟的天下。许多代表揭露了农工民主党北京市委主任委员李伯球、副主委李健生等右派分子在医药卫生界进行活动的罪恶行为。赵炳南代表说:李伯球、李健生等在中医医院不择手段大肆发展农工民主党组织,培植右派力量。企图把中医院作为他们反党反社会主义的据点。北京市卫生工作者协会副秘书长赵培谋也揭发了李健生以公共卫生局副局长的身份在医务界进行阴谋活动的情形。代表们并且批判了九三学社北京市分社主任委员、北京医学院药学系主任薛愚的反党反社会主义的言论。代表们指出薛愚一面造谣污蔑说药学事业被歧视,他"号召"药工人员起来"吐尽苦水",一面又大肆攻击卫生部领导,说卫生部的领导"既不懂药,又不能听内行人的意见",公开主张"卫生部应该去掉几个不懂业务的副部长,要添几个懂业务的副部长"。叶恭绍代表说:我们要责问薛愚这样做的目的何在?

会议上代表们还揭露批判了工商界、医药卫生界、工程技术界等方面的右派分子言行。杨滨代表并且揭露了右派分子在中学里活动的情形。

在每天会议上都有来自工厂、农村、学校、机关的代表,用切身经历的事实,说明解放以后各方面工作飞跃发展,人民生活水平不断上升的情形,驳斥右派分子污蔑党污蔑社会主义事业的谬论。

此次会议是在 7 月 23 日开幕的,会议将继续进行。[1]

在北京市第二届人民代表大会第二次会议上受到中国协和医学院解剖学系主任张鋆的大会发言批判,其摘要以《和李宗恩反党反社会主义的言行斗争到底》为题,发表于 8 月 13 日《健康报》:

> 李宗恩的许多罪恶言行已被揭露了,我现在再补充一些材料。
>
> 李宗恩参加农工民主党的时候,说章伯钧要他参加的目的是"擒贼要擒王",可见他们的野心不小,居然以贼王自居。参加农工民主党以后,素来消极的李宗恩,忽然积极起来了,到处招兵买马,为章伯钧扩大影响,为自己增加政治资本。在共产党的整风运动开始以来,他的活动达到高峰,他在协和农工民主党支部筹备会成立会上慷慨激昂地提出:(1)协和党委要和群众见面表示态度;(2)整风小组的组长不要由共产党员担任;(3)对于过去"帽子"戴得不适当的,要为他们摘掉,就是替他们平反;(4)对某些党员提出抗议。第二天,他又提出谁要入党,必须征求群众的意见,他这样做是企图夺取党的领导权。李宗恩还派人向协和党委打听谁对"鸣放"还有顾虑,企图对这些人一一点火。在协和党委扩大会上,李宗恩还提出了要三权——人事权、事业权、财务权的要求,并说"在今天的情况下,有了三权也不知怎样用"。他的意思是有职无权的根源在

---

[1] 《人民日报》1957 年 7 月 31 日。

于"在今天的情况下",所以他要改变今天的情况。以上这些活动,表明了李宗恩是阴谋把医学界拖到资本主义的道路上去。

反右斗争开始以后,李宗恩开始是轻描淡写地说他没问题,交代一下就可以了,说他是被章伯钧利用了,被拖入泥坑而不自觉。后来他又来了个"我的检查",说他和共产党有隔阂,对协和只提缺点,没有谈成绩,关于他和章伯钧、李伯球、李健生的关系,先是说"被利用",又承认"可能是互相利用",最后又承认"是互相利用",但他却拒不交代具体事实。他这样一次又一次地交代了八次,仍不肯交代他与李伯球、李健生等互相勾结的事实。

从李宗恩在各个时期的表现看来,他是一个顽固地站在洋奴立场上的右派分子,也就是艾奇逊所谓的"民主个人主义者",他和人民没有共同的感情,他辜负了人民对他的信任。我们医学界坚决拥护党的领导,要和李宗恩反党反社会主义的言行斗争到底。[1]

8月6日,《健康报》同时发表7月27日在中国协和医学院农工支部扩大会议上发言:协和医学院病理学系教授刘永的《李宗恩妄想倒转历史车轮》、妇产科学系教授林巧稚的《李宗恩应及早悔悟》、寄生物学系主任冯兰洲的《李宗恩对美帝积极对人民消极》与解剖学系教授张作干的《李宗恩要'三权'的实质是要协和倒退》批判文章。

同日,在中国协和医学院教职员工小型座谈会上检讨。《我的检讨》:

(一)我和农工民主党的关系:我和章伯钧的关系除了听大报告和在公开的场合下吃饭外,没有私人接触过。我感觉他"能说、能讲、很有气魄",这就使我愿意接受他的领导,为他作了以下工作:1. 给农工民主党招兵买马,不只北京,在其他地方也为他们介绍医学界的朋友和学生,利用我的地位发展组织,在我加入农工民主党前曾和政委谈过,说他们(指农工民主党)是要擒贼先擒王。2. 我为李伯球在北京市医药卫生界点火:5月10号李伯球在文化俱乐部召开的西医座谈会的准备会上说:"可以说在本单位不便谈的话,如党政不分,有职无权等。"所以在5月15日,我主持的西医座谈会上,我叫大家踊跃发言向党提意见,讲不利于党的言论。不满党的领导。特别是对军委的不满,把协和当作童养媳,说军委把协和拆了,因为我的地位和煽动性言论,在校内引起了思想混乱,我应负主要责任。由于协和在医药界的地位,章伯钧、李伯球对我抓的很紧,我入农工后二月就把我放到农工民主党中央执行局,并把我推荐为反对英法侵略埃及委员会的委员。在5月15日西医座谈会休息的时候,章伯钧亲自告诉我把我推荐为科学规划委员会的委员,章伯钧在休息时亲自告诉我,他们想把我摆在中央执行局,把李克鸿放到农工市委。在协和召开农工民主党的会议上,李伯球、李健生都参加了,那时我不但没觉得他们是两面派,同时和他们气味相投。在我参加农工之前,李伯球说:你们都忙,组织生活不一定很

---

[1]《健康报》1957年8月13日。

死，不必一定要开会。说"你担个名义就行"并与我说，通过组织提意见更有力些，我都点头称许。李健生对我说，共产党所组织的学习干燥无味，我也气味相投。我一方面在帮助他们发展组织，另外在西医座谈会上点上火。

（二）我的政治野心：农工民主党借我点火，我也想利用农工民主党，在医药卫生界发展自己的政治野心，扩大我的影响。在校内想联系一批教授搞个组织。过去我认为自己提意见不被重视，要通过组织使我的意见和主张扩大影响，说明与党分庭抗礼，但我的政治野心不限于校内，我想通过医学教育委员会实现我的主张，解放后在高教部的一次会上就提出过，今年二月政协会上我提出组织一个医学教育委员会，妄想实现资产阶级医学教育，篡夺党的领导权。

6月中旬向协和党委提出"我对协和发展方向的看法"，提出协和要作为全国医学教育的核心，想通过农工民主党实现我的政治野心

（三）我的立场问题：我所犯的错误的一切根本，是个立场问题，现在我还是牢牢站在资产阶级的反党反人民的立场上，对自己过去的反人民罪行，没有痛恨。思想改造后，虽与美帝国主义割断关系，但是立场未变，以致又犯反党反人民的罪行，在人代会上张锡均教授曾揭发了我的过去。我从资产阶级立场出发，处处对党不满，对军委卫生部有对立情绪，对党交给的任务消极敷衍。去年有一次周总理问我，对协和交地方有什么意见？我说对军委的领导很留恋。是因为军委在物质方面很优越。

几天来，我很沉痛，我愿意接受这场惨痛的教训，向人民低头认罪，接受对我的处分。我检查最近一年来为什么反人民的立场有所发展？

第一．我长期受资产阶级思想熏染，资产阶级思想在我是根深蒂固的，在旧社会长期处在统治阶级地位。

第二．主观上从未认真学习，甚至八大文件，邓小平的修改党章报告都没学习过，更谈不到学习方针政策了。由于不好好学习，不但没改变立场，反人民的立场还有所发展。对个别党员虽在业务上接触多，但思想上没见面，与党员站在对立的立场，所以看党员不顺眼，埋怨党的领导，我与党的距离越来越大，因我不热爱人民事业对之愈益严重，成为人民的罪人，尤其在苏共20次代表大会后，匈牙利事件后，我觉得共产党没有新的发展，在社会主义国家也出现这样事，所以反人民的立场有所发展。如果没有这次反右派分子的斗争，我将不知到什么地步。[1]

8月9日，《健康报》对8月6日的座谈会发表题为《中国协和医学院教职员工继续追问右派分子李宗恩》的报导：

中国协和医学院8月6日举行教职员工小型座谈会，继续追查李宗恩企图篡夺党的领导，反对社会主义的活动。

会上，李宗恩分别就他与农工民主党的关系，政治野心和立场问题三方面作了交待。在他的所谓"三方面交代"中，除重复他过去的交代的滥调外，不交代

---

[1]《健康报》1957年8月13日。

具体问题,大帽子底下开小差。

异口同声质问李宗恩

生理学系教授张锡均【钧】说:外来的帮助只是一个引导,主要看李宗恩自己是否端正态度,老实交代具体问题。如果自己不下决心,社会主义的关是不好过的。政治部宣传科长陈子扬指出:李宗恩自己戴上了大帽子却不交代具体内容。陈子扬当场追问李宗恩他的政治野心究竟表现在哪里?他的医学教育委员会是什么内容?在提出这个医学教育委员会之前又与谁商量过?是怎么商量的?

理论教研室教员薛少明揭露李宗恩在交代中所谓对军委领导协和和表示留恋是因为军委领导比由卫生部领导在物资供应方面要好的谎言之后,责问李宗恩:你既然认为军委领导下物资供应充足,怎么又说军委把协和搞垮了,质量降低了?从事实来看,你为章伯钧大量发展组织是有原则、有意识的,怎么说是为章伯钧无原则的发展组织?薛少明并以章伯钧常到李宗恩家,李宗恩又常到章伯钧家去的事实驳倒了李宗恩所谓"只与章伯钧在公开场合见过,没有私下接触"的骗局。

放射科医师张铁梁就李宗恩所说,因见章伯钧能说会道、有气魄,因而愿意接受章伯钧领导的说法作了分析,张铁梁说,李宗恩之所以愿意接受章伯钧的领导是因为章伯钧所说的那一套是李宗恩早就愿意做的,是因为符合李宗恩的政治野心。张铁梁并催促李宗恩从实交代李伯球、李健生到协和与李宗恩共同策划些什么活动?

步步紧追,破绽百出

在大家理正词严,步步紧追的情况下,李宗恩为了转移目标,又一次作了狡赖性的发言。说他接受的是英国的一套医学教育经验,并说,他认为英国医学教育比美国的好,他还大言不惭地说"从中国六亿人口出发,认为在中国可以实行他所谓的英国的一套——班次不要太大,要有选拔制度。"接着,他承认在解放不久就提出医学教育委员会——一个有"决策性"的而不是咨询的机构;他承认他始终不赞成学习苏联,认为医学教育发展太快,并又一次承认他希望政府成立有决策性的医学教育委员会和协和成为医学教育领导核心,他就可以"大出主意",这就是他的"政治野心"。

在他再一次交代他为什么加入农工民主党时,他态度尴尬的说他一方面是因为他的弟弟李宗津常到他家谈民主党派在学校能起作用,协和由卫生部领导后,他就感到应该参加一个民主党派,因此他就参加了农工民主党。他说:"加入农工可以扩展我的影响","参加农工认识章伯钧时间还短,如果发展下去,订个反动医学教育纲领也说不定","这一阶段只是帮助章伯钧发展组织。"他还打掩护说:"我主要是思想问题,希望大家帮助分析思想根源。"

在李宗恩作了破绽百出的解释后,薛少明说,李宗恩把他的政治野心迂回曲折地说成是学术问题,态度很不老实。李宗恩对美国那一套比对英国的还了解更深,他在1946年向他的美国主子提出的"备忘录"中说到,办学校要像司徒雷登办的燕京那样,现在说英国的一套办学经验比美国好,为什么在"备忘录"中没提出来过,向美国献策为什么不献这一策?把这些联系起来考查,可以看出并不像李宗恩所说的是什么学术问题，而是长期的有政治野心。院长办公室秘书熊士琦质问李宗恩，为什么不交代与右派分子金宝善商量过成立医学教育委员会的问题。

汤晓夫说，李宗恩只谈英国医学教育的方式，应交代实现这一套的纲领和目的是什么。周北凡要李宗恩交代在他看来什么样人有培养前途？向哪些人扩大自己的影响？采取什么办法扩大影响。

在大家的揭发和质问下，李宗恩又一次解释说，他的医学教育委员会是决策机关，它本身就带有政治性，但对他的政治野心避而不谈。他并且说他的"备忘录"只是使学生在社会上有领导作用，并没提政治手腕。（编者注：原文 quality of Statesmanship，政治家的素质）陈子扬当场宣读了李宗恩"备忘录"上的一段："过去协和的毕业生虽在技术上起了很重要的作用，但无论如何这种居领导地位的协和人之中是找不到有政治手腕的。"陈子扬说从李宗恩这段话里可以看出，这是学术问题还是政治问题，不是很清楚吗？但他对政治野心却不敢接触，把政治野心说的是教育思想问题。

经过大家揭发和分析，李宗恩在会上张口结舌，不能自圆其说，他说，他提出的医学教育委员会是一个希望，没有"具体化"的实现，说在政协关于成立医学教育委员会的建议，不是他提出的，他只是赞成而已。

邱仁宗在发言中指出，李宗恩的医学教育委员会没有实现，这并不等于没有这个思想，应当交代几年来是如何计划采用哪些步骤的。

大家要求李宗恩在最近必须彻底交代上述问题。[1]

同一期《健康报》还发表协和医学院生物化学系教授梁植权题为《李宗恩必须痛改前非》的批判文章。

同日，被《人民日报》点名"隐藏在医学教育、医学科学研究、临床医疗和卫生行政部门的右派分子"，称李宗恩为"章伯钧右派集团在医药卫生界的大帅"。《北京医药卫生界右派分子纷纷现形》：

北京医药卫生界的反击资产阶级右派分子的斗争正在深入开展。一些隐藏在医学教育、医学科学研究、临床医疗和卫生行政部门的右派分子，正陆续被揭露出来。

北京医学院卫生系主任金宝善，这位曾任国民党卫生署长，自封为卫生"专家"的右派分子，在整风运动中，歪曲事实，夸大缺点，抹煞成绩，污蔑解放后卫生事业"一团糟"。他挑拨党同专家的关系，反对党对卫生工作的领导，说，"目前卫生部司、局长一级很弱，不解决问题，比国民党的'卫生部'差得远"。他还极其隐蔽地宣传他的消灭中医的恶毒主张，说，"祖国医学不能作为现代医学科学来接受"，"有疗效也不能说是科学"，并企图借反对中医来反对党的领导。

中医研究院龙伯坚，在整风期间利用各种机会，歪曲党的团结中西医政策，

---

[1]《健康报》1957年8月9日。

污蔑、否定中医，反对党领导中医研究工作。他把中西医的不团结说成是党的政策造成的，并且污蔑说，中央制定的中医研究十二年科学规划，根本没有科学性，是在宣传迷信"。中医研究院编审室编审员陈苏生，这个忠实执行章伯钧右派集团的组织路线的右派分子，除了在中医研究院不择手段地发展农工民主党组织，拉拢院外著名中医以外，在院内散布反共反社会主义言论。

中国医学科学院营养系主任杨恩孚诬蔑说，"我真感受不到社会主义的温暖，我自己感到恐怖。"营养系副主任周启源主张在医学科学院里不应当有党派活动，认为只有取消党的活动才能消灭宗派主义。

章伯钧右派集团在医药卫生界的大帅是中国协和医学院院长李宗恩。北京医学院药学系主任薛愚的反共反社会主义言行，以及他企图篡夺党在药学事业的领导权的阴谋也被人揭穿了。此外，在北京医学院、协和医学院、卫生部及其所属单位也陆续揭发了一些右派分子。[1]

8月14日，《光明日报》发表前中国人民解放军中国医院院长、中国协和医学院附属医院副院长张庆松的批判文章《斥李宗恩攻击党对"协和"的领导》，同时刊登协和领导张之强和熊士琦等员工的来信与谈话，并为之加编者按：

> 本报5月20日一版刊登的"协和医学院看不到鸣放"的消息是一篇具有煽动性的报道，本报编辑部在检查章伯钧、储安平篡改本报政治方向的时候，已经检查。这篇报道刊出后起了极坏的影响——打乱了协和医学院的整风步骤，助长了右派分子李宗恩向党进攻的气焰。协和医学院工作人员对这篇报道很表不满，该院办公室秘书熊士琦曾来信提出意见。我们除同意熊士琦同志来信的批评外，为了使读者对协和医学院当时鸣放情况有正确了解，特派记者访问了协和医学院中共党委书记张之强、教授蒋豫图、讲师王德修等。

8月18日，被《人民日报》列为农工民主党一百多个右派骨干分子之一。《揭发出右派骨干分子一百多个，农工民主党除毒去污初见成效》：

> 农工民主党的反右派斗争自7月3日揭发了章伯钧黄琪翔李伯球右派领导集团，建立了以季方等为核心的领导机构以后，据不完全统计，到目前为止，从中央到地方组织已先后揭发出右派骨干分子一百一十七人。
>
> 共产党的整风运动开始后，这个集团及其各地代理人就得意忘形地进行了大规模的非法活动。
>
> 首先，右派分子章伯钧、黄琪翔、李伯球、王一帆（农工中央执行局委员、秘书处长、交通部公路局副局长、全国政协委员）、杨逸棠（农工中央执行局委员、交通部办公厅副主任、全国人大代表）、李健生（农工候补中委、北京市委副主委、北京市公共卫生局副局长）、王寄一（农工中央委员、交通部船厂局副局长、全国政协委员）、钟岱（农工中央组织部副部长）等在中央经过策划以后，便派遣王一帆、杨逸棠、张云川分别到东北、山东、河南等地，执行反社会

---

[1] 《人民日报》1957年8月9日。

主义的组织路线，滥肆发展。农工民主党在一个时期以来执行了章、黄、李右派集团的反动的组织路线，不择手段，招兵买马，进行"大发展"。一批历史反革命分子、一贯敌视共产党和社会主义的分子也被吸收进党内，作为他们同共产党争天下的资本。

在北京，章伯钧、黄琪翔和李健生动员了他们的骨干分子，如张申府（北京图书馆研究员）、王枕心（农业部专员）、张含清（对外贸易学院教员）、陈苏生（中医研究院编审）、曾宪朴（农业部经济作物总局副局长、农工党农业部总支部主委）、李宗恩（协和医学院院长）、李万春（北京市京剧一团团长）等，在科学教育、工程技术、农林水利、医药卫生、文化艺术和妇女六个方面，邀集了很多对党不满的分子，举行了二十多次点火会，煽动反党的毒焰。与此同时，章伯钧右派集团在农工党三中全会时预埋下的火种，也在各地燃烧起来了。[1]

8月20日，《人民日报》报道协和医学院解放后在医疗、教学、研究和建设等方面的变化。《从美帝文化侵略堡垒变成人民医疗机构协和医学院解放后在医疗、教学、研究和建设等方面已经起了根本变化》：

> 根据中国协和医学院工作人员提供的材料证明：中国协和医学院院长、资产阶级右派分子李宗恩叫嚣协和医学院"没有美国人办的时候好，原因是共产党领导得不好"的说法，是毫无根据的。这些工作人员说，协和医学院在1951年为人民接管以后，已经起了根本的变化，它表现在工作人员们的政治思想已经有了显著的提高；在医疗、教学、研究和建设等方面，也都有了很大发展。
>
> 中国协和医学院自去年9月改由卫生部领导后，以科学研究为主要任务，与中国医学科学院协调合作，将发展成为我国医学科学研究的中心。右派分子李宗恩等所制造的一片谎言，显然是别有用心的。[2]

8月23日，《健康报》头版发文《美帝国主义的奴才，李宗恩的帮凶，李克鸿气焰嚣张反动透顶》，点名批判协和医院院长李克鸿；第二版刊发《事实粉碎了"今不如昔"的谰言》报道，强调"几年来中国协和医学院工作人员的政治思想显著提高，医疗、教学、研究等有很大发展"（内容略同上引《人民日报》8月20日文）。

8月24日，《人民日报》发文批判医学教育家金宝善，称其与李宗恩"互相勾结，密切联系"。《金宝善干些什么勾当？》

> 在新社会里金宝善虽然耍着两面派的手法，但是他的反苏亲美、反共反社会主义的言论仍是随时流露着。在北京医学院卫生系他污蔑学习苏联进行教学改革

---

[1]《人民日报》1957年8月18日。
[2]《人民日报》1957年8月20日。文章从下列几方面介绍了协和医学院在解放后的变化：许多工作人员摧毁了亲美、崇美思想，政治觉悟不断提高；过去是为少数有钱人治病，现在医疗工作量有很大增加；病人死亡率由过去的8.3%降到3.3%；培养了近千名医务干部，完成了一百十四个研究题目；人力和设备方面都有很大补充。

是只重形式，不重内容；对学生宣扬美国的科学水平比苏联高；对思想改造和政治学习认为搞的太多了，主张减少政治课的学时；当银行存款利息减低时，他认为是切身利益的莫大损失。在土地改革时，他为同情地主而落泪；认为公私合营是操之过急，资本家思想还未搞通，造成很大混乱。

怀着野心的金宝善回国，在卫生部任技术室主任后，立即开出名单，从国内、国外调兵遣将，布置他的组织网。他还利用九三学社卫生部支社主任委员的职务积极发展社员，企图达到每个司、处都有人，以充实他的政治资本。自从党提出整风后，金宝善便认为时候到了。他以前的消极被动情绪，一变而为积极主动，向党猖狂进攻——视察、写"文章"、作报告、组织座谈会、印发信件、到处点火，唯恐天下不乱。他利用政协医药卫生小组与右派分子李宗恩、李健生互相勾结，密切联系，甚至帮助农工民主党在北京医学院发展党员。[1]

自9月7日起，中国协和医学院先后进行五次"大论战"，先后发言的专家、教授共30多人。两次检讨俱未通过。9月7日，中国协和医学院助教、主治医师以上人员和北京著名专家、教授共200多人举行"说理斗争会"，公共卫生系助教、长子李寿复在斗争会上发言，批判父亲的反党反社会主义言行。9月10日《健康报》头版刊文《李寿复撕下父亲的画皮——李宗恩反党言行进一步败露》。

协和生化系教授王世真回忆（2012年）：

我今年97岁了，你爷爷（编者注：即李宗恩）是我的大恩人。我原来在贵阳医学院时他就保护我，后来从美国回到协和工作又是因为他帮了大忙。

反右的时候，我参加了在协和礼堂召开的批判会，我看到李院长的儿子上台去揭发他，我就也上去揭发了。我怎么揭发的呢？我是个书呆子，我去看北大、清华是怎么揭发的，我就把它抄下来，照着揭发他。揭发他以后，《人民日报》就登了，说王世真怎么怎么。毛主席从苏联回来，唯一的教授代表迎接的就是我。所以我在这件事上错得一塌糊涂，后来你爷爷在贵阳（应为昆明，编者注）去世，这件事情我检查过不知多少次。后来拍我的电影时，我反复的说我的不对。这真是一件大事，怎么道歉都没用，这是历史的事实，我忘不了。[2]

9月14日，中国协和医学院生理学系主任张锡钧在批判会上的发言。10月1日《健康报》刊登其发言文章《医学教育上两条不同道路的斗争——揭穿右派分子李宗

---

[1]《人民日报》1957年8月24日。
[2] 王世真（1916-2016），福建福州人，中国核医学家。1938年毕业于清华大学化学系，1947年、1949年在美国衣阿华大学先后获硕士、博士学位。回中國后，任职於中国协和医学院，历任北京协和医学院副教授、教授，放射医学研究所副所长、名誉所长，核医学国家重点实验室学术委员会主任等职。1980年，当选为中国科学院学部委员（院士），1998年转为资深院士。中华核医学会在2005年授予他终身成就奖。此回忆为编者根据2012年9月20日在北京协和医院1号病房对王世真的录音采访整理，见纪录片《民国医学教育家李宗恩》。

恩的反动老底》。[1]

9月21日，参加批判会的有协和医学院、中国医学科学院、胸科医院等单位的职工和北京市专家教授共1600多人。卫生部副部长徐运北作总结性发言。《中国协和医学院大论战，彻底驳倒右派分子李宗恩》：

> 中国协和医学院师生员工在9月7日至21日，对该院院长、右派分子李宗恩的谬论，进行了五次大论战。与会人员战斗情绪饱满，院内外专家教授要求发言的十分踊跃。在该院职工和院内外专家教授们的义正词严的驳斥下，右派分子李宗恩理屈词穷，丑态百出。他的反党反社会主义的谬论被彻底驳倒。
>
> 张锡钧教授在会上说：李宗恩的一套医学教育制度，是有组织系统的，有计划纲领的很完整的一套教育体系。他这一套的本质，是要使中国的医学教育永远走资本主义道路，这一套的基本观念是为美帝国主义文化侵略服务的、半殖民地奴化医学教育制度。张鋆、林巧稚、周金黄教授等一致痛斥李宗恩是反动的医学奴化教育的"专家"，他的一套医学教育是反动的一套。雷海鹏副教授例举了许多事实，说明李宗恩在医学教育的幌子下，贩卖他为美帝文化侵略服务的货色。
>
> 北京医学院院长胡传揆说：关于学校党委制的问题，北医也有右派分子用这个问题来问我。各个部门都不能离开党的领导，党政不是分家对立，而是统一的，没有什么矛盾，都是为人民服务的。只有像李宗恩这样的右派分子才说"权小"，"没自由"，不能独断专行，因为他是站在美帝的立场，当然一切都跟人民相反。
>
> 周华康、曾宪久教授等用铁的事实，严正地驳斥了李宗恩所谓政治运动和政治学习使学术落后了的滥调。周华康认为：历次政治运动所取得的成绩是巨大的，对协和来说，政治运动是协和取得巨大成绩的根本保证。曾宪久说：历次政治运动和政治学习，不仅为我国医学科学的发展建立了最根本性的基础，而且使我们医学科学工作者的立场有了根本性的改变，并使我们思想上和工作上有了很大的提高。他认为历次政治运动和政治学习的教育，对我国医学科学研究和学术水平的提高具有重大的意义。
>
> 邓家栋教授对李宗恩全盘抹煞协和由政府接管以来的成绩，"党不爱护、培植协和"的谎言，十分气愤。他说：生化科在接管前，全科不足10人，而目前则有教授等40人。黄宛副教授说：内科心肾组旧协和时代只有讲师3人和一架1928年的老心电图机，作为唯一的研究和诊断工具。今天呢？已有教授11人，在物质方面，有了多型的心电图机、心音图、心电向量图、心导管专用的X光检查室，以及作精密化学分析的充电比色计、电泳仪器等等。我知道内科各组都有着相应的或者更多的发展，党若不爱护、培植，协和能有这样的发展吗？许多教授都列举了不少事实，粉碎了李宗恩所谓的协和质量"降低"了等别有用心的谎言。
>
> 北京大学生物系讲师刘次元在会上控诉了李宗恩解放前在贵阳医学院迫害进步师生的罪恶后，说：1941年李宗恩为了满足自己的野心，经陈立夫、朱家骅介

---

[1]《健康报》1957年10月1日。

绍，加入了国民党，同年7月31日当选为区分部委员，以后历任区分部书记、区党部书记、执行委员兼宣传等反动职务，他还参加了三青团，当过三青团指导员。据了解，李宗恩只承认曾入国民党担任过小组长，其他反动政治身份始终隐瞒，目的何在？李宗恩应彻底交代。

在五次大辩论会上，已先后发言的专家、教授等共有30多人。右派分子李宗恩作了两次内容空洞的所谓"检讨"，引起与会人员的极大愤怒，他们坚决表示：一定要和右派分子斗争到底，李宗恩不缴械，战斗绝不停止。

参加这次会的有协和、中国医学科学院，胸科医院等单位的职工和北京市著名专家教授共1600人。[1]

中华人民共和国卫生部副部长徐运北作总结发言《深入地开展医药卫生界的反右派斗争》：

几周来，中国协和医学院在批判医药卫生界右派分子李宗恩的大会上，已有许多知名教授专家发言，对李宗恩的反党反社会主义的言行进行了揭发、分析和批判，剥掉了他的假面具，暴露出他的真面目，使大家受到了一次很好的教育。大会是进行得很好的。协和的同志们在摆事实讲道理的反右斗争过程中，思想逐步提高了，有人对右派分子的看法和态度，从开始时的冷淡、怀疑甚至同情而逐渐转变为对右派分子的愤怒，积极地参加了斗争。还有人开始疑惑举行大会有无必要，后来看到大会发言普遍，说理充分有力，合情合理，内容丰富，才极感兴趣。在广大教授专家和全体同志努力下，协和的右派分子已经孤立起来，许多人在思想认识上有所提高，与右派分子划清政治思想界线，对党的领导，走社会主义道路，和知识分子必须进行思想改造，都有了进一步的认识。许多同志也在反右派斗争中受到实际的锻炼，思想觉悟有了新的提高。

从大家的发言中，揭发了李宗恩借党整风的机会，猖狂地向党进攻，他否定解放以来协和的伟大成绩，公开反对党的领导，向党要"三权"，兴风作浪，到处点火。并竭力勾结农工民主党的右派集团，章罗联盟，阴谋充当全国卫生医药界的统帅，以篡夺党对卫生医药界的领导。

从大家的发言中，也揭发了李宗恩是长期受英帝国主义教育，与美帝国主义有千丝万缕的联系，站在效忠美帝、反党反社会主义立场上，企图在人民中国的内部，在医药卫生界，保持美帝文化侵略的据点，希望美帝卷土重来，继续为美帝效忠，推行殖民主义的文化侵略政策。

李宗恩披着"医学教育家"的外衣，利用他在协和以及全国医药卫生界的地位，千方百计地把持协和，抗拒党的领导，以"保护协和标准"，"保护协和的完整性"，死守协和为标榜，作为他反党反社会主义的阵地。解放以来，坚决反对党和政府对协和的领导，反对历次政治运动，并利用合法地位，散布帝国主义奴化思想，反对党和政府的医学教育和科学方面的方针政策等。

从以上几点，不难看出，右派分子李宗恩坚决地站在反对共产党、反对社

---

[1] 《健康报》1957年9月24日。

主义的立场上，妄想利用和把持协和，把协和作为向党向人民进攻的据点，披着"医学教育家"的外衣，进行反党反社会主义活动。

通过对李宗恩一贯的反动言论和活动的分析批判，使我们大家清楚地看到，李宗恩是蓄谋已久、历史丑恶的政治野心家，是反对共产党的老右派，也是鸣放期间医药卫生界向党和社会主义大肆攻击的急先锋。如果不从政治、思想上驳倒他，党对协和的领导就不能巩固地建立。他的恶劣影响就不能很快的肃清，许多爱护党、拥护社会主义的医药卫生界的科学家就会继续受他的蒙蔽。如果不驳倒他，协和在人民卫生事业战线上的作用，就不可能得到更好的发挥。（略）[1]

9月25日，《人民日报》刊发署名文章，称章伯钧和罗隆基想做"大四霸天"，李宗恩等在医药界想做"小四霸天"。金真《大小"四霸天"》：

> "彭公案"上有"大四霸天"，他们都是独霸一方，坐地分赃的人物。他们的四个儿子也有"小四霸天"的称号。
>
> 解放前，这种骑在人民头上的各据一方的大小"四霸天"，真是举目皆是。解放后，经过一系列的运动，农村的恶霸，城市的把头等等"四霸天"式的人物是被反掉了，但现在许多右派分子却还梦想做"四霸天"哩！
>
> 想做"大四霸天"的有章伯钧和罗隆基，他们梦想在我国建立资产阶级王国，称孤道寡。想做"小四霸天"的就更多了，如丁陈反党集团在文艺界，江丰反党集团在美术界，储安平、徐铸成、王中等在新闻界，钟惦棐、吴茵等在电影界，吴祖光等在戏剧界，曾昭抡、费孝通等在科学界，钱端升、楼邦彦等在政法界，李宗恩等在医药界，林汉达、陶大镛等在教育界……他们都想在这一界或那一界建立自己的独立王国，当小霸王。他们叫嚣说党不能领导他们，要叫党退出这里，退出那里。画报界"王国"的"国王"丁聪甚至说，他们办的同人刊物"无论在哪里出版，都不容许共产党来'干涉内政'"。说得多明白！共产党领导的中华人民共和国是一国，他的独立王国也是一国，你这一国不能"干涉"我这一"国"的"内政"！
>
> "麻雀虽小，肝胆俱全"，这些"独立王国"不仅有"内政"，而且有自己的"外交"等等机构，吴祖光"小家族"不是就有人分管"内政"、"外交"和"政治工作"事宜么？
>
> 可悲的是，这些"王国"虽然有了"国王"，有一小撮文武"官员"，也有所谓"施政纲领"，可就是没有人民，全中国人民都不愿做他们的属下之民，他们的"王国"是悬在空中的，经反右派的大风一吹，就都一个个地倒塌下来了。[2]

10月6日，《人民日报》发表新华社专稿，总结两个月来协和医学院的12次大小批判会，称李宗恩"从章伯钧手中接受帅印，妄想篡夺医药界领导权，企图以资本主义医学教育方向代替社会主义医学教育方向"，是"国民党法西斯教育在医学部门的忠

---

[1]《健康报》1957年9月24日。
[2]《人民日报》1957年9月25日。

实执行者"。《两个月的说理斗争 十几次大小辩论会协和医学院专家教授驳倒李宗恩》：

> 中国协和医学院的专家教授和全体工作人员，经过为时两个月的说理斗争，驳倒了从章伯钧手中接受帅印，妄想篡夺医药界领导权，企图以资本主义医学教育方向代替社会主义医学教育方向的右派分子李宗恩。
>
> 在十二次大小辩论会上，专家教授们指出李宗恩反对共产党在医药卫生事业中的领导权的"三部曲"是：夸大和歪曲协和医学院工作上的错误和缺点，抹煞几年来的成就，把这些错误和缺点归罪于党的领导，以达到反共反社会主义的目的。李宗恩在一份书面意见书中说："协和业务质量方面是降低了……协和这几年的损失必须要有一定的时间，以恢复元气。"实际上就是要恢复帝国主义统治的协和。王世真教授说，协和在接管时由卫生部领导，李宗恩不满意，提出要高教部、文委领导，以后改由军委卫生部领导，他又不满意。去年转由卫生部领导，李宗恩又提出要科学院领导。但今年1月又说"中国科学院不能领导医学"。只要是共产党领导协和他就认为领导不好。在大鸣大放时期，李宗恩为了争取群众，推翻党的领导，他又极力挑拨党群关系说，"在协和主要是党、团员，专家教授摆在后面"。李宗恩叫嚣"整个协和医学院已经陷入了混乱局面，党委简直完全没有办法了。"
>
> 在辩论会上，专家教授们以具体事实批驳了李宗恩的反共反社会主义言行。教授们说，李宗恩别有用心地说协和"今不如昔"，事实上，协和解放后的成绩不仅是主要的，而且是巨大的。以这个学校的生物化学系的发展情况，就证明李宗恩的论点是毫无根据的。生物化学系不仅技术干部有了很大补充，研究工作也在蓬勃开展。1949年，这个系没有一项正式的研究工作，现在却有完整的研究计划，近二十项研究题目。王世真教授说，李宗恩说专家教授的地位在协和是"摆在后面"，事实上各科系主任全是教授。教授具体领导全部教学和研究工作。党对教授们的工作、生活、思想进步都很关怀。
>
> 教授们指出李宗恩的阴谋是在政治上找到了章伯钧右派集团为靠山后，就以协和为据点，利用协和及协和教授们在医学界的地位作为私人资本向党进攻。李宗恩喧嚷的所谓"医学教育"制度的实质，是有组织、有计划、有纲领的为美帝国主义文化侵略服务的半殖民地奴化医学教育制度。
>
> 李宗恩诬蔑政治运动使学术落后的谰言，也被几位教授驳倒。儿科主任周华康说政治运动是人民政府接管协和医学院以后取得巨大成绩的根本保证。协和是美帝国主义进行文化侵略的工具，要把协和变为一个为人民服务的机构，把协和的干部从殖民地奴化思想和严重的资产阶级思想的枷锁中解放出来，需要改造，需要政治运动。政治运动的结果正证实了这一点，协和政治运动取得的成绩是巨大的，协和的坏分子肃清了，干部队伍纯洁了。右派分子反对政治运动，并不是关心业务质量，他们只是利用一部分思想模糊的人作为他们的政治资本来反对政治运动，反对共产党反对社会主义。外科主任曾宪九说，李宗恩的这个谬论是企图造成党不能领导科学的气氛，从而推翻党在科学事业中的领导。
>
> 有几位教授驳斥了李宗恩把他的反共反社会主义言行说成是"思想问题"的

谎言。并列举事实说明李宗恩是企图恢复与推行帝国主义的医学教育和医学研究的一套。张孝骞教授说,李宗恩披着医学教育家的外衣,他的做法在某些时候是进攻,在某些时候是退却,但在实际上仍是进攻。朱贵卿教授指出李宗恩在思想改造运动以后的策略是以守为攻,反对对协和的一切改革。

李宗恩的儿子李寿复在一次会上也揭发了李宗恩的反共反社会主义言行。

许多人的揭发材料证明,李宗恩是一个国民党法西斯教育在医学部门的忠实执行者。李宗恩在贵阳医学院和另外两个特务分子形成反动统治核心,在学生中进行反动宣传,宣扬蒋介石的"中国之命运",诬蔑共产党。并在1941年加入了国民党,担任了许多重要职务。

在几次辩论会上发言的专家教授有曹松年、刘永、胡懋华、林巧稚、邓家栋、李洪迵、胡正祥【详】等。首都的医学专家胡传揆、吴英恺、诸福棠、孟继懋等也在会上发了言。在真理和事实面前,李宗恩开始认错。

在21日的大会上卫生部副部长徐运北讲了话。他说,在协和全体工作人员的努力下,协和的右派分子已经孤立起来,许多人对与右派分子划清思想界限,接受党的领导,走社会主义道路和知识分子必须进行思想改造方面,都有了进一步的认识。许多人在反右派斗争中受到实际锻炼,思想觉悟有了新的提高。接着他指出,协和医学院在党的领导下开展的反右派斗争,是我国医药卫生界在政治战线上和思想战线上的社会主义革命的一个重要战场。协和反右派斗争的胜利对全国医药卫生界反右派斗争也有重要影响。他说,医药卫生界的反右派斗争是大是大非重大政治问题的争论,至于学术问题,历来主张百家争鸣,不应和反右派斗争混淆在一起。他说全国医药卫生人员,都应积极地参加反右派斗争,和接受思想改造。医药卫生界的反右派斗争的任务是十分艰巨的。这一运动在全国卫生战线上虽已开展起来,有的并已转向深入阶段,但还须进一步深入地开展,扫清各个角落,继续努力,以取得彻底的胜利。[1]

10月11日,《北京日报》刊文《剥下了"医学教育专家"的外衣,李宗恩的帝国主义奴才本相大暴露》。据李志绥回忆:

> 回北京的第三天,毛同我谈到反右运动的情况,问到我医学界的反右。我毫无所知,回答不出。毛诧异地说:"你可真是'山中不见人'了,你到协和医院去看看那里的大字报。那里有你的老师和同学,同他们谈谈,回来告诉我。"
>
> 北京协和医院是全国最完善的医院之一,医生素质优秀,设备齐全。旧医院原本是洛克菲勒基金会赞助,一九四九年后依苏联模式,完全改组。一些优秀的医生被分配到其他医院,由党委接管医院事务。现任党委书记张之强。党方面认为战时曾接受红军医务兵训练的张之强具备医生资格,但医院里受过西方训练的大夫无法接受。但张是个老革命,在那时政治成分大过一切。
>
> 我到协和医院找了几位老同学谈,大家主要的意见是,卫生部将北京协和医院的各种人员拆散,分别调到别处,别的医院,而且将综合医院改成专科医院,

---

[1] 《人民日报》1957年10月6日。

他们认为这对培养全面的人才不利。有几个人在"百花争鸣，百花齐放"时提出了以上的看法，我回去以后，转告给毛。

毛正色道："你这个人是'浅尝辄止'，了解得不深不透。你再去了解，回来告诉我。"

我参加了一次全院批判大会。会上发言人的箭头集中在协和医学院院长李宗恩和医院院长李克鸿两人身上。发言的人，大都是年轻的实验室技师和护士，他们受的教育不多，不懂医院管理。年轻的医生们则对医院事务较有了解，又尊敬这两位长辈，故多未发言。

发言的人都斥责李宗恩、李克鸿一贯不服从党的领导，向党争三权，即人事调动权、财务支配权和行政管理权，总的一句话，向党夺权。会场上大众的情绪很热烈。

我很同情这两位李医生，他们公开批评党领导之举实属不智。我决定再怎样不该批评党中央。我那时才在毛身侧工作三年，仍非常崇拜他。毛的想法就是就是我的想法，我没有自己的思想。我觉得毛永远是对的，从未想过该跟他有不同的想法。

会后，我去找张孝骞大夫。张孝骞大夫也是湖南人，解放前在他母校湘雅医学院做院长，后转为北京协和医学院内科主任。他是中国境内数一数二的优秀专家。这年春天张也给党提了意见。张说，他做内科主任，可是对内科的医生的去留没有发言权，是个傀儡主任。反右派运动展开以来，张日日心惊肉跳。

张孝骞一见到我，立刻抓住我的两手说，他犯了大错误。他说："我说了一些过头的话。"张又讲，大家认为他是想向党争人事调动权。他说："我可是没有要人事权的意思。我只是说，科主任应该对科内的医生的业务能力评定有发言权。"

最后张又说："你要把我的这些话反映上去。"

我回去后，将以上的情况告诉毛，特别将最后的话向毛讲了。

毛笑着说："你这次才算了解清楚了。这三权是党领导的具体表现，将这三权交出去，党还领导什么？"毛歇了一下说："打了这么多年的仗，死了那么多的人，共产党才从国民党手里夺来这三权，他们要争这三权，谈何容易。"

他接着又讲："张孝骞同这些右派不一样，他是个书呆子，让人利用了。我以后还要找他谈谈。"因此张逃过此劫。[1]

张之强《反右派斗争》：

根据中央的部署，开始对右派分子的进攻发起反击。北大、清华、北师大和协和是首批起来反击的单位。我的发言稿经北京市委审查修改通过，在协和开始了反右斗争。当时（1957年夏）协和已经划归中央卫生部领导，运动仍归北京市委领导，但中宣部陆定一同志、卫生部徐运北同志参加领导对高级知识分子的工作，认为必须慎重从事，陆定一同志特别主张保护协和的高级知识分子。北京市委也同意少划的精神。

---

[1] 李志绥：《毛泽东私人医生回忆录》，第22-23页。

最后运动定案时，有四位老教授被划为"右派分子"，一位教授是"划而不斗"。在这期间，贺龙同志曾来协和看过大字报，但在整个观看过程中，他始终没有对大字报表态。后来毛主席派他的保健医生来协和看过大字报和了解运动的情况，也没有表态。这一切给我留下了很深刻的印象。使我感到，对待人的政治生命，也和大夫给人治病一样，必须慎而又慎。比如对几位有错误言论的教授，党委最后都没有给他们上纲上线，而是通过批评、教育后放了过去。对一般干部和学生，也是贯彻同样的精神。

但因为总的方针政策错了，反右斗争被严重扩大化了，所以尽管保护了几个人，也改变不了总的方向，结果把一些知识分子、专家学者、党内同志、还有青年学生划成了右派，伤害了许多好同志，使他们长期蒙受不白之冤，精神上受到压抑。只是到了党的十一届三中全会以后，经过拨乱反正，才最终给这些同志恢复名誉。当我听说被划成右派的原协和医学院院长、原协和医院院长最后都病死他乡时，内心十分愧疚，我想方设法打听到他们家属的下落，向他们转达我的衷心的歉意。我也不止一次在协和召开的座谈会上，向被伤害的同志赔礼道歉。有一次，两位曾被划为右派的学生从东北出差来京，专程来看我，我再三向他们道歉，但他们原谅了我，对在当时大气候下我的做法表示理解，我深为感动。[1]

原协和医学院宣传部长郭少军回忆：

我是军人出身，抗美援朝回来就被军委派到了协和，那时我28岁。当时出于抗美援朝对志愿军伤病员的医疗需要，协和被军管了，军代表是张之强，后来他又当了党委书记。我是党委宣传部长，执行张之强的命令。我的主要工作是对知识分子进行政治教育，每个月给教学人员开个会，做个政治报告，内容包括国内外形势、共产党政策、马列主义理论、校内思想问题等。

我没上过大学，对医学院一窍不通，刚去时很不适应，所以我下决心学习，不仅政治方面而且也学习业务方面的知识，不然很难和大家有共同语言。我经常接触老专家，跟他们关系不错，特别是那些进步教授。开始他们不习惯，后来关系好了，就习惯了，什么话都说，但也不敢说深了。那时协和在一种极左的气氛中，包括对待这些教授。到了文化大革命，我们也挨整，就有了共识，和教授们就更熟了。

我记得李院长，记得很清楚。他算是比较好的，没有和共产党对立。那时的知识分子政策是"教育、改造、使用"，即用共产党的办法来融合知识分子。那时领导比较左，我们一切听党委的。我对李院长的印象是，他是一个不死板，通情达理，活跃的人。但那时运动的压力太大，活跃不起来。不搞政治运动时，我记得他在礼堂前厅开交际舞会上跳交际舞，有好几次还去中南海，他跳得相当好。我们的办公室很近，见面都很礼貌，直接接触不多。我们认为李院长是民主人士，不重用，院长只是名义上的，也管一些事，但大事情他不当家。我对他没有坏的印象。只是觉得他对共产党的领导接受得不好，怀念过去。

反右主要是针对知识分子的。在教授中，李院长属于中间偏右，这主要是根

---

[1] 张之强：《我的一生》，第217-218页。

据他的言论、行为、群众的反应，就是所谓"思想情况汇报"，这些汇报平常都是好的，运动中就没准了。我们对李院长的主要看法是，他跟共产党不是一条心，和美国划不开界限，崇拜美国，怀念过去。那时如果和共产党在思想感情上融合不到一起，对共产党有些看法，两三句话就能当右派，连共产党干部都如此。我们每天上午下午各 4 小时，晚上还要 3 小时，工作压力很大。周日还加班，但很多都是无效劳动。如有人检举，领导记下来，加上上面的压力，对划右派很草率。因为划右派有指标，找出点毛病就划。那些跟紧领导的都没出大问题。[1]

王台《这所医学院'反右派运动'的发轫》与《"反右"为何严重"扩大化"？》：

批判者的心态

在医学院党委召开的五次"辩论会"上，全院 50 位左右专家、教授中，竟有 30 多位登台发言，与这位老院长进行"辩论"。过去（至少在政府接管前），他们对自己的院长还是相当尊敬和服从的。经过思想改造运动，他在人们心目中的身价大跌，逐渐变成一个可有可无的人物。

在这场反右派斗争中，他更沦为孤家寡人，孤零零地站在被告席上，接受一个个发言者的轮番揭发、批判和质问。成为"十目所视、十手所指"的罪人，远比在法庭上受审的犯人更悲惨十倍。

轮番登台的 30 多位专家、教授究竟怀着怎样的心情与他们的老院长进行"辩论"？佛经曰："如人饮水，冷暖自知"。他们到底是自觉自愿，还是经过动员，或者受到各种压力才抛头露面进行他们并不熟悉的这种格斗？也只有他们自己心里明白。从常理分析，不外下列几种可能性。

少数进步教授，包括 1956 年入党和争取入党者，他们应该属于真心拥护共产党，笃信毛泽东言论，热情响应党的号召，诚实履行党员义务，从而积极投入阶级斗争洪流的无产阶级战士。他们的发言大多义愤填膺，极富火药味。

正如那位放射科党员女主任的发言一般，她指责这位老院长"一贯对党不满，怀恨在心，消极怠工，阳奉阴违，不时地趁机制造混乱，挑拨是非，存着幸灾乐祸唯恐天下不乱的坏心，最后发展到抓住共产党整风的机会，有组织、有计划地向党进攻。这种忘恩负义、恩将仇报的恶劣行为，实在令人难以容忍。"

一些与这位院长瓜葛较深、同病相怜，尤其是与他有着某些组织关系的人们，他们显然急于与他划清界限，脱掉干系。

所以，那位皮肤科主任揭发道："他为农工民主党组织，到处拉人，手段极其恶劣，软拉的办法是请人吃饭，并说只要签个字就算参加了。软的不行，他们就进行威胁，说：'加入了就都是进步的'，言外之意，不加入你就是反动的。他们用这种软拉硬泡的办法，拉过我八次之多。"所以，他本人不得不"入瓮"。

多数人则是随大溜，不论是否经过动员或启发，似乎都得登台应卯，现身说法。否则就会感到一种压力，担心被认为与右派分子划不清界线。

请听听妇产科林巧稚主任的发言吧。其实，她对这所医学院遭到严重破坏，

---

[1] 此回忆为编者根据 2012 年 6 月 25 日在北京对郭少军的录音采访整理。

各项工作裹足不前的现实同样深感不满,在言论上有过之,而无不及。

现在,她说:"他(老院长)的检查很不深刻,他说的和事实是不一致的。过去我思想模糊,没有认识到他的言论的反动性。现在我举两个例子。第一,他说不知道党委书记是谁,这很不老实,作为院的领导,怎么能不知道党委书记是谁呢?但是他对于发展农工民主党却非常积极。第二,所谓'有职无权'。在鸣放时,我只知道在协和医学院有人提出这个问题,现在看起来才明白,这是章伯钧所布置。他对于自己的工作是消极的,有职就有责任,负责任就有权,他表现很消极,没有负起责任,而不是没有权。第三,在党委扩大会议上,他提出'肃反时有人委屈了,也许他们不敢提,是否民主党派可以在这个问题上起一些作用'。现在看起来,这是和章、罗反党联盟有联系的。"

"五虎上将"究竟想干什么?

在"反右派运动"中,为老院长陪绑的"右派分子"还有医院院长李克鸿,护校老校长聂毓禅和两任卫生事务所所长裘祖源和何观清。他们都是协和医学院的主要中层领导者,具有一定的代表性和许多共同性。

首先,他们过去都身居医学院的要职,应该是深得美帝国主义分子信任和倚重的主要"代理人"。所以,现在锁定他们进行围剿,完全合乎情理,也在人们意料之中。其次,他们所擅长的老一套行政管理经验,对于当前社会主义制度下的医学教育管理,已经毫无实用价值。人在其位,难谋其政,反而碍手碍脚。

然而,他们又是一批代表性人物,他们的理念和追求具有一定的代表性,在这所医学院里还有他们的市场,在一些专家教授中还能够引起共鸣。

他们积数十年时间学习西方医学,从事医疗实践和医学教育管理,西方医学教育和医疗管理的有用经验和合理体制早已在他们的心目中深深扎了根,形成了固定的理念,并且奉为终生实践的准绳和追求的目标。只要工作一天,就要坚持自己的追求。一有机会,就要表达自己的信念。

在鸣放期间,他们所提的一些意见集中反映了这种根深蒂固的理念和追求。也是继思想改造和对这所医学院的任务和方向进行了激烈辩论后,与医学院党委进行的又一次思想交锋。更是这次集中批判他们顽固地"坚持协和医学院传统和标准"的症结所在。不从这个角度对他们进行剖析,就不能全面而准确地认识他们的立场和行为;也无法对他们做出客观而公平的评价;更难以清洗泼在他们身上的污泥浊水。

"反右派运动"严重"扩大化"

五月下旬,当鸣放开展得如火如荼、如日中天时,党内传达了彭真的讲话,着重分析了当前鸣放形势。针对群众中对于"三大主义"(大鸣、大放和大字报)发出的强烈批评意见,他突出讲述了党在各项工作中取得的伟大成就,批驳了一些过激言论,透露了鸣放收兵的意向,似乎意在提醒党员们警惕片面性,不要走向极端。

由于"肃反运动"后我的政治嗅觉和激情仍然处于抑制状态,对于彭真的讲话淡淡地听完,未加深思,只是隐约感到他在向大家打招呼。想不到,他的讲话却引起身为党支部委员的神经科住院医师、我的好友汪文全的不满,他在支委会上明确表示反对彭真的讲话。他认为正当群众积极投入整风运动，鸣放开始进入高潮时，彭真的讲话只能起到泼冷水的作用，不合时宜。这段仅仅几分钟的谈话，竟断送了他宝贵政治生命和大好事业前程。反右派运动的整党阶段，他被定为严重右倾，开除党籍，下放到新疆工作。

果然，几天后（6月8日）人民日报发表了题为《这是为什么》的社论，有如炎炎夏日里的一声霹雳。

在内科医师座谈会上，一位高年住院医师以我和另外一位女医师为例，批评肃反运动搞得过火，是对人民群众的残酷斗争。当场，那位女医师已经泣不成声，受到这种气氛的影响，我也潸然落泪。当我猛然觉察到这种表现有些不妥后，立即作了解释，我说道："对我的审查还是应该的，只是方式方法过于严厉"。

那位女医师因为宗教信仰受到审查，而那位发言者本人并未受到严重冲击，纯粹是"打抱不平"。岂料，就是这几分钟的发言，却招来妻离子散、惨死劳改农场的横祸。

开始反击右派分子后，这位仗义执言的"义士"突然成为众矢之的，内科的头号围攻对象，党委宣传部长亲自督阵。于是众箭齐发，纷纷中的，我也发过言。最后，他被定为"极右分子"，押送北京劳改农场服刑。后来，听说他在农场"表现较好"，担任农场的医疗工作，却在三年自然灾害期间病死农场。

内科的第二个右派分子却是一位要求进步，争取入党的高年住院医师。鸣放开始后，他正准备结婚。他的未婚妻是一位年轻漂亮的内科护士，性情开朗、活泼可爱，又能歌善舞，时常在联欢大会上演出。可惜，她的首次婚姻却很不幸。新婚后不久，她的丈夫因反革命罪被捕入狱，因而离了婚。怎料到，这第二次婚姻却给她带来了更大的悲哀。

这位未婚夫在鸣放初期的座谈会上，听完大家温温吞吞的发言后，出其不意，突然大吼一声："如果有人组织大家上街游行反对共产党，我也参加！"一语惊四座，也许他认为自己是个党的积极分子，丝毫没有意识到这声吼叫的严重后果。

在讨论为该人定罪的党支部大会上，我曾为他说情。说明他是个要求进步的群众，在众多思想比较落后的中层医师中，仍不失为一个可以依靠、也准备发展的对象。莫名其妙地喊出"上街游行"的混账话，大概是一时冲动，口无遮拦，胡说八道。希望党支部予以宽恕。无奈，这种反动透顶的喊叫实属罪不可赦。不论他如何辩解，只是为了带动大家踊跃发言，才出此下策也无济于事，还是被划为右派分子。一对新婚夫妇带着无限悔恨和忧伤，而不是新婚燕尔的兴奋和喜悦离开北京城，发配到西南边陲的一个省会去工作。后来听说，这位主人公由于一次医疗事故（错用汽油进行肌肉注射）而意外死于他乡，年轻的新娘立即成为可怜的未亡人。

与知名的专家教授相比，医学院的中青年医、教、研人员就没那么幸运了。恐怕没有哪位中央领导会想到保护他们。仅从内科的中层医师中就揪出四个"右派分子"。在不到百名职工的一个科室里，其比例已经达到5%的指标。

在硕果仅存而即将毕业的最后一届医学生（共 125 人）中，竟涌现出一大批右派分子，最有代表性的是由《健康报》披露的一个"有组织的右派小集团"。此外，还有几个散客，所以总数在十个以上，其比例竟高达 10%，远远超过毛泽东所说的百分之一、二、三。

为何出现这种严重"扩大化"的情况？

问题在于对"右派划分标准"这个极其重要的问题，没有提出一个可操作的详细标准，供基层党组织照章办事。没有把"反党"与批评基层党组织或领导干部的工作作风加以区分，一律按照"反党"论处，批评党委书记就是"反党"。然而，绝大多数"右派"言论，不论如何尖锐，仍然属于"就事论事"的批评意见，不应与"反党"随意混淆。

比如，那张列举了党政干部的一些错误和缺点的《政工干部"缺德症候群"》大字报，只因使用的标题和一些措辞过于尖刻，结果，不仅大字报的作者们被划为"右派分子"，就是大字报上签名的党员们也被开除党籍。于是，基层党政领导各行其是，可以任意把那些尖锐批评过自己的人划为"右派"，以消解心头的愤恨。[1]

小慰乐《纪念父亲赵绵教授——从美归国 64 周年》：

根据当时协和的认定，父亲在协和反右中主要的错误是对单位的实验材料采买人员的工作不满。因为当年协和是国内最高水平的医学院，又是由美国洛克菲勒基金会建立的，所以建国之初，协和就实行了军管，大量军队干部进驻协和并负责材料的采买和政治思想教育工作。他们习惯了土法上马的工作方法。但是他们不完全了解，科学就是科学，对付不得。所以他们往往对父亲对于实验材料的严格要求十分不理解。一些设备不提供(比如实验室要一个铁架子好放量杯和仪器)和药品材料都要求尽量用廉价的、甚至用其他物品替代。这从节约的角度无疑没错。但是父亲强调的是科学的严谨性，实验的是人吃的药品，马虎不得，必须在严格科学实验的基础上得出的数据才是可靠的。这样就造成了矛盾。比如采买的同志提出：某某材料用其他便宜的代替可不可以？为什么你的实验室的量瓶必须用后要用烤箱烘干才可以，自然晾干不也是一样？父亲没有办法，又担心使用替代材料可能造成严重事故(比如着火或者爆炸)只好用通俗的比喻来解释：烙饼用香油可以，用煤油就不可以。汽车必须用汽油而不能用凉水。父亲本来想用他们听得懂的语言和通俗的比喻来说明道理，但是秀才见了兵，有理说不清。本来这是一个可以谈论和沟通的工作问题，但最终被上纲认定是用恶毒的语言攻击干部。57 年 11 月父亲实际已经被内定为右派。

1958 年年初，父亲的岳母不幸病故，然后奶奶也中风瘫痪在床。这时反右已经扩大化，各单位必须要完成一定比例的右派人数。最后协和决定调动父亲去新成立的内蒙古医学院任教授暨系主任，也算是对他的最后挽救。但是同去内蒙的都是历史上有问题的人(加入过国民党等)，明显属于流放和劳改的性质。父亲不愿意同他们为伍，又因为家庭的实际困难，反复申诉不成，那时干部也开始官僚

---

[1] 王台：《协和医学院的灰暗年代（1952-1976 年）》，第 77-85 页。

化，居然没有一个人到家里实际查看。这样就在 1958 年的 3 月父亲的 "候补"就转正成了正式的右派！4 月受到降薪和停职的处分。

在父亲被正式打为右派的前一天，支部书记对父亲说：你距离右派只有 50 步远了！明天一早就开你去内蒙的欢送会，没有商量。你不要敬酒不吃吃罚酒呀。但是第二天一早，还没有等他表态，就由所领导当场宣布了赵绵已经被打成了右派！父亲直说我还可以去呀。但是也无法挽回。这就是当年的政治！

打成右派后，父亲被降职降薪离开了协和，后去辽宁锦西(现葫芦岛)化工厂。本来父亲是学生物化学的，和化工工程不是一个专业，因此父亲后半生完全专业不对口，再也无法为国家做贡献了。国家也因此失去了一个有为的、训练有素的科学工作者。[1]

全如瑊回忆协和医学院的"反右"运动：

> 燕大和协和都在反右运动后期选了一个学生，做反动思想批判的典型。在燕京大学选的一个人姓江，在协和选的就是我。在协和上台检讨的，原来都是教授，比如张孝骞检讨完，接着就是李宗恩，最后就是作为学生的我。反右之后，燕京大学的那个学生和我都进了监狱，说我们两个是一个反革命小集团的。我们先都是右派，后来都成了"反革命分子"，主要的理由都是"言论"，说的那些话要是放在现在来讲，就太普遍了，很多小青年都会说出这种话来，可在当时那个环境下，每句话都是很大的罪名，比如对领袖的不满，对毛泽东的不满等等。我们曾经有一句话，说"现在这个时代是一个告密者的时代"，这一句话就当作我们的罪名。当时我判了 20 年，他判了 15 年。在协和整我们的第一次大会，第一个拉上来的就是我，这当然是通不过的，因为事先已经决定了通不过。后来由全院大会变成内科的会来批我。批我的大会，都是预先布置好的，一些上来揭发的，主要都是言论，道理的批判不多，比如我说了什么批评毛泽东的话，那肯定就是反动言论，没有什么可以详细解释的，这就是罪名了。

> 当时所有的批判会大致都不是说理，比如摆事实，分析思想，主要是揭发性质的，揭发你说的某句话，你自己没有发言权，顶多问问你，"你是不是说过这话？" 不允许你辩解，你只能承认这事你做了，这话你说了，然后大家喊口号，说你很反动，造成一种声势。这样的批斗会的作用，第一，消除你的影响，比如有很多人同情你的意见，可是在这种会上他们就说一些人格侮辱的话，用这些话消除你的影响。第二，让你觉得你要是认罪了，就可以从宽处理，形成一种压力，让你全盘接受他的东西。开完批判会，就让我自己写材料。这种材料开始时都是通不过的，写了三、四次之后，他也不告诉你，就把材料搁在这儿，一直到接受处理。

---

[1] 小慰乐：纪念父亲赵绵教授——从美归国 64 周年，发表于 2015 年 9 月 22 日，http://hx.cnd.org/2015/09/22/。赵绵教授，1940 年从西南联大化学系毕业，1948 年赴美国匹茨堡市都堪大学(Duquesne University)读硕士学位，1951 年想尽办法回国报效，后分配到协和医学院生化系工作，与留美回来的两位年轻副教授梁植权、王世真被称为"三剑客"，成为协和医学院学术研究的主要力量。仅 5 年中，他就在国内外权威学术期刊上发表论文 30 余篇。在协和"反右"运动中打成右派。

当时的群众运动对心理上的影响有几方面，一方面是恐惧，不但你自己恐惧，而且怕连累家属，比如你有个家属要入党，不入党就很难升级，还会被调到外地去，甚至连孩子的上学的会受到影响；第二方面，就是"搞臭"你，知识分子本来以为自己有理，自尊心很强，但人家不提这些，而把一切说你不好的话都搜集来，其中有的确实，有的是无中生有，甚至绝大部分都是夸大的，内容涉及你的人格的各个方面，在会上说出来，说你有这个缺点，就夸大这个缺点，群众就认为你是个坏人。打击你的声誉，结果你的自尊心被打碎，这样知识分子的底气就没了，就可能会在气势上投降。这是最关键的一步。这种方式在运动里起了绝大的作用。很多人为了避免这些，就逆来顺受。

5月开始的运动，7-8月是高潮。完了我们继续工作，11月让我停止工作，在家等着。第二年二月被逮捕，到10月宣判，我判了20年。那时逮捕的人很多，都圈在北京市的看守所，像我这样的右派犯人有7-80个，北大、清华的，哪儿的都有。还有劳动教养分子。根据规定，他们没有被剥夺公民权，但进去后也和我们一起劳动，没有宣布刑期，所以也有呆了相当长时间的。

我们到了里面以后就赶上了大饥荒，每人的定量很不足。我在监狱的医院里还管看病，看到很多营养不良、浮肿、死亡的病人。这样，定量就成为控制人的手段。而且，侮辱、饥饿和劳累就是折磨这些人的方式。我们开始每天干活，后来大家都觉得吃不饱，每天晚上开生活检讨会，让大家互相揭发，聪明的人不在会上揭发，而是在背后汇报你。这就是我们每天的生活，20年都如此。

文化大革命一开始，我们这些犯人就被送出了北京，因为"红色首都"不要我们。我到了新疆，一呆就是13年，在沙漠上修水渠、修水库。

我们每个月在监狱里都要按四条标准评比，第一条，你是否认罪伏法；第二条，是否靠拢政府，即小汇报其他人的言论；第三条，是否遵守纪律；第四条，劳动时是否卖力气。这里最关键的就是第二条，靠拢政府。汇报别人，就有减刑的可能。这些人在我们也容易看出来。当时，每个人给1、2或3块钱的抽烟钱。那些拿3块钱的，就是汇报的人。如果只拿1块钱，甚至取消了，这人就是不靠拢政府的。用这种奖惩机制来鼓励你汇报。这种汇报的制度严密的很，他们用这种制度来监视我们的思想情况。

关于保持心态 每个人都不一样，有相当的一部分人出来以后就暮气沉沉。我是在医院里，同组的人还好一些，有知识分子，也有不是知识分子的。但你不要以为知识分子都好，如果有一个坏的知识分子和你一组，他会比非知识分子更可怕。他可以背后汇报你，把你的话无限夸张，无限的上纲，如攻击共产党等等。我在里面遇到过各种各样的人。如有一个很有名的宗教界的牧师，叫王明道，我和他在一起很长时间，他关了24年，我是20年，出来以后还和他来往。有一位清华大学一级教授，美国加州理工大学的，叫徐璋本。还有其他人，都在里面熬了20多年才出来。有的人受不了，甚至还有自杀的。更多的人是慢慢熬过来。

我进去时30岁，出来时50岁。进去之前，我看的书很多，对这些现象都能理解。因为我在监狱里给共产党的大夫讲课，他们允许我订杂志，也允许我从家里带业务书。看这些书对我很重要。我曾经因为和其他犯人说话，不小心被怀疑，在地牢里圈了半年。所谓地牢，就是在地上挖一个1米的坑，上面用石头片盖上，我只能蹲着，要是坐着，头抬不起来，脚伸不直，我只能蜷着，周围的土和石头上还有冰碴儿，非常冷。他们还把我的饭量减了一半。我所以能度过那半年，是因为我尽量想一些学术的东西，有一阵甚至想中学数学公式的推导，时间就这么过去了。要不你怎么过去呢？我是学医的，我想，我不回忆过去，也不猜想未来，就是很好的适应这个生活，保持身体能够维持，所以我只想和现实没有关系的东西，不想我有多饿、多累、哪儿疼，只想我过去看的书。这是让我度过这段时间的主要因素。要不这个日子会非常难过，只要想自己就会苦恼的很，连生的欲望都会没有了。我不会想到自己的前途，但有时会想到我的家，我的母亲，那时我没结婚。

我也有难过的时候。在第一次被批判的会上，我和几个好朋友说的话，都被他们给揭发了。那时候我很难过，觉得好朋友怎么会这样呢？后来我又体谅他们了。在监狱里我们每天都有批斗会，大家都已经疲了，就逢场作戏，今天批他，明天批我，互相什么感觉都没有。比如，我们吃不饱，有两个人就讲北京有什么好东西，大家就"精神会餐"，从心理上解解馋。他们被揭发后，队长就说，你们是对定量不满。在批斗会上，积极分子就问大家，你们吃的饱吗？大家就回答，吃的饱，吃的饱极了。大家明知自己在说谎，但就像演戏一样，而且每天我们都演这个戏，到后来对批斗会已经无所谓了。一听发言，就知道在演戏，完全麻木了。

反右之后，对同学们有六种处理方法，像我这种被逮捕的，是额外的，是最特殊的。还有一些同学被打成右派，每个人的情况都不一样。比如有两个和我比较接近的同学，都被分配到301，然后被拉回去带上右派帽子，不准他们到部队工作。这两人中的一人后来到了肿瘤医院，反而发展得很好，是我们班的院士。

我们出来以后，被称为劳改释放犯，不许回家，在监狱里叫就业职工。我被判20年刑期，5年被剥夺公民权。在新疆，我被圈在一个大院里，来往信件被检查，每月给我10块钱。我出来一年多后，上面政治环境改变了，胡耀邦要给右派平反。这时对我们的态度好了一些，我回到北京看家属，每天去法院上访，两年后等到所有右派问题该解决的时候，随着其他右派一起被"解放"了。我的关系是在医学科学院，等到平反以后，我不愿意回去，因为害怕那里还有跟我有矛盾的人，就到了大百科出版社。[1]

10月底，北京市和高校"反右派"运动收尾，全市30多所高校12万师生员工中，4%成为"右派"。

10月28至11月11日，中共北京市第二届代表大会第二次会议召开。刘仁作《关于北京市的整风运动》报告。截至10月25日，全市由领导机关审查，定为右派分子的共有6927人，其中党员559人，团员2700多人，极右分子1715人，已登报的335人。

---

[1] 此回忆为编者根据2017年9月29日在北京对全如珹的录音采访整理。

10月经过几个月的反右运动,北京市30多所高校近12万师生员工中,有4700余人被划为右派(其中学生3000多人),占各校总人数的近4%。[1]

在反右运动中,弟弟李宗津、妹妹李宗蕖和妹夫程应镠也受到批判,后都打成右派。《李宗津王逊是江丰反党集团的'军师'》:

> 江丰反党集团的骨干分子李宗津、王逊,通过民盟组织从事反共反社会主义的罪恶活动,已被揭发。从已揭露的材料说明,李宗津和王逊是江丰反党集团的"军师"和"理论家"。
>
> 李宗津和王逊都是中央美术学院的教授。王逊是学院民盟支部的主任委员,李宗津是组织委员。这两个右派分子在反动的"五月会议"(以江丰为首的美术界右派分子发动的向党进攻的高潮)中起了重要作用。他们不仅是这次会议的参加者,而且是积极的组织者和谋划者。这次会议的策划工作,有一次是在李宗津家里进行的。参加者有江丰、彦涵、洪波、董希文等人。早在会议以前,李宗津、王逊就利用一切机会反对党对国画的政策。在民盟的会议、教学会议、学术性会议以及"美术研究"等刊物上,借口学术讨论,打击美协和文化部的威信。民盟在美术学院举办的"文艺沙龙",成了巩固江丰反党文艺思想的中心。在"五月会议"上,王逊攻击人民日报,攻击文化部领导同志,他把中宣部和文化部根据毛主席的指示改进国画工作的措施,说成是"打击江丰",是"一阵风"。李宗津在会上吹捧反党分子江丰,他把江丰说成是"最辛勤、踏实地在为新中国美术事业,为贯彻毛主席的文艺方针而努力工作着"的唯一的"领导者"。
>
> 李宗津还利用教学散布毒素,他向学生宣传艺术事业"今不如昔",说解放后艺术技巧衰落了,这是"不可否认的客观事实",其原因是由于画家作画时要考虑党的政策。他向学生吹捧右派分子钱伟长"对科学负责",费孝通"心地善良",李宗恩"对业务刻苦努力"。他甚至向学生宣传说:胡适主要还是学者。李宗津为什么极力宣扬这些人呢,原来他们是一伙的。李宗津从前的一个学生,写信给中央美术学院整风领导小组,揭发了他的丑恶历史:李宗津出身官僚地主家庭。解放以前,曾给蒋介石画过全身像和骑马挂军刀的油画,歌颂这个人民的公敌。当蒋介石发动青年参加青年军时,李宗津还曾到学生家里去做宣传鼓动。[2]

李宗蕖《我是怎样成为"右派"的?》:

> 那天正是《这究竟是为什么》那篇文章出现在报端的日子。下午,应镠来看我时,我觉得他神情有些黯然,问他出了什么事。他让我不要瞎想。再过两天可以出院了,他会来接我的。我感到不安,但没有把这事和自己的处境连起来。才出了医院,我就去学校里。走进校门,看到的是一片大字报的海洋。虽然满目是惊心的大字报和画在上面的红色的叉叉,比起后来十年动乱时要少些杀气。对被

---

[1] 《当代北京大事记(1949-1989)》,第118-119页
[2] 《人民日报》1957年8月28日。

揭批的人还有'迷途知返'的提示。在"正告"工会正副主席的大字报前，我脱口而出说了一句'恍如隔世'，却被抓住了。还没有走出十来米，一张大字报就贴出来了，用的还是"正告"，口气不同了，说这是对我最后的挽救，要我看清形势，"与右派分子程应镠划清界限"。

第二年的五月，先是在民盟内部，接着是在中文系由副主任召集的一个小会上，宣布了教师中五名右派的名字，我是最后一个。[1]

---

[1] 李宗蕖：《留夷集》，第 96-104 页。

1958年 戊戌 六十五岁

是年，确立了"鼓足干劲、力争上游、多快好省地建设社会主义"的总路线，总路线与随之在全国推行的人民公社与大跃进，并称为"三面红旗"。

1月，中共中央着手处理民主党派的"右派分子"。

1月15日至25日，农工民主党举行第六届中央委员会第四次扩大会议，分别撤销章伯钧与黄琪翔在党内的主席、副主席职务。《各民主党派反右派斗争胜利开始整风，撤销右派分子在民主党派中的领导职务》：

> 中国农工民主党第六届中央委员会第四次会议（扩大），从1月15日到25日举行。会议决议撤销章伯钧的中央委员会主席、中央执行局委员职务；撤销黄琪翔的中央委员会副主席、中央执行局委员、中央执行局秘书长职务；撤销李伯球的中央执行局委员、中央委员、中央执行局副秘书长职务；撤销杨逸棠的中央执行局委员、中央委员、中央组织部第一副部长职务；撤销王一帆的中央执行局委员、中央委员职务；撤销张云川、李士豪的中央执行局委员、中央委员职务。中央委员和候补中央委员中的其他一些右派分子也被撤销了职务。
>
> 农工民主党中央执行局委员季方，在闭幕会议上作了"彻底清算章（伯钧）黄（琪翔）李（伯球）右派集团反党反社会主义的罪行"的发言。农工民主党中央执行局委员郭则沉在会上作了"农工民主党的反右派斗争"的发言，对农工民主党七个月来的反右派斗争，作了初步的小结。
>
> 郭则沉说，农工民主党解放前在章伯钧的领导下长期地从事第三条道路的政治投机活动，解放以后，也未经过根本的改造，它的成员主要还是资产阶级知识分子，所以在右派分子向共产党向社会主义猖狂进攻期间，有不少人受了章黄李右派集团的利用和影响。他说，我们所取得的反右派斗争的胜利，还只是根本改造农工党的一个开端。今后要进一步彻底改造农工民主党的政治路线和组织路线，进一步根本改造成员的政治立场。[1]

1月31日，人大根据周恩来总理提案，分别撤销章乃器、章伯钧、罗隆基的部长职务。[2]

2月，欧美同学会主任委员职务被撤销。《欧美同学会简史》：

> 1954年实行委员会制度后，第一届委员会产生于1954年4月，第一届主任委员陈岱孙，任期至1955年4月。
>
> 第二届委员会的主任委员是李宗恩，任期1955年4月至1956年5月。
>
> 第三届委员会的主任仍是李宗恩，任期1956年5月至1957年9月。
>
> 1957年的年会和换届选举因受"反右"运动的影响，没有进行。主任委员李

---

[1]《人民日报》1958年2月1日。
[2]《人大常委会通过了向人大的工作报告 根据周总理提案决定撤销章乃器章伯钧罗隆基的部长职务》，见《人民日报》1958年2月1日。

宗恩于同年6月被其工作单位协和医学院错划为右派分子。9月28日欧美同学会第三届委员会第六次常务委员会会议作出了"主任委员职务由副主委章元善同学兼代"的决议。1958年2月，欧美同学会常务委员会正式决议撤销李宗恩的主任委员职务。[1]

竺可桢答友人问，告以李宗恩成为"右派"的情况。《竺可桢日记》（3月13日）：

> 丁庶为夫妇来谈，问及北京相知沦为右派情况，如李宗恩、钱端升等。余告以李宗恩主张今不如昔，钱端升要党退出学校，所以成为右派。[2]

2月1日，始记日记（下称《李宗恩日记》[3]）。至1962年2月28日终，记录其一生最后四年的日常起居、整风学习、听候处理的情况，为其离京之前至昆明病逝期间的工作、生活与心境，保存了第一手材料。

2月5日起，连续三日出席会议，听取有关处理右派分子的传达。《李宗恩日记》：

> 2月5日（三）晚，王主任来电话说明日下午二时在十楼223号课室有会，约我出席。
> 2月6日（四）下午二时在十楼223号传达国务院处理右派原则。
> 2月7日（五）晚：出席农工民主党在和平宾馆开会传达中央关于处理右派分子的决议。

2月10日，农工党北京市委主委约谈，告知评为全国民主党派"标兵"。《李宗恩日记》：

> 上午，农工党市委会来电话说王人旋主委要约谈，时间未定。下午：三时在新寺0014号，农工党北京市委王人旋主委约谈，在全国民主党派人士中有96名"标兵"，经过详细讨论后作出决定，包括本人在内。

2月15日，接协和医学院政治部通知，核对"检查材料"。《李宗恩日记》：

> 上午，政治部来电今日下午四—六时核对材料；下午，到新楼会议室核对检查材料。

2月上中旬，等候处理期间，阅读哲学，从报纸和文件了解形势；身体状况日下。《李宗恩日记》：

> 2月5日（三）：今晚叔昭[4]去医院取睡眠药。

---

[1]《欧美同学会简史》，第105-106页。
[2]《竺可桢全集》第15卷，第50页。
[3] 现由李维华收藏。
[4] 叔昭即太太何晋。

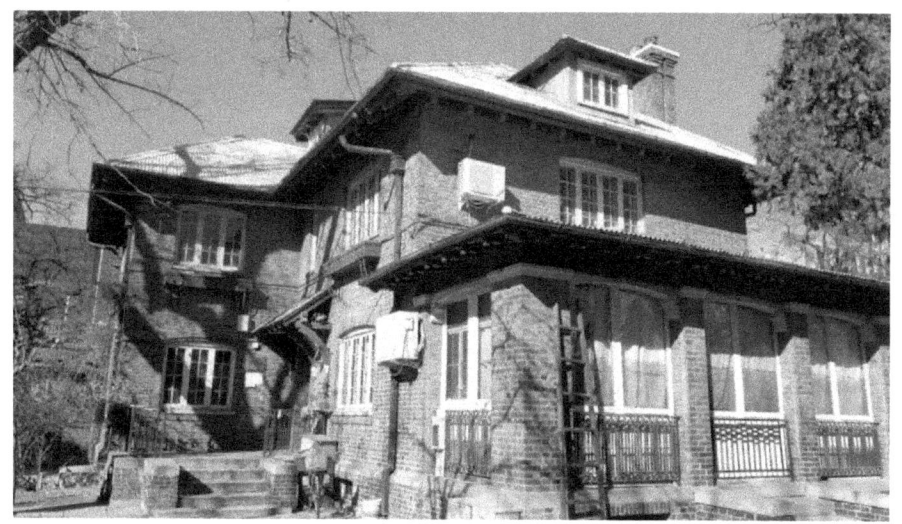

李宗恩故居(1947年-1958年),北京外交部街59号院内41号

2月8日（六）：帮助叔昭整理粮食票，节约材料。
2月9日（日）：上午，休息；下午：整理购粮证。
2月12日（三）：上午，今日觉得不舒服，稍有头痛；下午：休息。
2月14日（五）：晚，同叔昭出外散步，到东四大同酒家宵夜。
2月15日（六）：晚，寿复量血压180/100。

2月18日，春节期间，除亲友来访，开始学习哲学，阅读《斯大林时代》、《一个衰亡文化的研究》（Studies in a Dying Culture）、《唯物辩证法的基本规律》。《李宗恩日记》：

2月18日（春节）：上午，阅读《斯大林时代》，鲁陶[1]来拜年；下午：胡正详及胡真来访。
2月19日（三）：上午，帮助叔昭打扫烧饭，胡正详太太及孟继懋太太来访；下午，陈XX（人民出版社）来拜年，二学生来晚餐。
2月23日（日）：上下午，学习哲学，参读Caudwell's *Studies in a dying culture*。贵医同学陈X献来访。

2月26日，听张（之强）政委向右派分子作报告。《李宗恩日记》：

2月25日（二）：政治部通知明日下午三时在礼堂前厅开会。
2月26日（三）：下午，礼堂张政委向右派分子作报告。

2月下旬至3月中旬，血压仍高，牙痛，以帮助做清洁遣日。《李宗恩日记》：

2月22日（六）：上午11:30 高血压门诊复诊；下午，同苏苏讲故事，叔昭出去采购，汪嫂同苏苏之间有矛盾，同时照顾小华和苏苏有困难。
2月24日（一）：晚，180/104
2月25日（二）：到院做心电图，下午，休息，牙痛甚剧。
2月27日（四）：上午，阅读；下午，家属委员会在楼下开会[2]，牙痛稍好。
2月28日（五）：上午，协助清洁；下午，理发
3月1日（六）：北风，甚冷，上下午，帮助清洁，顺三来做一天清洁工作，做得很不彻底。
3月2日（日）、3日（一）记：上下午，帮助清洁
3月4日（二）：寄函苏州胡同国际书店关于中华医学会代订的日本医学通报（三月三日）；下午：阅读澳洲医学报合订本，下午东塘子胡同来院作卫生检查，牙根疼仍未消除。
3月5日（三）：下午，去口腔科看牙床脓疱——切除并打青霉素一针。
3月7日（五）：上午，帮助清洁；下午，去牙科复诊，并照相，取药。
3月9日（日）：上下午，协助清洁，同叔昭到大同酒家小吃。

---

[1] 编者注：何鲁陶，何晋的近亲。
[2] 自1947年5月底返回协和后，李宗恩一家住在协和教授宿舍，外交部街59号内41号，为一独居的两层建筑。

3月12日（三）：昨晚撤销暖气 上午，阴，微雨，五六级风；下午，阅读，晚 购得皮尺一具。

3月24日（一）：上午，高血压复诊，看大字报，开始服用利血平（低压110）。

3月5日，出席农工民主党整风运动会。《李宗恩日记》：

上午，农工民主党来通知今晚在和平宾馆开会，晚出席农工民主党召开的整风运动会。

3月6日，获知被撤销国务院科学规划委员会委员职务。《李宗恩日记》：

上午：人民日报登出撤销本人的科学规划委员会的兼职；下午：阅读文件。

《促进科学研究工作大跃进，科学规划委员会举行会议安排今年度计划》：

新华社 5 日讯 国务院科学规划委员会第五次会议今天在国务院副总理、科学规划委员会主任聂荣臻主持下开幕。会议的任务是听取和讨论中国访苏科学技术代表团的总结报告，并安排1958年度的科学研究计划。

会议开始时，首先由秘书长范长江宣布了国务院关于撤销右派分子曾昭抡、钱伟长、钱端升、陈达、费孝通、李宗恩、袁翰青、周慧明八人的委员职务的决定。[1]

3月7日起，半个月内等候处理意见，最终降级、降薪。《李宗恩日记》：

3月7日（五）：政治部电话，李政委或陈子扬这几天都很忙不能约谈。
3月21日（五）：上午，政委谈话，关于我的处理，降级、降薪。

3月11日，收到伦敦热带病学院赠送的礼物，数日后函复。《李宗恩日记》：

3月11日（二）：上午，院送来海关通知书一件，下午：到公安街邮局取由伦敦热带病学院赠给领带一条，收税 250%（共合 3.23），如用包裹寄可能便宜些。
3月14日（五）：下午，函复 Sir James K。
3月15日（六）：上午，阅报；下午，函复 Mrs. C. Simpson。
3月21日（五）：下午，购邮票将 Mrs. C. Simpson's 回信发出。

3月16日，万余民主党派和无党派民主人士在天安门广场举行社会主义自我改造促进大会。[2]

3月中旬，除学习读报外，赴协和医学院看大字报，制定个人改造计划。《李宗恩日记》：

---

[1] 《人民日报》1958年3月6日。
[2] 《当代北京大事记（1949-1989）》，第125页。

3月19（三）：上午，赴院看大字报；下午，起稿个人改造计划。

3月20日（四）：上午，读报；下午，写个人计划。

3月下旬至4月中旬，先后听取彭真市长报告，与农工民主党市委负责人谈话，阅读大字报资料，写自我检查，学习红与专问题。《李宗恩日记》：

3月22日（六）：上午，听彭真市长报告，二点半到家；下午，休息；晚，出席漫谈会。

3月23日（日）：上午，看报；下午，植树。

3月24日（一）：下午，学习，到农工民主党市委同薛民同志谈话。

3月25日（二）：上午，阅报；下午，写自我检查。

3月26日（三）：上午，看报，电话宣传科请给一份大字报资料；下午，阅读文件。

3月27日（四）：上下午，阅读文件，自我检查。

3月28日（五）：上午，到院参观浪费展览会，到政治部取大字报汇编。

3月30日（日）：下午，同叔昭到天文馆，天象厅已售完，莫斯科餐厅晚餐。

4月10日（四）：上下午，学习红与专问题；晚，礼堂开会张院长报告本年基层普选意义。

3月28日，电话被拆走，之后造成诸多不便。《李宗恩日记》：

3月28日（五）：上午，到管理科了解退房事，X称下星期三开会将决定告诉我，到办公室寻高奇科长不在，王主任病假。下午，电话拆走。

3月29日（六）：接到农工党寄来的政协全国委员会整风报告会入场卷（III28），因寄至科学院收发室，今日下午，蒋豫图先生转来，此信是27日下午2时发出，下午6时到。

3月31（一）：本院传呼电话是复兴食堂，5·5728，电话农工民主党冯书耕同志请他已后将通知直接寄至家中并告以上传呼电话；下午，学习文件。

7月7日（一）：农工党的小组会又改在星期一晚举行但我未接着电话通知（本院守卫室忘却转告）未出席。

4月1日至27日，为清退办公室，整理书籍文件档案。阅读大字报与文件。与何晋参加选民小组活动。《李宗恩日记》：

4月1日（二）：上午，中华医学内科杂志；下午，《文艺报》B.P. 190/96。

4月2日（三）：上午，到院办公室清理书籍文献；下午，阅读文件。

4月3日（四）：上午，到院办公室清理书柜；下午，文艺报周扬报告。

4月4日（五）：上午，到院整理办公室书籍文件；下午，阅读大字报汇编及跃进报。

4月5日（六）：上午，到院将清理办公室存在的问题，交王荣全先生书面材料；下午，阅读历史唯物主义。

4月6日（日）：上下午，协助叔昭核对选民表。
4月9日（三）：晚，家属开普选报告会。
4月11日（五）：上午，到院看寄生虫学系大字报；下午，搬动房间。
4月13日（日）：上下午，休息。
4月14日（一）：上午，高血压复诊－低压控制得很好；下午，收拾客厅。
4月17日（四）：上午，到办公室整理档案；晚，选民小组会。
4月18日（五）：上午，到办公室结束交代，看大字报。
4月24日（四）：晚，选民小组开会。
4月27日（日）：上午，收拾由院取回书籍文件；下午，到天象馆，会到前贵阳医学院毕业生刘世曾大夫。

4月10日，北京市各民主党派成员和无党派民主人士在中山公园音乐堂举行向党交心大会。[1]

4月12日，拜访周诒春老先生。4月至8月间，仍多次参加全国政协组织的相关活动。《李宗恩日记》：

4月9日（三）：上午，政协礼堂听关于工业化的报告。
4月12日（六）：上午，政协医药卫生组开会；下午：访问周诒春老先生。
5月8日（四）：上午，政协礼堂听报告——孟用潜——关于国际关系研究所所长——讲美国经济危机。
7月26日（六）：下午，政协听报告，中东问题。
8月4日（一）：上午，9-1:30政协礼堂听艾思奇报告——专政与民主。

4月19至5月28日，参加围剿麻雀与熏鼠运动，参观除四害展览会。《李宗恩日记》：

4月19日（六），4月20日（日）：上下午，围剿麻雀。
4月21日（一）：上午围剿麻雀。
5月25日（日）：上午，同叔昭及苏苏到中山公园游览，参观除四害参展会；下午，同苏苏讲书。
5月28日（三）：晚，熏鼠运动。

4月与5月，多次参加民主党派和无党派民主人士的交心活动，写"交心"材料。听报告，阅读文件、大字报汇编，学习南共纲领草案批判、苏联干部政策等。《李宗恩日记》：

4月8日（二）：晚，农工民主党市委召集市成员会介绍天津交心先进经验，范权报告。
4月17日（四）：下午，礼堂交心大会。

---

[1] 《当代北京大事记（1949-1989）》，第126页。

4月18日（五）：下午，生理科陈XX来谈李铭新教授交心问题；晚，农工民主党交心会。

4月21日（一）：下午，写交心材料一小时半。

4月22日（二）：上下午，写交心材料。

4月23日（三）：写交心材料；晚，农工民主党交心会，检查者：李克鸿、刘士豪。

4月24日（四）：上午，拟交心提纲；下午，礼堂张政委报告，大争大辨，大整大改。

4月25日（五）：上午，拟交心会提纲；晚，农工民主党交心会。

4月26日（六）：下午，小组讨论。

4月28日（一）：上午，考虑科学前进中存在的问题；下午，大扫除；小组停止一次。

4月29日（二）：上下午，礼堂前厅召开教授交心会；晚，时事报告：报告人陈子扬。

4月30日（三）：上午，写交心材料；下午，出席解剖科小组讨论；晚，同叔昭出外散步。

5月2日（五）：上午，写检查两条；下午，同叔昭去理发，买纸及书。

5月3日（六）：上午，到卫生部听报告（徐部长）；下午，解剖组小组讨论。

5月4日（日）：上午，理发，熄火准备修理炉子；下午，监督修理炉子；晚，同叔昭看电影"伪金币"。

5月5日（一）：上午，高血压门诊复诊，出外午餐，修理炉灶；下午，解剖科小组宣布各自先阅读大字报汇报并提出问题。

5月6日（二）：上午，写交心材料。

5月7日（三）：上午，写交心材料；晚：出席选民小组。

5月8日（四）：下午，解剖科—小组讨论。

5月10日（六）：下午，小组讨论：薛先生检查交心；晚，至市场采购卷宗夹，尺寸不合。

5月11日（晴，周日）上午，研究形态实验系讨论提纲；下午，文化俱乐部农工党交心运动经验交流会。

5月12日（一）：晚，农工党组会，我自己交心。

5月14日（三）：下午，政协交心材料分析批判经验交流。晚，选民小组会。

5月26日（一）：上午，高血压门诊复诊，利血平每日一粒0.25；下午，前期辩论，J223。晚：农工党交心会，付1958党费，1至六月底。

5月与6月，多次回答外调问题。《李宗恩日记》：

5月1日（四）：上午，填关于吴明权、俞敏良的调查表；下午，同叔昭外出散步；晚上看花。

5月9日（五）：上午，阅读；下午，小组学习，政委办公室介绍王斌同志了解刘施挹青历史并将他的来信取去；晚，农工民主党例会未开。

6月3日（二）：有位徐同志约谈关于蔡谦材料。

6月17日（二）：上午，去牙科镶牙，党委介绍张同亮同志来了解林敦英事；下午，草拟梳辫子稿。有一位姜同志来了解刘承元问题。

5月中下旬，阅读学习批判材料；参加各种小组讨论。久坐有头昏症状，头痛。《李宗恩日记》：

5月13日（二）：上午，阅读内科的重要问题；下午，实验形态学小组讨论。坐久后有头晕症状。

5月15日（四）：下午，解剖科小组讨论（何助理研究员检查）。

5月16日（五）：下午，2-4阅读南共纲领，4-6批判现代修正主义。

5月17日（六）：上午，写小字报一张；下午，实验形态系小组讨论。

5月18日（日）：上午，投票 –觉得头痛回家休息；下午，头痛好转，同叔昭出外散步，到国子监图书馆。

5月19日（一）：下午，小组讨论：学科发展与国家任务有没有矛盾？晚，农工党支部会议。

5月20日（二）：下午，小组讨论–继续协调合作；晚，大华电影，后在德昌厚遇宗津。

5月21日（三）：下午，小组讨论–谈协调合作。

5月22日（四）：上午，阅读《批判南共现代修正主义》（真理报社论）；下午，小组进行讨论"协调合作问题"。

5月23日（五）：上午，考虑干部培养中的问题；下午，小组讨论–干部培养。

5月23日，中国共产党第八届大会第二次会议在京闭幕。会议提出了党的工作重点转移的问题，通过了"鼓足干劲、力争上游、多快好省地建设社会主义"的总路线。[1]

5月下旬至6月中旬，阅读中共工作报告、人大第二次会议工作报告、大字报汇编等各种政治书刊；参加农工民主党每周例会与各种讨论、辩论与会议；6月18日起，连续写检查。这一期间，牙痛加剧，治疗牙病。《李宗恩日记》：

5月27日（二）：上午，阅报，中共工作报告；下午，前期辩论，向李克鸿借《政治经济学》。

5月28日（三）：下午、晚：前期辩论继续。

5月29日（四）：上午，理发、阅报；下午，礼堂全院大辩论。

5月31日（六）：上午，阅读第七册大字报汇编；下午，张政委传达总路线精神。

---

[1]《当代北京大事记（1949-1989）》，第127页。

6月1日（日）：上午，阅读人大第二次会议工作报告；下午，在形态系小组讨论，晚：患牙痛。

6月2日（一）：上午，阅读《帝国主义讲座》；下午，广播八大录音，扩大器发生障碍停止。三时到口腔科看牙。晚，农工党周会。

6月3日（二）：到牙科上药约定本星期五上午去拔牙；下午，美术学院礼堂徐部长报告关于医院改革及中医学习问题；晚：形态系小组讨论徐部长报告因牙痛未去。

6月4日（三）：下午，形态科小组讨论通过跃进决心书；晚，文化俱乐部农工党市委召开梳辫子的经验交流。

6月5日（四）：下午，形态科小组讨论。

6月6日（五）：上午，拔牙；下午，休息。

6月7日（六）：上午，去政治部取下午天桥剧场入场票。去牙科约星期一上午去看；下午，天桥剧场中国医学科学院跃进誓师大会。

6月8日记（日）：下午，帮助叔昭誊写大字报。

6月9日（一）：上午，牙科复诊；下午，形态系小组讨论；晚，农工党组织生活。

6月10日（二）：上午，重读细菌战黑皮书；下午，前期礼堂开会，比干劲、比精神、比指标运动开始。继续讨论。

6月11日（三）：广西老三工作的林培（？）主任来访；下午：形态系小组讨论献礼。

6月12日（四）：将 Roll's Razar 借给形态系技术员参考；下午，政协礼堂，大跃进大会。

6月13日（五）：下午，口腔科做模型，小组讨论。

6月15日（日）：上午，同叔昭去参观纪念塔。

6月16日（一）：晚，农工民主党小组会。

6月18日（二）：上午，阅报，草拟检查提纲；下午，去红星看《在总路线的光辉照耀下》。

6月19日（四）：上午，开始写检查；下午，继续阅读材料。

6月21日（六）：上午，去口腔科拔牙，回家休息；下午，休息，伤口疼，不能进食。

6月22日（日）：上午，去口腔科冲洗，假牙比较服帖；下午，同叔昭出去散步。

6月23日（一）：上午，8:30到口腔科冲洗，伤口良好；下午，写检讨。

6月24日（二）：上午，理发，写检讨；下午，口腔补牙，写检讨；晚，预定农工党小组会未开。

6月25日（三）：上下午，写检查；并读华教授关于争取长寿文章。（汪嫂回家）。

6月26日（四）：下午，抄检讨副本。

6月27日（五）：上午，阅读《知识分子改造问题》：下午，补牙，修脚，洗澡。

6月28日（六）：上午，去高血压门诊，发现已改日子，重约星期一下午3:30。

6月29日（日）：上午，政治经济学，出外散步；下午，政治经济学。

6月30日（一）：3:30高血压门诊复诊，每日继续服一片。

7月1日（二）：上下午，政治经济学；5:00口腔补牙。

7月5日（六）：上午，到实验形态系拿院刊，购书；下午，阅读中医理论；晚：同叔昭到北海散步。

7月8日（二）：上午，电话刘国声同志得知农工党组会已于昨晚开过，刘士豪因调至北京医院已不参加矽肺研究。阅读《政治经济学》。下午，去五楼访视李克鸿，回家碰见刘瑞华来宅闲谈。

7月13日（日）：上下午，阵雨；晚，农工党小组长刘国声来宅并同至李克鸿室访问。

7月14日（一）：上下午，阅读文件（农工发下文件）。

6月3日，干部处李子和处长首次谈去昆明医学院教学，曾一度考虑去天津。8月2日，决定去昆明。《李宗恩日记》：

6月3日（二）：干部处李子和处长同我谈云南医学院教学事。

6月5日（四）：上午，阅读报纸，打电话约李处长谈话，不在。

6月9日（一）：上午，牙科复诊，同李子和处长反映情况。

7月2日（三）：上午，给干部处联系，李处长开会不在。

7月21日（一）：上午，时事阅读，同李处长联系不在。

7月22日（二）：上午，同李处长联系说去天津，约明天同兰助理员联系。

7月23日（三）：上午，电话党委办公室兰助理员关于今后工作安排问题，兰说李处长到阜成门外有事回来再同他谈。

7月31日（四）：上午，去干部处访李处长不在，将信面交。

8月2日（六）：雨，上午，同李子和处长谈话，决定去昆明。

6月19日至7月12日，修改张作干、张鋆的英文稿件，审阅华教授的讲义。《李宗恩日记》：

6月19日（四）：晚，张作干来谈修改英文稿件，开始修改。

6月20日（五）：上午，继续修改；下午，同张作干研究英文稿件。

7月3日（四）：上下午，修改张作干送来组织化学英文稿；张先生准备本星期六飞基辅。

7月4日（五）：上午，口腔科修义齿，又去看黄宛大夫检查身体；下午，华教授内科讲义，根据黄宛教授意见利血平开始每日两片。

7月6日（日）：上下午，随叔昭及苏苏到中山公园参观专展会；下午，大雨，在家修改实验形态系摘要。

7月7日（一）：上午，口腔科修理义齿，除星期五上午，每日上午都可复查。去张鋆教授交英文摘要；下午，上煤球一千斤（11.5），阅读中医概论。

7月9日（三）：修改实验形态学论文摘要，叔昭去科学院散步，图章存叔昭处；下午，同卫生科取得联系，明早8：30去做P.S.P. task，读华教授讲义。

7月10日（四）：上午，到卫生科做P.S.P. task 及 N.P.N.；下午，读华教授讲义；晚：张鋆教授来谈关于英文文摘。

7月11日（五）：阴雨 上下午，阅读华教授讲义，苏苏发烧（感冒）。

7月12日（六）：上下午，阅读华教授讲义。

7月15日，施正信[1]要求来访，请党委指示后，互有造访。《李宗恩日记》：

7月15日（二）：上午，到政委办公室同兰同志谈施正信将来京，如他要拜访我，我应取什么态度，请党委指示。购业务书籍，同黄宛大夫联系，关于身体检查结果；下午，考虑个人红专计划；晚，李漪来访叔昭。

7月19日（六）：晴，热，晚：同叔昭去国货公司购物并去访施正信（和平宾馆）。

7月27日（日）：上午，阅读报纸（施正信来访）；下午，政协报告，反殖民主义，反修正主义。

7月15日起，考虑并草拟个人红专规划，恢复购买与钻研业务书籍；同时阅读《两类不同性质的矛盾》等政治书籍与材料，听取各种政治报告。《李宗恩日记》：

7月15日（二）：上午，购业务书籍，同黄宛大夫联系，关于身体检查结果。下午，考虑个人红专计划。

7月16日（三）：上下午，草拟红专计划；晚：同苏苏到市场散步，购买稿纸。

7月17日（四）：上午，写红专规划初稿；下午，阅读文件，毛主席：《两类不同性质的矛盾》。

7月20日（日）：上午，今早非常炎热，在家阅读业务书籍（日本医学通报）；下午，阅读时事；晚，王竹琴同志来访并去慰问李克鸿。

7月21日（一）：上午，时事阅读；下午，社会主义课程阅读；晚，农工党组会。

7月22日（二）：下午，礼堂听报告，齐部长助理传达现场会议精神，破迷信，反保守在消灭血吸虫病的战线上所起的作用。

7月23日（三）：上午，阅读《帝国主义殖民主义制度》；下午，阅读《前进报》，学习材料。

7月24日（四）：上下午，业务学习。

7月25日（五）：上午，到政委办公室取天桥剧场入场卷《总路线》；下午，到新华书店购书；晚，打滴滴涕。

---

[1] 施正信离开国立贵阳医学院之后，1948年回母校香港大学任社会医学教授。1952年赴瑞士日内瓦担任世界卫生组织(WHO)社会及职业卫生组官员。1966年回国。1971年调卫生部外事局工作。

7月26日（六）：上午，阅读报纸；下午，政协听报告，中东问题。

7月28日（一）：下午，高血压门诊，血压仍高。

7月31日（四）：晚，同苏苏去中山公园散步。

8月1日（五）：上午，孟继懋太太来访，修脚；下午，休息，咳嗽；晚，人民剧场—《林海雪原》（现代化京戏）。

8月5日起，到航空公司、行李托运处了解情况；联系昆明省委宣传部，到干部处开介绍信。《李宗恩日记》：

8月3日（日）：雨，上午，休息。

8月4日（一）：下午，阅读。

8月5日（二）：上午，到航空公司，前门车站；下午：到前门车站行李袋运处，崇外大街托运处。

8月6日（三）：上午，去口腔科拔牙；下午，休息。

8月7日（四）：上午，写信给昆明省委宣传部；下午，阅读；晚，农工小组会。

8月8日（五）：上午，访干部处李处长，收到行政处介绍信。

8月5日起，为远行昆明，开始收拾行李与书籍文件，处理字画、文玩、银器出售事，与此同时仍誊写检讨与改造计划。《李宗恩日记》：

8月8日（五）：下午，同叔昭去银行出售银器

8月9日（六）：上午，收拾东西，叔昭走访宗津，去托运公司；下午，出售银器。

8月10日（日）：上午，去琉璃厂，接洽出售字画；下午，收拾楼上及楼下东西。

8月11日（一）：上午，同苏苏到市场买物；下午，琉璃厂人来看字画。宗津来宅谈天。

8月12日（二）：上午，修血压表；下午，修理皮包。

8月13日（三）：上午，收拾书籍及鞋子；下午，取钢笔、血压表，及到人民市场；血压表由八面槽医药公司实验工厂修理19日可取。张有光来谈字画。

8月14日（四）：上下午，收拾照片，学习。

8月15日（五）：上午，学习；下午，到人民市场接洽字画。

8月16日（六）：上午，购绳子，收拾行李；下午，收拾行李。

8月17日（日）：上午，清理字画；下午，王竹琴先生来访，张有光（荣宝斋）来谈字画出售事。

8月18日（一）：上下午，收拾瓷器及字画。

8月19日（二）：上午，到人民市场接洽字画出售字画；取血压表；下午，人民市场工艺品商店人来看字画，誊写检讨。

8月20日（三）：上午，收拾画箱；誊写改造规划，鲁陶来；下午，同叔昭到琉璃厂，荣宝斋。

8月21日（四）：上下午，收拾文件。

8月22日（五）：上午，理发；下午，收拾文件。

8月23日（六）：上午，收拾书籍及文件；下午，收拾书籍。

8月24日（日）：上午，收拾书籍；下午，去崇文门外。

8月25日（一）：上午，包装书籍；下午，心肾科复诊。

8月26日（二）：上下午，到朝阳门外废品收购站，到管理科订票，收拾书籍（包装）。

8月27日（三）：上午，到中国银行换去港币十元，每元9021；下午，荣宝斋张有光来取字画、砚、墨等；晚：南河沿文化俱乐部晚会。

8月28日（四）：下午，收拾书桌。

8月29日（五）：上午，去中国银行换美元票（￥14.40）；下午，去政协秘书处；晚张有平来访。

8月30日（六）：上午，到民航公司及中国银行。

8月31日（日）：廊坊二条10号荣宝斋珠宝门市部 3,2620. 刘；下午，到孝顺胡同木器修理部。

李寿白《为官清廉，克己奉公》：

> 记得在贵阳时，父亲从海外募捐了一批资金，在太慈桥兴建贵医新校舍。经他手的钱不计其数，但他从不拿一分一物回家，而是和教职员工一起过着清贫的生活。这和当时国统区官场上的腐败之风形成鲜明的对照。抗战胜利后父亲调到协和医院也是一样。当时同住在一个大院的教授们的家里都有进口冰箱、钢琴，而我们家还是用的土冰箱。57年被化为右派下放到昆明更是净身出户，把多年来搜集的字画、古董放在一个大箱子里，卖了一万多块钱。[1]

9月3日，获知飞机定于15日，与协和医学院政委约谈，与农工民主党王人旋主委谈话。《李宗恩日记》：

> 9月3日（三）：上午，第一批书籍寄出，中国银行金垣同志来访，收拾行李；下午，管理科通知飞机定于十五日，电话政委约时会谈，王人旋主委有会约明日下午三时后。

> 9月4日（四）：上午，寄书，看牙，政委办公室同兰同志谈保险单事；下午，到辛寺胡同访王人旋谈话。

> 9月13日（六）：政委约谈话。

自8月2日决定下放昆明医学院后，为长子寿复搬家，携长孙看戏散步与观看游行，与亲友道别，最后一次参观故宫（参观十三陵终因阴雨未能成行）；临行前夕在和平餐厅聚餐。《李宗恩日记》：

> 8月5日（二）：晚，到文化宫散步，同叔昭及苏苏。

---

[1] 李寿白《为官清廉、克己奉公》，选自《父亲》，写于2009年，未发表。

8月17日（日）：下午，同苏苏到吉祥看戏。

8月21日（四）：上下午，收拾文件，同叔昭去看《两姊妹》，宽银幕，大同晚餐，在臂首缓痛。

8月25日（一）：下午，五弟妹[1]来访。

8月30日（六）：下午，同叔昭到故宫。

9月1日（一）：上午，中国银行金垣同志来谈保险费；下午，收拾行李。

9月2日（二）：雨，上午，去政协礼堂到彼后因天雨去十三陵参观延期；下午，收拾行李。

9月4日（四）：上午，寄书，看牙。

9月5日（五）：上下午，收拾行李，帮助寿复搬家，看牙；晚，到孙邦藻家未还。

9月6日（六）：上午，收拾行李，到中国银行来保险问题；下午，收拾行李。

9月7日（日）：上午，寿复搬家；下午，同苏苏上街看游行，到百货公司运货。

9月8日（一）：上午，收拾行李；下午，口腔科。

9月9日（二）：上午，陈子扬科长来谈；下午，到寿复新宅。

9月10日（三）：上午，去托运公司，阅读北京市农工党代表大会工作报告。

9月11至13日：搬运行李。

9月14日（日）：晚，在和平餐厅聚餐。

李苏回忆幼年留存的祖父李宗恩印象：

我们家住在北京协和的59号院，41号楼。进门楼下有客厅，饭厅厨房。右手边上是客房和保姆房，有时候姑婆和叔叔们来我家就住在客房里。

爷爷给我的第一印象总是很忙。他总是西装革履的，笑眯眯的样子。记忆里他不是上班就是开会，总是回来得很晚，他回来的时候我都睡了，所以记忆里和爷爷接触的很少。听大人们说，爷爷回来了总是要和奶奶来我和妹妹的房间看看我们。

最让我开心的是周六或是星期天，爷爷会带上我去公园玩些游艺，有时候带我去参加一些节日的活动。记得去过政协礼堂参加春节联欢会，看电影，舞会啊什么的，吃好吃的。爷爷一带我出去就可以坐他的汽车，他汽车的前排座像似沙发一样又宽又软，那种软软的舒适就像是爷爷看着我笑的感觉，站在爷爷汽车座位中间的包包上，就似我和汽车一起在奔跑，那是我童年记忆里最开心的时刻……快乐的我在座位上翻过来调过去地颠着、忙着，爷爷笑眯眯地看着。那是我一生也难以忘怀的场面，淡淡的记忆随着我成长，深深的却挥之不去就像似在眼前。

---

[1] 编者注：即周珊凤，北京大学西语系教授。

从小我就喜欢看小人书，奶奶给我买许多……三国，水浒啊，每天晚上，奶奶给我讲小人书里的故事，白天教我认字。记得有一年，奶奶带我去协和办事，看到协和医院大门口的广场上铺天盖地的都是大字报。已经认识许多字的我，高兴地大声读着……当我读到打倒李宗恩的时候，大叫着；"奶奶，快看啊！有我爷爷的名字！"奶奶低沉地对我说："苏苏，那是写爷爷的大字报。"我不知道大字报是做什么用的，也不懂我读出的字是什么意思，看到奶奶小心说话的样子，那一刻，我知道了大字报一定不是什么好事！

后来，不知道为什么，我不能在原来的幼儿园了，奶奶给我找了另外的一个幼儿园。那会儿的爷爷在家里也不总是穿西装了，冬天，爷爷戴着个灰色的毛线帽子，有点像似西瓜皮的样子扣在他那光光的头上，一看到爷爷回家来，我高兴的楼上楼下的跑着跳着。拿着小人书要爷爷讲三国的故事，爷爷特别高兴。

从我读过大字报以后不久，我就换了托儿所，妈妈也不再去协和工作了，(说协和没有儿科，妈妈是儿科医生)接着，家里的东西弄得乱七八糟，东西搬走了，爷爷卖了好多字画。索太太家搬了进来，可能是爷爷觉得这样会好些吧。

不久，爷爷和奶奶去了很远的昆明，临走前，爷爷带我和两岁的小妹（维华）去照相馆照了一张相……那便是爷爷留给我们唯一的一张照片，爷爷的记忆也在我的童年里划上了句号，从此爷爷和我天各一方。他们去了昆明把我留给了父母。[1]

9月15日，飞抵昆明报到。其后至10月初，即联系工作，安顿家计；期间偶遇并走访原贵阳医学院秦作梁医生；身体不佳，持续失眠，赖药始得入睡。《李宗恩日记》：

  9月15日（一）：乘飞机来昆明，住昆明旅馆。
  9月16日（二）：休息。
  9月17日（三）：上午，到省委报到并见到颜院长；下午，医学院派车接到附属医院后指定医学院教职员宿舍住宿，但在附属医院食堂用膳。
  9月18日（四）：上午，访杜院长并同褚秘书接洽；下午，到市内购置物件。
  9月19日（五）：上午，细雨，路甚泥泞；下午，休息。
  9月20日（六）：上午，休息，至医院寄信并遇见秦作梁先生；下午，到南坪街理发并购买日常用品。
  9月21日（日）：晴，上午，清洁卫生工作；下午，走访秦作梁先生及其爱人并同至圆通公园晚餐。返寓已七点半钟矣。约明早去探望王党委书记。
  9月22日（一）：晴，上午：阅读人民公社材料；下午，秦作梁教授来谈，党委书记开会忙改日再约。寄北京王人旋主委信。晚：到大街上买水果。
  9月23日（二），上午，到医院见陈科长并请代做一大便凳，在医院挂号并

---

[1] 李苏，长孙，和李宗恩一起生活6年。此回忆文字为编者根据2012年9月10日在北京对李苏的采访录音整理。

请秦医生开安眠药处方；下午，学习人民公社文件，去访曹科长未遇。

9月24日（三）：上午，阅报，学习人民公社文件；下午，到大观街购物及水果。

9月25日（四）：上午，阅报，23日人民日报；下午，学习陆定一关于教育必须与生产劳动相结合。

9月26日（五）：上午，学习，阅读人民日报（24&25日）；下午，学习；晚，秦教授来告知图书馆人员均忙于积肥，图书馆仅于12-2时开馆两小时。

9月27日（六）：雨（中秋节）：上午，阅读：下午，同叔昭到医院寄信购饭票。

9月28日（日）：阴雨，日，上午，休息，下午，阅读阿英《小说闲谈》。

9月29日（一）：阴，上午，阅读；下午，清洁卫生。

9月30日（二）：上午阴，下午晴，上午，清洁卫生；下午，到大观街买物。

10月1日（三）：阴雨，上下午，阅报。

10月2日（四）：阴，上午，业务学习，见童主任，去医院见到张师傅；下午，去医院门诊部内科取安眠药。

10月3日（五）：晴，上午，见王党委书记，下午，业务学习。

10月4日起，开始在昆明医学院附属医院内科门诊部工作。《李宗恩日记》：

10月4日（六）：上午：见梁院长，嘱明日开始在内科门诊工作，每日暂工作六小时，姚主任各方面介绍情况；下午：至市内购物，听诊器等。

10月5日（日）：雨，日，上下午，门诊应诊。

10月6日（一）：雨，下午阴，上下午，门诊应诊。

10月7日（二）：上下午，门诊应诊，晚，门诊。

10月8日（三）：上下午，门诊，叔昭至文教部；晚，文教部长来信及书包裹一个。

10月9日（四）：上下午，门诊，晚，门诊，叔昭至巡津街邮局取书，共22包（连昨晚一包），并至南站及西站，联运处大概在南站。

10月10日（五）至10月17日：在这一期间天天在门诊工作有时晚间值班，无特殊情况可记录。

10月19日，星期日，到南站取回行李。

1959 年 乙亥 六十六岁

1月28日起，作为右派分子集中学习检查48天。《李宗恩日记》：

> 自1959年一月二十八 至三月十六日（共四十八天）右派分子集中学习总结检查。

8月，庐山会议后开展了全国性的"反右倾"运动。

10月18日，参加秋收。《李宗恩日记》：

> 暑假自九月二十四日至十月七日，十月十八日参加秋收。
>
> **十月十八日，星期日**，集体参加秋收工作。七时在门诊部集中，天阴下小雨，排队后步行至大观楼官渡。因走不快只能徐步跟在队后。过河因人多船小约半小时方渡。过河又经过一小村落方到达稻田，道路泥泞颇滑，时刻有摔跤之虞。
>
> 工作分工是将田里的稻束，整理倒下的竖立起来。原则是稻束须排列整齐，束与束之间要有一定的距离，四周要腾出一公尺的边以便积肥。实际收割工作已完，我们的工作本来是将田里的稻束运经打谷场，但因天雨稻穗尚未晒干，只好做些整理工作。
>
> 还有一小学的捡粮队在田里捡拾落下的粳粒，使粳粒还家，节约粮食。
>
> 从工作的量，实在谈不上劳动，但从工作的性质来说，它的教育意义很大。当我在作这工作的时候，我浮浅的体会到，我为人人，人人为我的精神。这一工作不是为了哪一个人的吃饭问题，而是大家的福利事业，社会主义建设事业。儿童都组织起来，从小就参加增产节约的运动。它的教育意义又是何等重大。
>
> 这都是新社会的新事物，新风气，新精神，新道德。

11月27日起，再次集中学习42天。是年，集中学习检查共计90天。《李宗恩日记》：

> 十一月二十七日星期五集中学习，1960元月七日交总结——共42天。

与夫人何晋流居昆明相依为命，生活看上去平静、孤独。周克敏医生回忆：

> 我原籍山东，出生在杭州，长大在北京，我和我爱人都是北医毕业的，毕业来昆明。我们和两位老人是邻居，我们住楼上，他们住楼下。他们家里很简陋，一个方桌，几个凳子吃饭。我只到过外屋，没有进过卧室。
>
> 我对他们了解得不多，只记得他们是两个好老头、好老太太，从不多言多语，每天在院子里走走，做做饭，吃吃，他们的生活很平静。我们知道他是协和老院长、老教授，也觉得把他打成右派、反革命太过分。他很和蔼，见面点头、笑笑，说话很慢。
>
> 我们没有在一起吃过饭。平常没有什么来往。我们那时不谈他的事情，只谈

云南的事。我爱人[1]是妇科医生，也是李敖的姐姐，不怕别人说话，有时和老太太聊聊天。他们没有请保姆，老太太去食堂打饭，有时自己做饭。有时老太太做点好吃的，就送给我们，我们做个鸡、红烧肉就送给他们。我在党内有职务，也不怕和他接触。

当时医学院院长颜义泉是老红军，和我的关系还不错。我知道他对知识分子还是尊敬的，有时还和老先生聊聊天，谈谈话。学校的领导对他还是很客气的。老先生平常看专业书。开始他在内科看看病，后来发现他长期已不看病了，身体也不好，就让他到图书馆去工作了。[2]

匡铣医生回忆：

我们是邻居，同住在一楼，仅一墙之隔，他的房子靠楼梯。我们住的是教职员工宿舍，两层楼。他一来就住在那儿，没有搬过家。那个房间原来是院办公室主任陈伯参（音译）住的，后来老陈去世了，两老搬来就住进去了。我们住的是一样的套间，面积有20多平米，外屋从外面可以看到一半，里屋放一张双人床，占了五分之四的面积。

我在医院工作，是麻醉科医生。老先生在医学院图书馆工作，我们没有多少往来。那时我也挨批判。我们收到的好多病人都是小高炉爆炸受伤的，经了解得知他们加的料里经常混杂着手榴弹、雷管。我写了一封信，从小组，一级级递上去，要求省委提醒大家在加料前一定要把爆炸物捡出来。结果我就有了攻击总路线和三面红旗的罪状。因此，我要是和李教授来往，对两家都不好。

在我们看来，两位老人比较孤独，因为他们在昆明没有认识的人，也不见什么人来看望他们。老人从北京到最边远的城市，没有亲人，在精神上需要承受的压力还是很大的。大家都知道他是右派，心理上有隔阂，也怕和他有牵连。而老先生也不主动和人打招呼，每天上班，下班后就在家里，也不出来走动。两位老人很慈善，相互照顾。老先生比较瘦，个子比较矮。我只到医学院图书馆找书时见到他在编外语的目录，有时也办借书的手续。谈话不多，但知道他是协和的老教授。夫人说上海话，注意仪表，爱打扮些，画眉毛，和我们云南当地老百姓的习惯不同。他们的生活很简朴。那时是自然灾害期间，生活上简单些，但还过得去。到云南后，学校没有对他进行批判，我家里也有划成右派的，这是民族的灾难，但愿以后永远不再来了。[3]

---

[1] 李珉，昆明医学院妇产科主任。
[2] 周克敏，1982-1986年昆明医学院院长。此回忆为编者根据2012年7月24日在昆明对周克敏的录音采访整理。
[3] 匡铣，昆明医学院麻醉科主任。此回忆为编者根据2012年7月24日，2013年6月24日在昆明对匡铣医生的录音采访整理。

1960 年　庚子　六十七岁

4月26日，开始在图书馆工作，每月初作书面汇报。《李宗恩日记》：

4月26日：调图书馆工作，每月初作书面汇报。

本年《李宗恩日记》记录的政治学习内容：

10月1日、2日：学习，李富春的《高举总路线的红旗继续前进》，《人民日报》，八月十七日，及李维汉的《学习毛主席著作，逐步改进世界观》，《人民日报》九月二十六日。

12月13日：《各国共产党和工人党代表会议声明》（《云南日报》60.12.7）抄录第五节：共产党和工人阶级的历史任务。（略）

12月14日，《会议声明》，《告世界人民书》。（略）

12月16日，《云南日报》
 《红旗》社论《反帝国主义的伟大号召》（12/13）
 《人民日报》社论《胜利的旗帜，团结的旗帜》（12/8）
 《建立反对帝国主义侵略和战争的统一战线，防止世界战争，争取持久和平》（12/13）
 《健康报》转载苏联《真理报》《关于各国共产党和工人党代表会议声明的社论》（12/10）

寿白：广西，平果县中共县委会工交部基建委员会

1961年 辛丑 六十八岁

记录政治学习内容、心得。图书馆工作繁忙，自觉身体状况不佳。《李宗恩日记》：

2月28日，读《拉丁美洲通讯集》第一集，世界知识出版社，1960 北京，介绍古巴革命后的新气象。

3月12日：《云南日报》：《点面结合的工作方法》。

《红旗》1961#5 社论《在学术研究中坚持百花齐放百家争鸣的方针》

通过这一学习使我对于垄断资本的认识提高了一步。我已往的各种极端错误的看法和想法得到解决。例如，我曾认为科学总是知识的积累，知识总是真理或真理的一部分，与社会制度没有关系。我还认为一个科学工作者有他的"独立性"，与政治的关系不大。鲁宾斯坦通过大量事实的揭露把问题的本质介绍得很清楚，而有些现象我自己亦往往碰到或看到，但因为自己的反动立场以致自己曾一度做了垄断资本和殖民主义者的工具和帮凶。在这一点上我感谢党的教育，我的结论是：（1）虽然科学和技术本身是没有阶级性的，但社会制度决定着他的作用、发展方向和速度；（2）资本主义的总危机包括科学和艺术的没落，垄断资本的统治渗透到社会生活的一切领域中，使资本主义的总崩溃不可避免地到来。

近来图书馆工作比较忙，晚上总觉得有些疲乏，因而未曾抓紧自学时间。但为了进一步弄清楚垄断资本的本质，特别是它对科学和技术的影响，还是阅读了一些有关这方面的资料。

5月8日，致农工民主党汇报工作信，随函汇寄本年党费。《李宗恩日记》：

农工民主党组织部：我调来图书馆已一年了，服务一直在期刊组。年初以来，因人事调动，本来三个人的工作现在由我一人负责。

在党的领导下和同事们的帮助（下）能够按期完成任务。以往每周参加园地劳动，身体有了锻炼。最近因关节常常隐痛，组织又让我做些室内清洁卫生工作，给我时间练太极拳，很有帮助。

在政治学习方面，除经常参加馆内布置的集体学习，利用业余时间参阅些有关帝国主义的侵略本质和它的经济基础、殖民政策及几方面的资料；对垄断资本的认识有所提高。最近对垄断资本统治下的科学发展方向的被歪曲和技术进步的被阻碍结合自己的思想写了一个小结汇报给组织。一个月前组织让我参加医学院教职员的神仙会学习，我有决心做好我的工作，加紧自己的改造来报答党对我的关怀，耐心的教育和各方面的照顾。

兹随函汇上人民币￥17.28作为我的1961全年党费，请查收是可。61.5.8

另：

对于改造：

一方面有迫切愿望能够早日揭掉帽子回到人民的队伍里来：（1）年龄不让我一拖再拖，（2）改善处境，（3）改善家庭关系。另一方面：自己亦承认改造成绩不大，对自己要求不够迫切。

5月下旬，回复李寿白5月21日南宁来函，对其黄疸症状与扁桃腺发炎深为关切。《李宗恩日记》：

> 在检查方面肝细胞组织虽无特殊变化，但发现有血铁沉着，是与一般人不同的，对于身体有何妨碍尚不明确，胆囊造影都不显影说明肝的功能不够好。所幸者肝电波检查未发现肿大，因此证明不是合并性肝炎。
>
> 作了详细的检查很全面很好。我们的红血球血红蛋白在新陈代谢的过程中，分解为铁蛋白和胆红素，血铁沉着如不过多，一般来说并不是不正常的现象。人体内胆铁经常以蛋白的形式或多或少地在肝脾及骨髓内存着。既然肝细胞组织无变化，这一现象对于你的意义不大。你的黄疸是因为肝排泄不含铁的胆红素机能较一般人迟缓，或者说肝排泄胆红素的阈界较正常为高，以致正常应由肝排泄的胆红素留滞于血液内，引起黄疸。这类黄疸的临床表现为慢性波动性轻度黄疸、常因疲劳或偶发感染而加深，对于它的病因目前还没有一致的意见，但根据医学方面的实际经验，它的预后是好的，就是说它对于患者的一般健康与寿命无影响。文献中有此病状的患者活到七八十岁的高龄是常见的。我所知道的就是这些。我希望你无论如何不要把轻度黄疸当作一个包袱，而影响你的工作。
>
> 至于割除扁桃腺的问题我的一般性意见是：对抵抗感染扁桃腺在正常情况下起着警卫作用，因此，除非它本身因反复感染而失去作用，没有割除的必要。这不过是原则，具体情况，具体分析。你的扁桃腺应不应去掉最好由专业医生做出决定；不好自作主张。

10月15日，写个人学习和工作小结。《李宗恩日记》：

> 个人61-62学期的学习和工作
>
> 在理论学习方面：根据政治经济学讲授提纲学习资本主义部分的基本经济规律，为提高政治思想水平并为将来学习打下基础。参加政治学习讨论会及民主党派的神仙会认真学习。
>
> 在业务方面：经常参加本院星期三的学术活动，特别注意有关内科方面的课题，了解各科的科研动向以便推荐有关最新资料。经常主动地帮助青年教师及同学查找资料及推荐各种索引文摘。
>
> 认真学习，做好工作，争取早日摘掉帽子，回到人民的队伍里来。

10月17日，宣布昆明医学院原右派教师朱锡侯、朱启照、缪安成摘帽，情绪颇有波动；11月15日，有七位学生也摘去右派帽子。见"归队"希望渺茫，遂写下现存最后的检讨。《李宗恩日记》：

> （第二稿）上月中旬，当朱锡侯、朱启照、缪安成三位先生被宣布揭去右派分子帽子，回到人民内部的时候，我很感震动，并在思想上出现一些不正确的看法。首先，我以为我之不能归队，原因恐是我以为我的罪名比较严重，影响比较大，危害性又深远。这一思想当然是不正确的，因为我只认识到问题不在于罪名的轻重，而在对于它的认识。

我对朱锡侯、缪安成两位先生的归队没有意见，但朱启照先生亦能在此次摘去帽子有些不解。我以为我的改造并不比他差，甚至比他强。这一思想当然更成问题。实际上对他的改造情况我却知道的很少，所见到的不过是些表面现象，怎能据此下结论，这种结论就是对党不信任。

另一个思想是如果需要我像朱锡侯先生那样写数十万言的书面检查才能揭帽子的话，我的希望就很少了。说来很惭愧。虽然小的时候我亦曾在私塾中读过些四书五经之类的古书，后因在国外年久对祖国的语言只有阅读的能力，以之表达思想或感情总觉吃力得很。以往写文章书信总有人代笔。最近精力较差，白天工作一天，晚上脑筋不听指挥，往往极容易写的字都想不起来了。

我想我的问题主要在于（1）虽然我在以往的检查中我已揭露过我的反党反社会主义的全部事实，但对于它的思想和阶级根源分析得不够，因而在认识方面不够深刻；（2）虽然我表面上听党的话但主动向党靠拢还是不够。

回忆我犯的反党反社会主义的罪行就是抗拒党的领导，走资本主义的道路，企图在医学教育方面建立我的独立王国。我的这种极端反动立场是与我的封建家庭出身（分）不开的，从小时候起就习惯于呼奴喝婢，游手好闲。整个青年时期又生活在英国资本主义社会环境，沾染了不少资产阶级绅士的气味和习惯，在表面上很有礼貌，不与人争，内心里总自以为高人一等，习惯于骑在别人头上，人生的最终目的就是个人能过着优越的和悠闲的生活。回国后拼命地向上爬，追求名位而更主要的是发号施令的权力。解放后不接受党的长期的和耐心的教育，执迷不悟，总以为在医学教育领域内我有一套，党离不开我。我所犯的罪行就是反抗党的领导，伸手向党要人事权和财政权。

自被划为右派之后又未能正确地对待周围群众对自己的严肃态度，感到精神上的压力很大；这种压力本身应促进自己的改造，相反在自己思想上产生一种自卑感，并使自己越来越孤立，对群众越来越疏远，经常生活在自我的小圈子里。三年来主动地向党靠拢不够积极，书面汇报既有困难口头汇报又不够主动，因循等待。总以为只要好好做好党委给自己安排的工作，遵守劳动纪律，不再犯错误就够了。

回忆1957当右派向党进攻的时候自己是如何狂妄和骄傲自满。现在体会到那时的骄傲和现在的自卑是同一思想根源，不外乎是处处从个人观点出发。今后只有少考虑个人的问题，而多关心国际国内的形势，时时刻刻把个人利益同集体利益结合起来看问题。

三年来党的教育和个人的感受亦能体会到我的那一套医学教育不但是少慢差费的资本主义的道路，完全脱离祖国的实际情（况）和需要并且最终是为帝国主义文化侵略服务的。今后这方面要在党的领导下，根据党的方针政策，批判地估计欧美科学发展的倾向和医学教育方面的经验。

12月8日，回答对原贵阳医学院学生朱庚尧的外调问题。《李宗恩日记》：

12月8日：胡科长来要对贵阳医学院学生朱庚尧的材料：朱庚尧大概是从河北医学院转学到贵阳医学院的，1944或1945毕业。他是国民党员，但何时何地入党不清楚，可能是去贵阳前就入了国民党的。毕业后他怎样进入卫生署公卫讲习班不得而知。该班负责人是朱章赓，现在日内瓦世界卫生组织当雇员。当时教务主任贾魁（现在北京中华医学会中文编辑）对他的了解可能比我多些。骆瑞庭，不认识。

12月10日，阅读《政治经济学》。

1962年 壬寅 六十九岁

1月起,身体状况急剧恶化,心力衰竭,肾功能衰竭,休息后无好转;自开药方。《李宗恩日记》:

1月31日:近一个月来总觉容易疲乏,有时早晨头昏、头痛,多活动后气促,两腿稍肿。

2月16日:自二月一日开始休息,至二月十六日复查。血压稍降(舒张压120-降至100),小便++蛋白,少许红血球及颗粒管型,周以信又建议两星期全休或必要时住院治疗,拟休息至2月底(12天)。

慢性心力衰竭,因心肌缺乏营养(缺氧)时好时坏。(1)睡眠不好会引起疲劳乏力,(2)舒张压上升至110以上,呼吸困难(轻度操劳),两腿浮肿,食欲减退。

洋地黄——有两种
（1）紫花洋地黄（Digitalis Purpura L,中国产）
　　a. 洋地黄毒苷（吸收慢）
　　Digitoxin 1.0 mg 饱和剂量
　　　（狄吉妥辛）0.05-0.10 mg 维持剂量
　　b. Gitoxin——吉妥辛
（2）毛花洋地黄（Digitalis 中欧产）
　　a. Digixin 毛花洋地黄苷（狄乔克辛）
　　　　　3.0 mg 饱和量 0.25 维持量
　　b. Lanatoside C（毛花洋地黄苷 C）
　　　　（静脉注射）
毒毛旋花子素（或苷）（吸收最快）静脉用
　　Strophanthus Kombe
　　Ouabain（哇巴因）与上相同

2月23日,复查:情况同前。
2月27日,踝部仍有些浮肿。

2月28日,料理后事,给农工民主党写最后一封信,并交党费。《李宗恩日记》:

北京(海)后门,方砖寺,辛寺0014号,中国农工民主党中央委员会组织部:

我在昆明医学院图书馆服务已将两年,主要在中西期刊组工作;同时结合医学院教学和科研需要收集些医学文献资料。

最近身体较前衰弱,血压高,疲乏,有时腿肿,上了几岁年纪,血管有些硬化,影响心脏和肾脏功能。组织上给我很多照顾,春节前后让我休息了一个月;生活方面亦很关怀。我是非常感激和感动的。昆明今年冬季较往年寒冷,并下过雪，对我是一种考验。现已春回大地，觉得舒服多了。再有一两个星期总可以恢复工作了。

兹寄上最近的思想总结一份，请查收，并1962全年党费￥17.28。

1961年第八期《前进》及1962第一期学习资料均陆续收到，以后如寄昆明六合村昆明医学院图书馆李宗恩收更为直接也。1962.2.28

将妻子何晋托付给林宗扬、孙邦藻、胡正详。《李宗恩日记》：

Dear C.E:

It will not be long before I pass out into the limbo. I am still labeled a rightest but when I see the country is making big stride forward and a radiant era ahead. I go in peace + comfort much.

My wife will live long after me. I am asking you, C.H. Hu and P.C. Seng (home always Johnson) to be her adviser when she applies to any of you for advice. I am sure you will give her your wise counsel.

I also wish to thank you for the 1962 New Year greeting which you so thoughtfully sent me.

Adieu, my friend,

Yours always,

C.U. Lee

（译文）

亲爱的宗扬：

要不了多少时间，我就会去灵魂安息之所了。虽然我还带着右派的帽子，但我看见国家正在大踏步地向前，一个光明的时代就在眼前。我将安然而平静地离去。

我走后，我的妻子仍要活下去。我请求你，胡正详和孙邦藻（他总在家）在她需要的时候给她做个顾问。我相信你一定会给她明智的建议的。

我也想感谢你费心寄来的1962年新年祝福。

再见了，我的朋友。

永远是你的，

李宗恩

My Dear Johnson:

I fully expect to see you in person before very long but that is not to be. By the time this reaches you I shall be in the land of limbo. I shall for my lad on for there are things I do not understand but I do admit that there is a lot to be said for the new regime and I have no complaints.

Jean, my wife, will live long after me. I am asking you, C.H. Hu + C. E. Lin to be her advisers. If any time she has occasion consul to you I am sure will give her your wise counsel.

Adieu, my friend,

Yours always,

（译文）

亲爱的邦藻：

本以为不久就会跟你见面，但现在已经不可能了。当你看到这封信的时候，我应该到了灵魂安息之所。应该说，有些事我并想不通，不过我确实承认新政府做了不少有善可陈的事情。我无所抱怨。

我走后，我的妻子，Jean，还要活下去。我请求你，胡正详，和林宗扬给她当当顾问。如果什么时候她咨询你们的意见，我相信你们一定会给她明智的建议的。

再见了，我的朋友。

永远是你的，

Dear C.H.

I am leaving this litter not for you in case I will not be seeing you again, for I feel tried and my time is approaching. Hardened arteries are troubling me again + my heart is weakening. However I go in peace and contentment with no complaints.

My wife will live long after me. I am asking you, P.C. Seng (孙邦藻) and C.E. Lim to be her advisers. I am sure any of you will give her the wise guidance she may need at times.

Adieu, my friend,
Yours always,

（译文）

亲爱的正详：

我留下这封信，是怕没有机会再见到你了，我觉得累了，知道自己的大限已到。硬化的动脉又在给我找麻烦，再加心脏越来越虚弱。不过，我将平静而知足地离去，无怨无悔。

我的妻子在我走后还要活下去。我请你，孙邦藻和林宗扬给她当当顾问。如果她有需要，我相信你们任何一位都会给她明智的建议。

再见了，我的朋友。

永远是你的，

同日，抄录昆明至北京、南宁航班[1]：

去北京等地航程
北京，星期 1，4，5，6
南宁，2，5

匡铣医生回忆：

---

[1] 北京曾是其长期工作与生活之地，南宁乃其三子李寿白当时的居住地。

他去世之前，我听别的同事说他住院了，过了几天开会时又听说，昨天李教授去世了，全院都知道这件事。龙云在几天前也去世，三天后就宣布撤销处分，李教授更长一些。[1]

李苏回忆：

过了几年，奶奶一个人回来了，我问奶奶，你怎么把爷爷一个人丢在那么远的地方不管，一个人回来啦？奶奶不说话，只是抱着我哭……[2]

李寿白回忆《永别》

62年，对我们家来说是不幸的一年。对母亲是不堪折磨的一年。厮守了近四十年的丈夫，病死在了昆明，而自己最小的儿子，心中最疼的老三，也即将离她而去。

62年是三年经济困难的最后一年，我去北京看望母亲，当时的我还是孤身一人，这次去，看到了郝妈，大嫂，侄儿，侄女，大哥因公出差不在家。见到五叔、五婶、和堂妹。[3]记得五叔用他画油画《东方红》的稿费请我们大家到莫斯科餐厅吃了一顿俄式高价大餐。席间，五叔幽默的说了一句："大家放开肚皮吃。"

在北京短暂的日子里，母亲谈到父亲临终前的一些事。并把父亲的日记给我看。在日记的字里行间，可以看到父亲的忧郁心境。

临走的时候，母亲送我去车站，在公交车上，母亲一直在暗暗流泪。刚送走了一位亲人，老三又要走了。这一走，不知什么时候再见面。母亲啊，孩儿一生没有给您带来什么快乐，带来的只是生死离别的痛苦。母亲啊，但你为什么又生了我？这就是命吧。

李寿白诗两首《我说不清》

希望是什么？
我说不清，
如果人要没有希望
他就死了
是我伴随着希望活着
还是
希望伴随着我活着
我说不清。。。。

《孤独》

---

[1] 此回忆为编者根据2012年7月24日，2013年6月24日在昆明对匡铣医生的录音采访整理。
[2] 此回忆文字为编者根据2012年9月10日在北京对李苏的采访录音整理。
[3] 编者注：五叔，李宗津；五婶，周珊凤；堂妹，钮宝洁。

有人说老年人最怕孤独
我不信，
现在身临其境
我信了
孤独是座监狱
它禁锢人的灵魂
孤独是堵墙
它断绝心与心的交往
孤独是座坟
它向弱者招手。[1]

---

[1] 李寿白，《永别》摘自《母亲》与《诗两首》，均写于2012年，未发表。

参考文献

一、档案文献

格拉斯哥大学档案馆 University of Glasgow Archive

伦敦热带病卫生学院档案馆 London School of Hygiene & Tropical Medicine Archive

洛氏基金会档案馆 Rockefeller Archive Center (RAC)

中央研究院近代史所档案馆

国史馆

协和医学院档案室（PUMC Archive）

贵州省档案馆

二、中文书刊（按文中顺序）

陈元明：《常州李氏家谱》，上海档案馆藏。

戴博元：《常州文史杂谈》，江苏文史资料编辑部，1998年版。

《大清德宗同天崇运大中至正经文纬武仁孝睿智端俭宽勤景皇帝实录》，光绪二十年版。

李祖年，光绪甲午恩科朱卷《钦命四书诗题》，上海图书馆藏。

车国进编：《文登进士》，天津古籍出版社，2007年版。

刘晓焕：《威海教案》，威海市政协科教文史委员会编：《英国租占威海卫32年》（《威海文史资料》第10辑），1998年。

《申报》

初钊兴：光绪本《文登县志》点注，天津古籍出版社，2010年版。

山东省文登市地方志编纂委员会编纂：《文登市志》，中国城市出版社，1996年。

山东省潍坊市教育史志编纂办公室编：《潍坊市教育志》（1840-1985），1988年。

陈全伦、毕可娟、吕晓东主编：《徐公谳词：清代名吏徐士林判案手记》，齐鲁书社，2001年。

张晋藩主编：《中华法学大辞典·法律史学卷》，中国检察出版社，1999年。

《独立评论》208号，1936年7月5日。

秦国经主编：《中国第一历史档案馆藏清代官员履历档案全编》第28册，东师范大学出版社，1997年10月第1版。

《毗陵清代人物传记》卷 10

李宗瀛：《回忆李宗恩》（未删节版），《贵州文史资料选辑》第二十九辑，贵州政协文史资料委员会 1990 年 1 月版。

李宗瀛：《回忆李宗恩》（删节版），《百年》1999 年 9 月号。

《独立评论》208 号，1936 年 7 月 5 日。

乔晓军编着：《中国美术家人名辞典·补遗一编》，三秦出版社，2007 年版。

《张元济全集》第 2 卷，商务印书馆，2007 年版；第 10 卷，商务印书馆，2010 年版。

《中国科技期刊研究》25（1），182-186 页，2014 年。

政协北京市委员会文史资料研究委员会：《话说老协和》，中国文史出版社，1987 年版。

李宗冀：《留夷集》，亚美导报，2016 年版。

《医学指南》，中华医学会，民国十七年春第七次大会刊于北京。

《人与医学》新中学文库 1936 年版。

尹在邬翔编：《国防医学院院史》，台湾五南出版社 2014 年 12 月版。

韩存志主编：《资深院士回忆录》（第一卷），上海科技教育出版社 2003 年版。

贵医浙江校友会：《贵医浙江校友会通讯》

国立贵阳医学院：《国立贵阳医学院院刊》

贵州省政协文史资料委员会：《贵州文史资料选辑》第 26 辑《抗日战争时期的贵州院校》，1988 年版。

贵州省档案馆：《贵州省档案馆馆藏珍品集萃》（一），贵州人民出版社，2010 年版。

张美祥主编：《贵阳医学院院史（1938-1984）》，1987 年版。

竺可桢：《竺可桢全集》第七至十二卷，上海科技教育出版社，2005 年版。

刘德培、刘谦主编：《邓家栋画传》，中国协和医科大学出版社，2007 年版。

中国协和医科大学：《中国协和医科大学校史（1917-1987）》，北京科学技术出版社，1987 年版。

欧美同学会中国留学人员联谊会：《欧美同学会简史（1913-2013）》，华文出版社，2014 年版。

《当代北京大事记（1949-1989）》，北京出版社，1992 年版。

郭金海：《院士制度在中国的创立与重建》，上海交通大学出版社，2014 年版。

《章诒和散文集：句句都是断肠声》时报文化，2017 年版。

李志绥：《毛泽东私人医生回忆录》，时报文化，1994 年版。

何志平、尹恭成、张小梅主编《中国科学技术团体》，上海科学普及出版社，1990 年。

三、英文书刊

The Union, 1924.

PUMC Weekly Bulletin

Ferguson, Mary E. *China Medical Board and Peking Union Medical College, A Chronical of Fruitful Collaboration, 1914-1951*. China Medical Board of New York, Inc. 1970.

Yip, Ka-che, *Health and National Reconstruction in Nationalist China——The Development of Modern Hearlth Services, 1928-1937*, Association for Asian Studies, In. 1995

四、其他未刊稿

李寿白《郝妈》《父亲》《母亲》，2012 年。

李贵真《我的回忆》1991 年 9 月 1 日。

包怀恩《沙河烟云 - 贵医文革往事》2011 年 4 月。

北京协和医学院 52 届同学（1947-1952）《情系母校-毕业 50 周年纪念刊》2003 年 12 月。

方圻《忆李宗恩院长》，2008 年 3 月写于北京协和医院。

王台《协和医学院的灰暗年代》，2002 年 11 月。

张之强《我的一生》

祝寿嵩《历史回顾，无限遗憾 - 对李宗恩院长对批判是不公正的》，与作者通信，2010 年 8 月 25 日。

五、采访

李宗蕖：妹妹

李寿晋：二子

李寿白：三子

李苏：　长孙

包怀恩：贵阳医学院前院长

刘伍生：国立贵阳医学院学生

梁诗标：国立贵阳医学院技术员

金启健：国立贵阳医学院生物系教授李贵真之子

方圻：　协和医学院复校后第一批住院医

马贤凯：协和医学院复校后第一班学生

王宝美：协和医学院复校后第一班学生
郑建中：协和医学院复校后第一班学生
祝寿嵩：协和医学院复校后第一班学生
王容增：国立贵阳医学院学生
彭婉萍：国立贵阳医学院护校学生
许国定：国立贵阳医学院学生
王世真：协和医学院教授
全如瑊：协和医学院复校后第五班学生
蒋彦勇：协和医学院复校后第五班学生
陈元方：协和医学院复校后第五班学生
罗慰慈：协和医学院复校后第二班学生
孙念怙：协和医学院复校后第二班学生
郭少军：协和医学院宣传部部长
单成仕：协和医学院党委秘书
周克敏：昆明医学院医生，李宗恩邻居
匡铣：　昆明医学院医生，李宗恩邻居

外文名称缩写

组织机构

ABMAC	The American Bureau for Medical Aid to China
	美国医药援华会
CF	China Foundation for the Promotion of Education and Culture
	中华教育文化基金董事会
CNRRA	China National Relief and Rehabilitation Administration
	中国善后救济总署
CUNRRA	China United Nations Relief and Rehabilitation Administration
	联合国善后救济总署中国分部
CRM	China Relief Mission
	中国救援会
CMB	China Medical Board, Inc
	中华医学基金会
ECA	Economic Cooperation Administration
	经济合作委员会
RAC	Rochefellor Archive Center
	洛克菲勒档案馆
UCR/CR	United China Relief
	美国援华联合会
UNRRA	United Nations Relief and Rehabilitation Administration
	联合国善后救济总署
WASC	War Area Service Corp

外文杂志（按字母顺序）

Am J Hyg	American Journal of Hygiene
AJP	American Journal of Physiology
Arch Pathol Lab Med	Archives of Pathology & Laboratory Medicine
Archiv. Für Schiffs- und Tropenhygiene	Archive Für Schiffs- und Tropenhygiene
BMJ	The British Medical Journal
Bull Geol Soc China	Bulletin of the Geological Society of China
Bull Hist Med	Bulletin of the History of Medicine
China Med Jour	China Medical Journal[1]
Chin J Physiol	Chinese Journal of Physiology
CMJ	Chinese Medical Journal
JAMA	Journal of American Medical Association
JBC	Journal of Biological Chemistry
J Helminthol	Journal of Helminthology
J Hist Med Allied Sci	Journal of the History of Medicine and Allied Sciences
JPET	Journal Pharmacology and Experimental Therapeutics
Marine Biol Assn China	Marine Biology Association of China
Natl Med Jour China	National Medical Journal of China
NEJM	New Englang Journal of Medicine
Quart J Med	The Quarterly Journal of Medicine
Trans Roy Soc Trop Med and Hyg	Transactions of Royal Society of Tropical Medicine and Hygiene
Proc Soc Exp Bio & Med	Proceedings of the Society for Experimental Biology and Medicine
Zentralblatt f. Bakteriologie, Parasitenkunde u.Infectionskrakheiten	Zentralblatt für Bakteriologie, Parasitenkunde, Infektionskrankhe

---

[1] 《中华医学杂志》1915 年创刊，初为中、英文双语期刊，英文刊名为 *National Medical Journal of China*。1932 年，期刊的英文部分与中国博医会的英文杂志 *China Medical Journal*（博医会报）合并，以 *Chinese Medical Journal* 为刊名出版；中文部分仍称《中华医学杂志》继续出版，并继续保留 *National Medical Journal of China* 的英文刊名。

中文人名索引

说明

　　凡正文与注释出现的人物，除传主外都编入索引庶便检索，但有说明如下：其一，本索引以姓氏笔划排序，同一划数者以首笔的横、竖、撇、点、折次序为排列，首字相同者则以次字笔划数与上述笔形依次排列。其二，人名以正名为主条，括注正文曾出现的该人物的名字、官称、笔名、字号、小名、昵称等，但以五叔、五婶、外孙等亲属伦称谓出现者，概予省略。其三，凡姓氏失考的人物，如"林氏""振武"等，则径以其名、字或号列条。其四，英语姓名按惯例据首个外文字母编入外文人名索引。外国人名据正文初次引录原文等译写法立条，不再改为目前通用译名。其五，外国人姓名如只有中文者，则按中文首字编入。如中国人姓名只有外文者，则按首个外文字母编入外文人名索引。

二划

丁士秋 384, 385
丁文江 50, 227
丁书翰 112
丁西林 324, 357, 408
丁仲文 298
丁志恭（丁秘书）250
丁晓先 128, 147, 151
丁颖 435
丁聪 457
丁瓒 298, 302, 317, 334, 327, 335, 357
丁燮林 304

三划

于力 298
于本崇 Yu, Pen-Chung 181, 198, 228, 229
于光远 435
于复新 298
万毅 435
上林山荣吉 417
千家驹 429, 435

门新 383
马大猷 299, 304, 324, 364, 429
马士敦 Maxwell, J. Preston 92
马文昭 255, 299
马六孩 409
马可 409
马达尔 379
马兴惠 299
马叙伦 297, 298, 321, 332, 333, 335, 363
马守援 207
马松亭 409
马茸庭 229
马祖圣 278
马彦祥 409
马寅初 297, 298, 321, 363, 373, 408, 409, 413
马振麟 355
马歇尔 Marshall, George Catlett 216, 226, 361, 262
马镇国 151
马戴尔 Malterre, Jean 382
习仲勋 408
小慰乐 465, 466

四划

王一帆 452, 471
王人旋 472, 484, 487
王中　457
王文彬 357
王文铨 314
王世杰（雪艇）97, 100, 101, 133, 134, 135
王世真 360, 445, 454, 458, 466
王世贵 430
王世潸 223
王历耕 425
王术仁 119
王乐乐 Wang, Loh-Loh 292
王立华 402
王台　285, 286, 308, 368, 386, 387, 414, 417, 433, 434, 462, 465
王成组 298
王成椿（王训导主任）133, 136, 156, 158, 159, 160, 169, 172, 180, 210, 217, 385
王任重 438
王竹琴 482, 483
王阳明 116, 210, 216
王志均 Wang, Tse-Chun 169, 172, 181, 199, 214, 227, 228
王志莘 409
王芸生 413
王克仁 170
王伯秋 128
王伯群（大夏王校长）113, 129
王枕心 452
王昆仑 357, 413
王宠惠 275
王季午 Wang, Chi-Wu 95, 127, 143, 163, 166, 168, 169, 172, 177, 179, 181, 190, 201, 202, 208, 209, 210, 230, 231, 248
王明道 467

王学文 357
王学书 298
王诤　298
王顺桐 435
王承周 298
王树声 361
王荣全 477
王星拱 102
王洛合 298
王逊　469
王桂生 445
王俊奎 439
王家楫 298
王涛　435
王铮　435
王琇瑛 Wang, Hsir-Ying 305, 355
王润丰 374
王梓仲 341, 342, 374, 402, 409, 413
王琏　298
王淦昌 298
王寄一 452
王焕斗 Wang, Huan-Tou 181
王维舟 361
王朝杰 298
王春箐 Joan 138, 245
王新民 298
王筱程 298
王鸿儒 207
王锡炽 Wang, Sih Tse 86
王斌　298, 302, 383, 479
王德修 357, 452
王徵莹 128
王瀛　146
王懿　184
支秉渊 298
韦·伯克 408
韦斌　299
韦卓民 321
韦悫　321, 408
车向忱 321
甘春雷 409

巨赞（赞）409，413
太田清一 417
贝时璋 275，298，324，435
贝索亚 Pessoa, Samuel 382
毛子水 278
毛泽东（毛主席）302，309，310，321，
　　361，383，390，392，396，399，409，
　　411，414，415，419，421，424，429，
　　435，437，454，460，462，464，466，
　　469，482，490
毛振鹏 159，160
毛燮钧 298
乌兰夫 408
方石珊 373，374，377，379，403，409，
　　413，417，421，438
方先之 270
方圻　270，271，357
方纲　373，379
方怀时 152
方金镛 152
方显廷 128
方亮　374，381，383
计苏华 299，379
乔治·文森特 Vincent, George E. 261
贝多芬 Beethoven, Ludwig van 126
巴浦洛夫 Pavlov, Ivan Petrovich 404
巴赫 Bach, Johann Sebastian 126
邓子恢 408
邓小平 449
邓华的 381
邓初民 298，429
邓拓　298，409，413
邓叔群 275，299，435
邓春膏 208
邓金鎏 425
邓家栋　270，292，341，357，362，363，
　　365，371，389，404，420，422，441，
　　455，459
邓勒普 Dunlap, Albert M. 72，240，241，
　　276，325，332，334
邓颖超 335
尹天勋 102

尹恭成 328
尹觉民 Yin, Chueh-Min 119，136，150，
　　158，160，159，179，181，214
尹赞勋 266，333，403
孔原　381
水钧韶 259

五划

艾思奇 317，357，477
艾奇逊 Acheson, Dean 304，448
艾森豪威尔 Eisenhower, Dwight D. 408
石井　380，381
石志仁 272，298，331
石筱山 410，425
龙伯坚 451
布尔维尔 Burwell, Sidney 226，258，269
田北辰 146
田汉　409
田华　413
田德民 374
叶在馥 299
叶式钦 116，119
叶企孙（苏）275，297，298，299，302，
　　317，321，325，328，335，357，363，
　　364，408，409
叶纪元 128，207
叶季壮 408
叶剑英 301
叶恭绍 425，447
叶盛兰 409
叶景莘 272，290，291
叶群　353
史良　301，335
史沫特莱 Smedley, Agnes 168
史济昭 307
卢于道 299，302
卢汉　419
卢统之 299
卢亮　210，216，217
卢鎏　299
冉雪峰 423

卡斯卡特 Cathcart, Edward 65, 366
白午华 118, 152
白求恩 314
白崇友 403
包尔汉 435
包怀恩 216
包鼎丞 377, 381
丘锷仑 339
冯乃超 298
冯友兰 275, 357, 408
冯书耕 476
冯玉祥 116
冯白驹 361
冯兰洲 255, 299, 328, 365, 379, 380, 393, 397, 398, 442, 448
冯至 435
冯仲云 435
冯应琨 305, 397
冯庚 152
冯泽芳 299
冯宾符 435
冯德培 223, 274, 275, 299, 304
汉德尔 Handel, George Frideric 126
宁武 339
闪懿昌 402
皮尔斯 Pearce, Agnes M. 95, 196, 225, 248, 249, 259, 260, 274, 279, 280, 282, 283, 290, 303, 304, 305, 306, 321, 323, 325, 326, 328, 329, 330, 331, 333, 334, 335, 337, 338, 340, 341, 346, 347, 348, 349, 354, 355, 392, 393, 394, 395, 396
里查德•皮尔斯 Pearce, Richard M. 65, 66
司徒美堂 335, 373
司徒雷登 Stuart, John Leighton 148, 450
司徒黎明 280

六划

托尔斯泰 Tolstoy, Leo 126
成仿吾 298
匡铣 489, 498

过鑫先 224
邢西萍 335, 373
朴宪永 376
达浦生 409
刚复（胡刚复）151, 152, 159, 161
曲正 298
吕正操 408
吕炯 298
吕璜 374
华仲麟 170
华君武 409
华罗庚 324, 335, 408, 409, 435, 439
华复一 312
华南圭 299
华树嘉 439
朱弘复 324, 379
朱志先 84
朱光潜 278, 409
朱先煌 298
朱启照 492
朱直光 380
朱昆 336, 356
朱学范 335, 361, 364, 409
朱庚尧 493
朱贵卿 Chu, Irving 292, 389, 458
朱宪彝 Chu, Hsien-i 90, 93, 270, 312
朱恒璧 76, 196, 201, 223
朱钟琪 44
朱季青 128, 145, 150
朱聃 377
朱家骅（骝先，朱部长）133, 198, 202, 203, 204, 205, 206, 207, 210, 222, 225, 239, 244, 250, 271, 275, 455
朱养元 146
朱继圣 Chu, Keats S 325, 341, 353
朱预 407
朱彬 410
朱章赓（朱委员）Chu, Chang-keng 97, 101, 102, 104, 106, 108, 111, 116, 118, 119, 158, 223, 240, 267, 494
朱维衡 304
朱维馨 425

朱锡侯 492, 493
朱霁青 152
朱鹤年 161
朱德 326, 409
朱颜 425
朱壁辉 Chu, Bernice 240
朱懋根（朱委员、朱主任）Chu, Mao-ken 104, 106, 115, 116, 119, 182, 248, 249, 250
向达 297
伍云甫 364, 409
伍连德 98
伍修权 342, 343, 409
伍宗裕 119
伍献文 280, 275, 298
全如珹 389, 390, 466, 468
任民峰 381
任美锷 298
任鸿隽 298
乔树民 119
乔冠华 408
乐天宇 298, 299, 302, 304, 317, 321, 324, 327
乐苏琅 119
乐志仁 325
乐松生 409
兰安生 Grant, John B. 84, 99, 122, 132
米乐斯 304
江丰 457, 469
江振中 118
江隆基 321
江道宗 387
齐如山 272
齐仲桓 299, 302
齐登科 102
齐燕铭 299, 435
刘士廉 276
刘士豪 Liu, Shih-Hao 255, 292, 299, 389, 390, 393, 425, 478, 481
刘干中 389
刘子久 363, 409
刘王立明 409

刘开渠 409
刘世曾 477
刘仁 348, 363, 469
刘文修 217
刘少奇 409
刘占鳌 227
刘仙洲 299, 324, 408
刘永 304, 442, 448, 459
刘宁一 409
刘再生 302
刘式曾 183
刘次元 455
刘朴 299
刘导生 435
刘伊农 299
刘谷荪 Liu, Ku-Sun 182
刘纬通 Liu, Wei-Tung 111, 377
刘时平 430
刘青山 368
刘其人 409
刘英源 409, 413
刘雨辰 299
刘育京 381
刘定五 423
刘承元 479
刘荣桂 159
刘春 435
刘庭傑 228, 229
刘炽晶 446
刘施把 479
刘国声 481
刘国振 431
刘贯一 409
刘彬 435
刘培楠 169, 172, 181, 187
刘维通 374, 381
刘维德 Lieu, Vi-The 146, 158, 169, 172, 179, 181, 200
刘崇乐 299, 364, 374, 377, 379, 408
刘尊棋 413
刘景向 446

刘景芳 290, 446
刘鼎 298, 299, 301, 302, 304, 317, 324, 327
刘慎锷 299
刘晴皋 113, 160, 164
刘瑞华 292, 481
刘瑞恒 Liu, Jui-Heng 78, 84, 92, 99, 219, 220, 223, 240, 241, 259, 276, 332
刘锡瑛 299, 321, 363
刘聚宝 299
刘慕虞 154
刘瑾 210
刘震华 182, 199, 230
刘德珍 409
刘澜波 435
许广平 335, 409, 419
许立群 314
许杰 321
许英魁 328, 420
许宝驹 373, 409
许宝騄 278, 299
许崇清 321
许殿乙 181
许德兰 Huie, D. 81
许德怡 159
许德珩 297, 298, 321, 335, 338, 349, 409
江上峰 364, 365, 379
江长川 341, 342
江泽涵 298, 303, 408
庄长恭 275, 317, 408
庄言 374
安子文 408
安·比万 408
安东 435
安德琳 Andreen, Andrea 382
孙云铸 59, 304, 328, 365
孙文郁 321
孙玉珊 276, 296, 319, 336, 344, 358
孙本忠 299
孙邦藻（孙先生）Sun, Pang-ts'ao (Johnson) 322, 323, 324, 325, 326, 328, 329, 330, 331, 332, 333, 334, 335, 337, 338, 339, 340, 341, 344, 346, 347, 348, 349, 352, 355, 485, 496, 497
孙亦彬 357
孙承佩 374
孙国华 365
孙国贤 276, 357
孙希文 108
孙岱 119
孙明俨 145
孙起孟 409
孙渠 329
孙越崎 317
孙逸仙（孙中山）33, 45, 66, 115, 239
孙锡三 Sun, T. Alfred 263, 276, 300, 325
孙毓棠 429
孙鏽 299

七划

李万春 430, 452
李士豪 471
李子和 （李处长）369, 481, 483
李之华 374
李天助 231
李世俊 298
李义民 381
李方训 298, 349
李方邕 217
李立三 373
李书华 306, 310
李四光（仲揆）198, 203, 204, 298, 317, 323, 324, 328, 357, 364, 365, 373, 408, 409, 435
李乐光 339, 402
李永 409
李百亭 198
李达 297, 298, 321, 435
李汉超 169
李贞 402
李先闻 275
李旭旦 298

李廷安 Li, Ting-An 219, 239, 241
李先念 361
李约瑟 Needham, Joseph T.M. 379, 380, 382
李酉山 446
李伯元（宝嘉）33, 34
李伯球 442, 445, 446, 447, 448, 450, 452, 471
李苏（苏苏）395, 474, 477, 481, 482, 483, 485, 486, 497, 498
李志中 119, 298, 302
李志绥 459
李志彬 182, 183
李克明 Li, Keh Minng 74, 83, 88, 95
李克鸿 280, 298, 336, 338, 348, 352, 423, 448, 453, 460, 463, 478, 479, 481, 482
李寿仁（寿仁）384
李寿礼（寿礼）142, 143, 384
李寿复（寿复）72, 80, 161, 163, 252, 306, 307, 391, 454, 459, 474, 484, 485
李寿晋（二哥）84, 139, 161, 163, 197, 251, 387, 391, 418
李寿白（老三）89, 139, 162, 163, 174, 197, 251, 302, 307, 417, 418, 480, 483, 490, 492, 497, 498, 499
李来荣 351
李佩珊 276, 289, 290, 314, 445
李贵真 Li, Kwui-Tseng 103, 104, 106, 107, 148, 180, 187, 210, 228
李良骐 128
李汶（唐山）151, 180
李念仔（李毅清）33, 34
李钟恩 35
李汭 33
李迎汉 229
李秀贞 335
李纯青 409
李范一 435
李京 33
李宗京（二姐）36, 74

李宗津（宗津，小哥哥）51, 56, 66, 68, 74, 82, 163, 174, 246, 325, 450, 468, 469, 479, 483, 498
李宗登（李仲文，二哥）38, 74, 75, 78, 386
李宗藻（宗藻）34, 35, 36, 41, 50, 51, 52, 55, 59, 60, 62, 68, 80, 82, 83, 98, 99, 129, 138, 424, 458, 469, 470
李宗瀛（宗瀛）34, 38, 51, 44, 50, 52, 53, 55, 59, 61, 62, 66, 67, 68, 70, 74, 82, 98, 99, 100, 105, 106, 113, 105, 123, 133, 137, 138, 142, 159, 160, 163, 167, 168, 197, 202, 210, 216, 232, 417
李宛曹（大姐）33, 36, 38
李宝章 33, 34, 59
李承干 298
李钟勋 369
李宪之 269, 304, 364
李珉 489
李敖 489
李洪迥 389, 441, 459
李济 275
李济深（琛）301, 226, 408
李祖年（父亲）33, 34, 35, 36, 37, 38, 39, 40, 41, 42, 43, 44, 46, 47, 48, 49, 50, 51, 52, 54, 55, 56, 59, 61, 65, 67, 68, 74, 77, 82
李祖鸿（李毅士，七叔）50, 53
李祖虞（六叔）66
李桦 361
李哲范 383
李振琼 381
李健生 409, 423, 431, 432, 445, 446, 447, 448, 449, 450, 452, 453, 454
李浩培 230
李涛 88, 89, 404
李烛尘 298, 435
李容 119
李耕田 Li, Keng-Tien 119, 145, 164, 182, 183, 199, 227
李耕砚（书田）170
李铁民 361

李鸿章 35
李遇龙 33
李铭 219, 240, 241, 259, 263, 283, 325
李铭新 478
李维汉 301, 311, 490
李维华（李华，小华，妹妹）35, 421, 472, 474, 485
李葆华 408
李富春 490
李颉伯 409
李强 298, 435
李蓝丁 314
李瑞林 106, 150, 153, 158, 160
李辑祥 298
李熏 435
李斌 435
李韵菊 182, 184
李嘉玉 182, 184
李锡琨 33
李漪 137, 139, 150, 158, 160, 169, 172, 179, 181, 187, 482
李敷仁 321
李德全 373, 373, 375, 379, 382, 408, 413, 435
李寰 207
李麟玉 304, 336
李懿秀 292, 355
杜近芳 409
杜佐周 176
杜枫 369
杜润生 435
杜维廉 408
杜震 374
毕西田 37
毕受明 142
苏井观 298, 302, 310
苏书轩 369
苏启桢 Su, Chi-Chen 280
苏步青 275, 299, 302
苏烂如 299
严开元 439
严仁英 374, 377, 379, 382, 425

严仁荫（严委员）103, 106, 107, 116
严仪昭 407
严希纯 299, 324, 435
严叔夏 351
严思贤 156
严济慈 275, 278, 297, 298, 299, 302, 304, 317, 327, 357, 408, 435
严家贵 374, 377
严景耀 341, 342, 402, 409
严慎予 180
严慕光 324
严镜清 109, 116, 137, 167, 299, 373, 374, 377, 379
阿部胜马 417
光绪（帝）35, 39, 41
吴大任 299
吴之理（吴文理）375, 380
吴文焘 409
吴云庵 119
吴玉章 297, 298, 301, 302, 357
吴执中 106, 306
吴有训 299, 301, 302, 317, 321, 328, 335, 408, 435
吴在东 379
吴光 374, 377, 381
吴旭丹 Woo, Shu-Tai T 69
吴阶平 355
吴严彩韵 269, 272
吴孝媛 384
吴冷西 413
吴英恺 153, 292, 298, 319, 324, 328, 355, 361, 372, 373, 393, 417, 459
吴定良 275, 414
吴学周 275, 299
吴学蔺 435
吴茂荪 374, 379, 408
吴明权 479
吴觉农 299, 439
吴泽霖 151, 158
吴茵 457
吴贻芳 321
吴俊升 132

吴宪 Wu, Hsien 69, 86, 95, 98
吴祖光 457
吴家风 154
吴绥先 276, 289
吴晗 297, 298, 338, 379, 308, 446
吴朝仁 230, 404
吴景超 341, 342, 429
吴鼎昌 108, 114, 167, 197
吴滋霖 381
吴蔚然 387, 432
吴德昌 314
吴德峰 435
吴瑾瑜 183
吴蕴初 299
吴懋仪 106
吴檀荣 351
吴襄 299
吴藻溪 299
吴耀宗 409
时光达 216
岑承杰 156
利珀 Leiper, Robert 61, 65, 66, 68, 80
狄维德 Dieuaide, Francis R. 75, 76, 79, 84, 88, 89, 90, 92, 99, 295
何玉书 128, 207
何长工 408
何观清 355, 374, 377, 381, 425, 463
何博礼 Hoeppli, Reinhard J.C. 79, 80, 82, 84, 236, 334, 379, 380, 390, 392, 393, 394, 395, 396, 398, 399, 401
何昌荃 387
何宗禹 232
何思敬 313, 317, 364
何思源 271, 291
何战白 112, 116, 118, 150, 152
何晋（叔昭，李夫人，太太，李太太，妈妈，母亲，嫂子）Jean 50, 59, 68, 80, 82, 86, 138, 142, 149, 151, 163, 174, 197, 215, 307, 391, 393, 394, 417, 418, 472, 474, 475, 476, 477, 478, 479, 480, 481, 482, 483, 484, 485, 487, 488, 496, 497, 498

何琦 374, 381
何鲁 321
何鲁陶 473
何辑五 108, 204, 208
何锡麟 446
谷发明 409
谷牧 435
谷逸民 164
邹子度 142
邹公文 118
邹秉文 435
邹维谦 276
邹鲁风 321
邹德馨 276, 280, 285, 289, 296, 360, 369
佘铭鹏 407
余日宣 349
余心清 379
余道贞 183
余嘉锡 275, 414
佟城 299
谷镜汧 299
谷超豪 324
邱仁宗 451
应尚能 147
汪元臣（汪委员）132
汪文全 463
汪志华 324
汪国铮 Wang, Kuo-Cheng 90
汪嫂 473, 479
汪凯熙 223
汪道涵 435
沈一帆 446
沈士弼 117, 131
沈元 364
沈元晖 299
沈从文 279
沈尔濂 173, 174, 176
沈克非（沈委员）119, 137, 223, 238, 240, 241
沈志远 297, 429
沈体兰 297, 298

沈建图 409
沈其益 299，302，324，327，374，377，379
沈其震 299，302，413，417
沈兹九 373
沈昭文 356
沈钧儒 373
沈淑尹 276，289
沈鸿 299，302
沈雁冰 335，373，408
沈鼎鸿 374，375，377
沈嘉瑞 439
沈霁春 299，302
沈寯淇（沈教授）163，169，173
汤小芙 387
汤飞凡 255，299，364，365，379，404
汤用彤 275，297，298，321，335，357，409
汤汉华 142
汤仲明 387
汤佩松 97，102，106，109，116，133，274，275，299，302，365
汤独新 106，160，161，169，179，180，187
汤锡予 364
沙千里 409
沙姆苏丁 421
闵关铭 142
宋子文（宋院长）228
宋名适 299
宋任穷 435
宋庆龄 409，413
宋时轮 381
宋应 435
宋枝茂 299
宋怡 388
宋思一 207
宋洁方 387
初钊兴 38
祁开春 299
启勋 306
辛安亭 321
安德里安 379
张一民 336，356，359

张乃召 299
张乃祁 292
张大中 307，386，387，388，389
张大为 357
张大奇 304
张大煜 435
张之南 409
张之强（张政委、张代表）358，360，361，362，367，368，369，370，385，386，402，403，414，420，421，422，423，433，435，436，452，459，460，461，473，477，479
张子丹 298
张子明 133
张子高 297，304
张子善 368
张云川 452，460
张元济 77，78，275，414
张友渔 364，408
张长民 232
张文杰 119
张正良 278
张申府 452
张东荪 298，389
张必胜 128
张同亮 478
张有平 483
张有光 482，483
张如心 321
张成达 207
张师傅 487
张廷休（张校长）132，209，250
张庆松 336，356，360，404，452
张安 425
张汝梅 39，40
张纪正 270
张旭 65
张孝骞（张院长）Chang, Hsiao-Chien 119，132，145，152，161，169，170，198，219，220，223，240，246，255，269，270，271，292，294，299，305，328，337，357，360，372，370，373，

392, 393, 398, 401, 407, 408, 409, 410, 425, 435, 459, 460, 466
张孝璿（张副主任）169, 232
张志让 297, 298, 408
张志韩（张厅长）102, 104, 111, 128, 145
张克忠 300, 402
张克威 299
张含英 364
张含清 452
张作干 Chang, Tso-Kan 158, 179, 181, 199, 200, 209, 227, 305, 356, 441, 448, 481
张怀四 272
张启元 161
张劲夫 435
张雨帆 435
张坤权 177
张国坚 435
张国藩 298, 299, 363
张明远 299
张昌绍 299, 302
张昌柞 146
张宗炳 304
张宗麟 298, 332, 336, 356, 363
张育轩 407
张庚 409
张治中 335
张学德 305
张承平 Chang, Archie 390, 396
张孟闻 299
张苣芬 409
张轶欧 50
张勃川 363
张查理 417
张钜清 146
张俊卿 139, 179, 185
张铁梁 276, 450
张奚若 297, 298, 321, 335, 338, 364, 373, 379, 402, 408, 413
张梓荆 407
张梓铭 170, 176
张辅忠 299, 410

张彬 299
张维 364, 429, 438
张维桢 409
张维新 119
张鸿逵 299
张惠兰 441
张琛 190
张景钺 278, 299, 304, 317, 324, 365, 374, 377, 408, 429
张景戟 378
张舒麟 116
张瑞珏 152
张遣训 154
张锡钧（均）Chang, Hsi-Chun 227, 280, 292, 294, 299, 310, 312, 323, 339, 341, 351, 353, 354, 357, 360, 364, 393, 398, 404, 420, 425, 449, 450, 454, 455
张嘉璈（张总裁）Chang, Kia-Ngzu 259, 262, 263
张德庆 435
张鋆（伯钧）Chang, Chun 280, 292, 294, 299, 305, 323, 328, 339, 360, 361, 362, 389, 447, 455, 480, 481
张鹤宇 299
张毅 299
张睿 34, 35
张韻斐 312
邵力子 335, 373, 408, 423
邵式平 361
阿英 486
陈一得 439
陈乙明 142
陈大受 299
陈士骅 429, 446
陈子扬 449, 451, 474, 477, 484
陈世璋 299
陈世骧 379
陈中熙 299
陈见真 409
陈凤桐 299, 324, 357, 435
陈文真 423

陈文贵 119, 381, 382, 383, 417
陈正人 361
陈用文 409
陈立夫（陈部长）118, 122, 132, 133, 145, 147, 166, 176, 190, 192, 195, 455
陈达 275, 278, 409, 414, 429, 435, 474
陈协 336, 356, 360
陈华粹 357
陈志潜 Chen, Chih-Chien 91, 219, 220, 221, 223, 226, 240, 241, 325, 326
陈苏生 451, 452
陈伯达 317, 357, 408, 435
陈劲先 408
陈其尤 301, 409
陈其瑷 335, 373, 374, 408
陈述 382
陈明仁 306
陈郁 132, 299, 302
陈贤珍 152
陈宗城 269, 272
陈诚 439
陈学诗 146
陈叔通 335, 338, 373, 408, 413
陈岱孙（苏）272, 298, 408, 409, 435, 470
陈贵静 164, 232
陈垣 275, 321, 357, 363, 402, 408
陈省身 275
陈剑星 James, Chen（陈先生, 陈总务长）316, 323, 347, 348, 349, 352, 390, 396
陈剑修 321
陈桢 299
陈素兰 409
陈凌风 299
陈家康 413
陈崇寿 116, 119, 239
陈崇桂 409
陈章 299
陈望道 321, 435
陈铭德 409
陈康白 299

陈维稷 299
陈琦 425
陈景云 410, 425
陈赓 435
陈瑞昭 182, 183
陈福田 272
陈毓崧 37
陈翠贞 425
陈鹤琴 299, 321
陈翰笙 357, 408
陆达 299, 302
陆志韦 291, 297, 298, 299, 302, 304, 321, 328, 335, 341, 349, 357, 363, 364, 365, 387, 389, 409
陆忠琦 276
陆宗贤 291
陆定一 321, 421, 460, 486
陆钟奇 407
陆颂善 317
陆维善 317

八划

林士炎 373
林氏（母亲）33, 37, 50
林可胜 Robert K.S. Lin 88, 91, 92, 98, 110, 145, 167, 168, 170, 180, 198, 219, 220, 223, 227, 240, 274
林巧稚 Lim, Kha-Ti 236, 280, 292, 299, 328, 360, 386, 387, 389, 392, 401, 404, 417, 425, 433, 441, 442, 448, 455, 458, 462
林汉达 339, 457
林迈可 408
林希翎 446
林枫 435
林国镐 299
林宗扬 Lim, Chong-Eang 76, 86, 98, 299, 495, 496
林绍文 106, 109, 116, 136, 143, 150, 156, 187, 299
林砺儒 321, 357, 363

林斯馨 423，425
林敦英 210，211，216，217，218，478
林煌 276
林麟 374
杨人緶 297
杨士瑛 142
杨万芳 402
杨公达 207
杨石先 299，321，363，435，439
杨东莼 321
杨永清 349
杨立三 367
杨全治 170
杨廷宝 299
杨舟 299
杨秀峰 298，408，435
杨佚 119
杨英杰 435
杨松森 232
杨国亮 299
杨叔雅 374，377
杨美真 374
杨荣勋 182，183
杨树达 275
杨树勋 299
杨钟健 275，299，317，440
杨显东 365，373，374，377，435
杨济时 106，136，152，153，156，158，160，166，168，230，236，238，299
杨洁泉 117，130
杨振声 278，297
杨恩孚 373，374，377，451
杨捷 304
杨铭鼎 136，158，169，179，183
杨崇瑞 Yang, Marion 97，101，102，104，106，108，109，111，267，425
杨曾艺 304
杨森（杨主席）197，218
杨葆昌 150，158，160
杨集祥 153，165，182，184
杨逸棠 452，470
杨静波 Yang, Ching-Po 74，106，109，116，119，150，153，158，160，166，169，182，230
杨德胜 443
杨德亮 413
杨德斋 349
范文澜 297，298，317，357
范长江 413，435，474
范日新（范委员）116，119
范代克 Van Dyke, Harry B. 260，267
范朴斋 429
范阳 230
杭立武 102，104，111
杭佩兰 409
欧元怀（欧槐安）151，152，176
欧阳予倩 409
欧阳宗仁 391
欧里佛 379
茅以升（唐臣）151，275，299，302，317，324，327，363，408，409，435，439
茅盾 301，413
武纤生 118，119
武新宇 364
武衡 435
苂谋（张苂谋）151，170
帕克（派克）Parker, Philo, W. 246，247，250，251，252，257，258，266，267，269，272，280，282，284，300，312，313，317，318，328，329，330，331，335，344，444
罗士韦 365
罗克聪 198
罗伯逊 Robertson, Oswald 67，69，71，73，76，77
罗宗洛 299
罗桂珍 355
罗隆基 335，409，413，430，439，456，457，470
罗清生 299
罗常培 278，408，435
罗毅 409
卓勤美 152
尚传道 207

迪生（梅光迪）215
季良　230
周之风　146
周士仁　198
周士琴　402
周天放　102
周长庚　403
周仁　275，299，439
周文　361
周立三　299
周达时　207
周光春　435
周华康　303，305，357，455，458
周先庚　365
周邦道　151
周克敏　487，488
周扬　297，298，409，435，475
周诒春 Tsur, Ye-Tsung（周寄梅，周厅长）
　108，128，138，161，167，168，170，
　176，202，219，220，223，227，240，
　241，242，243，244，246，252，259，
　276，284，303，325，340，348，477
周金黄（璜）305，328，329，341，371，
　372，373，455
周美玉　240
周泽昭　298，299
周建人　297，299，304，324，335，373，374，
　377，435
周承佑　299
周拾禄　299
周炳琳　291，409
周珊凤（珊凤，五弟妹）325，484，497
周彧文　202
周培源　299，317，324，364，408，409，435
周恩来（周总理）216，297，301，308，
　321，360，363，364，376，379，383，
　404，408，409，413，419，420，439，
　470
周裕德（周大夫）163，166，179，182，
　200，203，211，217，230
周葆珍　231
周新民　409

周靖　116
周鲠生　231，275，408，414，435
周慧明　435
金大雄 Chin, Ta-Hsiung　106，181，187，
　188，199，208，228
金士宣　361，364
金日成　405
金月石　299
金仲华　413
金收　192
金牧琴　360
金岳霖　357，408，409
金宝善　76，102，132，220，221，223，
　404，409，410，423，425，451，453，
　454
金荫昌　367，442
金垣　483，484
金善宝　299，435
金涛　299，324
金铸 King, Tze　89
金楚珍　152
金锡如　321
朋斯克　409
岳劼恒　438
岳斋恒　429
竺可桢（竺校长）128，134，138，151，
　152，159，161，170，176，180，202，
　207，215，231，239，275，299，301，
　302，317，323，324，331，335，337，
　356，364，365，378，408，435，472
秉志　274，275，299，317，438
屈伯传　299
亨·弗兰克林　408
郑万钧　299
郑企静　276，289，290，314
郑华炽　291
郑昕　357，435
郑绍文　361
郑玲才　175
郑桐荪　299
郑振铎　298，435
郑集　299

郑道儒 128
郑德裕 407
孟广哲 299
孟夫唐 321
孟少农 299
孟目的 132，299
孟用潜 435，476
孟宪承 321，435
孟昭威 299
孟庭秀 106
孟继懋 292，299，425，459，473，482

九划

相德权 119
胡上炎 159
胡介堂 381
胡文耀 349
胡正详（祥）Hu, Cheng-Hsiang 80，81，242，245，258，259，264，280，290，294，295，299，328，329，330，339，379，388，392，395，398，459，474，496，497
胡亚美 425
胡先骕 274，275，297，414
胡传揆 299，324，331，363，373，417，421，455，459
胡乔木 335
胡连坒 131
胡定安 132
胡昌炽 299
胡经甫 299
胡耐秋 363
胡恒德 Houghton, Henry S. 67，70，71，98，99，148，223，258，260
胡适（胡适之）Hu, Shih 88，223，232，236，239，240，241，242，246，247，249，250，251，252，254，259，262，263，268，269，272，275，279，280，284，285，410，411，469
胡科长 492
胡信德 306

胡济民 324
胡真 473
胡祥璧 299
胡绳 317，435
胡博渊 170
胡愈之 297，408，413
胡锡奎 298，402，446
胡煜南 177
胡懋华 292，356，404，420，440，458
胡懋廉 299
胡耀邦 414，468
赵九章 299，435
赵乃波 278
赵士卿 132
赵月如 276
赵东海 232
赵连福 207
赵寿芳 299
赵沨 309
赵宗复 321
赵承兴 159，160
赵承嘏 408
赵树屏 410，425
赵树理 409
赵复三 409
赵祖康 299，439
赵炳南 446
赵振声 377
赵培谋 446
赵绵 465，466
赵紫宸 335，341，409
赵漢野 174
赵德英 145，198，229
赵增谋 425
郝人初 363
郝妈 139，163，197，418，497
郝建秀 409
郝毅民 146
娄瘦平 131
夏坚白 321
夏康农 297，299，302，304，317，357

夏彭春 198
夏鼐 435
柳支英 324，374，377，381
柳安昌（柳主任）106，109，126，119，142，149，150，154，156，158，160
柳诒徵 275，414
柳湜 435
柯吉义 409
柯应夔 270，307
栅 307
姚力文 374
姚主任 486
姚克方 108，119，299，327，425
姚远 128
查树兰 237
查谦 321
南丁格尔 Nightingale, Florence 314
南汉宸 413
娄克斯 Loucks, Harold H. 100，108，163，197，214，215，218，219，220，223，226，240，242，244，246，247，249，250，251，255，257，258，265，266，267，268，269，273，281，282，284，285，290，299，300，305，306，313，318，319，322，323，325，326，328，329，330，332，334，335，336，337，338，339，340，343，344，345，347，352，354，355，379，380，387，390，392，393，394，395，396，398，399，401，411，412，440，445
威尔逊 Wilson, Stanley D. 239，241，276，280，285，299
哈·厄恩萧 408
钟世藩 119
钟林 317
钟岱 452
钟俊麟 299
钟惦棐 457
钟惠澜 Chung, Huei-Lan 73，90，93，94，143，168，169，236，292，372，379，380，382，404，408，413，425
钟敬文 436
俞大绂 274，275，278，298，299，324

俞大维 439
俞心湛 152
俞永祥 377
俞兆琦（任声）151
俞家振 372
俞焕文 Yu, Huan-Wen 374，375，377，381
俞敏良 478
侯宝璋 109，119
侯宗濂 410
侯致本 364
侯祥麟 439
侯德均 299
侯德榜 299，317，324，327，328，408，435
须恺 299
贺龙 361，460
贺知章 66
贺鸣銮 207
贺诚 299，302，304，317，324，327，352，359，369，379，380，381，383，408
贺彪 413
贺蟾蛾 145
贺麟 357
钮宝洁 497
段铮 158，160，169，172
施士元 299
施元芳 103，106
施今墨 407，410，424，425
施正信 Sze, Tsung-Sing 106，131，135，173，179，182，206，207，244，245，288，291，297，302，482
施润之（母亲，继母）52，59，66，68，65，75，82，227
施锡恩 Shih, His-En 95
施嘉炀（施家炀）299，324，364
施肇基 Sze, S. Alfred 219，220
祝寿河（二哥）276，289，309，360，369，387
祝寿嵩 307，387，388，389
祝维章 119，136，199
祝慎之 Tso, Ernest S. C. 69，70
洪士元 142，146
洪士希（洪谦）106，109，113，116，136，

137, 139, 150
洪式闾 100, 223, 267, 292
洪学智（洪副司令）375, 381, 383
洪波 469
洪素娴 229
洪深 379, 413
姜立夫 275, 317, 414
姜体仁 88
姜柏如 168, 169, 160
姜蓝章 182, 183, 227, 229
祖德铭 299
官乃泉 364, 374, 377, 379, 381, 402, 413
恽子强 298, 299, 302, 304, 317, 327
彦涵 469
席礼德 Sellet, George 325, 332
骆炳煌 148, 197, 202, 203
骆瑞庭 493
费孝通 297, 408, 429, 435, 439, 457, 469, 474
费青 297
费勒什尼科夫 379

十划

格雷格 Gregg, Allen 52, 79, 80, 86, 194, 223, 226, 227, 233, 240, 241, 242, 243, 244, 247, 269
顾子凤 387
顾功叙 299
顾承英 276, 280, 314
顾临 Greene II, Roger 65, 66, 78, 79, 80, 83, 84, 85, 86, 88, 89, 91, 92, 243, 288
顾颉刚 414
顾谦吉 88
顾麟士 65
贾克逊 387
贾魁（贾献先，贾主任，贾教务主任）Chia, Kwei 109, 112, 116, 117, 118, 119, 121, 142, 144, 150, 151, 152, 153, 158, 159, 160, 164, 166, 169, 170, 171, 173, 174, 176, 179, 181,

199, 493
袁世凯 41, 42, 55, 56
袁同礼 278
袁贻瑾 Yuan, I-Chin 76, 89, 143, 202, 255, 269, 270
袁复礼 299, 304, 364
袁哲生 156
袁翰青 297, 299, 302, 304, 364, 435, 474
聂传儒 269, 272
聂傅儒 291
聂荣臻 359, 435, 475
聂毓禅（Nieh, Vera, 聂校长、聂小姐）239, 240, 241, 273, 299, 310, 312, 315, 328, 348, 354, 357, 395, 463
莫艺昌 402, 409
索太太 486
秦元勋 299
秦伯未 423, 425
秦作梁（秦医生、秦教授）181, 485, 486
秦瓒 322
埃·萨末斯基尔夫人 408
晁哲甫 298
徐士林 46
徐月丽 116
徐正 299
徐驰 299
徐运北（徐部长）454, 456, 459, 460, 477, 479
徐应湘 159
徐纬英 299
徐政闻 425
徐国定 203
徐洽时 324
徐炳昶 357
徐诵明 Hsu, Sung-Min 189, 404, 425
徐特立 118, 297, 298, 301
徐硕俊 299
徐悲鸿 298, 321, 335
徐曾渊 109, 112, 116, 150
徐铸成 457
徐德 182, 183
徐璋本 467

徐儒　159，172，179，180，199
殷希彭　299
殷宏章　275，365
殷叙彝（殷序彝）211，216，217
殷祖英　365
殷维臣　402，403
钱三强　278，299，302，317，324，357，379，
　　382，408，409，435
钱伟长　298，299，302，324，408，429，435，
　　438，439，440，442，446，469，474
钱宇年　307，387，388，389
钱志道　299，435
钱学森　429，435
钱昌照　409
钱思亮　278
钱俊瑞　297，321，353，363，409
钱信忠　435
钱雪君　407
钱崇澍　274，275，298，408
钱舜友　119
钱端升　297，298，335，364，408，414，429，
　　435，457，471，474
翁文灏（翁博士，翁副院长）219，240，
　　241，259，276，283，414
翁寿南　159
饶毓泰　275，299，304，408
饶毓菩　276，289，290，314，357，388
老洛克菲勒（罗克斐勒）Rockefeller, Sr.
　　John D.　353，371，390
小洛克菲勒 Rockefeller, Jr. John D.　272，
　　356
洛克菲勒三世 Rockefeller, 3rd, John D.
　　223，256，257，267
诸应璜　299
诸福棠 Chu, Fu-Tang　93，143，276，280，
　　285，291，299，325，337，351，404，
　　417，459
唐守愚　321
唐悦良　291
唐钺　299
唐熹　169
高士其　304，357

高尔斯华绥 Galsworthy, John　142
高戈　413
高凤山　341
高永恩　119，169，181，231
高良　380
高奇　475
高尚荫　299
高济宇　299
高润泉　445
高崇熙　299
高惠民　299
高韵调　381
高镜莹　299
梁人和　357
梁启超　37，39
梁希　297，298，299，301，302，317，327，
　　364，373，408，409
梁佩贞　184
梁叔五　324
梁树今　103，182，184
梁院长　486
梁思永　414
梁思成　275，299，324，325，409，446
梁致和　269，272
梁植权　444，451，466
梁漱溟　409，423
涂长望　299，302，324，327，364，408，
　　435，439
凌士湘　387
凌其峻　291，339，409
凌鸿勋　275
凌敏猷　271
郭一岑　137，139
郭大力　357
郭少军　369，461
郭成周　374，377，381
郭金海　255，269，274，414
郭秉宽　150，158，159
郭沫若　297，298，301，317，322，326，
　　335，345，346，357，364，373，378，
　　408，417，435
郭栋材　299

郭树德 409
郭斌　　173，175
浦熙修 409
海丝典 Hirst, Betty 322，325，335，345
陶大镛 402，446，457
陶述　　438
陶孟和 275，317，335，357，408，435
陶恩佑 445
陶善敏 373

十一划

黄子方 Huang, Tse-Fang 86
黄子卿 304，364，408
黄文熙 435
黄问岐 213
黄汲清 435
黄克诚 383
黄松龄 298，363，435
黄国璋 299，328
黄杲　　152
黄秉维 299
黄宛　　369，389，455，480，481
黄炎培 298，326，335，373，408
黄宗甄 299
黄建中 102
黄绍竑 446
黄药眠 446
黄觉民 321
黄家驷 299，435
黄润萍 402
黄雯　　142
黄敬　　408，435
黄琪翔 452，470
黄瑞采 299
黄瑞纶 299，364
黄鼎臣 336，356，425
黄溥　　349
曹日昌 299
曹仲桓 199
曹松年 458

曹宝禄 402
曹孟君 364
曹禺　　379，386，387，409
曹鸿缙 198
曹靖华 361
萨本栋 275
萧三　　335
萧公权 275
萧伯纳 Shaw, George Bernard 142
萧若虚 142
萧蔚民 159
萧澹若 152
勒树梁 327
戚寿南（戚院长）Cheer, Sheo-Nan 71，132，239
振武　　152
盛亦振（振振）197
龚澎　　413
崔义田 413，417，435
崔之兰 365
崔谷忱 425
崔澄　　365
常仁　　112，160
常文熙 272
常君仁 152
常黎夫 413
堂森芳夫 417
盖尔文 Garven, H. S. 404，405
康迪　　299
章士钊 409
章元善 170，471
章汉夫 408
章伯钧 335，408，413，424，430，440，441，443，445，447，448，450，451，452，453，456，457，458，462，470
章鸿钊 299
章蕴　　413
阎宝航 361，364
茹科夫·维勒斯尼科夫 Zhukov-Verezhnikov 382

十二划

人名索引

蒋介石（蒋中正，蒋委员长）76, 168, 189, 197, 225, 278, 279, 342, 359, 412, 458, 469
蒋南翔 363, 373, 409
蒋梦麟 223, 228, 240
蒋葆增 299
蒋蕴玉 184
蒋豫图 304, 379, 452, 475
蒋翼振 409
彭大椿 177
彭百川 176
彭迪先 429
彭泽民 335, 364, 373, 374, 409
彭真 335, 338, 386, 408, 413, 417, 463, 465
彭树徵 184
彭珮云 386
彭康 321
彭清超 182
彭德怀（彭总）380, 381, 382, 405
梅正元 159
梅汝璈 357, 373, 374
梅贻琦（月涵）178, 272, 278
梅莱尼 Meleney, Frank L. 69, 73, 74, 76, 258, 267
梅益 409, 413
梅龚彬 409
韩凤仪 145
韩业传 145
韩光 435
韩惠卿（韩君）77, 78
董必武 297, 298
董华参 182, 183
董希文 469
董渭川 361, 364
靳树梁 299
葛秦生 407
楼邦彦 409, 457
喜苏（王喜苏）161
斯乃博 Snapper, Isidore 390
斯大林 Stalin 370, 381, 382, 383, 386, 392, 396, 399, 473

斯图尔特 Stewart, Walter W. 225, 226
黑斯廷斯 Hastings, Alert B. 240, 247, 269
喻任声 151
柴泽民 409
柴德赓 341, 342
景涛 369
傅华亭 402
傅仲光 128
傅连暲（傅连璋，傅琏璋）328, 336, 353, 356, 359, 360, 372, 373, 379, 404, 410, 417
傅作义 282, 285, 408
傅启学（叔之）204, 205, 207
傅佩青 290
傅种孙（傅钟荪，傅钟孙，傅种荪）299, 304, 324, 409, 446
傅秋涛 361, 364
傅斯年 275
傅瑞斯 Frazier, Chester N. 70, 71, 92
程义法 299
程世荣 159
程本礼 164
程孝刚 299, 324, 439
程应镠（应镠）420, 468, 469
程美玉 119
程知义 377, 381
程绍迥（迥）374, 377
鲁迅 142, 217
鲁宝重 299
鲁宾斯坦 Lobenstine, Edwin C 97, 144, 178, 191, 192, 193, 194, 195, 196, 198
鲁振汉 383
嵇文甫 321
嵇铨 299
舒舍予（老舍）339, 402, 409, 413
错汪阶 409
奥利佛 Oliviero, Olivo 382
谢士青 299
谢元甫 Char, George Y. 98, 293
谢少文 Zia, Samuel H. 328, 372, 374, 377, 379, 387, 395, 423
谢先英 182

谢芳如（陈夫人，陈太太）306, 307
谢知母 374, 377, 381
谢和平 Sia, Richard Ho-Ping 69
谢济生 337
谢觉哉 357, 361, 364, 408
谢耿氏 207
谢家荣 275, 299, 302, 408
谢强哉 164
曾山 408
曾呈奎 299
曾宪朴 452
曾昭生 409
曾昭安 299, 302
曾昭抡 297, 298, 299, 301, 302, 304, 317, 324, 327, 328, 335, 338, 353, 357, 363, 364, 373, 374, 375, 377, 402, 408, 429, 435, 438, 439, 440, 442, 446, 467, 474
曾昭森 321
曾昭懿 425
曾省 299
曾宪久 431, 432, 455
曾毅 363
童第周 299, 302, 429, 435
储安平 439, 452, 457
屠守锷 299, 304

十三划

雷任民 408
雷洁琼 298
雷海鹏 455
蒯淑平 291
蓝公武 298
裘祖源 299, 305, 312, 357, 362, 363, 463
裘维裕 299
楚图南 321, 409
赖若愚 413
赖其芳 435
窦光龄 153, 165
窦纳乐 MacDonald, Claude M. 38, 39
窦威廉 Adolph, William H. 292, 295, 317,
330, 335, 345, 347, 365, 372, 445
褚圣麟 324, 429
塞·华生 408
奥斯汀 340, 341, 342, 343, 346

十四划

蔡廷锴 301, 335, 373, 409
蔡邦华 299, 302
蔡钺侯 146, 203
蔡堡（作屏）206
蔡翘 299
蔡衡芳 292
臧启芳 176
裴文中 291, 298, 299, 357, 408
裴丽生 435
鲍夫 Balfour, Marshall C. 191, 201, 215, 218, 225, 267
鲍国宝 291, 299, 302
鲍哲庆 349
鲍恩 Bowen, Trever 219, 223, 239, 241, 271, 296, 299, 300, 305, 390
鲍鲁 Ballou, Earle M. 219, 223, 239, 241
福克纳 Forkner, Claude E 188, 189, 190, 191, 192, 193, 195, 196, 197, 199, 200
福美龄 Ferguson, Mary E. 92, 93, 223, 236, 239, 240, 241, 242, 259, 260, 263, 264, 265, 266, 267, 268, 279, 280, 290, 305, 306, 313, 322, 325, 326, 328, 328, 332, 334, 335, 336, 339, 340, 341, 348, 355, 356, 379, 404, 405
廖世承 321
廖伯梅 146
廖承志 335, 373, 374, 379, 382, 408
廖盖隆 374
廖鲁言 435
谭平山 301
谭克敏（时钦）205, 206, 207
谭秀荣 128
谭余保 361
谭惕吾 446

谭蕴涛 407
漆鲁鱼 413
熊士琦 441, 445, 450, 452
熊大仕 299
缪安成 491

十五划

樊弘 297
樊毓麟 131
黎亮 299
黎照寰 349
黎锦熙 297, 298
管必强 198
管葆真（管主任）112, 122, 145, 150, 153, 158, 160, 173, 179, 183, 184, 231, 385
滕代远 408
颜义泉（颜院长）485, 488
颜惠庆 223, 290
颜福庆（颜委员福庆主席）132, 133, 299, 405
潘世兹 349
潘世宬 152
潘光旦 408, 409, 429
潘绍周 119
潘盛年 65
潘菽 297, 299, 321
潘梓年 321, 435
翦伯赞 357, 329, 435

十六划

薛子正 409, 410
薛中孚 232

薛少明 449, 450
薛公绰 413
薛民 475
薛次莘 159
薛愚 299, 418, 425, 447, 452
薛暮桥 435
冀朝鼎 409, 413
穆杨 430

十七划

戴士铭 425
戴天佑 213
戴正华 381
戴光远 118
戴芳澜 275, 278, 299, 324, 328, 364, 408, 409
戴松恩 299
戴博元 33, 34
魏文伯 408
阿兰·魏宁顿 Winnington, Alan 374, 375
魏寿昆 170
魏曦 299, 374, 375, 377, 381
寒先器 132

十八划

瞿承方 89
瞿敬贤 313, 351, 353

二十划

耀云（王耀云）270

外文人名索引

Alston, William	300	James, K. Sir	474
Anderson, Hamilton	258	Hannon, R. Roger	85
Anderson, J	68	Haworth, Wallace	202
Bernal, J. D. 贝尔纳	317	Hetherington, Hector	264, 268
Black, Arthur P.	90	Herod, William R.	269, 272, 276
Boring	308	Ho, Eutrope	267
Boyd, Mark	80	Hing, M. U.	62
Bradfield, Vergil F.	91	Ho, Shu-Tse	184
Brown, T	95	Hsian, The-Tse	184
Caudwell	473	Hu, Hou-Ki	83
Chang, Hsiao-Meng	180	Jone, Brain	259
Chang, P. C.	396	Lai, Wei-Chun	183
Chao, T. F.	390, 396	Lau, Allen	399, 400
Chao, The-Ying	183	Leaches, Charles	267
Chen, Kuei-Chin	183	Lee, The1	62
Chen, Kuo-Tung	184	Li. C.Y.	187
Chen, Robert	390	Li, Kwan-Hua	191
Chen, S.C.	187	Lieh, Chang-Chi	183
Chi, Shu-Chin	184	Lin, Jeanette	267
Chiu, Philip	393	Little, L.K.	263, 276, 283
Chou, Chang-Lin	191	Li, Lu-The	183
Chou, J. R.	50	Li, Kwan-Hua	181
Chu, Hsin-Jen	191	Li, Pin-Chin	184
Chui, Su-Tsen	183	Li, Shang-Chu	182
Chung-Schee, T. A.	62	Liu, Chan-Hou	181
Clubb	264, 266	Liu, Chih-Yun	182
Cort, C. C.	267	Low, F. O.	62
Eastman	89, 267	Low, Jas. C.	62
Echer	267	Lu, Kun-Tse	184
Emslie	300	Kao, H.C.	188
Ewing-Chow, D. J	62	Kao, Y.E.	187
Ewing-Chow, Jas. L.	62	Keefer, Chester S.	336
Fischer, Albert	80	Khalil, M.K.	62, 68
Fordyce, C. J.	264, 268, 274	Kiang, Hsin-Man	182
Freeman	264	Korn	267

Kuo, Kuei-Yun	47	Teng, Pao-Chu	184
MacGregor, Malcolm E.	79, 80, 81	Thomas, C. F.	263, 276
Mallory	357	Ting, Huei-Chun	183
Manson, Sir. Patrick	61	Vogel Hans	79
Man-Son-Hing, Wm	62	Wang Ai-Yung	184
Martini	80	Wang, Lilian	267
Opie	267	Wang, Sui-Lan	182
Percy	267	Wang, Chih-Pu	180
Poh, Lan-His	181	Wang, Jui-Lan	184
Robinson, Canby	267	Wang, Ling-Yun	180
Sam, J. Woon	62	Wang, Tse-Tseng	180
Schaumloeffel	70	Watson	259, 263
Shiffee	259	Webster, J. P.	329
Shih, Chin-Yu	184	Whiteside, Faye	267
Shih, Wan-Yu	184	Wilner	267
Sia, Hsing-Yu	184	Windle, W.F.	327
Simpson, C.	477	Wong, Evan	62
Stevens, Helen K.	198	Wu, Chin-Yu	184
Stevensons	357	Yang, Chieh-Ai	183
Sun, I-Lin	181	Yen, Ting-Shiu	184
Sun, Nai-Chung	182	Yue, P.C.	188

后　　记

虞云国

　　对《李宗恩先生编年事辑》，章诒和女士的大序已作了深刻犀利的感人解读，李维华女士的前言也交代了编纂的缘起、经过与甘苦。在这篇后记里，我只说说为何与如何参与《事辑》编纂的。

　　在常州名族青果巷李家中，最早进入我记忆的名人，并非李宗恩（1894—1962），甚至也不是那位写《官场现形记》的晚清小说家李伯元，而是画家李宗津。那是 1956 年刚入小学不久，在国庆张贴栏里看到一张《东方红》的宣传画，除了顶天立地的领袖形象，从此也印入了画家姓名。李宗津取材那首民歌的绘画主题，与胡风在 1949 年为开国大典写下"时间开始了"的诗句，一个用画笔，一个用诗歌，令人大有殊途同归之感，他们都曾试图讴歌"新时代"的。那年十月一日，李宗恩也在观礼台上，见证了决定他未来命运的历史性时刻。那时，我自然不知道画家的长兄就是李宗恩；也不能预知他们兄弟竟在一年之后都被那场"阳谋"收入彀中。

　　由于时代的噤声，迟至 1980 年代初期，在师母李宗蕖先生的随意忆谈里，我才获悉她的长兄即李宗恩，也略知了其人其事。因了这层关系，我对李宗恩便多了点特殊的留心。1980 年代中期，我参与了《中国人名大词典·历史人物卷》的编写，《当代人物卷》（上海辞书出版社，1992 年版）专收 1949 年后去世与在世的名人，是"在中央宣传部、中央组织部的关心和支持下，组织全国各有关单位的编写力量共同编纂的"。但查阅这部由权威部门组织编纂的《当代人物卷》"李宗恩"辞条时，却大失所望，且不说其生平履历颇有释文阙误（甚至将卒年定为 1963 年），连编纂凡例规定"尽可能附有照片"之处，也是一片空白。难道他生前任职的那所著名医学院竟连其档案照都荡然无存了吗！真相的遮蔽与历史的失忆，实在也太出人意表之外了。

　　进入新世纪后，承蒙师母李宗蕖先生俯允，我获读并翻拍了《李宗恩日记》，这是他划为"右派"次年直至去世期间的生命实录，真实反映了他最后四年的遭遇与心境。翻阅着历劫的日记，读到他在北京以"待罪之身"日复一日地听报告、学文件、读哲学、看大字报，无休无止地写"交心"材料、"检查"报告与"改造"计划，求告无门地约见主管领导汇报情况、听候发落，我从字里行间读出的，是濒临灭顶者那绝望的期盼、无助的徊徨与彻骨的苍凉。及至看到他在昆明以"放逐之身"预感大限将至致书友人说自己将"平静而满足地离开，无怨无悔"，而绝笔记下的却是飞北京与南宁的航班，在感受其泣血锥心之余，我不禁疑惑他临终之际究竟真是无怨无悔，还是苦不欲言？他最终割舍不下的，是他事业开始与夭折的北京，与他幼子生活与工作的南宁。鼎革以后，"李宗恩的人生一路狂跌，从名医到右派，从京都到边陲，从中年到暮年"（章诒和语），在生命的终点，他是否也像西汉逐臣那样，依旧怀着"但令归有日，不敢恨长沙"的微茫希望。读毕全部日记，我曾萌生过写一篇读后感的念头，但一来杂事丛脞而无暇动笔，更兼自知对李宗恩毕竟知之不深而未敢率尔操觚。

2016 年，为纪念流金师百年诞辰，在编著《程应镠先生编年事辑》时，李宗恩的踪影再次进入我的视野。据流金师的《丙申日记》，1956 年三四月间，他赴京参加高等师范院校工作会议，师母也恰在北京师范大学进修，他俩与李宗恩有过多次欢晤：3 月 25 日，他们同去看望李宗恩；4 月 17 日，流金师在李宗恩家晚餐，"饭后打桥牌一小时"；次日，流金师"住宗恩兄家"。对知识分子来说，1956 年或是 1950 年代不断折腾间隙少有的阳春。但仅过一年，李宗恩、李宗津兄弟与程应镠、程应铨兄弟就都划为"右派"，沦为贱民。1986 年，时距李宗恩去世已岁星再周，流金师曾提议其亲人"写一写大哥，因为无论作为亲人还是于民族有贡献的科学家，大哥都是值得一写的"。

李宗恩为什么值得一写？历史地看，有这么几层意思。首先，李宗恩是 20 世纪初叶接受西方现代医学教育的第一代医学科学家，其本人也因而成为中国热带病学最早开拓者之一。其次，李宗恩位居于中国现代医学教育的早期奠基者之列，他先在抗战以前的协和医学院长期从事研究与教学，继在抗战军兴的艰危条件下筚路蓝缕地创办了国立贵阳医学院，先后培养了钟惠澜、冯兰洲、诸福棠、袁贻谨等一批著名医学家。再次，李宗恩在抗战胜利后成为首位实权主政协和医学院的中国籍院长，罗致了张孝骞、林巧稚、吴英恺、邓家栋等大批医界精英，有力证明中国医学家也能办好世界一流的医科大学。复次，李宗恩以全票当选 1948 年第一届中央研究院医学科院士，当之无愧地成为 20 世纪上半叶中国医学界的标志性人物，而他作为学界精英在 1957 年前二十年间所从事的一系列社会活动，则构成了中国学术文化史的重要内容。最后，他作为医学界"右派"的挂帅人物，也少有替代地成为 1957 年那场运动中知识分子遭际命运的典型个案。

2017 年 7 月，我与已旅居美国的李维华女士在上海初晤。多年以来，她一直多方搜集其祖父李宗恩的史料，而且已有相当的积累。作为长孙女，她在亲缘上对祖父怀有特殊的亲情；出于同样从医的经历，她在专业上对祖父也拥有理解的便利。我当时建议她做好三件事：一是编出堪称完备的《李宗恩文集》，全面呈现其作为医学家与医学教育家的历史文献；二是编一部《李宗恩先生编年事辑》，为学术界提供足资利用的传记资料；三是在此基础上撰写《李宗恩传》，对传主做出历史的评价。她随即希望能与我合作编纂《编年事辑》。尽管我的手头另有工作，但鉴于李宗恩"值得一写"的那些理由，我还是接受了她的邀约。好在史料积累上，无论原始档案的蒐集录文，还是英文原件的识读翻译，她已确立了充实的基础，所欠缺的只是编纂事辑的专业训练。而我在史学训练上差有一技之长，又刚编完《程应镠先生编年事辑》，在编纂体例上也略有一得之愚，尽管对李宗恩所知有限，双方却能优势互补。

李维华女士返美以后，借助微信与邮件等现代手段，无论就编辑体例的咨询答疑，还是对原始文档的辨识句读，双方在第一时间始终保持着联系。根据我拟定的编纂凡例，仿照《程应镠先生编年事辑》的体式，时隔半年左右，她便传来了初稿，其效率与努力都是难能可贵的。然后，由我负责审读与修改，主要在五方面把关：一是决定文献的取舍，二是考订史料的正误，三调整系年的不当，四是协调体例的统一，五是改定叙事的行文。我将审改意见逐条批注在电子稿上，再回传给她进行文本的二次处理，如此多次反馈往复，才由我最终定稿，传她排版付梓。打个譬喻，若将《李宗恩先生编年事辑》比作一座建筑，我们各司其职是，她备齐全部的建筑材料，我负责整体与细部的建筑设计，再由她着手具体施工，而后，我不仅参与全程的监理，而且主持最后的验收。职此之故，这部《编年事辑》若有前述诸方面的重大失误，我自负有难以推卸的责任。

作为资料性的传记体裁，"编年事辑体"以系年方式汇辑有关传主的各种文献，最大长处是借助比次史料，保存一代文献；尽管在抉择与比次史料时，无可避免地蕴涵着编著者的历史认识与价值判断，但必须最大限度地遵循价值中立的史学原则。惟其如此，在审定编著者的叙事行文时，我尽量使用中性措辞，绝对排除倾向渲染，旨在确保这部《编年事辑》的史学价值。由于李宗恩仅在最后四年留有简略的日记，除去学术论文与公务文书，他的自述性文章寥寥可数，传世书信也十分有限，故而这部《编年事辑》只能主要取资于档案文献、报刊材料与采访记录。个性化材料的先天匮乏，为多面立体地还原传主形象无可弥补地留下了缺憾。作为编著者，一方面或能自我告慰，在现有条件下已尽了最大努力；另一方面我们期望今后仍能发掘出新的资料，也诚挚企盼来自读者的批评与赐教，以便对这部《编年事辑》再版增订。

在中国现代医学史上，李宗恩有过不容抹杀的卓越贡献。然而，据章序所说，当李宗恩诞辰120周年座谈会在原协和医学院老楼举行时，记者采访现今这所中国最著名医学院的头头脑脑们，居然无人知晓纪念对象为谁，看来时代将他几乎遗忘！我也查过 1992 年版首部《中国大百科全书·现代医学卷》，词条收入了李宗恩在协和医学院培养的中国热带病学首位博士钟惠澜，也收入了协和医学院护士学校首任中国籍校长聂毓禅的词条，却就是不收作为协和医学院热带病学首位中国籍导师与首任中国籍院长李宗恩的词条，甚至在煌煌两大卷洋洋二千页中连其姓名都没出现过一次，足见历史对他何其不公！

  历史的实相，因政治的干预与权力的禁遏，虽有可能覆盆于一时；但对史学研究者来说，只要史料俱在而良知未泯，便不能坐视实相屏蔽于永远。"人世几回伤往事"，"不容青史尽成灰"，毋宁说是历史学者应有的情怀与不变的使命。于是，我以菲薄之力参与了《李宗恩先生编年事辑》的编纂，希冀能藉此唤醒时代对李宗恩的选择性遗忘，反思历史对李宗恩的不公正评价。倘能如此，余愿足矣！

封面设计： 李维华
封面素描： 李宗津

特约审校： 王继同

版权所有，违者必究。

李宗恩先生编年事辑
虞云国　李维华　编著
《亚美导报》出版　　Asian American Today, Inc
美国 • 印第安纳 • 印第安纳波利斯
Indianapolis, Indiana, United States of America
www.yamei-today.com
印刷：IngramSpark
经销：Amazon.com & aatodayin@gmail.com
印张 5.5 X 8.5 英寸　字数 445,610
2019 年 3 月第 1 版　2019 年 4 月第 1 次印刷
书号：ISBN: 978-1-942038-05-4

定价：$20 (USA)

www.ingramcontent.com/pod-product-compliance
Lightning Source LLC
Chambersburg PA
CBHW081152020426
42333CB00020B/2481